食品微生物の検査データと活用法

工程管理と製品評価のために

ICMSF（国際食品微生物規格委員会）=編
春日文子・小久保彌太郎=監訳

MICROORGANISMS IN FOODS 8

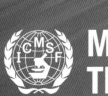

MICROBIOLOGICAL TESTING IN FOOD SAFETY MANAGEMENT

中央法規

Translation from English language edition:
Microorganisms in Foods 8
by International Commission on Microbiological Specifications for Foods (ICMSF)
Copyright © 2011 Springer US
Springer US is a part of Springer Science + Business Media
All Rights Reserved

Japanese translation rights arranged with
Springer Science & Business Media
through Japan UNI Agency, Inc., Tokyo

目　次

序文 …………………………………………………………………………………… xiii
監訳者まえがき ……………………………………………………………………… xv
関係者及び著者 ……………………………………………………………………… xvii
略語 …………………………………………………………………………………… xxii

第Ⅰ部　微生物管理におけるデータの使用の原則

第1章　安全性及び品質のための微生物学的検査の有用性

1.1　はじめに …………………………………………………………………………2
1.2　GHP及びHACCP …………………………………………………………………6
1.3　食品の微生物学的検査の限界 …………………………………………………11
1.4　結論 ………………………………………………………………………………11
文献 ……………………………………………………………………………………12

第2章　管理措置の妥当性確認

2.1　はじめに …………………………………………………………………………14
2.2　妥当性確認のための考察 ………………………………………………………16
2.3　管理措置の妥当性確認 …………………………………………………………17
2.4　FSO遵守の妥当性確認における加工工程のばらつきの影響 ………………27
2.5　清浄化及びその他のGHPの管理措置の妥当性確認 …………………………32

i

2.6	可食期間の決定	34
2.7	再度の妥当性確認を行う時点	35
文献		35

第3章　工程管理の検証

3.1	はじめに	38
3.2	加工工程が管理下にあることの検証方法	40
3.3	日常のデータ収集及び再調査	43
3.4	所管官庁の工程管理プログラム例	44
文献		46

第4章　環境管理の検証

4.1	はじめに	48
4.2	環境の管理プログラムの設定	48
文献		53

第5章　管理を再設定するための改善措置

5.1	はじめに	56
5.2	適正衛生規範（Good Hygiene Practices : GHP）	56
5.3	HACCP	57
5.4	GHP及びHACCPプランの管理を評価する	58
5.5	改善措置	60
5.6	疑わしい製品の処分の選択肢	63

5.7　管理の反復する喪失··65
文献··65

第6章　顧客と納入業者間の微生物学的検査

6.1　はじめに··68
6.2　監査··72
6.3　微生物学的データ··73
文献··74

第II部　製品別の原則の適用

第7章　基準及びその他の検査の適用と使用

7.1　はじめに··76
7.2　製品の各章の構成··76
7.3　微生物あるいは製品についての選択··80
7.4　限度及びサンプリングプランの選択··80
7.5　微生物学検査の限界··86
文献··87

第8章　食肉製品

8.1　はじめに··90
8.2　一次生産··91

8.3	生の食肉製品（粉砕肉を除く）…………………………………………… 91
8.4	生の粉砕肉…………………………………………………………………… 95
8.5	塩漬済み長期保存可能生肉………………………………………………… 98
8.6	乾燥食肉製品………………………………………………………………… 101
8.7	加熱調理済み食肉製品……………………………………………………… 103
8.8	十分にレトルトされた長期保存可能な非塩漬肉………………………… 108
8.9	長期保存可能な加熱調理済み塩漬肉……………………………………… 108
8.10	カタツムリ…………………………………………………………………… 109
8.11	カエルの脚肉………………………………………………………………… 110
文献	…………………………………………………………………………………… 110

第9章　家禽製品

9.1	はじめに……………………………………………………………………… 114
9.2	一次生産……………………………………………………………………… 114
9.3	生の家禽製品………………………………………………………………… 115
9.4	加熱調理済み家禽製品……………………………………………………… 120
9.5	十分にレトルトされた長期保存可能な家禽製品………………………… 124
9.6	乾燥家禽製品………………………………………………………………… 125
文献	…………………………………………………………………………………… 127

第10章　魚及び海産製品

10.1	はじめに……………………………………………………………………… 130
10.2	生の海水魚及び淡水魚……………………………………………………… 131
10.3	冷凍生海産食品……………………………………………………………… 135

10.4 生の甲殻類…………………………………………………………………137
10.5 加熱調理済み甲殻類………………………………………………………139
10.6 生の軟体動物………………………………………………………………141
10.7 加熱調理済みむき身貝類…………………………………………………145
10.8 すり身及びミンチされた魚製品…………………………………………147
10.9 軽度保存処理魚製品………………………………………………………149
10.10 半保存処理魚製品…………………………………………………………152
10.11 発酵魚製品…………………………………………………………………153
10.12 十分に乾燥あるいは塩漬された製品……………………………………155
10.13 殺菌された海産製品………………………………………………………156
10.14 缶詰海産食品………………………………………………………………158
文献………………………………………………………………………………159

第11章　飼料及びペットフード

11.1 はじめに……………………………………………………………………162
11.2 加工済み飼料原材料………………………………………………………162
11.3 未加工の飼料………………………………………………………………166
11.4 配合飼料……………………………………………………………………168
11.5 ペットフード，チュウ（chews）及びおやつ（treats）………………170
文献………………………………………………………………………………173

第12章　野菜及び野菜製品

12.1 はじめに……………………………………………………………………178
12.2 一次生産……………………………………………………………………178

12.3	生鮮野菜，生鮮カット野菜，最小限に加工された野菜	185
12.4	加熱調理済み野菜	190
12.5	冷凍野菜	193
12.6	缶詰野菜	196
12.7	乾燥野菜	196
12.8	発酵及び酸性化野菜	199
12.9	発芽済み種子	202
12.10	マッシュルーム	206
文献		209

第13章　果実及び果実製品

13.1	はじめに	214
13.2	一次生産	215
13.3	丸ごとの生鮮果実	216
13.4	生鮮カット果実，最小限に加工された果実	220
13.5	冷凍果実	224
13.6	缶詰果実	227
13.7	乾燥果実	227
13.8	トマト及びトマト製品	230
13.9	果実プリザーブ（preserve）	232
文献		233

第14章　スパイス，乾燥スープ及びアジアの調味料

| 14.1 | はじめに | 238 |

14.2	乾燥スパイス及びハーブ……………………………………………238
14.3	乾燥混合スパイス及び野菜調味料……………………………………242
14.4	乾燥スープ及びグレービー……………………………………………244
14.5	しょう油…………………………………………………………………246
14.6	魚とエビのソース(魚醤)及びペースト……………………………248

文献……………………………………………………………………………250

第15章　穀類及び穀類製品

15.1	はじめに…………………………………………………………………254
15.2	乾燥した生穀粒及びそれらの穀粉と穀粉を基本とした混合物………254
15.3	生の冷凍及び冷蔵されたパン生地製品…………………………………258
15.4	乾燥穀類製品……………………………………………………………261
15.5	焼成済みパン生地製品…………………………………………………263
15.6	詰め物のないパスタ及び麺類…………………………………………265
15.7	加熱調理済み穀類………………………………………………………269
15.8	具材をトッピングした,または詰め物をしたパン生地製品………272

文献……………………………………………………………………………272

第16章　ナッツ,脂肪種子,乾燥豆及びコーヒー

16.1	はじめに…………………………………………………………………276
16.2	ナッツ……………………………………………………………………276
16.3	脂肪種子…………………………………………………………………281
16.4	乾燥豆類…………………………………………………………………282
16.5	コーヒー…………………………………………………………………286

文献·· 288

第17章　ココア，チョコレート及び菓子類

17.1　はじめに ·· 292
17.2　ココアパウダー，チョコレート及び菓子類 ································ 292
文献·· 297

第18章　油脂及び油脂性食品

18.1　はじめに ·· 300
18.2　マヨネーズ及びドレッシング ·· 300
18.3　マヨネーズベースのサラダ ·· 304
18.4　マーガリン ·· 307
18.5　減脂肪スプレッド ·· 310
18.6　バター ··· 313
18.7　連続水性スプレッド ·· 315
18.8　その他 ··· 316
文献·· 316

第19章　砂糖，シロップ及び蜂蜜

19.1　はじめに ·· 318
19.2　ショ糖及びテンサイ糖 ·· 318
19.3　シロップ（糖蜜）··· 320
19.4　蜂蜜 ·· 321

文献 …………………………………………………………………………… 323

第 20 章　ノンアルコール飲料

　20.1　はじめに ……………………………………………………………… 326
　20.2　清涼飲料水 ……………………………………………………………… 326
　20.3　果汁及び関連製品 ……………………………………………………… 329
　20.4　茶をベースとする飲料 ………………………………………………… 333
　20.5　ココナッツミルク，ココナッツクリーム及びココナッツ水 ………… 335
　20.6　野菜ジュース …………………………………………………………… 336
　　文献 …………………………………………………………………………… 338

第 21 章　水

　21.1　はじめに ………………………………………………………………… 342
　21.2　飲料水 …………………………………………………………………… 342
　21.3　加工水または生産水 …………………………………………………… 345
　21.4　容器入り水 ……………………………………………………………… 347
　　文献 …………………………………………………………………………… 350

第 22 章　卵及び卵製品

　22.1　はじめに ………………………………………………………………… 354
　22.2　一次生産 ………………………………………………………………… 354
　22.3　殻付き卵 ………………………………………………………………… 355
　22.4　液卵及び凍結卵 ………………………………………………………… 358

| 22.5 | 乾燥卵 | 362 |
| 22.6 | 加熱調理済み卵製品 | 364 |

文献……367

第 23 章　乳及び乳製品

23.1	はじめに	370
23.2	直接飲用する生乳	370
23.3	加工済み液状乳	373
23.4	クリーム	377
23.5	濃縮乳	378
23.6	乾燥乳製品	380
23.7	アイスクリーム及び類似製品	383
23.8	発酵乳	386
23.9	チーズ	389

文献……393

第 24 章　長期保存可能な加熱処理食品

24.1	はじめに	398
24.2	重要な微生物	398
24.3	工程管理	400
24.4	微生物学的データ	401

文献……406

目 次

第 25 章　乳幼児用乾燥食品

25.1　はじめに··410
25.2　乳児用調製粉乳··410
25.3　乳児用穀類··414
文献··419

第 26 章　複合食品

26.1　はじめに··422
26.2　一般的考察··422
26.3　微生物データ···422
26.4　具材をトッピングした，または詰め物をしたパン生地製品············424
文献··428

付属 A　サンプリングの考慮事項及びサンプリングプランの統計学的側面········429
付属 B　第 2 章の計算··441
付属 C　Table で参照した ISO 法··442
付属 D　ICMSF の目的及び成果··444
付属 E　ICMSF Participants··452
付属 F　ICMSF Publications···456
付属 G　Sponsors of ICMSF Activities···459

序　文

ICMSF 及び食品安全管理の発展

　*食品の微生物　第 8 巻：食品微生物の検査データと活用法*は，限られた人数の専門のコンサルタントの支援を受けて国際食品微生物規格委員会（ICMSF）により執筆された．本書の目的は，食品供給の微生物学的安全性及び品質を高めるために，原材料，食品加工処理環境，加工処理ライン及び最終製品の適切な検査におけるガイダンスを提供することである．

　ICMSF の書籍は，微生物学的食品安全管理の原則における発展を象徴している．1970 年代及び 1980 年代の食品安全管理は，主としてインスペクション，衛生規制の遵守及び最終製品の検査を通じて行われてきた．*食品の微生物　第 2 巻：微生物学試験のためのサンプリング：原則と応用*（1974, 1986）では，サンプリングプランの使用を通じて，微生物学的検査についてしっかりとした統計学的基盤を提案している．サンプリングプランは，食品が製造され，または加工された条件に関する情報が皆無である水際の検疫で依然として有用である．

　早い段階で，委員会では，単一のサンプリングプランが，食品中に病原微生物が存在しないことを保証することは不可能であると認識した．このことから，委員会は*食品の微生物　第 4 巻：微生物学的安全性と品質を確保するための HACCP システムの適用*（1988）を出版するに至った．食品の安全性を高める HACCP の価値は広く認められている．*食品の微生物　第 4 巻*では，食品の製造における微生物学的ハザードの特定，当該ハザードを管理するための重要管理点の特定，及び管理の有効性をモニタリングするためのシステムの構築のための手順を示した．

　HACCP を効果的に実施するには，有害な微生物と食品の条件（例：pH，水分活性，温度，保存料など）に対する微生物の反応に関する知識が必要である．委員会の*食品の微生物　第 5 巻：病原微生物の特性*（1996）は，食品由来病原微生物の発育，生残及び死滅の反応に関する文献を徹底的に，しかも簡潔にレビューしたものである．それは，HACCP プランを策定するにあたって病原微生物の発育，生残及び死滅を判断し，食品の安全性を改善するために容易に参照できることを意図したものである．

　微生物学的食品安全管理は，生産される食品の微生物生態の理解を必要とする．*食品の微生物　第 6 巻：食品微生物の生態*（1998, 2005）は，これらについて食品微生物学の適用面に関連付けることを意図したものである．17 の食品群について，初期の微生物汚染，病原微生物の分布，加工処理の効果，腐敗・変敗パターン，食品由来疾病事例及び管理措置が記述されている．*食品の微生物　第 6 巻*の更新された版は，微生物汚染における初期レベル，増加及び減少に影響する制御を*食品の微生物　第 7 巻*に基づいて確認することになる．

　食品の微生物　第 7 巻：食品安全管理における微生物学的検査（2002 年）は，HACCP 及び適正衛生規範（GHP）が，いかに微生物学的検査以上に安全性の保証をもたらすかを説明するが，微生物学的検査が，有益な役割を果たしている状況についても認めている．読者には，以下の 3 つのカテゴリーの管理措置を使用して食品の安全性を管理していくために構築されたアプローチを紹介する：すなわち，(1) ハザードの初期レベルに影響する管理措置，(2) ハザードの減少の原因とな

る管理措置，(3) 加工処理や保存中のハザードの増加を防止する管理措置である。摂食時食品安全目標値（FSO）及び達成目標値（PO）の概念は，GHPとHACCPの原則を取り入れた食品安全管理システムの構築のための明確な目標に向けてリスクを説明するために，企業及び監督官庁に推奨される。FSO及びPOは，企業に対しては特定の食品中の懸念されるハザードを管理するための措置を設計し実施するための，監督官庁に対しては管理措置の適切性を評価する際の検査手順を開発して実施するための，また各国に対しては検査手順の同等性をはかるための科学的根拠を提供する。さらに，*食品の微生物 第2巻*に示したサンプリングプランの情報は更新され発展されている。

　本書，*食品の微生物 第8巻：食品微生物の検査データと活用法*は2部から構成されている。第Ⅰ部の「微生物管理におけるデータの使用の原則」は*食品の微生物 第7巻*の原則に基づいている。第Ⅱ部の「製品別の原則の適用」は各種の食品及び加工処理環境について実際的な例を提供している。この内容は，*食品の微生物 第2巻*に存在する同様な情報を更新して置き換えている。また，第Ⅱ部は*食品の微生物 第6巻：食品微生物の生態*（2005）の第2版に基づいて，管理の有効性を評価するための追加検査を確認している。

　*食品の微生物 第5, 6, 7, 8巻*は，微生物学的検査に影響したり微生物学的基準を設定する際の事項を目的としている。これらの書籍は，食品加工業者，食品微生物学者，食品技術者，公衆衛生担当者及び規制当局者に有用である。食品科学や技術の学生のために，ICMSFシリーズは，食品微生物学や食品安全管理について更なる研究のための多数の文献とともに豊富な情報を提供している。

　微生物学的検査は食品の安全性を管理する上で有益な手段となる。しかし，微生物学的検査は，それらの限界，有効性，及び使用される目的を知った上で選択し，適用すべきである。多くの例で，他の評価方法のほうが，食品の安全性保証について微生物学的検査より迅速で効果的である。微生物学的検査の必要性は，一次生産から，加工処理，流通と販売，調理，摂食の時点までの食品システムのつながりに沿って様々である。食品の微生物学的状態に関する情報が，管理目的において最も有効であることが証明される食品システムの場面を選択すべきである。

監訳者まえがき

　国際食品微生物規格委員会（International Commission on Microbiological Specifications for Foods：ICMSF）は，グローバルな食品の安全管理向上のための科学的助言を主要な役割として，1962 年に国際微生物学連合（International Union of Microbiological Societies：IUMS）の構成組織として設立された。以来，食品の微生物規格に関する科学的な情報収集と情報提供，国際的な規格基準や検査方法の整合性の確立を目的に，WHO や FAO の専門家会議やコーデックス委員会食品衛生部会の議論を先導し，食品微生物学を支援する科学者集団として活躍してきた。2015 年 1 月現在，12 か国の大学，企業，政府機関に属する，食品微生物，食品テクノロジー，品質管理，教育等の専門家 15 名のメンバーで構成されている。わが国からは本書の監訳者の一人である春日が参加し，セクレタリーを務めている。

　ICMSF は，いかなる検査も病原体が食品中に皆無であることを保証することは不可能であるとの認識に立ち，種々の学術論文や解説論文を発表するとともに，Microorganisms in Foods というシリーズで，単行本を出版してきた。

　ICMSF は WHO と共同で食品の微生物管理のための HACCP（危害分析重要管理点）システムの有用性について追求し，1982 年に HACCP システム導入の必要性に関する報告書を公表した[*]。そしてそれをもとに 1988 年，Microorganisms in Food 4：Application of the Hazard Analysis Critical Control Point (HACCP) Systems to Ensure Microbiological Safety and Quality を出版した。そこでは，フードチェーンの各段階で HACCP システムがどのように適用可能であるかの事例を示しつつ，適用のための推奨事項を記している。この本は翻訳され，中央法規出版株式会社より「食品の安全・品質確保のための HACCP（河端俊治・春田三佐夫監訳，1993 年）」として出版されている。

　HACCP システムを効果的に実践するためには，食品を汚染する有害微生物の生態と食品の特性（加工過程や食品の物理化学的性状を含む）に対する微生物の反応，また微生物の管理の指標としての検査のあり方について，多くの知見やデータ，管理に結びつけるまでの理論が必要である。その理念の下に，シリーズ Microorganisms in Food の第 5 巻〜第 8 巻が出版された。Microorganisms in Food 5：Characteristics of Microbial Pathogens（1996 年）では食品汚染微生物の挙動や反応に関する文献が総合的にレビューされている。世界各国でデータベースとして利用され，わが国でも規格基準や通知の根拠として参照されてきた。次いで出版された Microorganisms in Foods 6：Microbial Ecology of Food Commodities（第 1 版 1998 年，第 2 版 2005 年）は，各種食品群の原材料から加工，最終製品の製造に至るまでの微生物叢とその生態について紹介している。特に第 2 版では，病原体に関する最新知見，特に病原体の系統的な制御法

---

[*] ICMSF/WHO (1982) Report of the WHO/ICMSF meeting on Hazard Analysis: Critical Control Point System in Food Hygiene, WHO/VPH/82.37, WHO, Geneva.

付属 I

について追加があり，2010年，「食品の微生物 第6巻：食品微生物の生態－微生物制御の全貌」（中央法規出版株式会社）として翻訳出版された。そして，Microorganisms in Foods 7: Microbiological Testing in Food Safety Management（2002年）では，HACCPや適正衛生規範（GHP）などの食品安全管理システムの重要性に加え，微生物学的検査の意義と役割について解説している。また摂食時食品安全目標値（Food Safety Objective：FSO）等新しい概念を提唱し，これらの概念はその後，Codex委員会により，定義を含め採択された。こちらも，「食品の微生物 第7巻：食品安全管理における微生物学的検査－基準の設定と検査の考え方」（中央法規出版株式会社）として，2013年に翻訳出版された。

　さらにICMSFでは，2011年に本書 Microorganisms in Foods 8: Use of Data for Assessing Process Control and Product Acceptance を出版した。本書は，食品安全のためのデータ使用の原則を記した第Ⅰ部と食品製品別の原則の適用を解説した第Ⅱ部から構成されている。第Ⅱ部では第6巻第2版の構成に沿って，すなわち具体的な食品群ごとに，原材料，食品製造環境，加工処理ライン及び最終製品における適切な検査のガイダンスを提供し，そこでは第7巻の理念が具体化されている。読者は，関心のある食品を例に，食品検査の意義と科学的理論を理解することができる。いわば，第6巻と第7巻を統合した，これまでのシリーズで最も実用的な書籍であるといえる。そのため，本書もやはり翻訳して，日本の関係者により広く読んでいただきたいと考えた。

　本書第8巻を「食品の微生物 第8巻：食品微生物の検査データと活用法－工程管理と製品評価のために」として翻訳出版するにあたり，基礎翻訳のために，スリーエム ヘルスケア株式会社より，貴重な助成をいただいた。また，これまでの日本語訳版同様，今回も，出版元であるSpringerから正式な翻訳権を取得するとともに，ICMSFからも許可を得，また歓迎の意を受けている。

　スリーエム ヘルスケア株式会社，ならびに出版に至るまで粘り強いお励ましとお骨折りをいただいた中央法規出版株式会社編集部各氏に心より感謝し敬意を表する。

2015年1月

春日文子・小久保彌太郎

関係者及び著者

ICMSF Members During Preparation of this Book

Martin Cole (*Chair*), CSIRO, North Ryde NSW, Australia

Fumiko Kasuga (*Secretary*), National Institute of Health Sciences, Tokyo, Japan

Jeffrey M. Farber (*Treasurer*), Health Canada, Ottawa, Ontario, Canada

Wayne Anderson, Food Safety Authority of Ireland, Dublin, Ireland (from 2008)

Lucia Anelich, Anelich Consulting, Pretoria, South Africa

Robert L. Buchanan, University of Maryland, College Park, MD, USA

Jean-Louis Cordier, Nestlé Nutrition, Vevey, Switzerland

Susanne Dahms, Freie Universität, Berlin, Germany (to 2007)

Ratih Dewanti-Hariyadi, Bogor Agricultural University, Bogor, Indonesia (from 2008)

Russ S. Flowers, Silliker Group Corp. Homewood, IL, USA

Bernadette D.G.M. Franco, Universidade de São Paulo, São Paulo-SP, Brazil

Leon G.M. Gorris (*Secretary 2007-2010*), Unilever, Shanghai, China

Lone Gram (*Secretary to 2007*), Technical University of Denmark, Lyngby, Denmark (to 2009)

Anna M. Lammerding, Public Health Agency of Canada, Guelph, Ontario, Canada

Xiumei Liu, China CDC, Ministry of Health, Peoples Republic of China

Morris Potter, FDA Center for Food Safety and Applied Nutrition, Atlanta GA, USA (to 2009)

Tom Ross, University of Tasmania, Hobart Tasmania, Australia (from 2008)

Katherine M.J. Swanson, Ecolab, Eagan, MN, USA

Marta Taniwaki, Instituto de Tecnologia de Alimentos, Campinas-SP, Brazil (from 2010)

Paul Teufel, Federal Dairy Research Center (retired), Kiel, Germany (to 2007)

Marcel Zwietering, Wageningen University, Wageningen, The Netherlands

Consultants During Preparation of this Book

Wayne Anderson, Food Safety Authority of Ireland, Dublin, Ireland (2006-2007)

Kirin N. Bhilegaonkar, Bombay Veterinary College, Bombay, India (2009-2010)

Ratih Dewanti-Hariyadi, Bogor Agricultural University, Bogor, Indonesia (2006-2007)

Peter McClure, Unilever, Milton Keynes, United Kingdom (2010)

Tom Ross, University of Tasmania, Hobart, Tasmania, Australia (2006-2007)

Cindy M. Stewart, PepsiCo, Hawthorne, NY, USA (2005)

Marta Taniwaki, Instituto de Tecnologia de Alimentos, Campinas-SP, Brazil (2008-2009)

R. Bruce Tompkin, Conagra (retired), Chicago, IL, USA (2005-2009)

Michiel van Schothorst, Nestlé (retired), La Tour de Peilz, Switzerland (2005)

Richard Whiting, Exponent Inc., Bowie, MD, USA (2005)

Contributors

The Commission sincerely thanks the following individuals for their contributions to development of this book.

2 Validation of Control Measures
Cindy M. Stewart, PepsiCo, Hawthorne, NY, USA
Richard Whiting, Exponent Inc., Bowie, MD, USA

18 Oil- and Fat-Based Foods
Peter McClure, Unilever, Milton Keynes, United Kingdom

22 Eggs and Egg Products
Todd McAloon, Cargill, Minneapolis, MN, USA

Appendix A Sampling Considerations and Statistical Aspects of Sampling Plans
Peter Sestoft, University of Copenhagen, Denmark

Reviewers

The Commission conducted extensive internal review of the chapters in this book. In addition, a call for external reviewers was issued to expand the basis for review. The Commission sincerely thanks the following individuals for reviewing chapters and improving this work.

1 Utility of Microbiological Testing for Safety and Quality
Mark Powell, USDA/ORACBA, Washington, DC, USA

2 Validation of Control Measures
Juliana M. Ruzante, Joint Institute for Food Safety and Applied Nutrition, College Park, MD, USA
Virginia N. Scott, FDA Center for Food Safety and Applied Nutrition, College Park, MD, USA

3 Verification of Process Control
Cristiana Pacheco, State University of Campinas, Campinas, São Paulo, Brazil
Donald Schaffner, Rutgers University, New Brunswick, NJ, USA

Richard Whiting, Exponent Inc., Bowie, MD, USA

4 Verification of Environmental Control

Joseph F. Frank, University of Georgia, Athens, GA, USA

Gerardo Guzmán Gómez, Universidad de Guadelajara, Guadlahara, Mexico

Andreas Kiermeier, SA Research and Development Institute, Adelaide, Australia

Joseph D. Meyer, Covance Laboratories Inc., Madison, WI, USA

5 Corrective Action to Reestablish Control

Susan Ranck, Kellogg Company, Lancaster, PA, USA

Virginia N. Scott, FDA Center for Food Safety and Applied Nutrition, College Park, MD, USA

6 Microbiological Testing in Customer-Supplier Relations

Scott Brooks, Yum! Brands, Branch, TX, USA

Alison Larsson, Market Fresh Food Testing Laboratory, Minneapolis, MN, USA

Skip Seward II, Conagra Inc., Omaha, NE, USA

7 Applications and Use of Criteria and Other Tests

Ivan Nastasijevic, World Health Organization EURO, Tirana, Albania

Ranzell Nickelson II, Standard Meat Company, Saginaw, TX, USA

Kelly Stevens, General Mills Inc., Minneapolis, MN, USA

Ewen Todd, Michigan State University, East Lansing, MI, USA

Erdal U.Tuncan, Silliker Inc., Homewood, IL, USA

8 Meat Products

James S. Dickson, Iowa State University, Ames, IA, USA

Ian Jensen, Meat and Livestock Australia, North Sydney, NSW, Australia

Ivan Nastasijevic, World Health Organization EURO, Tirana, Albania

9 Poultry Products

Dane Bernard, Keystone Foods LLC, Conshohocken, PA, USA

Marcos X. Sanchez-Plata, Inter-American Institute for Cooperation on Agriculture, Miami, FL, USA

10 Fish and Seafood Products

Beatrice Dias-Wanigasekera, Food Standards Australia New Zealand, Wellington, Australia

Lee-Ann Jaykus, North Carolina State University, Raleigh, NC, USA

Ranzell Nickelson II, Standard Meat Company, Saginaw, TX, USA

11 Feeds and Pet Food
Timothy Freier and David Harlan, Cargill, Minneapolis, MN, USA
Frank T. Jones, Performance Poultry Consulting, LLC, Springdale, AR, USA

12 Vegetables and Vegetable Products
Patricia Desmarchelier, FASM FAIFST, Pullenvale, Queensland, Australia
David E. Gombas, United Fresh, Washington, DC, USA
Mary Lou Tortorello, Food and Drug Administration National Center for Food Safety and Technology, Summit-Argo, IL, USA

13 Fruits and Fruit Products
David E. Gombas, United Fresh, Washington, DC, USA
Ewen Todd, Michigan State University, East Lansing, MI, USA

14 Spices, Dry Soups and Asian Flavorings
John Hanlin, The Kellogg Company, Battle Creek, MI, USA
Skip Seward II, Conagra Inc., Omaha, NE, USA

15 Cereals and Cereal Products
William H. Sperber, Cargill Inc., Minnetonka, MN, USA
Kelly Stevens, General Mills Inc., Minneapolis, MN, USA

16 Nuts, Oilseeds, Dried Legumes and Coffee
Philip Blagoyevich, The HACCP Institute, San Ramon, CA, USA
Linda J. Harris, University of California-Davis, Davis, CA, USA
Erdal U.Tuncan, Silliker Inc., Homewood, IL, USA

17 Cocoa, Chocolate and Confectionery
Philip Blagoyevich, The HACCP Institute, San Ramon, CA, USA
Michael Rissakis, Hellenic Catering SA, Attica, Greece

18 Oil- and Fat-Based Foods
Sandra Kelly-Harris and S. Matilda Freund, Kraft Foods, Glenview, IL, USA
Judy Fraser-Heaps, Land O'Lakes, St Paul, MN, USA

関係者及び著者

19 Sugar, Syrups and Honey
Bruce Feree, California Natural Products, Lathrop, CA, USA

20 Nonalcoholic Beverages
Peter Simpson, The Coca-Cola Company, Atlanta, GA, USA
Peter Taormina, John Morrell Food Group, Cincinnati, OH, USA

21 Water
Willette M. Crawford, FDA Center for Food Safety and Applied Nutrition, College Park, MD, USA

22 Eggs and Egg Products
Stephanie Doores, Pennsylvania State University, State College, PA, USA

23 Milk and Dairy Products
Roger Hooi, Dean Foods Company, USA
Paul Teufel, Federal Dairy Research Center (retired), Kiel, Germany

24 Shelf-Stable Heat Treated Foods
Rui M. S. Cruz, Universidade do Algarve, Faro, Portugal
Andy Davies, H.J. Heinz Company Limited, United Kingdom
Alejandro S. Mazzotta, Campbell Soup Company, Camden, NJ, USA

25 Dry Foods for Infants and Young Children
Daniel A. March, Mead Johnson Nutrition Company, Evansville, IN, USA

26 Combination Foods
Cheng-An Hwang, USDA/ARS/ERRC, Wyndmoor, PA, USA
Alejandro S. Mazzotta, Campbell Soup Company, Camden, NJ, USA

Appendix A Sampling Considerations and Statistical Aspects of Sampling Plans
Mark Powell, USDA/ORACBA, Washington, DC, USA

訳注）関係者及び著者，その所属部署については，2011年現在のものである。

略　語

ACC	Aerobic colony count
ALOP	Appropriate level of protection
ATP	Adenosine tri-phosphate
a_W	Water activity
℃	Degrees Celsius
CCP	Critical control point
CDC	Centers for Disease Control and Prevention
CFU	Colony forming unit
CIP	Clean in place
cm	Centimeter
D	Decimal reduction units
DON	Deoxynivalenol
EC	European Commission
e.g.	For example
EGR	Exponential growth rate
EHEC	Enterohemorrhagic *E. coli*
i.e.	That is
in	Inch(es)
EPA	US Environmental Protection Agency
EU	European Union
FAO	Food and Agriculture Organization
FDA	US Food and Drug Administration
FSO	Food Safety Objective
g	Gram
gal	Gallon
GAP	Good Agricultural Practices
GHP	Good Hygienic Practices
GMP	Good Manufacturing Practices
h	Hour
H_0	Initial microbial contamination level
HACCP	Hazard Analysis Critical Control Point
ICMSF	International Commission on Microbiological Specification for Foods
IFT	Institute of Food Technologists
kg	Kilogram
kGy	Kilo Gray

log	Logarithm in base 10
L	Liter
LAB	Lactic acid bacteria
MAP	Modified atmosphere packaging
MC	Microbiological Criteria
min	Minutes
mL	Milliliter
MPN	Most probable number
NACMCF	National Advisory Committee on Microbiological Criteria for Foods
P	Probability or proportion
PC	Performance criterion
PO	Performance objective
ppm	Parts per million
RTE	Ready to eat
s	Second
s.d.	Standard deviation
SE	*Salmonella enteritidis*
Sect.	Section
sqrt	Square root
ΣI	Sum of microbial level increase from growth or re-contamination
ΣR	Sum of microbial level reductions
TTI	Time temperature integrator
μg	Microgram
UHT	Ultra high temperature
UK	United Kingdom
US	United States of America
USDA-FSIS	US Department of Agriculture – Food Safety Inspection Service
WHO	World Health Organization

第Ⅰ部
微生物管理におけるデータの使用の原則

第1章
安全性及び品質のための微生物学的検査の有用性

1.1 はじめに
1.2 GHP 及び HACCP
1.3 食品の微生物学的検査の限界
1.4 結論
文献

第 1 章　安全性及び品質のための微生物学的検査の有用性

1.1　はじめに

　本章では，以降の章あるいは他の ICMSF の出版物で詳細に説明されている関連概念を紹介するだけでなく，微生物学的検査の概要を示すことを目的としている。微生物学的検査は，食品の安全性及び品質管理の多方面で適用されている。政府は，例えば水際や商業上の製品の調査活動において，ロット検査やロット受け入れのための検証で病原微生物や指標微生物の検査を行うことがある。企業も，顧客と納入業者間のロット受け入れのため，最終製品検査に病原微生物や指標微生物を使用することがある。また，企業は，製品を設計する際や，危害分析重要管理点（Hazard Analysis Critical Control Point：HACCP）プログラム及び適正衛生規範／適正製造規範（Good Hygienic Practices/Good Manufacturing Practices：GHP/GMP）プログラムにおいて，食品安全や腐敗・変敗の制御のための工程管理が適切に行われているかを検証するために微生物学的検査を使用する。これらの検査は，最終製品，加工工程中あるいは環境サンプルを対象に行われる。標的微生物は，病原微生物，病原指標微生物あるいは品質指標微生物である。調査サンプリングは，微生物問題が情報として得られ，問題の原因や解決策を特定する際に政府と企業の両方によって行われる。この検査では，食品システムの様々な段階で収集される最終製品，原材料，加工工程中及び環境サンプルが調査される。

　微生物学的基準は，生産から小売りまでの，農業及び養殖業から野生動植物採取者に至るフードサプライチェーンの全段階に適用できる。小売り段階における食品の品質と安全性は，消費者を守り消費者の期待に応えるために，政府が義務づけることもあるが，そのためにはサプライチェーンの早い段階で微生物学的限度を適用する必要があると思われる。これらの基準は，政府よりも企業により決定・導入されることが多く，小売り段階で適用される基準とは異なる場合がある。

　食品の安全性や品質を評価するために微生物学的検査を使用する際は，それらの限界，メリット，意図する使用目的をよく理解し，選択して適用することが重要である。多くの場合において，微生物学的検査以外の評価方法の方が，食品の安全性の保証に，より迅速でしかも効果的である。前提条件プログラム（例：適正農業規範（Good Agricultural Practices：GAP），GHP，GMP など）と HACCP プログラムの適用が，最も効果的な食品安全管理上の戦略であることはよく認められている（Codex Alimentarius 1997a，ICMSF 1988, 2002a）。食品中の好ましくない微生物の制御は，フードチェーンの適切な段階で，これらのアプローチの適用により対処するのが最善である。しかし，微生物学的検査に対する様々なアプローチは，病原微生物検査を含むか否かを問わず，十分に考慮され，よく計画されて使用された時の食品安全マネジメントプログラムの効果を検証するのに重要な役割を果たすことが多い。

　微生物学的な食品の安全性と品質の保証に関連した基準の特定，及びリスクに基づいた食品安全マネジメント戦略における仕様基準の特定が本書の主たる目的である。本書は，検査が通常適用される食品の生産と流通における関連微生物，限度及び段階を含めて，食品の安全性と品質のための適切な微生物学的検査のガイダンスとなることを目的としている。第 2 章から 6 章では微生物学的

検査の特定用途について詳細に述べ，第8章から26章では特定の食品群のための関連微生物学的検査と基準のガイダンスを提供する。第7章では第8章から26章の構成を述べ，推奨される微生物学的検査と基準に至った経緯を説明する。

本章は，微生物による食品の安全性と品質管理における微生物学的検査の簡単な紹介と，本書全体の紹介である。

1.1.1 食品安全マネジメントプログラムの一部としての検査

食品の国際貿易における食品安全の役割は，世界貿易機関（World Trade Organization：WTO）の衛生植物検疫（Sanitary and Phytosanitary：SPS）協定により統括されている（WTO 1994）。食品の安全性の判定には，*適切な衛生健康保護水準（appropriate level of protection：ALOP）*という用語が使用されており，この表現は"人，動物または植物…の生命を保護するために…適切と考えられる保護の水準"と定義されている。この定義の何が"適切"かという考え方は国によって異なり，"許容できる"リスクは文化的に定義されるということを含めて，多くの理由により困難さを示している。従って，食品安全プログラムの要求事項を，予測される公衆衛生上の影響と，より効果的に結びつけるための手法の開発を望む声が大きくなっている。

ICMSF（2002a）とコーデックス委員会（2008b）により示されたリスク分析の枠組みでは，食品安全の管理に対する体系的なアプローチが示され，ALOPのような公衆衛生上の目標達成のための手法として摂食時食品安全目標値（Food Safety Objective：FSO）の概念が紹介されている。FSO及び達成目標値（Performance Objectives：PO）は，必要な食品安全レベルを企業などに伝えるために使用できる。FSO及びPOは，それぞれ，フードチェーンにおける摂食時及びそれ以前の段階で超えてはならない食品由来のハザードの明確なレベルであり，適正規範（GAP及びGHP）やHACCPプログラムを使用して達成することが可能である。主に食品の安全性の保証に適用されるが，これらのプログラムの原則は食品の品質の積極的な保証にも適用できる。

安全な食品を生産するために，適正規範やHACCPを使用するという原則は，これらの概念を導入しても変わることはない。GHP，GAP及びHACCPは，FSOあるいはPOを達成するための手法である。加工処理及び保存パラメータの評価は，FSOあるいはPOの達成を判断するために優先される選択肢であるが，時には微生物学的基準に対するサンプリングと検査が使用されることもある。

FSOは，摂食時におけるハザードの最大頻度あるいは濃度であることから，極めて低いレベルであることが多い。このため，このレベルの正確な測定はほとんどの場合に不可能である。フードチェーンのより早い段階に設定されたPOの遵守は，時には微生物学的検査で確認することができる。しかし，ほとんどの場合，管理措置の妥当性確認，重要管理点（Critical Control Point：CCP）のモニタリングの結果の検証，あるいはGHPやHACCPシステムの監査が，POすなわちFSOが達成される信頼できる根拠を示すために必要である。

結果に基づくリスクマネジメントシステムがもたらす柔軟性を利益とするには，選択された管理

第1章　安全性及び品質のための微生物学的検査の有用性

措置が，常に目標とする管理レベルを実際に達成できることを示すことが重要である。HACCPの良好な実施は，ハザードの明確な特定，有効な管理措置，重要管理点，管理基準及び改善措置を含めた妥当性確認にかかっている。HACCPシステムにおけるモニタリングと検証活動の結果は，妥当性確認が再度必要になる時期を決定する際に役立つ。

1.1.2　微生物学的検査の原則及び定義

　国際食品微生物規格委員会（ICMSF）では，食品の微生物ハザードを管理する原則について広く記述している（「はじめに」参考）。これらと同じ原則は，GHP/GMPの一般的な指標微生物と同様に，腐敗・変敗に関連した微生物の管理にも適用する。

　微生物学的検査は，決定や判断を下すために頻繁に行われる。サンプル収集の目的が定義できなければ，分析を行わないことが望ましい。検査の理論的根拠は検査の使用前に確立すべきであり，食品安全マネジメントに関して，大きく4つに分類することができる。

1．安全性を決定するため
2．適正衛生規範（GHP）への適応を決定するため
3．食品あるいは特定の目的のための原材料の品質を決定するため
4．製品の安定性を予測するため

　微生物学的検査は，限度の設定と関連のない背景情報（例：基礎となるデータ）の収集のために使用されることもある。また，微生物学的検査は，疫学的調査における追跡のために実施することもある。これは，汚染経路の傾向，取引及び可能な識別のために重要な意味を持つ。本書は工程管理と製品の許容を評価するためのデータの使用に焦点を当てていることから，読者は，疫学的調査のための検査（例：CLSI 2007），及び食品安全管理プログラムの影響を測るための疫学的データの使用（ICMSF 2006）については，他の文献を参照のこと。

　微生物学的データに基づく決定には，製品や工程を許容可能と許容不可とに区別するための限度を設定する必要がある。これらの限度は，結果に従って下す決定や実施する行動と同様に，データ作成に使用するサンプリングプランや分析手順の定義がなくては意味がない。方法やサンプリングプランを含む微生物学的限度は*微生物学的基準*と定義される。微生物学的基準では，収集するサンプル単位の数，分析方法及び限度に適合する分析単位の数を特定すべきである。基準は，安全性に関することと同じように品質に対して設定することが可能であり（Codex Alimentarius 1997a），以下に定義される規格（standard），ガイドライン（guideline）及び購買仕様基準（specifications）の設定に使用される。

　微生物学的規格：規格は，国際上，国内及び地方の法令で規定されている。サルモネラ属菌やリステリア属菌などの病原微生物の規格を超えると，製品のリコールや刑罰を受ける可能性がある。

　微生物学的仕様基準：購買仕様基準は，製品の売手と買手が売買に基づいて行う協定である。こ

れらの基準は義務と考えられ，売手が仕様基準に適合していなければ，製品拒否の根拠となる。

微生物学的ガイドライン：ガイドラインは，加工業者，業界団体，時には政府により設定された組織内の勧告的基準である。ガイドラインへの不適合は，改善措置が望ましいことを示す加工業者への警告として機能する。基準は広範囲にわたり，稼働前の装置の拭き取り，稼働中の製品あるいは装置から品質指標微生物のサンプル，病原微生物を検査するための環境サンプルが含まれる。

1.1.3 品質指標微生物，衛生指標微生物または病原微生物

　微生物学的検査には，一般的な汚染，初期腐敗，可食期間の短縮，それ以外に製品の品質に関する情報を提供するものがある。品質検査の使用は，特定の腐敗微生物の菌数よりも，総好気性菌数が初期腐敗の測定を示すような関連根拠により裏付けされることが望ましい。このような検査は製品品質の有用な指標になると思われる。それらには，直接鏡検菌数，酵母やカビの菌数，好気性平板菌数，あるいは低温耐性微生物や特殊なタイプの腐敗・変敗を起こす菌種（例：好気的に貯蔵された食肉中の低温発育性シュードモナス属菌，マヨネーズ中の乳酸桿菌，砂糖中の高温性芽胞形成菌など）に特化した検査が含まれる。

　通常は無害であるが病原微生物の存在を示す微生物は，健康ハザードの間接的指標として使用することができる。例えば，乾燥卵製品では，腸内細菌科菌群あるいは大腸菌群はサルモネラ属菌の潜在的存在の指標として使用することができる。乾燥卵製品において，実際に適用可能なサンプリングプランのどれを用いても，存在はするが，公衆衛生上の許容できないリスクを示すかもしれない低レベルのサルモネラ属菌を検出することはできない。指標微生物検査で示された定量的情報は，傾向分析や工程管理の検証には十分に有用である。このように，指標微生物の分析を行うことの相対的重要性は，微生物学的安全性と品質管理のための有用な検査を重要視するよく設計されたプログラムにおいて，最終製品の検査よりも高い可能性がある。同様に，指標微生物が有益となる場合が他にもある。例えば，清浄化処理や消毒の効果を評価する時及び調査目的のサンプリングの時である。関連する微生物の検査は，特定の食品が加工されたかどうかを示すこともできる。例えば，低酸性の保存期間の長い缶詰食品中の中温性芽胞形成細菌数が多いということは，容器が漏れていなければ加工が不十分である可能性のあることを意味する。

　病原微生物と指標微生物の関係は普遍的ではなく，製品や工程により影響を受け，従って指標微生物を選択する際には注意が必要だということを認識することは重要である。例えば，大腸菌群数は衛生の一般的な指標として広く使用されているが，多くの製品（例：食肉，家禽肉，野菜など）において，低温発育性腸内細菌科菌群が必然的に存在し，明らかに高い大腸菌群数は衛生的欠陥や消費者へのリスクを示すわけではない。同様に，製品中に自然に存在する微生物が分析や結果の解釈に影響を与えることもある。例えば，海産食品のエロモナス属菌は検査法において大腸菌群によく似ている。

第 1 章　安全性及び品質のための微生物学的検査の有用性

1.1.4　ICMSF のケース分類を用いたリスクに基づくサンプリング

　第 7 章「基準及びその他の検査の適用と使用」で，ICMSF サンプリングプランを説明し，それらの手順を検討する。サンプリングプランの厳格性は，検査サンプル数（n），許容可能濃度の上限（m），m を超える結果の最高許容数（c），及び 3 階級プランでは条件付き許容可能レベルの上限（M）によって異なる。プランは，n が増加し，c，m，M が減少するに従ってより厳格になる。ICMSF（1974，1986，2002a）では，健康リスクの程度または食品と結び付く懸念とハザードレベルの変化，及びサンプリングから摂食の間に起こることが予想され，その結果として生じる健康に対するリスクに基づいた許容サンプリングプランの使用のための包括的枠組みを示した。後者は*使用の条件*として表現される。評価される微生物に関連したハザードの 5 つのレベルは，品質指標微生物，病原指標微生物及び 3 段階の病原微生物ハザードに分類され，微生物が原因となる疾病の重篤度に左右される。これらの 3 つの使用条件は以下のように異なる。

1．生産時と消費時の間にハザードのレベルを下げるもの
2．ハザードのレベルに影響しないもの
3．生産時と消費時の間にハザードレベルを上げ，その結果リスクを高めるもの

　これらの組み合わせで，ケース番号が大きいほどより厳格なプランとなり，それに対応するそれぞれのサンプリングプランからなる 15 の異なるケースができる。各ケースのより詳しい説明及び各ケースが本書でどのように使用されるかについては，7.4 項の「限度及びサンプリングプランの選択」を参照のこと。
　品質検査は健康ハザードに関連しないが，経済的及び感覚的配慮に関連し，従って懸念レベルは低く分類されている。品質検査はケース 1 ～ 3 に含まれ，比較的厳しくないサンプリングプランである。指標微生物と特定の病原微生物の関係が明確でないことから，懸念レベルは低いと分類され，指標微生物のための極めて厳格なサンプリングプランを適用することは不適切である。
　3 階級プランは通常 2 階級プランよりも明らかに厳格度が低く，健康リスクが比較的低い場合（ケース 1 ～ 9）に適している。c = 0 である 2 階級プランは，通常，健康リスクが大きく，より厳しい管理が必要な場合（ケース 10 ～ 15）に使用される。

1.2　GHP 及び HACCP

　上記のように，安全な食品の生産には，GHP，GAP 及び同じような前提条件プログラムの適用が HACCP の原則と共に必要である。これらのアプローチは，生産される食品中の重大なハザードを最も高い信頼度で管理する総合的な食品安全マネジメントシステムの開発と実施を可能にする。ハザードによっては GAP あるいは GHP 措置が適しているが（例：良好な衛生により，ハ

ザードの初期レベルを管理すること），他のハザードでは懸念されるハザードを管理するために妥当性確認されて定義付けられたCCPにより，HACCPで取り組む事が明らかに最善である（例：ハザードのレベルを減少あるいは増加を防止）。

多くの場合，GHPやHACCPなどの予防措置は，最終製品の検査よりもかなり効果的な食品安全マネジメントの手段であると認識されている。結果として，GHPの遵守及びHACCPの妥当性確認や検証を決定するための検査の使用は不可欠である。第5章の「管理を再設定するための改善措置」ではGHPとHACCPの要素を検討し，第3章の「工程管理の検証」では，これらの必須のプログラムの効果と一貫性を評価するための方法を検討するが，これは検査結果の解釈を助ける統計学的手法や仮説とは異なる。

1.2.1 管理措置の妥当性確認

妥当性確認とは，管理措置が適切に実行された場合，特定されたハザードを管理できることの証拠を得ることである（Codex Alimentarius 2008a）。妥当性確認は，GHP及びHACCPシステムが要求される安全保証レベルであることを示すために不可欠であり，日常のサンプリングプランは妥当性確認の調査に十分ではない可能性が高い。妥当性確認は，科学的，技術的及び観察による情報の収集と評価に焦点をあて，一般的に微生物学的検査を含む。妥当性確認の検査の範囲は，HACCPで通常カバーされる管理措置の範囲を超え，一次生産や消費者の取り扱いのような，消費の時点で製品の安全性にも影響する可能性のある範囲にまで及ぶことがある。

工程は，適切なレベルの処理と安全範囲（*safe harbors*：安全な港とも呼ばれる）の提供を事前に妥当性確認あるいは承認された予測モデル，微生物学的菌接種試験，あるいは工程処理基準（processing criteria：PC）の適用により妥当性確認することができる。これらのすべてを使用する必要はなく，アプローチの組み合わせを工程の妥当性確認のための十分な証拠の設定に使用することが頻繁にある。妥当性確認のガイドラインはCodex Alimentarius（2008a）によって作成されている。

第2章の「管理措置の妥当性確認」では，工程の妥当性確認のアプローチ及び考慮すべき要因について詳細な記述を提供している。微生物学的研究やアプローチのための特定の考慮すべき問題，及び関連する検査や分析を計画して行う際の考慮すべき点についても考察する。信頼性のある結果を得るための微生物学的菌接種試験についての実践的な助言についても示す。

1.2.2 工程管理の検証

工程管理の検証とは，"管理措置が意図されたように行われているか，あるいは行われてきたかを決定するためのモニタリング以外の方法，手順，検査及びその他の評価の適用"であり，ここでモニタリングとは，"管理措置がコントロールされているかどうかを評価するための計画された一連の管理パラメータの観察または測定を行う行動"と定義される（Codex Alimentarius 1997b）。

第 1 章　　安全性及び品質のための微生物学的検査の有用性

検証には，以下の多様な測定法が使用できる。

- ・官能的評価
- ・化学的測定，例えば，酢酸や保存剤の濃度，水分量
- ・物理的測定，例えば，pH，a_W，温度
- ・時間の測定
- ・毒性代謝物の検査を含む微生物検査

工程の検証検査，サンプリングの戦略やサンプリングプランの選択，及び意思決定のために作成したデータの分析と解釈に関連した微生物学的基準の開発は，第3章の「工程管理の検証」で述べる。その章では，検証検査におけるバッチ内及びバッチ間の両者の変動を考慮している。食品システムの機能に関する基礎データは，工程が目的通りに機能している時に，その工程から生じる製品の品質と安全性を特徴付けるために使用される。これらの基礎となるデータと定期的な検査からのデータの比較は，以下のことを明らかにするために使用できる。

1．安全な製品を生産するための食品加工を可能にする条件が維持されていることの保証。
2．改善措置を管理の喪失前に実施可能にするような作業傾向を分析するための基礎。
3．管理の喪失の原因を見抜く（例：汚染の周期性）。
4．当初の HACCP プランの見直しが必要である可能性があるような条件が大きく変化したことの警告。

ひとたび確立された工程管理検査は，通常，サンプル数の少ない日常的な検査である。工程管理検査プログラムにおける微生物学的限度には，行動レベル（action level）と上限の両方があることが理想である。行動レベルは，上限に達する前に改善措置を積極的にとることが可能となる。許容できない管理の喪失の傾向をできる限り早く検出するため，及び，許容可能な範囲内の通常の変動から単に生じる極端な結果からの管理の喪失を区別するために，長時間のデータの比較が必要であり，通常，管理チャートのような工程管理分析の形で行われる。特定される検査条件は，使用された工程管理分析アプローチによって異なり，第3章で検討し例示する。

1.2.3　環境管理の検証

食品加工処理環境中の汚染微生物の評価と管理は，加工処理後の汚染が製品の品質と安全性に影響するという多くの証拠があることから重要である。環境検査は，GHP の措置が加工処理環境からの汚染を最小限に抑えるために効果的であることを確実にするために行われる。微生物学的検査は以下のことに使用される。

1. 製品汚染のリスクの評価
2. 加工処理環境が適切に管理されていることを特徴付けるベースラインの設定
3. 管理が維持されているかの評価
4. 改善措置を実行するための汚染源の調査

　日常の環境サンプリングは，殺菌後に環境から製品への再汚染が起こる可能性のある食品加工処理施設で適用される可能性が最も多い。効果的なCCPのないそのまま摂食可能な（RTE）製品では農場環境のモニタリングも有用である。環境サンプリングは，フードチェーンに沿った他の段階で有用な可能性は低い。食品加工処理環境における病原微生物を制御するための戦略と行動と併せて，加工処理後の汚染の発生や発生に影響する要因はICMSF（2002b）に詳述されており，第4章の「環境管理の検証」に概要を述べる。

1.2.4　管理を再設定するための改善措置

　食品安全マネジメントシステムの適用にもかかわらず，製品の品質と安全性について潜在的影響により管理が喪失することが時々ある。管理の喪失の証拠は，現場での検査，GHPのモニタリングあるいはモニタリング検証活動，サンプルの分析，消費者の苦情あるいは食品作業に関係する疫学的情報から得ることができる。

　コーデックス委員会（1997b）により定義されているように，改善措置とは"CCPにおけるモニタリングの結果が，管理されていないことを示す時にとられるあらゆる行動"である。管理はHACCP管理ポイントだけではなく，前提条件プログラム，その他の行動，及びHACCPプランの組み合わされた影響にも依存する。従って，効果的な管理の評価は常に容易であるとは限らない。

　管理の喪失に対応する改善措置がHACCPプランの一部として文書化されなければならないHACCPシステムと異なり，GHPに関連する管理の喪失に対応する特定の行動は明確に記述されていない。第5章の「管理を再設定するための改善措置」では，いかにして肉眼的検査と微生物学的検査が前提条件プログラムを評価するために一般的に使用されているか，いかにしてそれらは管理されていないことを示すことができ，より頻繁でより効果的な清浄化，加工処理設備のより頻繁で完全なメンテナンス，衛生の原則や規範に基づいたスタッフの再教育，あるいは，その他の活動における必要性を明らかにすることができるかについて述べる。特定の検査は，汚染源の特定にも使用することができる。

　HACCPプランで定義された管理について，CCPにおける改善措置の必要性は，日常のモニタリングあるいは疫学的または消費者の苦情データによって明らかにできる。これらの場合において，文書管理の基準が誤っていたり，不適切になっていたりすれば，検査により明らかにできる。関連するサンプリングプランに従った適切な検査の使用は，管理の喪失がもたらす微生物学的な結果及び製品の傾向を明らかにするために役立つ。例えば，リスクの増加がない，再加工処理の必要性がない，廃棄しなければならない製品がない。

第1章　安全性及び品質のための微生物学的検査の有用性

　第5章では，管理を必要とするポイントや加工処理の評価における実用的なアドバイスを提供し，ルールから外れた望ましくない逸脱が認識できるようなベースライン値を設定し，また，作業の管理を再設定するための検査の適切な使用を特定するという話題について極めて詳細に考察する。

1.2.5　顧客と納入業者の関係における微生物学的検査

　商業的なフードチェーンは多くの関係企業及び納入業者と顧客の関係からなり，それは顧客の期待や納入業者の責任を決めるそれぞれの契約を意味する。腐敗しやすい食品や原材料では，安全性，品質及び可食期間中に，潜在的に懸念される製品の微生物学的側面を含むと思われる。長期間安定な食品や冷凍食品では微生物的な可食期間は関係ないが，一部の病原微生物の残存のため，特に，製品の耐用期間よりも早い段階で不適切な取り扱いをされれば，抵抗性のある病原微生物あるいは微生物毒素に対する微生物学的基準は適切であると思われる。

　顧客と納入業者の関係における微生物学的基準及び検査は，生材料，原材料，半加工品及び最終製品に関連する。顧客と納入業者は，製品中での微生物の発育の可能性についても考慮する。微生物数と安全性に関連する基準には，微生物限度，製品調製の仕様，包装，保存と輸送条件，及び病原微生物あるいは腐敗微生物の発育を許容可能限度に予防あるいは最低にする時間／温度条件を含むことができる。評価には，微生物学的検査，物理化学的測定（例：pH，a_W，残留塩素評価など）あるいは肉眼的評価（例：明確な許容可能限度を越えていないようなカビの影響を受けた果物，穀類あるいはナッツ類）を含むと思われる。

　基準は，納入業者のHACCPプログラムの評価の際に考慮されるような加工処理作業に関連することもある。微生物学的基準あるいは関連基準を定義付ける際には，生産チェーンの位置，予定されるその後の加工処理あるいは製品の最終使用，技術的実行可能性などを配慮する。顧客と納入業者の関係に特に関連した微生物学的検査の配慮すべき事項は，第6章の「顧客と納入業者間の微生物学的検査」でさらに詳しく述べる。

1.2.6　完全性を評価するための最終製品検査

　最終製品検査の相対的重要性は，製品ごとに決定しなくてはならない。ある種の製品では，最終製品検査は規制上の限度が適用されるにすぎない。最終製品検査は，製品の安全性あるいは品質を評価することから得られる加工または検査情報が不十分である時に，ロットの受け入れ可否のために使用されることもある。同様に，効果的なCCPが現状では利用できず，製品の完全性を評価する方法が他にない製品では，最終製品検査がこれに代わる唯一の方法であると思われる。本書の第2部（第8章〜26章）で，ロット受け入れのために提案されている基準は，基礎となるデータ，経験，企業規範，ICMSFのケース分類が考慮されている相対的リスク，あるいはコーデックス委員会により設定されたリスク分析プロセスの結果として国際的に開発された現在の微生物学的基準

に基づいている（7.4項を参照）。異なるサンプリングプランが特定の状況下では適切であると思われる。サンプル数の減少は進行中の監視活動において全く問題ないと思われるが，サンプル数を増やすことは重要な工程の逸脱あるいは集団発生の調査においては慎重なほうがよい。例えば，管理の喪失が起きた際，サンプリングの頻度は，工程が再び管理状態にあることを確信できるまで増やすべきである。このような調査のためのサンプルは，問題の発生源の特定に役立つため，まとめずに個々に分析すべきである。

1.3　食品の微生物学的検査の限界

　本書は，食品の安全性及び品質の保証を容易にするために，関連する微生物学的検査について実践的なガイダンスを提供することを目的としている。しかし，統計学的な観点から，また，食品中の微生物の検出や菌数測定の方法における限界のため，検査結果を信頼するには限度のあることを読者は認識すべきである。

　方法論的考察は，7.5項の「微生物学的検査の限界」で簡潔に述べるが，本書に示されたサンプリングプラン（Table 7.2参照）の達成の推定では，食品中の微生物の存在や濃度のいずれかを決定するために使用される微生物学的方法から起こる可能性のあるすべてのエラーは考慮されていないことを強調しておく必要がある。

　サンプリング自体のプロセスは，完全に信頼できるものでは決してない。採取したサンプルの微生物学的状態が，評価される食品のロットあるいはバッチ全体を代表することをどこまで期待できるかについては，付属Aの「サンプリングの統計的側面」で検討する。

1.4　結論

　微生物学的検査は，工程管理の開発，工程管理のモニタリングと検証，管理の喪失の原因調査，及び一部では製品の品質と安全性を直接的に評価することを含めて，多くの理由で食品の安全性と品質管理に適用される。食品の微生物学的品質と安全性の評価には，労力と時間のかかることが多く，多くの製品で，包括的な微生物学的検査プログラムは日常のロットの受け入れ検査以外の検査が必要となる。現在，最終製品の微生物学的検査の方法はすべて破壊検査である。従って，包括的なプログラムの目的は，当該ロットのみでなく，関連原材料，加工工程中，環境及び可食期間で採取されたサンプルについて，関連する微生物学的評価によって強化された工程のデータを使用する製品のバッチの品質と安全性を推測することである。このプロセスには，サンプルがロットを代表する信頼性，及び，食品からの微生物の分離，同定，菌数測定の方法が不完全であることからも限界がある。これらの限界は，食品の安全性と品質の保証のための微生物学的検査プログラムを設計する際に理解しておくことが必要である。

第 1 章　安全性及び品質のための微生物学的検査の有用性

　委員会は，本書が，この重大な役割を果たすために，食品の微生物による品質と安全性の保証に対応するための実践的なガイダンスを提供すると確信している。製品カテゴリーについての特定の推奨事項は，以降の章で示すこととする。

文献

CLSI (Clinical and Laboratory Standards Institute) (2007) Molecular methods for bacterial strain typing: approved guideline. CLSI document MM11-A. Clinical and Laboratory Standards Institute, Wayne
Codex Alimentarius (1997a) Principles for the establishment and application of microbiological criteria for foods (CAC/GL-21). Joint FAO/WHO Food Standards Program, FAO, Rome
Codex Alimentarius (1997b) Recommended international code of practice for the general principles of food hygiene (CAC/RCP 1-1969). Joint FAO/WHO Food Standards Program, FAO, Rome
Codex Alimentarius (2008a) Guidelines for the validation of food safety control measures (CAC/GL 69-2008). Joint FAO/WHO Food Standards Program, FAO, Rome
Codex Alimentarius (2008b). Principles and guidelines for the conduct of microbiological risk management (CAC/GL 63-2007). Joint FAO/WHO Food Standards Program, FAO, Rome
ICMSF (International Commission for Microbiological Specifications for Foods) (1974) Microorganisms in foods 2: sampling for microbiological analysis; principles and specific applications. University of Toronto Press, Toronto
ICMSF (1986) Microorganisms in foods 2: sampling for microbiological analysis; principles and specific applications, 2nd edn. University of Toronto Press, Toronto
ICMSF (1988) Microorganisms in foods 4: application of hazard analysis critical control point (HACCP) system to ensure microbiological safety and quality. Oxford Blackwell Scientific Publications, London
ICMSF (2002a) Microorganisms in foods 7: microbiological testing in food safety management. Kluwer Academic/Plenum Publishers, New York
ICMSF (2002b) Sampling to assess control of the environment. In: ICMSF Microorganisms in Foods 7 microbiological testing in food safety management. Kluwer Academic/Plenum, New York
ICMSF (2006) Use of epidemiologic data to measure the impact of food safety control programs. Food Control 17:825-837
WTO (World Trade Organization) (1994) Agreement on the application of sanitary and phytosanitary measures. http://www.wto.org/english/tratop_e/sps_e/spsagr_e.htm. Accessed 14 October 2010

第 2 章
管理措置の妥当性確認[1]

2.1 はじめに
2.2 妥当性確認のための考察
2.3 管理措置の妥当性確認
2.4 FSO 遵守の妥当性確認における加工工程のばらつきの影響
2.5 清浄化及びその他の GHP の管理措置の妥当性確認
2.6 可食期間の決定
2.7 再度の妥当性確認を行う時点
文献

---

[1] 本章の一部は，Zwietering MH, Stewart CM, Whiting RC, ICMSF (2010) Validation of control measures in a food chain using the FSO concept. Food Control. 21:1716-1722 として出版。

第2章　管理措置の妥当性確認

2.1　はじめに

　ICMSFでは，以前にサプライチェーンにおける管理措置の妥当性確認について検討し（Zwietering et al. 2010），その文書の一部は本章に含まれている。リスクマネジメントシステムに基づく結果から示された柔軟性は，選択された管理措置が，常に，意図された管理レベルを実際に達成することで担保されなければならない。妥当性確認は，コーデックス委員会（2008）により以下のように定義されている。

　"**妥当性確認**：1つの管理措置または管理措置の組み合わせが，適切に実施されれば，特定された結果に対するハザードを管理することが可能であることの証拠を得ること"

　管理措置の全体的な効果は，懸念される個々のハザードの特徴，設定された摂食時食品安全目標値（Food Safety Objectives）あるいは達成目標値（Performance Objectives）及び消費者に対するリスクのレベルを考慮して，懸念される食品中のハザードの拡散に従って検証すべきである。

2.1.1　モニタリングと検証に対する妥当性確認の関係

　上記の妥当性確認の定義に加えて，コーデックス委員会（2008）では以下の定義を示している。

　"**モニタリング**（monitoring）：管理措置がコントロールされているか否かを評価するために計画された一連の管理パラメータの観察あるいは測定を行うこと"
　"**検証**（verification）：モニタリングに加えて，管理措置が意図されたように行われている，または行われたかを決定するための方法，手順及びその他の評価の適用"

　妥当性確認は，科学的，技術的及び観察による情報の収集と評価に焦点をあてており，検証やモニタリングとは異なる。モニタリングは管理措置が適用されている時の管理措置における作業中の情報の収集であり，検証は管理措置が適切に実施されていたことを決定するために使用される。HACCPの良好な実施は妥当性確認を必要とし，この妥当性確認には，ハザードの明確な識別，実行可能な管理措置，重要管理点，管理基準及び改善措置を含む。HACCPシステムに関連したモニタリングと検証活動の結果は，再評価が必要であるかを決める際に役に立つ。効果的であるためには，妥当性確認の範囲は，製造施設で使用された管理措置の範囲を越えるかもしれず，一次加工処理や消費者による取り扱いのような管理の範囲に及ぶこともある。

　安全な食品の生産には，生産されている食品中の重要なハザードを管理する総合的な食品安全マネジメントシステムを開発して実行するためのGHP及びHACCP原則の適用を必要とする。ある種のリスク管理はGHP措置（例：適正な衛生状態によって当初のハザードレベルを管理するこ

2.1 はじめに

と）で行うのが最善であり，その他のリスク管理は HACCP において定義付けられた CCP の位置付けである（例：汚染除去段階によるハザードのレベルの減少）。

食品製造者は，達成目標値（Performance Objectives：PO）あるいは達成基準（Performance Criteria：PC）に適応するための加工工程を設計し，これらは食品の安全性を保証するためにフードチェーンの特定の段階で設定することができる。規制当局は，製品群あるいは消費前の一連の加工処理及び取り扱い段階の結果が，摂食時食品安全目標値（Food Safety Objectives：FSO）に適応できるかを考慮し，それらの食品が適切な衛生健康保護水準（Appropriate Level of Protection：ALOP）に適合するレベルを達成したことを確認する（第1章「安全性及び品質のための微生物学的検査の有用性」を参照）。

各種の管理措置には，食品の加工処理あるいはフードチェーンの最初の段階での原材料の管理，及び洗浄，加熱，殺菌，その他の手段による汚染の減少や除去のための徹底したプロトコールを含む。管理措置はまた，輸送や貯蔵中，加工処理や加熱調理中の交差汚染，あるいはこれらの段階後の再汚染によるハザードの増加を防止するように設計される。

管理措置は，製品が目標に適応しているかを決定するために妥当性確認すべきであるが，食品業界の個々の部門は，それぞれの立場に従ってこれらの作業を行っている。食品加工に携わる者は，使用している加工工程の管理措置について妥当性確認を行い，妥当性確認は該当の PO あるいは PC に適応して行われていることに焦点を当てることが望ましい。この場合の妥当性確認では，ロット内及びロット間の両者の変動を考慮すべきである。一方，規制当局の責任で妥当性確認される管理措置は，ロット間の変動を考慮して，複数の製品や加工のシステムにおけるすべての管理活動を対象とする。この場合，妥当性確認は，設定された PC，PO 及び FSO を評価することに焦点が置かれる。例えば，食肉生産システムの効果的なリスク管理には，以下の妥当性確認が含まれる。

- 動物の健康を確保し，動物群内の感染レベルを最低限に抑えることを目的とした農場規範（人獣共通伝染病）
- 汚染を最低限に抑えることを目的としたと畜場規範
- 病原微生物の発育の可能性を最低限に抑えることを目的とした冷蔵処理体制と温度管理
- 病原微生物を不活化するために必要な最低温度で，製品の加熱調理を確実に行うことを目的とした消費者教育

本章では，初期汚染（H_0），減少（ΣR），発育と再汚染（ΣI）及びこれらに影響を与える要因から，微生物の汚染とレベルについて，消費までの食品生産全般について考慮する。FSO に適応するこれら要因の影響は，等式 $H_0 - \Sigma R + \Sigma I \leq$ FSO で表現される。パラメータの推計学的側面は決定論的価値も考慮する。潜在的な主要因，データ及びデータ分析方法が記述される。しかし，これらの要因のうちには，特定の加工処理ラインや加工に携わる者には関係がないものもあると思われる。1つの加工工程あるいは一連の加工工程の妥当性確認のためのデータの使用例が，統計学的意

第2章　管理措置の妥当性確認

味を含めて示されている。

2.2　妥当性確認のための考察

　加工工程は，予測モデル，文献，微生物学的菌接種試験，及びセーフハーバー（safe harbor：すなわち，安全な製品を提供することが既に承認された方法（第1章参照））を含む多様なアプローチを用いて妥当性確認することができる（Codex Alimentarius 2008）。これらのすべてを使用する必要はないが，十分な妥当性確認の証拠を得るためには，複数のアプローチを組み合わせることが多い。セーフハーバーによるアプローチが使用される場合，その工程の妥当性確認を行う必要はないと思われる。例えば，乳の殺菌のセーフハーバーは，72℃で15秒間の最低加熱工程を経ることである。この加工基準は妥当性確認されており，従って工程の再度の妥当性確認を行わずに製造業者は実施できる。

　加工工程の効果及び同等性の設定に関する多数の課題がNACMCF（2006）で検討され，関連する病原微生物の減少を意図した加工工程の開発のために以下のことが提案されている。

- 食品に関係する公衆衛生上の微生物を特定するための危害分析を行う。
- 加工工程で生残すると考えられる公衆衛生関連の最も抵抗性のある病原微生物を決定する。
- 必要な不活化のレベルを評価する。理想的には，加工処理前の初期の菌数と正常な菌数のばらつきを決定しておくことが望ましい。
- 保存中の病原微生物の生残及び発育の可能性における食品成分の影響を考慮する。
- 加工工程の効果を妥当性確認する。
- 食品が達成目標値と達成基準に適応するように，加工処理中に適応すべき管理基準を定める。
- 提案された工程における特定の装置と作業パラメータを定める。
- GHP あるいは HACCP の実行。

　工程基準を決定して妥当性確認するために使用された方法にかかわらず，同様の微生物学的配慮が必要である（NACMCF 2010）。これらには，以下のことを含む。

- 各加工工程で公衆衛生上の重要な最も抵抗性のある微生物は何か？目標の微生物を決定する際には，最も抵抗性のある病原微生物が最も多く存在しているとは限らないので，製品と疫学的に関係のあるすべての病原微生物を考慮することが必要である。逆に，他の方法で管理されている病原微生物が，疾病を起こすために発育する必要がある場合は，製品中で公衆衛生上重要であるとは限らない（ボツリヌス菌がpHで管理されている場合）。
- 妥当性確認を行うために使用される菌株の選択
- 微生物を採集する箇所における発育段階

・培養微生物が発育する基質及び関連する環境条件（例：pH，温度，大気条件），それには適切である時の培養微生物の適応を含む
・懸濁培地
・pH，a_w 及び防腐レベルなどの食品本来の要因
・サンプルサイズ，調製及び取り扱い（すなわち，混合，均質化，副サンプル）。
・包装条件（包装材料及び混合ガスを含む大気の条件）
・適切な測定システムのプロセスと選択に沿った菌の計数方法
・加工処理の変動

　工程の妥当性確認のための 3 つの一般的に使用される戦略には，協同で行う，振り返ってみる，及び将来を見越して行う工程の妥当性確認がある。*協同で行う工程の妥当性確認*は，協同して妥当性確認を適用し，ある工程からデータの同時収集と評価に基づいている。これは，既に設定されたり，以前に妥当性確認された工程に対して変更あるいは修正がある時に使用される。*振り返ってみる工程の妥当性確認*は，蓄積された製造，検査及び管理データに基づく既に流通している製品の妥当性確認である。この技術は，製品のリコールにつながる工程の欠陥を分析する際によく使われる。*将来を見越して行う工程の妥当性確認*は，工程が安全な食品を提供するための高い信頼度があるかを決定する計画的で前向きのアプローチである。将来を見越して行う妥当性確認は，新しい工程を評価するのに最も適しており，装置，工程及び製品を考慮しなければならない（Keener 2006）。

　システムの妥当性確認には工学，微生物学，物理化学など，多くの技術が必要となるため専門家チームが必要である。妥当性確認のマスタープランと妥当性確認のプロトコールの開発には，外部の専門家と規制当局の担当者の参加が，技術的な適切性と当局からの承認を確実に得るために不可欠である。工程の妥当性確認には目標データの適切な分析が必要である。

2.3　管理措置の妥当性確認

　一般的に妥当性確認は研究室規模の微生物学的研究から，パイロットプラントの規模に拡大し，可能あるいは必要である場合には商業的規模の徹底した妥当性確認で終わる。微生物学的菌接種試験は，微生物を発育させる食品の能力を決定し，室温や冷蔵食品の潜在的な可食期間を決定するために，目的とする微生物に対する致死性の工程の妥当性確認のために有用である。例えば，不活化能力の研究は，要因とレベルの独特な組み合わせ（例：pH 6.5 と 70℃）のような，小範囲の処置に対して行うことができる。逆に，広範囲の処置にも使用することができ，どこで問題が起きたのかを示し，あらゆる工程内の安全性の限界の評価に役立ち，同時に逸脱の評価に使用できるデータを提供する。さらに，将来的には個人的使用の予測モデルの開発を促進する。USDA の病原微生物モデリングプログラム（USDA 2006）及び COMBASE（2010）を含めて，いくつかの微生物学

第 2 章　　管理措置の妥当性確認

的予測モデルが利用できる。菌接種試験も工程基準の決定に使用できるが，モデルと比較して一般的な使用は少なく，特定の製品あるいはモデル予測の妥当性確認の方法として使用されることが多い。一方，モデルは一般的であることが多く，特定の食品に関係したすべての要因を含むわけではない。従って，モデル及び菌接種試験は反復する過程で組み合わせることが望ましい。このことは，NACMCF（2010）によりさらに詳しく検討されている。最後に，商業的規模においては，菌接種試験は代理の非病原微生物を使用して行うことができ，菌を接種していない製品での可食期間の研究では工程の妥当性確認に有用な情報を提供することもできる。

　微生物学的菌接種試験は，意図された可食期間を超えた腐敗・変敗に関する製品の安定性を決定する目的で使用できるが，その他の検討では，食品の微生物学的安全性に焦点を当てる。以下の項で，初期汚染（H_0），減少（ΣR），発育と再汚染（ΣI），及びデータの必要性と研究的考察を含めて，これらに影響する要因について順次検討する。

　本書では，診断法は 100% の感度，100% の特異性を前提としており，このようなことは実際にはないことに注意することが重要である。これらの方法の特徴は，主に目的とする微生物，使用される診断法，及び調査対象食品によって決まる。特に，低レベルの病原微生物の偽陰性の結果が予測されることもある。これらのことは，妥当性確認試験の際に確実に考慮する必要がある。

2.3.1　初期レベル（H_0），標準偏差及び分布

　食品加工の設計では，製品の安全性において受入材料が極めて影響する。懸念される病原微生物の主な汚染源は，主要原材料あるいはその他の原材料であり，あるものでは初期の加工段階で取り込まれるか，または後の段階で加えられる。原材料が病原微生物を保有しており，病原微生物のレベルに季節的な影響があるのかを理解しておくことが重要である。例えば，米国で 2001 年から 2009 年に採取された牛挽肉の大腸菌 O157:H7 の陽性数は 6 月から 10 月にかけて増加した（USDA-FSIS 2009）。原材料の原産地も，特定の病原微生物が生原材料に存在するか否かの可能性の手がかりとなる。汚染を防ぐことができれば，食品加工における他の段階での達成基準と結びついて，最終の PO と FSO の達成につながる受入材料の仕様と基準を作成することが目標となる。受入材料を許容する仕様は，限度あるいは平均対数レベルを超える許容可能な割合及び標準偏差を含む。

　受入材料が要求仕様を満たしていることを確認するための情報は，以下のことから得ることができる。

・政府機関からの基本となるデータ
・仕様に適合している納入業者からの文書（納入業者は妥当性確認と最終製品の検査を行う）
・加工業者の経験による基本となるデータ
・受入ロットの検査結果

　微生物学的検査は，食品安全システムが受け入れるように設計された管理レベルを実現している

2.3 管理措置の妥当性確認

かどうかを評価するために使用できる手段の1つである。異なったタイプの微生物学的検査が，産業界や政府により使用される。最も一般的に使用されているのはロット検査で，それは食品中に検出された微生物学的ハザードレベルを，事前に特定された微生物学的基準（Microbiological Criterion：MC）（ICMSF 2002）などの限度に対して比較するものである。MCは，それ以上に効果的で効率的な方法が使用できない場合に，GHP及びHACCPの遵守を決定するために設計される（すなわち検証）。これに関連して，FSOとPOは適応すべき限度であり，ロット内検査は，これらの限度が適応しているかを決定する統計学的に設計された方法を提供できる（van Schothorst et al. 2009）。MCに対するロットの遵守を評価するために，特定されたMCに基づいたサンプリングプラン及び要求される信頼レベルが設定できる。これを行うため，MCの設定には付属Aに概説したような推奨事項に従うことが望ましい。MCは，適合すべき菌濃度（CFU/g以内のm），m値を超える欠陥サンプルの割合（c），検査対象サンプル数（n），及び採用したサンプリングプランが持つ意味の評価を特定することが望ましい。

特定の菌濃度の適合の評価に適したサンプリングプランは，ICMSFの集計表を用いて作成することができる（Legan et al. 2002, http://www.icmsf.org）。集計表の元となった計算では，1ロットからの分析単位が，あらゆる特定された1g当たりの菌数よりも多い確率を決定する。その確率は，当該ロット中の平均菌数及びその標準偏差から算定できる。1ロット中の菌数の分布は，対数正規分布していると仮定される。達成目標値が決定される。それは例えば，単位の99%は特定された菌数，及び仮定された標準偏差から決定された平均対数菌数よりも少ないということである。次に，許容できないバッチがサンプリングによって拒否される95%の信頼のためのバッチあたりの必要サンプル数は，分析単位の大きさを考慮して計算できる。加熱調理されたソーセージ中の *Listeria monocytogenes* の例（ICMSF 2002）では，加熱調理前の生材料中の初期菌数は10^3 CFU/g（すなわち$H_0 = 3$）を超えていないと推定される。多くの場合，H_0のPOは，フードチェーンの川上の段階の生産物のPOとも関連する。

微生物学におけるサンプリング過程では，いずれも，1ロットから採取した1サンプルで検出された微生物の実際の菌数は，実際に採取されたサンプル部位中の菌の不規則な分布によっても影響を受ける。この不規則性はポアソン分布により示される。この不規則性の相対効果は，多数の菌がサンプルに存在して計数された時，例えば真の平均が100の場合の標準偏差が±10の時に比較的小さいが，存在／非存在検査におけるように，目的とする菌数が1サンプルにつき1個の時は比較的大きい。サンプリングプランの設計においてこの点を考慮することは，検査結果が存在または非存在という時，及び計算表の計算に取り入れられた時にも一層重要である（van Schothorst et al. 2009）。特定菌数に対する検査に基づいたサンプリングプランの評価，また，存在／非存在試験に基づくサンプリングプランの評価において，バッチ中の菌数の分布は対数正規分布であり，平均対数及び標準偏差で特徴付けられるということも仮定される。ポアソン効果は最初の代替のための計算にも含まれるが，あまり重要でない。

第2章　管理措置の妥当性確認

2.3.2　不活化研究（ΣR）

2.3.2.1　模擬（モデル）研究

　微生物学的予測モデルは，食品中の微生物の発育，生残または死滅を示すか，あるいは予測することができる。これらのモデルでは，一般的に，温度，pH，水分活性などの制御因子のレベルに対応する微生物の発育，生残または死滅に関連する。モデルは，一般的に，算定の基礎となる原理が存在しないため，発育，生残または死滅に使用された要因の範囲外で使用されるべきではない。従って，使用される以上の範囲を考慮することが，研究の開始前に必要である（Legan et al. 2002）。算定の基礎が必要である場合は，検査は算定の基礎の妥当性確認のために行うべきである。例えば，設定された加工工程が目的とする微生物の特定の菌群を死滅させることを確認する。しかし，病原微生物の死滅率を予測できるモデルは，安全かつ効果的な加工工程を設計するために使用できる。

　複数の研究者が，食品微生物学におけるモデル作成のための研究的設計について述べている（Davies 1993, Ratkowsky 1993, McMeekin et al. 1993）。データの収集と蓄積のためのガイドラインも利用できる（Kilsby & Walker 1990, Walker & Jones 1993）。モデル作成の主要情報源の参考文献によるモデル作成の実践的ガイドが，Legan et al.（2002）により検討されている。読者は，微生物学的予測モデルの開発に当たって，詳細はこれらの参考文献を調べることが望ましい。

2.3.2.2　微生物学的菌接種試験

　微生物学的菌接種試験の設計と実施に関する詳細な情報が示されている（IFT 2001, Scott et al. 2005, NACMCF 2010）。微生物学的菌接種試験は，目的とする微生物に対する加工工程の致死の妥当性確認を行うために有用である。

　微生物学的菌接種試験を設計して実行する際に考慮すべき要素は，適切な病原微生物あるいは代理微生物の選択，接種微生物のレベル，接種微生物の調製と接種方法，試験期間，調製物の要素と保存条件，及びサンプル分析である（Vestergaard 2001）。そのような試験の反復した繰り返しを，生産ロットにおけるばらつきやその他の要因を反映させるために行うべきである。試験結果における反応と影響を考慮しなくてはならない。

2.3.2.3　接種微生物の選択

　菌接種試験に最も適した微生物は，同様の調製物から事前に分離されたものである。可能であれば，既知の食品由来事例から得た病原微生物を含むべきである。動態試験と異なり，菌接種試験では，1つの菌株が製品と加工工程の組み合わせに関連する複数のストレス要因のそれぞれに最も抵抗力を持つとは限らないことから，目的とする病原微生物の5つまたはそれ以上の菌株の混合菌を使用することが多い。さらに，最も短い世代時間の菌株が，試験条件下で最短の誘導期（lag time）を持つとは限らない。同様に，不活化処理の変化に対する反応も菌株によって異なる可能性がある（Scott et al. 2005）。混合菌液中の菌株は，ほぼ均等な菌数で存在すべきである。また，標

2.3 管理措置の妥当性確認

準化された条件と様式下で接種菌懸濁液を培養し調製することも重要である。

　可能であれば，妥当性確認試験のための代理微生物ではない病原微生物を使用することが望ましい。しかし，例えば，加工処理施設内で行われる菌接種試験では，代理微生物が特定の病原微生物の代わりに使用されることもある。病原微生物と関連する代理微生物の特徴は，菌接種試験の解釈をするためであり，その違いを説明すべきである（Scott et al. 2005）。代理微生物の望まれる特性に関する詳細な情報は IFT（2001）で見ることができる。

2.3.2.4 菌接種レベル

　接種菌数レベルは，研究の目的により，製品の安定性や可食期間を決定するためか，あるいは微生物数を減らすために設計された加工工程のある段階を妥当性確認するためかによって異なる。死滅工程を妥当性確認する際には，接種微生物の対数的減少を示すために，製品 1 g 中 10^6〜10^7 CFU またはそれ以上の高い接種レベルを使用することが通常は必要である。菌接種前後の実際の菌濃度を確認すべきである。また，菌未接種サンプルを，製品自体の汚染を調査するために分析すべきである。接種菌の完全な不活化は，特に H_0 が低いと考えられる箇所（例えば，初期菌数が＜ 10^3 CFU/g である場合，5D の加工が必要となり，研究での接種レベルは 10^7 CFU/g）では必ずしも必要ではない。これは，スライス処理あるいは包装作業中に起こる可能性があるような加工工程が，初期の致死処理後の製品の再汚染から起こる低濃度の病原微生物を不活化するために設計された箇所での致死処理後の妥当性確認を行う時に関係している。

2.3.2.5 接種菌の調製及び接種方法

　接種菌の調製は，プロトコール全体の重要な要素である。一般的に，試験菌は培養基中で，最適な発育条件下で発育されることが望ましい。研究の中には，特定の試験微生物を特定の条件に事前に適応させることもある。

　接種方法も重要な考慮事項である。菌接種試験を行う食品成分の実際のパラメータにおける変化を避けることが不可欠である。例えば，食品中に存在する湿潤物質を使用して製品に近い水分活性に調整する希釈水の使用は，中間水分食品において誤った結果に至る可能性を最小にする。予備的分析を，食品成分の水分活性あるいは水分濃度が菌接種後に変化しないことを保証するために行うことが望ましい。低水分活性製品の菌接種あるいは芽胞での菌接種試験に関するガイドラインは IFT（2001）を参照する。

2.3.2.6 潜在的な発育のための菌接種試験の期間

　使用者が，製品を意図する可食期間を超えて保存して摂食した場合は，何が起こるかを決定するために，意図する可食期間よりも長い期間で菌接種試験を行うことが賢明である。さらに，不活化工程の妥当性確認を行う際に，製品の中には致死には至らないが，誘導期が長くなるような損傷が起こる可能性がある（Busta 1978）。製品は，最低でも全可食期間について試験を行わなければ，可食期間後に接種微生物が復元し，その後の発育を見落とす可能性がある。規制当局の中には，意

第 2 章　　管理措置の妥当性確認

図されたように保存された時に，製品の可食期間の 1.3 倍のデータを要求することもある。より短い期間が，誤った条件で保存される冷蔵製品では考慮されることもある。

　検査の頻度は菌接種試験の期間により左右される。可食期間が週単位であれば，検査頻度は一般的に 1 週間に 1 回以上となる。接種菌の活動を正確に示すためには，可食期間中に最低 5〜7 回のデータ採取か所を設定することが望ましい。すべての試験は，'ゼロ時間' 検査，すなわち，菌接種直後の製品及び不活化試験では加工直後の分析から開始すべきである。菌接種試験の初期では検査頻度を高くし，その後，間隔を長くして頻度を減らして行うことも望ましい。

　サンプリングごとに最低 3 回の繰り返しが菌接種試験を通して行えるように，製品の十分量に菌接種を行うべきである。再度の妥当性確認試験や菌接種しない対照サンプルのような場合には，繰り返し回数が少ないこともある。

2.3.2.7　食品成分の要因及び保存条件

　食品成分を評価する際には，pH，保存料のレベル及び水分活性のような微生物学的安定性を制御するカギとなる要因の範囲を理解しておくことが重要である。これらの内部特性は記録しておくべきである。不可欠なパラメータに内在する製造上のばらつきに関するデータを収集し，菌接種試験の条件が特定の限界（例：95％ 信頼で）によるばらつきを含むことを保証することは有益である。これらのパラメータは，微生物の発育や不活化に関して，製品に起こる可能性のある最悪の条件に合わせて調整すべきである（例：最も高い pH）。ひとつの方法として，パラメータに対する 95％ 信頼区間，あるいは平均値に 2 つの標準偏差を使用することである。不可欠なパラメータがひとつしかない場合には，この 95％ 信頼は，20 回の真実に対して 1 回がこの範囲外であることを意味する。しかし，多くの不可欠なパラメータがあれば，95％ 信頼にそれらすべてを設定することは非現実的な条件を見ていることになる。望まれる信頼のレベルが，これらのパラメータを評価する際に考慮されなければならない。

　それぞれのカギとなるパラメータを単独で，あるいは組み合わせて，最悪の条件下で検査することが重要である。例えば，標的 pH が 4.5 ± 0.2（95％ 信頼区間）で，加工処理能力がその範囲内である場合，菌接種製品はその範囲の高いレベル（pH 4.7）であることが望ましい。これは，異なるパラメータによって慎重に評価されなければならない。例えば，ある製品の水分活性を低くすることは，微生物の発育を遅らせたり防止するかもしれないが，システム内で異なる湿潤物質を使用することは，異なる湿潤物質によって発育率が違う可能性があるため，同じ水分活性（a_W）が達成されたとしても，極めて重要な要因における変更である。それ以上に，システムの a_W の低下は，加工における致死を減少させる可能性がある（Mattick et al. 2001）。極めて重要な要因中のばらつきの影響を考慮することで，菌接種試験が食品成分中の各重要要因に関する加工中の変動範囲をカバーすることができる。

2.3.2.8　サンプルの分析

　一般的に，菌の計測は各サンプリング時に行う。各時点で分析のために，少なくとも 2 つ，でき

2.3 管理措置の妥当性確認

れば 3 つのサンプルを採取することが望ましい。計測培地と方法の選択は菌接種試験に使用する微生物によって異なる。毒素産生微生物が使用された場合は，最新の妥当性確認済みの方法を用いてサンプリング時ごとに適切な毒素に対して試験を行う。発育は，毒素の生産なしに起こることもある。

選択されたサンプリング時ごとに菌接種した製品と非接種の対照サンプルを分析し，元々存在する汚染微生物が，可食期間中にどのように変動するかを決定することは賢明である。また，微生物の行動に影響するとして，可食期間中の適切な物理的及び化学的パラメータを追跡しておくことも重要である。a_w，水分含量，塩濃度，pH，混合ガス包装（MAP）のガス濃度，保存料のレベル，その他の変数などの要因が，製品の可食期間中どのように変化するかを理解することは，製品の微生物学的安定性を理解するために重要である。品質特性にも留意すべきである。

2.3.2.9 データの解釈

菌接種試験が完了すると，微生物がその間に，どのように変動したかを決定するためにデータを分析すべきである。毒素産生微生物では，指定された研究期間中に毒素は検出されない。各時点の定量的接種菌データを，元々存在する汚染微生物及び関連する物理的，化学的パラメータと組み合わせると，評価中の食品成分の微生物学的安定性を広く示すことができる。良く設計された菌接種試験では，食品成分の微生物学的安全性と安定性について極めて重要な情報を提供できる。また，そのような研究は加工工程中のカギとなる致死や微生物学的管理点の妥当性確認を行うのにも極めて重要である。

2.3.3 発育研究（ΣI）

病原微生物または腐敗微生物の菌数の増加は，発育あるいは再汚染によって起こる。本項では発育について述べる。

発育は，食品，温度及び包装内部の大気が微生物の発育を許容し，十分な時間が菌にとって好条件になった場合に起こると思われる。発育の可能性は，生原材料，製造中の中間地点，製造後の流通，販売，食品提供及び家庭での保存や使用について評価すべきである。一般的に，公衆衛生は，発育の可能性が最小限に抑えられない限り保証できない。病原微生物が完全に不活化されず，発育が可能であれば，起こりうる発育量の正確な算定が製品の安全性と安定性の妥当性確認において重要である。

不活化の妥当性確認について既に述べたように，発育の算定は，文献，モデル及び菌接種試験を含む様々な情報源から得られる（Scott et al. 2005）。食品の実際の条件をより正確に反映した試験条件での研究で，一層信頼性が高くなる。食品中の病原微生物の発育に関する十分な妥当性確認には，通常の元々存在する汚染微生物での菌接種試験を含む。モデルと液体培地による研究は，食品成分における小規模な変更及び菌株の違いの評価，あるいは菌接種試験において明確に検査できない条件を補完する際の助けとなる。食品微生物学における予測モデルの適用には，a_w，温度，pH

第 2 章　　管理措置の妥当性確認

のような製品や環境の要因に対する病原細菌の発育率を予測するモデルがある。発育モデルは，安全な調製製品の設計，適切な保存条件の設定，加工機器の清浄化と消毒作業の最大間隔の調査に使用でき，菌接種試験が必要な時期の決定及び試験パラメータの設計にも使用できる。

　発育を評価する際に考慮すべき要因は，使用菌株，代理微生物，接種菌の生理学的状態，接種方法，商業ベースでの加工に対する研究的あるいはパイロットプラントの条件のシミュレーション，食品中のすべての環境要因（pH，a_W，酸性陰イオン）と外部要因（温度，包装），及び腐敗微生物の汚染である。これらの要因の多くは不活化の項で述べ，発育の算定で特に考慮すべき事項は以下で検討する。

2.3.3.1　接種菌数レベル

　IFT（2001）は，微生物学的菌接種試験に使用できる微生物のリスト，及び許容発育量の選択と評価に関する推奨事項を示している。製品の安全性と可食期間中の発育の程度（ΣI）を決定することが目的の場合は，製品 1 g 当たり $10^2 \sim 10^3$ CFU の接種菌数レベルがよく使われる。微生物の腐敗・変敗が失敗の一般的な原因である場合，及び製品中の微生物数が少ないと予測される場合には，より低いか，その何倍かの接種菌レベルが考慮されることもある。接種菌レベルに関するそれ以上の考察は，2.3.3.3 項及び 2.3.3.6 項を参照のこと。

2.3.3.2　食品成分の要因及び保存条件

　同じような製品が評価される場合，発育に一層適した食品成分を検査することは，発育に適さない食品成分における菌接種試験を実施する必要性を制限できる。例えば，中性に近い pH の製品を研究することは，同じような製品がそれより低い pH の場合，最悪のケースを示す可能性がある。

　検査サンプルは，理想的には市場で使用されるのと同じ包装で，同じ保存条件（例：MAP）で保存するのが望ましい。菌接種試験で使用される保存温度は，製品が保存，流通される通常の温度範囲を含むべきである。冷蔵された製品は，代表的な誤使用温度で行うのが望ましい。菌接種試験の中には，手順に温度周期を含むものもある。

2.3.3.3　誘導期（Lag phase）

　誘導期は，菌体が新しい環境に適応するための時間が必要な時に生じる。誘導期は，新しい環境の変化の大きさ及び有利性の影響を受ける。一般的に，長い誘導期は，菌体が温度や水分活性が低下するような好ましくない環境の大きな変化を感じた時に生じる。

　菌体の生理学的な状態も誘導期の長さに影響する。一般的に，指数増殖期にある菌体は，定常期の菌体よりも早く適応する。水，凍結，あるいは食品接触面で乾燥のような栄養の悪い環境で栄養不足にある菌体は，通常，他の菌体に比べて誘導期が長い。不活化処理あるいはその他の強いストレスの後，生残している菌体は修復する時間が必要となることがあり，これが発育前の誘導期となって現われることもある。顕著な誘導期は，特定の原材料（例：食塩，酸味料）が加えられた時，あるいはストレスの高い加工工程（加熱処理，解凍処理，突然の温度変化）の後に最も生じる

可能性が高い。温度変化による誘導期は，食品の大きさ，小売用包装，及び箱やパレットによって温度変化が和らげられるため，最終製品で生じる可能性は低い。妥当性確認では，冷却期間の温度低下が，特に食品が箱詰めあるいはパレット積みされると，1日またはそれ以上に長くなることを認識すべきである。加工工程の妥当性確認は，誘導期の長さを正確に計るために，可能であれば，当初の生理学的状態及び環境の変化をできるだけ複製して行うことが望ましい。

誘導期の長さは，対数正規分布が個々の菌体の誘導期に生じるため，当初の菌数によって影響を受ける。高い菌数での妥当性確認研究（1包装あるいは単位当たり $> 10^2$ CFU）では，必然的に誘導期が最短となり，娘菌体はほぼすべてこれらの菌体から生じる。低レベルの汚染が起きた場合，これらの誘導期の短い菌は包装中には存在しないことがあり，これらの包装中では見かけの誘導期は長くなり，より多様になる。

2.3.3.4 指数的発育率

指数的発育率（exponential growth rate：EGR）は，病原微生物の至適温度に達する保存温度で増加する（通常の病原微生物では35〜45℃）。EGRは，モデルにより算定できる複合した仕様の酸度，水分活性，阻害物質のような食品の他の内部特性に左右される。しかし，菌接種試験では，モデルの予測が特定の食品にとって正確であることを示す必要がある。モデルが妥当性確認されると，EGRにおける環境要因の変化（T，pH，a_Wなど）の影響を算定することに使用できる。

2.3.3.5 最高発育レベル

病原微生物には，微生物用培地あるいは食品中の最高発育レベルがある。液体培地でも純粋培養でも，このレベルは通常 10^8 〜 10^9 CFU/mL であるが，食品中では低い場合がある。食品中の最高発育レベルは保存温度によっても影響される。FDA-FSIS のリスク評価における *L. monocytogenes* では，選択された最高発育レベル（CFU/g）は，様々な文献から，< 5℃の温度で 10^5，5〜7℃で $10^{6.5}$，> 7℃で 10^8 であった（FDA-FSIS 2003）。

2.3.3.6 競合及び腐敗・変敗フローラ

病原微生物と腐敗微生物の競合は，予測することが難しい。多くの病原微生物と腐敗微生物の組み合わせにおいて，両者の発育は腐敗微生物が大量に発育するまで，病原微生物は適度に独立して発育する。腐敗微生物はpHを下げたり，バクテリオシンのような抑制物質を生産することがある。病原微生物は通常菌数が少なく，腐敗微生物との干渉は起こらない。商業的環境で一般的に見られる汚染微生物が，菌接種試験において存在することが望ましい。病原微生物は，適切な生理学的状態，食品中の分布（例：適切な食品組成の表面，内部，接触面），及び商業的環境で起こると予想される菌量を接種すべきである。

食品の安全性を決定する際のもうひとつの重要な考慮事項は，腐敗・変敗を招く保存条件，特に病原微生物がPOに達する以前の腐敗・変敗である。保存中の発育の評価には，その段階の一般的な時間と温度の知識が必要である。これは，フードチェーンの商業的段階では比較的短い発育期間

第 2 章　　管理措置の妥当性確認

についてよくあることである。しかし，時間と温度は，家庭あるいはフードサービス業務において大きなばらつきがある。温度の中程度の誤った使用を採用し，発育量の決定について確かめられた温度で，腐敗・変敗前の最長可食期間を選択すべきである。食品は，意図された可食期間の初期腐敗が認められない 1.25～1.5 倍の時間について検査することが望ましい。

2.3.3.7　発育におけるばらつき

発育期間ごとの菌数の平均的増加を決定するのに加えて，その算定のばらつきを推定することは重要である（例えば，95% 信頼区間）。このばらつきは，様々な菌株の異なる特性の影響，食品中の環境条件の変動（pH，塩分濃度），及び保存時間と温度の範囲の結果である。菌接種試験では，平均対数値の算定ができ，ひとつのモデルでパラメータを変化させることでばらつきを算定する更なるデータを提供する。このばらつきは，上記で計算された要因による発育の違いを含むが，高い精度のデータが不足しているため，分析者による不確実性を説明することも増加すると思われる。

2.3.4　再汚染（ΣI）

食品の加工工程が病原微生物を除去する致死ステップを含む場合，その後の摂食時に存在するあらゆる病原微生物は再汚染の結果である。菌数が 6～8 log の減少処理をされた食品は，そのステップの直後に包装で汚染されることは稀である。例えば，当初 100 g 包装中すべての製品に 10^2 CFU/g の均一な汚染があれば，7 log の減少後，1000 個の包装中 1 個のみが汚染されており，それは 1 包装当たり～1 CFU である。この食品がその後のステップで FSO あるいは PO に適合するかを決定するには，致死ステップ後に計算を行う。汚染の頻度とレベルは，新たな H_0 を意味する。

再汚染の頻度やレベルに関する文献はほとんどなく，再汚染の結果を算定するために開発された適用可能なモデルはほとんど存在しない。このステップあるいは次の段階で，逆算して特定の加工工程での十分なサンプリングは，再汚染の妥当なデータを入手する唯一の方法である。致死ステップのない食品加工工程及び更なる再汚染の可能性がある箇所の食品加工工程では，再汚染に関する定量的情報が通常は利用できないことから，特に予測が難しい。最後の再汚染箇所の後の食品の十分なサンプリングは，PO あるいは FSO が達成されているかの妥当性確認を行うことのできる方法のひとつである。もう 1 つの方法には，環境モニタリング及び食品の接触面のモニタリングがある。考慮すべきその他の要因には，包装処理の一貫性，取り扱い規範における従業員の適切な教育がある。

2.4 FSO遵守の妥当性確認における加工工程のばらつきの影響

FSOに対する遵守を示す1つの方法は，以下の等式を使用することによる。

$$H_0 - \Sigma R + \Sigma I \leq \text{FSO}$$

生産及び流通チェーンを通じて，微生物ハザードの初期レベル（H_0），減少（ΣR）及び増加（ΣI）の情報を統合することで，FSOあるいはPOが確実に適合するかを決定できる。加工工程とフードチェーンにおける異なる段階での微生物レベルのばらつきは，FSOに適合するための能力に影響する。

以下の例は，ハザードレベルにおけるH_0, ΣR, ΣIの統計学的分布の結果を含む影響を示し，不適合の%が計算されている（POあるいはFSOを超える製品の割合）。最初に，ばらつきを考慮しない算定箇所が使用され，次に，初期レベルでのばらつきの影響，加工処理による減少，及び食品流通中の発育による増加はPOあるいはFSOに適合する達成の評価を含む。新たに収穫して，洗浄，包装したレタスが，懸念される病原微生物として*L. monocytogenes*を例に用いた。表現上の目的で，ALOPを満たすために，そのまま摂食可能な（ready-to-eat）食品における*L. monocytogenes*の最高暴露量は10^2 CFU/g（すなわち，FSO = 2 log CFU/gあるいは10^2 CFU/g）と設定した。

2.4.1 ポイント算定法（Point Estimate Approach）

Szabo et al.（2003）は，カットされたレタスの*L. monocytogenes*の初期汚染レベル，衛生的な洗浄処理による減少，包装処理後及び保存と流通中の増加を算定した。レタスにおける*L. monocytogenes*の初期レベル及び保存と流通中の発育の予想レベル（ΣI）に対し，設定したFSOを達成するために必要な減少レベルが決定できる。Szabo et al.（2003）によれば，初期菌数はH_0 = 0.1 log CFU/gで，潜在的増加は8℃で14日間の保存の間ΣI = 2.7 log CFU/gであり，$\Sigma R \geq$ 0.8 log CFU/gが2 log CFU/gのFSOを達成するために必要と仮定された。

$$H_0 - \Sigma R + \Sigma I = 2 \rightarrow 0.1 - 0.8 + 2.7 = 2$$

この例では，加工工程がFSOを正確に達成するために検討される。しかし，この計算では加工工程のばらつきの影響を考慮していない。

第 2 章　管理措置の妥当性確認

2.4.2　加工工程に含まれる変動

2.4.2.1　ひとつのパラメータに対する変動

　次の例では，Szabo et al.（2003）のデータを使用する計算において変動の影響を示している。ΣI の標準偏差が 0.59 と仮定して，L. monocytogenes の対数増加が正規分布していると仮定する。計算と説明を容易にするため，H_0 と ΣR レベルにはばらつきを含まない。ΣI の分布の理由から，生産者は確実に FSO に適合するために，最終製品中の L. monocytogenes のより低い平均レベルを目標としなければならない。同じ平均レベルが目標とされた場合（すなわち，FSO = 2 log CFU/g），製品の 50% が FSO をある程度超えることになる。加工業者は，工程管理を通じて FSO を達成するため，一層大きな減少ステップを得るための他の衛生処理の洗浄方法を検討できる。異なったレベルの適合を達成するのに必要な減少レベルが Table 2.1 に示されている。例えば，ΣR が 2.62 の場合は，平均 log 0.18 で標準偏差 0.59 の対数正規分布では，2 log を超える製品の割合は 0.1% である。

Table 2.1　菌数の対数の増加が正規分布していると仮定して，0.59 の増加の標準偏差である欠陥品（P）における減少（ΣR）の異なるレベルの結果

減少（ΣR）	$H_0 - \Sigma R + \Sigma I$	FSO = 2 が超えられる確率 P（$H_0 - \Sigma R + \Sigma I$）> 2（sd = 0.59）
0.8	0.1 − 0.8 + 2.7 = 2	0.5（50%）
1.2	0.1 − 1.2 + 2.7 = 1.6	0.25（25%）
1.77	0.1 − 1.77 + 2.7 = 1.03	0.05（5%）
2.17	0.1 − 2.17 + 2.7 = 0.63	0.01（1%）
2.62	0.1 − 2.62 + 2.7 = 0.18	0.001（0.1%）

注：1-NORMDIST（2,x,s,1）による Excel で計算した累積正規分布 $F(2; \mu, \sigma^2)$ で決定された FSO を超える割合。
　　例えば，最後の行 = 1-NORMDIST（2,0.18,0.59,1）= 0.001019。

2.4.2.2　全加工段階における工程中に含まれる変動

　2.4.2.1 項の例では，H_0 あるいは ΣR の変動の算定は含まないが，ばらつきは存在する。本項では，H_0，ΣR 及び ΣI（Table 2.2 の値）のばらつきを想定する。その結果の合計は，摂食時点での生鮮カットレタス包装中の L. monocytogenes のレベルの分布を示し，H_0，ΣR 及び ΣI の対数平均の総計に等しい。その平均は，ばらつきを考慮しないリスクの正確な指標ではない。合計分布のばらつきは，ばらつきの総計に等しく，従って，標準偏差は，標準偏差の平方根の総計の平方根である。分布を Fig. 2.1 に示す。この分布の結果から，この例で FSO = 2 に適合しないレタス包装の割合は 0.2% である。

2.4 FSO遵守の妥当性確認における加工工程のばらつきの影響

Table 2.2 H_0, ΣR, ΣI の多様な平均対数及び標準偏差値における FSO 不適合製品（摂食時点に 2 log CFU/g を超える *L. monocytogenes* の存在を計算された生鮮カットレタス包装）の結果

	H_0	ΣR	ΣI		合計[a]	
平均対数	-2.5	1.4	2.7		-1.2	$H_0 - \Sigma R + \Sigma I$
sd	0.80	0.50	0.59		1.11	sd=sqrt(sd$_1^2$+sd$_2^2$+sd$_3^2$)
				P(> FSO)	0.2%	

[a] 摂食時点でレタス包装中に存在する *L. monocytogenes* のレベル（log CFU/g）

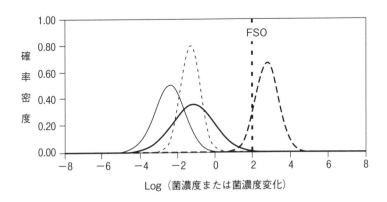

Fig. 2.1 生鮮カットレタスの *L. monocytogenes* の初期菌数レベル（H_0 ──），菌濃度の減少（-ΣR - - -），及び菌濃度の増加（ΣI - - -）の確率分布，及び Table 2.2 の値を使用して摂食時点でのレタス包装中における菌濃度分布（━━）の結果

2.4.2.3 効果のない洗浄処理ステップ

レタスの洗浄処理ステップ（ΣR）が，*L. monocytogenes* のレベルの減少に効果的でないと仮定して（Table 2.3, Fig. 2.2），加工工程の全体の効果が決定できる。生鮮カットレタス包装中の *L. monocytogenes* の平均対数レベルは -1.2 から 0.2 に増加し，レベル全体の標準偏差は 1.11 から 0.99 に減少する。摂食時点で FSO（2 log CFU/g）を超える *L. monocytogenes* が存在する包装の割合は 3.5% に増加する（Table 2.3）。なお，全体的な標準偏差は最大の要因（この例では H_0）の影響を受けるので，標準偏差は大きく変わらないことに留意する。洗浄処理作業の効果がないため，FSO（2 log CFU/g）に適合しない包装の割合は高くなる（3.5%）。

2.4.2.4 包装されたレタスの可食期間を短縮する効果

製品が病原微生物に汚染され，病原微生物の発育が許容されれば，可食期間の長さは公衆衛生に影響を与える。この例では，FSO に適合しないレタス包装における短縮された可食期間の影響が，ΣI の予測値を減少することで評価された。製品が 8℃ で 14 日ではなく 7 日間保存された場合，7 日目の *L. monocytogenes* の増加は 1.9 log CFU/g（標準偏差 0.56）と算定される（Szabo et al. 2003）（Table 2.4, Fig. 2.3）。可食期間を短縮することで，*L. monocytogenes* の発育の程度が減少し，FSO に適合しないレタス包装の割合は 0.2% から 0.01% と，リスクが 10 倍以上減少する。

第2章　管理措置の妥当性確認

Table 2.3 摂食時食品安全目標値に適合しない生鮮カットレタス包装における *L. monocytogenes* のレベルを減少しないレタスの洗浄処理ステップ（ΣR）の影響

	H_0	ΣR	ΣI		合計[a]	
平均対数	-2.5	0	2.7		0.2	$H_0 - \Sigma R + \Sigma I$
sd	0.80	-	0.59		0.99	sd=sqrt($sd_1^2+sd_2^2+sd_3^2$)
				$P(>FSO)$	3.5%	

[a] 摂食時点でレタス包装中に存在する *L. monocytogenes* のレベル（log CFU/g）

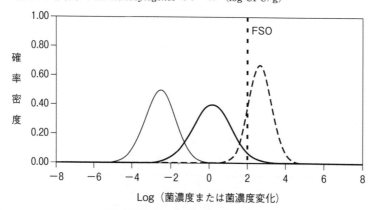

Fig. 2.2 Table 2.3 のインプット値を使用して，洗浄処理ステップが *L. monocytogenes* のレベルを減少しない工程（$\Sigma R = 0$）における摂食時点でのレタス包装中の *L. monocytogenes* の初期菌数レベル（H_0 ——），菌濃度の増加（ΣI - - -）の確率分布及び全体の最終分布（━━）の結果

Table 2.4 製品の可食期間を14日から7日間に短縮し，摂食時食品安全目標値に適合しない生鮮カットレタス包装における発育レベル（ΣI）を減少した場合の影響

	H_0	ΣR	ΣI		合計[1]	
平均対数	-2.5	1.4	1.9		-2	$H_0 - \Sigma R + \Sigma I$
sd	0.80	0.50	0.56		1.10	sd=sqrt($sd_1^2+sd_2^2+sd_3^2$)
				$P(>FSO)$	0.01%	

[1] 摂食時点でレタス包装中に存在する *L. monocytogenes* のレベル（log CFU/g）

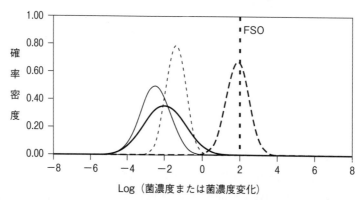

Fig. 2.3 可食期間を短縮した製品における摂食時点でのレタス包装中の *L. monocytogenes* の初期レベル（H_0 ——），菌濃度の減少（-ΣR - - -），菌濃度の増加（ΣI - - -）の確率分布，及び結果としての最終分布（━━）（Table 2.4 参照）

2.4 FSO遵守の妥当性確認における加工工程のばらつきの影響

2.4.2.5　菌数レベルの変更あるいは変動によるFSOへの適合

同じような製品は，インプット要因のひとつの変動を減少することでFSOに適合できる。例えば，生材料における $L.\ monocytogenes$ の初期レベルの変動が0.8から0.4に減少されれば，レタスの洗浄処理ステップ中に必要な $L.\ monocytogenes$ の減少レベル（ΣR）は，FSOに適合する製品と同じ割合で，1.4から0.7に減少できた（Table 2.5）。レタスのような生鮮農産物の標準偏差を減少することの実用性は，この時点で使用できる規定の管理措置を達成するために困難かもしれないが，この戦略は他の種類の製品には有効と思われる。

Table 2.5 FSOに適合しない生鮮カットレタス包装において，H_0 の変動を減少し，洗浄処理中の ΣR を低下することの影響（Table 2.2 と比較）

	H_0	ΣR	ΣI		合計[1]	
平均対数	-2.5	0.7	2.7		-0.5	$H_0 - \Sigma R + \Sigma I$
sd	0.40	0.50	0.59		0.87	sd=sqrt($sd_1^2+sd_2^2+sd_3^2$)
				$P(>\text{FSO})$	0.2%	

[1] 摂食時点でレタス包装中に存在する $L.\ monocytogenes$ のレベル（log CFU/g）

2.4.3　対数平均値，標準偏差及びFSOの適合

懸念される微生物のレベルが，FSOあるいはPO以上である製品の割合は，H_0，ΣR 及び ΣI の複合分布の対数平均値と標準偏差の両方によって決まる。FSOに適合しない製品に関して同じ全体的割合となる平均と標準偏差の異なる組み合わせが計算できる。結果はFig. 2.4に示す。

本章に示された例では，FSOに適合する製品における H_0，ΣR 及び ΣI の対数平均レベルと変動の両方の影響を示している。搬入された材料における初期の微生物学的汚染レベルと変動の両方の影響，懸念される微生物レベルを減少する加工工程の段階，及び保存や流通の間の懸念される病原微生物の増加を深く理解することで，食品製造者は，製品の適切な割合がFSOに適合することを確実にする最も効果が大きい箇所を決定できる。管理のための戦略では，加工工程の変動を減らすこと，生材料における懸念される微生物の初期レベルを減らすこと，あるいは特定の状態で観察されるレベルや変動に基づく他のパラメータに焦点をあてることができる。Fig. 2.4で使用された計算は付属Bに示されている。

以下の仮説が，これらの計算に使用される。
・すべての変数は対数正規分布しており，従って，FSOの式で使用される変数の対数は正規分布している。このためFSOの式の総計も正規分布している。値がその他の分布をしていれば，Monte-Carloタイプの計算が，総計の統計学的分布を決定するために必要とされる。初期の対数レベル，対数の増加及び対数の減少についての正規分布が文献でしばしば示されているが，実際には，病原微生物の分布は極めて不均一で，対数正規分布で示すことは不可能である。
・これらの例は，計算が非常に低い菌数レベルでもできることを仮定している。これは，場合に

第2章　管理措置の妥当性確認

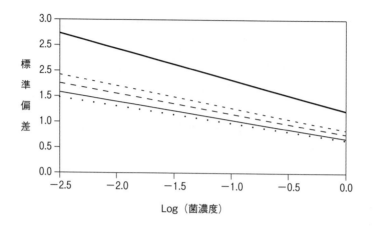

Fig. 2.4 FSO = 2 log CFU/g に適合しない製品の特定の割合となる H_0, ΣR 及び ΣI の複合分布の対数平均菌濃度レベルと標準偏差の様々な組み合わせ。線は FSO に適合しない製品の%を示す。基準を満たさない割合：0.1% 欠陥（・・・），0.2% 欠陥（―――），0.5% 欠陥（－ －），1.0% 欠陥（- - -），2.0% 欠陥（―――）

よってはより深い意味を持つ。例えば，6D 不活化ステップが，100 g 単位の大きさで初期菌数が 2 log CFU/g に適用されれば，不活化後の個々の計算された単位レベルは -4 log CFU/g である。各単位の CFU が 1 個の微生物のみの存在であれば，その後の加工工程では，生産されたすべての 100 単位につき 1 個の 100 g 単位（単位の 1%）中に 1 個の微生物（すなわち，-2 log CFU/g）が実際には存在する。その単位の他の 99% には微生物は存在しない。微生物によっては，CFU は 1 個以上の菌を含むものもあり，従って，単位のもっと大きい%が論理的に汚染菌を含むことになる。これは，絶対的なことよりもむしろ食品安全管理計画に対して，変更の相対的効果を比較するための一般原則として，これらの計算を使用することの重要性を示している。

- 標準偏差に関するデータは入手できないが，最低値と最高値のデータがわかれば，データの 95% が含まれる範囲を示し，標準偏差は sd = 0.5×（最大値－最小値）/1.96 により算定できる[2]。

2.5　清浄化及びその他の GHP の管理措置の妥当性確認

　GHP の効果的な適用は，HACCP システムを開発し，実行する基礎となる。GHP の維持と実行の失敗は，HACCP システムを無効にし，安全でない食品の生産という結果になる。

　食品のハザードの効果的な管理は，ハザードの管理に重要な影響を与えると考えられる GHP の構成を考慮する必要がある。例えば，搬入材料の要求事項は，海産物中の特定のハザードのリスク

---

[2] 最小値及び最大値の 95% 限界は，最小値＝平均－1.96 sd；最大値＝平均＋1.96 sd。最大値－最小値の結果＝ 2×1.96 sd となり，従って，sd = 0.5（最大値－最小値）/1.96。

2.5 清浄化及びその他の GHP の管理措置の妥当性確認

を管理するために極めて重要である（例：麻痺性貝中毒，シガテラ毒素，サバ中毒）。搬入材料の要求事項は，存在の可能性のある増殖形の病原微生物（例：生肉あるいは家禽肉中のサルモネラ属菌）を除去するために十分に加熱調理される食品では重要性が低い。従って，GHP の様々な項目が，すべての食品作業に同じ重要度を持つわけではない。起こる可能性の最も高いハザードを考慮し，そのハザードの管理に効果的な GHP を適用することが必要である。これは，設備の保守や校正のような GHP のその他の項目を無視するという意味ではない。その中のいくつかは，食品が設定された安全性と品質の要求事項に適合していることを確認するために極めて重要なものである。

特定の条件では，GHP の選択された構成要素が特に重要な意味を持ち，HACCP プランに組み込む必要がある。例えば，設備の保守と校正は，食肉製品を加熱調理する際に使用する大型連続式オーブンに重要である。この例では，加熱調理中の加熱分布のチェックを行う手順と頻度（例：月 1 回，年に 4 回）は，HACCP プランの中に検証手順として組み込むことができる。さらに，加熱調理中のオーブンの温度をモニタリングするために使用する温度計の精度を検証する必要である。

設備と機器の衛生的設計，清浄化と消毒，従業員の健康と衛生，教育と訓練に関する情報は，以前に検討されている（ICMSF 1988）。加工処理中の製品の汚染と再汚染の防止は，管理プログラムにおいて不可欠な要素である。妥当性確認とは，設備と機器，洗浄剤と殺菌剤の選択及び作業の実施が，管理が必要なレベルを達成するために設計されているということを意味する。衛生プログラムの設計において最初に考慮することは，食品の特徴，装置の構造と材質及び安全性と腐敗・変敗に関連する微生物である。プログラムの妥当性確認では，システムのすべての部分が食品の汚れを除去し，微生物を不活化するために適切に処理されることを確認する。湿気のある環境で食品に残留した汚れは，その後の微生物の発育にとって栄養源となるだけでなく，衛生的処理の効果を減少させてしまう。定置洗浄（CIP）システムでは，すべてのパーツが処理され，システムが意図されたように稼働していることを注意深く検証する必要がある。

多くの殺菌剤の効果は，食品からの残留有機物の存在と加工処理環境の影響を受ける。殺菌剤の速効及び残留効果を決定するために必要な科学的基準には，以下のものがある：

・殺菌剤の濃度及び効能条件（例：温度）
・速効及び長期間の抗菌効果（殺菌剤の安定性）
・殺菌剤に対する微生物の感受性
・殺菌する表面の特徴（温度，有機物汚染）
・加工処理ステップの影響（熱処理，包装条件）

衛生プログラムの妥当性確認は，食品加工のその他の構成要素における妥当性確認と同様に，検査室，パイロットプラント及び商業施設における研究で得た知識の蓄積である。より多くの特異性のある十分な情報を，加工工程の機能を確実にするために得る必要がある。実験的研究では，病原微生物を培地あるいは製品に接種することができる。特定されたパイロットプラントでの研究では，食品や人に対する暴露が制御できるのであれば，病原微生物を使用することが可能であるが，

第２章　管理措置の妥当性確認

GMP工場では代理微生物を使用しなければならない。商業施設では，病原微生物の存在が稀である時，あるいはモニタリングにより自然界に存在する病原微生物が十分な頻度と数で存在する時，代理微生物を使用してデータを取得する（例：と畜場の作業）。適切な病原微生物の菌株あるいは代理微生物が使用されなければならない。化学薬品は，適切な硬度の飲料水，濃度，pH，温度及び接触時間を用いて指示書に従って検査する。食品と加工工程中のばらつきを考慮して，安全性の限界を決定する重要事項を明確にし，最低致死処理は適切な管理が常に達成されることを確実に特定しなくてはならない。定期的な検証により，効果が時間の経過とともになくなることを確認する必要がある（例：抵抗性の増加のため）。

2.6　可食期間の決定

　食品の安全性の管理方法のひとつは，食品が劣化を起こし，存在の可能性のある病原微生物が公衆衛生上の脅威となるレベルに発育する前に，品質の低下により消費者に拒否されることである。腐敗・変敗がなければ，使用のラベル表示や時間と温度の指標のような可食期間を制限する他の方法が適用できる。これらのことは以下で，またNACMCF（2005）で詳細に検討されている。

　流通と保存の条件には，誤った時間と温度の使用を含む。加工工程の設計及び妥当性確認では，製品がFSOに適合することを妥当性確認する際に，これらの条件を含むことが望ましい。誤った温度の使用の決定には，例えばEcoSure（2008）の小売店と家庭での保管温度調査データベースの一部に基づくことができ，それによると，小売店の陳列温度は製品タイプによって異なっている（家庭用冷蔵庫の5%が7.2℃を超え，0.7%が10℃を超えていた）。ある種の製品や地域では，不適切な温度での微生物の発育に対処するために，十分に短い可食期間でも，通常の商業的取り扱いができないか，あるいは，消費者の期待に応えられない結果となることがある。最高保存温度を特定することは，公衆衛生のリスク管理上の判断である。

　可食期間の妥当性確認には，加工処理の最終段階での汚染の分布の決定と，その時点でのPOの設定を含む。潜在的に食品がFSOに適合する限界まで発育する許容可能発育菌数は，その後に決定できる。誤った最高保存温度の特定により，研究的及び菌接種試験では，前の例で説明したように，FSOを超える前に回復／誘導期や発育の時間の長さを決定できる。

　製造から消費に至るまで継続的に冷蔵される食品では，使用期限は製造者により算定できる。商業上の小売りの期間，及び家庭での保存期間が決定に含まれ，可食期間は製造者により設定される。食品が冷凍され，その後に小売り時点で解凍されれば，発育時間は，残りの小売店と家庭の保存時間である。この製品では，購入後の日数を示す表示が適切である。

　小売り包装の時間と温度の組み合わせ（TTI）は，生物的，物理的あるいは化学的反応に基づいた許容可能な保存の終了時に顕著な色の変化が起こる。反応の発生は場合により異なり，最終時点は，特定の時間／温度標準，品質上の懸念，あるいは理論的に特定の食品と病原微生物の組み合わせにおける発育について設定する。TTIは，高コスト，異なった食品と微生物の組み合わせにお

ける反応発生の複雑性，及び消費者の認識と理解不足が使用を制限することから，2010年における消費者向け包装には広く使用されていない。TTIでは，反応率が温度によって継続的に影響を受けることから，許容できる可食期間の終了を示すという潜在的利益がある。温度が指定された最適値よりも低ければ，反応率はそれに応じて遅くなり，色の変化が表れるまでの時間が長くなる。温度が指定された最適値を超えれば，それに応じてTTIの反応率は保存期間を短くする。将来的な開発により，保存期間全体を通して温度を継続的にモニタリングし，特定の個々の包装が受ける条件に最終時点を特化することを示すようなTTIを選択することが可能になると思われる。

2.7　再度の妥当性確認を行う時点

　妥当性確認のデータは，新たな科学的データあるいは作業条件における変更が，以前の妥当性確認の結論を変えるかを決定するために定期的に見直されるべきである。新たな病原微生物の出現は，その病原微生物の特徴に基づいて工程の再評価を必要とする。原材料の初期汚染，製品の調製，加工処理パラメータ，あるいは食品の保管条件における変更は，工程について再度の妥当性確認が必要となる。影響を受けるステップの汚染菌濃度，均一性，あるいは汚染の頻度における特異的な変化の影響が算定されることが望ましい。これらの情報は，文献，モデル及び研究室あるいはパイロットプラントにおける研究から得ることができる。変更の規模は，妥当性確認された工程に対応する平均対数及び標準偏差と比較が可能である。変化が最初の妥当性確認の値の範囲内であれば，それ以上の妥当性確認を行う必要はないと思われる。摂食時点での変更の最終的な影響が算定され，FSOと比較できる。例えば，ある原材料の汚染が0.2 log増加すると，摂食に至るその後の全ステップにおいて汚染が0.2 log上昇する。この増加がFSOを超える結果でなければ，それ以上の妥当性確認は必要ない。しかし，工程における変更が，摂食時点での病原微生物の菌数を1 log増加させるようなpHの上昇があれば，この工程は再度の妥当性確認が必要と思われる。恐らく，発育の増加を他のステップで相殺するための工程の再設計及び新たな工程の再度の妥当性確認が必要となる。

文献

Busta FF (1978) Introduction to injury and repair of microbial cells. Adv Appl Microbiol 23:195-201
Codex Alimentarius (2008) Guidelines for the validation of food safety control measures (CAC/GL 69-2008). Joint FAO/WHO Food Standards Program, FAO, Rome
COMBASE (2010) A combined database for predictive microbiology. http://www.combase.cc. Accessed 24 October 2010
Davies KW (1993) Design of experiments for predictive microbial modelling. J Ind Microbiol 12(3-5):295-300
EcoSure (2008) EcoSure 2007 cold temperature database. http://foodrisk.org/exclusives/EcoSure. Accessed 24 October 2010

第2章　管理措置の妥当性確認

FDA-FSIS (Food and Drug Administration - Food Safety and Inspection Service) (2003) Quantitative assessment of the relative risk to public health from foodborne *Listeria monocytogenes* among selected categories of ready-to-eat foods. Food and Drug Administration, Center for Science and Applied Nutrition, College Park, Maryland

ICMSF (International Commission on the Microbiological Specifications for Foods) (1988) Microorganisms in foods 4: application of the hazard analysis critical control point (HACCP) system to ensure microbiological safety and quality. Blackwell Scientific Publications, Oxford

ICMSF (2002) Microorganisms in foods 7: microbiological testing in food safety management. Kluwer Academic/Plenum, New York

IFT (Institute of Food Technologists) (2001) Evaluation and definition of potentially hazardous foods. A report by the Institute of Food Technologists for the Food and Drug Administration of the U.S. Department of Health and Human Services, December 31, 2001. Crit Rev in Food Sci Food Safety 2(s2):3-109. http://onlinelibrary.wiley.com/doi/10.1111/crfs.2003.2.issue-s2/issuetoc. Accessed 24 October 2010

Keener L (2006) Hurdling new technology challenges: investing in process validation of novel technologies. Food Safety Mag, February/March. http://www.foodsafetymagazine.com/article.asp?id=490&sub=sub1. Accessed 24 October 2010

Kilsby DC, Walker SJ (1990) Predictive modelling of microorganisms in foods. Protocols document for production and recording of data. Campden Food and Drink Research Association, Chipping Campden

Legan JD, Stewart CM, Vandeven M et al (2002) Modeling the growth, survival and death of bacterial pathogens in foods. In: Blackburn C, McClure PJ (eds) Foodborne pathogens: hazards, risk and control. Woodhead Publishing, Cambridge

Mattick KL, Jørgensen F, Wang P et al (2001) Effect of challenge temperature and solute type on heat tolerance of *Salmonella* serovars at low water activity. Appl Enivron Microbiol 67:4128-4136

McMeekin T, Olley JN, Ross T et al (1993) Predictive microbiology: theory and application. Wiley, New York

NACMCF (US National Advisory Committee on Microbiological Criteria for Foods) (2005) Considerations for establishing safety-based consume-by date labels for refrigerated ready-to-eat foods. J Food Prot 68(8):1761-1775

NACMCF (2006) Requisite scientific parameters for establishing the equivalence of alternative methods of pasteurization. J Food Prot 69(5):1190-1216

NACMCF (2010) Parameters for determining inoculated pack/challenge study protocols. J Food Prot 73(1):140-202

Ratkowsky D A, Lowry R K, McMeekin T A et al (1983) Model for bacterial culture growth rate throughout the entire biokinetic temperature range. J. Bacteriol. 154(3):1222-1226

Ratkowsky DA (1993) Principles of nonlinear regression modeling. J Ind Microbiol 12(3-5):195-199

Scott VN, Swanson KMJ, Frier TA et al (2005) Guidelines for conducting *Listeria monocytogenes* challenge testing of foods. Food Prot Trends 25:818-825

Szabo EA, Simons L, Coventry MJ et al (2003) Assessment of control measures to achieve a food safety objective of less than 100 CFU of *Listeria monocytogenes* per gram at the point of consumption for fresh precut iceberg lettuce. J Food Prot 66:256-264

USDA (US Department of Agriculture) (2006) Pathogen Modeling Program http://ars.usda.gov/Services/docs.htm?docid=6786. Accessed 24 October 2010

USDA-FSIS (USDA-Food Safety Inspection Service) (2009) Raw ground beef products analyzed for *E. coli* O157:H7. http://www.fsis.usda.gov/Science/EColi_Positive_Results/index.asp. Accessed 24 October 2010

Van Schothorst M, Zwietering MH, Ross T et al (2009) Relating microbiological criteria to food safety objectives and performance objectives. Food Control 20:967-979

Vestergaard EM (2001) Building product confidence with challenge studies. Dairy Food Env Sanit 21(3):206-209

Walker SJ, Jones JE (1993) Protocols for data generation for predictive modeling. J Ind Microbiol 12 (3-5):273-276

Zwietering MH, Stewart CM, Whiting RC, ICMSF (2010) Validation of control measures in a food chain using the FSO concept. Food Control 21:1716-1722

第 3 章
工程管理の検証

3.1 はじめに
3.2 加工工程が管理下にあることの検証方法
3.3 日常のデータ収集及び再調査
3.4 所管官庁の工程管理プログラム例
文献

第3章　工程管理の検証

3.1　はじめに

　多くの食品微生物学者は，特定ロットの食品の品質や安全性について判断するための微生物学的データを使用するサンプリングプランについて精通している。理想的には，このタイプの検査の統計学的基本は，そのロットが当該食品の品質や安定性に影響する微生物が許容できないレベルに存在しないことを，高いレベルの信頼度で，単一ロットからの十分な数のサンプルで分析を行うことである。

　このようなロットごと (lot-by-lot) あるいはロット内 (within-lot) 検査の統計学的基本を理解する重要な概念は，不良率，すなわち，製品の規定量内陰性か，または特定の菌数以下であるなどの属性を満たしていない一食当たり，あるいはロット内の割合である (ICMSF 2002)。このようなサンプリングプログラムは，許容可能な不良品率が小さくなるに従い，ますます供給源の集中化につながる。適切な感受性の標準法がサンプル分析のために選択されると，不良率が減少するのに従い検査の厳密性が求められ，それを満たすには，通常，当該ロットからより多くのサンプルを分析するか，あるいは検査される分析単位のサイズを大きくすることである。許容可能な不良率が低い時（例：＜5％），分析に必要なサンプル数は，微生物学的検査を行うにあたって実際の大きな障害である。例えば，サルモネラ属菌が存在しないことが必要な調理済み食品の2ロットを考えると，1ロットは提供品の50％が汚染されており，2ロット目の1％が不良である。最初のロットでは，3つの提供品を検査すれば汚染されているロットを認める確率は高くなる (87.5％) が，サルモネラ属菌の存在があるとする2つ目のロットを認める確率は，100％の提供品を調べても63％である。

　ロット内検査に関するもうひとつの重要な概念は，製品と加工工程，及び製造と流通条件について，ほとんどあるいはまったく知識がないという前提を強調することである。そのような場合，微生物学的検査は，健全なロットとそうでないロットを分けるための管理措置として使用される。この前提の重要な結果は，ロットに関する事前知識が前提にないので，1ロットの検査結果では，他のロットの状態の予測を考慮できない。

　ロット内検査は，水際の規制措置において特に食品検査の食品安全に関して重要な役割を果たすが，通常，収集された微生物学的データは従来のロット内サンプリングプランや統計に基づいていない。その代わり，サンプリングの多くは定期的に，ロットの一部のみに行われる。さらに，通常，検査の規模（すなわち，分析されるサンプルの数と大きさ）は，低い率で汚染されたロットが検出されるほど高いレベルの信頼性を持たない。これは，このタイプの検査が，製造業者あるいは重要な微生物学的データを持っている管理当局に示されないということではないが，このような検査プログラムは，入手されたデータの最善の使用を行わない方法で実施されることがあまりにも多い。

　これらの検査プログラムは，工程管理 (process control) 検査あるいはロット間 (between-lot) 検査といわれ，それらの有用性は，適切な設計，適切な分析と解釈及びデータの再検討を行えば大

3.1 はじめに

幅に向上できる。このことは,検査プログラムを実行する時,製品が商業的により長期間安定しない閾値を超える前に,微生物学的安全性と品質を管理するために使用されるシステムを評価し,是正するための強力な手段を提供する。本章では,この種の微生物学的データの取得の概念と適用について簡単に紹介する。そのような検査プログラムを設定するための詳細な要求事項は他の標準的文献に見ることができる(Does et al. 1996, Roes et al. 1999, ICMSF 2002, Hubbard 2003, NAS 2003, ECF 2004, NIST/SEMATECH 2006)。

ロット内とロット間検査に関連した目標と仮説の違いを理解することは,良好な工程管理検査のために重要である。汚染を制御し,安全な生産,加工処理及び販売を確実にするための方法の効果について知識が不足していることから,ロット内検査は製品の特定ロットの安全性や品質を確立するために使用される。ロット間検査の目的は特定ロットの安全性を確立することではなく,むしろ安全性は,原材料,加工工程及び製品の変動を含む重大なハザードを制御するプロセスと慣習を確立し,妥当性確認によって達成されていると仮定する。ロット間検査の目的は,安全性を確保するためのプロセスと慣習が,継続的に意図されたように実行されていることの検証である。この場合の仮説の基礎は,食品がどのように製造されたかの詳細な知識があることである。従って,工程管理のサンプリングは,HACCPのような食品安全リスクマネジメントプログラム全体の部分として最も効果的に実施される(ICMSF 1988)。ロット内及びロット間検査の異なる適用の繰り返しは,ロット内サンプリングプランを使用する全てのロット検査が,HACCPプログラムの中で実施されれば,そのサンプリングは両方の管理措置(重要管理点である可能性が高い)になり,またモニタリング活動の一部になる。逆に,ロット間検査は,HACCPの検証の一部として使用される。従って,ロット間サンプリングプランの失敗がHACCPプログラムの潜在的な管理不足の信号であるのに対して,ロット内サンプリングプランを満たしていないことは,潜在的に許容できないロットであることを示している。

上記のように,工程管理検査の目的は,管理システムが設計された通りに機能しているか,特定された値以下あるいは特定された不良率の範囲内である商品を生産しているかを決定することである。ロット間の微生物学的検査を行う際の内在的な仮説は,ロット間の変動が最小か,あるいはシステムは製品が特定された許容可能レベルよりも大幅に良好な管理レベルで継続的に作業するように,ロット間の変動を減らす活動が行われているということである。HACCPプログラムは,ロット間に大きなばらつきがあれば,本当に管理下にあると考えることができるかは疑問である。従って,ロット間検査は,通常の作業下でロット間のハザードの菌数の対数平均及び標準偏差におけるばらつきがほとんどない時に最も効果的である。小さなロット間の変化は,最小量の微生物学的サンプル分析により直ちに認められる食品の安全性や品質システムの管理不足である。

ロット内及びロット間サンプリングの違いの簡単な例として,同じ製品で1つは古くて信頼性が低く,1つは新しく極めて信頼性が高い2つの加工処理ラインを有する企業を考える。企業は,どちらのラインからの製品も不良率＜1％の確保を望んでいる。工程の信頼性が比較的低い古いラインのために,企業は各ロットを検査することを選択する可能性がある。この場合,最終製品の検査が重要管理点として使用される。古いラインからの製品のロット内の変動が高いとすると,製造

第3章　工程管理の検証

者はサンプリングプランの結果がロット全体を代表しているということについて，より信頼度を高めるために，サンプル数を多くするサンプリングプランの使用を選択すると思われる。逆に，新しいラインでは，企業は同じサンプリングプランを適用するが，より多くのロットからサンプルをとる。すなわち，時間的な区間及び時間的に一部重なっているロットと定義される1つの継続的なロット，あるいは大きな一連のロットとして加工工程を効果的に考える。これは，3.4項の「所管官庁の工程管理プログラム例」に例示される *moving window* アプローチの基本である。moving window アプローチでは，時間の経過にともなう陽性数の増加は，管理が失われていく傾向を示す。この場合，同じサンプリングプランが加工工程を検証するために使用される。

　適切な統計学的分析は，不良単位の件数が許容可能な不良率を有意に超える時に確認できる。その件数がそのレベルを超えれば，製造業者は，なぜ加工工程が意図通りに比較的長期に機能していないのかを決定するために，不良率が増えた原因を調査し，改善措置をとることが望ましい。システムの経時的な機能調査も，起こる失敗の種類に対する有益な情報と見通しを示す（ICMSF 2002）。工程管理検査は，市場に入れば安全性あるいは品質上許容不可能と考えられるレベル，あるいはそれ以下のレベルで問題を検出できる時に最も有効である。これにより，管理基準を超える前に改善措置をとることができる。

3.2　加工工程が管理下にあることの検証方法

　工程管理の検証のために，懸念される微生物を検出，同定及び菌数測定に使用される実際の微生物学的方法は，本質的にロット内検査で使用されるものと同じである。これらの方法は，様々な標準的文献（例：ISO，AOAC，FDA Bacteriological Analytical Manual，American Public Health Association など）が利用できるので，これ以上は検討はしない。

　ロット内検査と同様に，工程管理検査プログラムのために設定される微生物学的基準は，2階級あるいは3階級検査プランのいずれかに基づいている。すなわち，存在の有無または菌数限度（または3階級プランのケース分類における限度），あるいは変数検査（すなわち，定量的データの全域）である。同様に，検査は2階級あるいは3階級のサンプリングプランに基づいている。工程管理サンプリングプランは，最終製品，加工工程中のサンプル，あるいは原材料に適用できる。理想的には，使用する分析法は，工程管理サンプリングプランの作成の初めに決定しておく。選択される方法は，プログラムを設定する初期段階で必要となるデータの種類に強く影響される。使用される方法は，プログラムの微生物学的基準（すなわち，決定基準）を設定する前に決定することが望ましい。

3.2.1　工程管理検査プログラムを設定するために必要な情報

　上記のように，工程管理検査の使用は，製品と加工工程の詳細な知識に基づいている。有意義な

3.2 加工工程が管理下にあることの検証方法

工程管理検査プログラムは，製品を適切に製造して取り扱う際に，懸念される微生物が製品中に存在すると予測されるレベルあるいは頻度に関する詳細な知識が必要である。これには，ロット間及びロット内の両方で微生物のレベルのばらつきに関する情報を含む。従って，食品の安全性あるいは品質システムの連続した良好な作業を検証するための工程管理検査プログラムを設定する最初のステップは，意図された通りに機能している時の食品安全システム達成の基礎データを収集することである。これは，一般的に工程能力研究（process capability study）といわれている。この期間には，システムの検査からの新たなデータの創出，あるいは既存データの照合によって，システムの達成を特徴付けるデータの集中的な収集が行われる。収集されたデータは，評価対象システムに特異的である。これは，製造施設内の単一ラインの性能として特異的であるか，あるいは企業の製品群として広範囲に特異なこともある。しかし，後者では，データの収集方法が片寄らず，企業全体を十分に代表することを確実にするため，多くの事前の配慮と労力が必要である。国内的には，これは通常，一連の国内を基本とした研究を通して行われ，通常，国内の政府あるいは企業を代表する組織により行われる大規模な事業である。選択された方法及びサンプリングプランの感受性は，食品中の微生物学的ハザードの分布（不良品の経時的平均率）のほかにロット内の不良品数の真の発生における十分なデータを提供するために適当であることが望ましい。理想的には，感受性は，少なくとも病原微生物あるいは品質不良を検出するために十分なレベルで設定するのが望ましい。過去のロット内検査の結果は，システムの達成及び変動を決定するために極めて有益である。

工程能力研究を行う際に，収集されたデータが，管理下にある食品安全システムの基で生産された製品を示していることを確実に注意しなければならない。そうでないと，進行中の機能を評価するのに対して，参照レベルの基礎を形成する微生物学的ハザードのレベル（または頻度）の変動を増加させてしまう可能性が大きい。これは，システムが意図された通りに機能していない場合を確認するための工程管理検査プログラムの能力を減少させる。工程能力研究の期間は，製品，病原微生物及び目的によって異なるが，加工工程の変動が正確に特徴付けられている確実で十分なデータを作成するために十分な長さであることが望ましい。最低でも，30ロットが，サンプリングエラーの影響が許容可能な小ささであること，及，機能の特徴が適当に維持されていることを調べるべきである。また，工程管理研究が，長期間あるいは長い段階で実施される必要がある場合がある。例えば，生原材料の汚染が1年を通して大幅に変化し，その後の工程能力研究で，要因として季節の影響を考慮する必要があると思えば，研究期間を丸1年間に延ばすこともある。このような場合，30日間の工程能力研究を実施し，初期分析を行い，初期管理限度を設定することが可能であり，その後，必要に応じて追加データを蓄積した時点で，分析と管理限度を再検討して変更する。工程管理研究におけるこの種のデータの総括は，一部，高いレベルが季節や納入業者のために観察される時期に，製品が管理下にあると考えられるかどうかに関する価値判断によって決まる。加工工程が管理下にあると考えられなければ，その後に得られたデータは，参照レベルデータセットに含めるべきではない。また，季節や納入業者に関係した不良率の増加を防ぐための方法を直ちに特定する必要があることを意味し，一度実施されれば，不良率が高くなる期間を含まない工程管理研究に基づいた工程管理検査プログラムは，それらの期間は管理下にない加工工程であることが

第3章　工程管理の検証

適切に認められる。

　上記のように，工程管理検査プログラムは，管理基準を超える*前*に，管理されていないことを検出する時に最も効果的である。この理由から，企業により使用される工程管理検査プログラムのための微生物学的限度は，変化を効果的に検出するために規制限度を超える前に，設定されることが多い。これによって，改善措置を積極的にとることができる。しかし，この積極的なアプローチは，所管官庁が，リスクあるいは特定の検査プロトコールに基づいた特定の微生物学的基準を設定する代わりに，"ゼロトレランス：zero tolerance"に基づいた限度を設定すると，実行することは難しい。

　工程管理検査は，食品の安全性と品質の両方を評価するために使用でき，微生物学的検査に限定されるものではない。微生物汚染の影響を測定する簡単で容易に実行できる物理的または化学的方法は，より複雑な検査方法とは別の長所がある。例えば，UHT乳製品の無菌テストは，pHの決定と組み合わせた官能評価に基づく工程管理検査として受け入れやすい（von Bockelmann, 1989）。

3.2.2　微生物学的基準，限度及びサンプリングプランの設定

　微生物の菌数は食品ロットで異なり，対数正規分布で記述されることが多い。その分布は上限のない関数であり，高い値はシステムが管理下にあっても潜在的に生じる可能性がある。しかし，そうなることは稀であり，高い頻度での発生は，システムが管理下に比較的長期間ないことの証拠である。微生物学的基準では，微生物学的検査の結果が偶然だけで起きたのか，食品の安全性あるいは品質システムが意図された通りに比較的長期間機能しないような重大な変化を受けたのかを評価するための判断基準を設定する。

　管理下にある加工工程に関連した微生物学的限度は，初期の工程能力研究の結果に基づいた判断基準を効果的に設定する。施設あるいは企業における現在の管理レベルが許容可能と仮定すると，陽性結果あるいは特定の菌濃度を検出する頻度が偶然のみで起きる可能性が低くなるような適切なサンプリングプランと組み合わせて限度を設定できる。例えば，95%確率の値を超える結果は，平均すれば20サンプルで約1回起こることが予測されるのみである。起こる頻度がそれより高ければ，システムが管理下にないことを示す。検査される分析単位の数とサイズの増加は，判断基準が設定された微生物学的基準及びサンプリングプランに特異的であるような陽性結果を検出する可能性を増加させる。微生物学的基準を厳密に設定することは，1つのリスク管理活動である。従って，選択された特定のサンプリングプランの閾値（例：95%または99%信頼）では，評価されたリスク，ハザードの重大性，技術的能力，公衆衛生上の目標，加工工程が実際に制御下にある時の措置を行った場合のコスト，あるいは消費者の嗜好や期待のような科学的及びその他のパラメータの範囲を考慮する可能性がある。これはリスク管理の問題であり，リスク評価ではないという理由で，検出の確率の特異的な値が標準の基準になることはない。例えば，国あるいは企業が食品製品の微生物学的限度の設定において，評価を行う2つの場合を考えてみる。最初に，企業の食品の安全性あるいは品質システムが単純で良好に設定された技術，すなわち，比較的軽度のハザードを管

理するために実質的な安全限界で作業し，ロット間とロット内の両者の低いばらつきの技術に基づいている製品を考えてみる。この場合，基準となる分布の99.99％に基づく微生物学的限度は（すなわち，意図通りに作業しているプログラムから得た検査値の≤0.001％が微生物学的限度を超える），公衆衛生を保護するために十分であると思われ，微生物学的基準はこれに基づいて設定される。この場合，設定された微生物学的限度は，この製品の大部分が適切で許容となる。そのような工程管理標準は，企業の現在の機能にほとんど影響しない。一方，個々の企業により使用される管理の技術，規範及び規格に大きな変動があり，ロット間（及び場合によってはロット内）で大きな変動のある企業を考えてみる。この場合，国あるいは企業は，現在の基準となる分布の80％に微生物学的限度を設定する可能性がある（すなわち，現在生産されているサンプルの5つ中1つが許容不可能とみなされる）。工程管理の時間の経過に従い，このように大きな微生物学的限度は，状態の悪い企業に大きな影響を与える可能性が高く，すなわち，これら企業の食品システムは，意図された通りに機能していないと考えられる。逆に，その限度は，状態の良い企業には最小限の影響しか与えない。最終的な結果は，商業化される製品の提供において，ハザードの対数菌数の平均と分散の両方を減少することがある。同様の結果が，ロット内検査プログラムの厳密性が増加すれば経時的に起こる。

3.3　日常のデータ収集及び再調査

　ひとたび工程管理検査が設定されれば，少数のサンプルのみの日常の検査が求められる。検査に必要なロット数，検査の頻度及び各ロットからのサンプル数は，食品の安全性あるいは品質システムが意図された通りに機能しているときの固有の不良率，及び微生物学的限度が企業あるいは国により超えていないという信頼度により左右される。工程管理サンプリングプランの特定された検査の要求事項は，使用されている工程管理分析方法のタイプにより左右される（例：CUSUM, Moving Window）（ICMSF 2002）。また，工程管理検査プログラムは，例えば，不良品の検出が増加した時には検査を増やし，結果が時間の経過と共に継続的に許容可能となる時は検査の頻度を減らすというように，工程の機能に基づいた検査頻度の変更も含む。しかし，サンプリング頻度の変更のルールは，代わりのサンプリング頻度が工程管理がなされていないことを検出し，商業的に導入された許容できない製品を未然に防ぐために，早く反応できるための検査プログラムの能力の影響について十分理解して作成することが望ましい。

　工程管理検査プログラムの実施には，効果的なデータ管理システム及び経時的に収集されたデータの継続的な評価が必要である。これは，通常，データを経時的に配列した管理表により行われる（Fig. 3.1）。グラフは，データの初期評価として有効なツールになることが多い。これらのデータと，HACCPプランにおける重要管理点の日常のモニタリングで収集したデータやその他の検証データを比較することは，工程管理検査の結果の解釈及び加工工程の逸脱の根底にある原因の特定の向上に有益である。食品微生物学関連では，発酵食品やプロバイオティクスを含む食品を除き，

第3章　工程管理の検証

通常，より低い限度を判定基準と考えないが，より低い限度は検査の検出限界を反映していることがある。Fig. 3.1 の仮説例では，失われた管理を回復するための調査を必要とする管理の喪失が50週と51週目に明らかに認められる。さらに，一般的な増加傾向は42週で始まり，46〜47週までに顕著となる。これは，制御されていないことが起こる以前にも改善措置調査のきっかけとなった可能性がある。

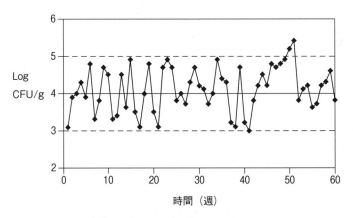

Fig. 3.1　毎週実施される微生物指標試験の仮説的管理図。中央の水平線（——）は仮説の微生物学的基準を示し，2本の横線（－－－）は上限と下限の95%信頼区間を示す。

3.4　所管官庁の工程管理プログラム例

食品安全プログラムの規制検証のための工程管理検査の使用は，所管官庁が規制プログラムの中にHACCPを組み込むことを始めた1990年代に開始された。工程管理分析技術の使用は，HACCP検証ツールとして微生物学的検査を設定することの統計学的に適切な意義付けを提供し，一方では企業と所管官庁の両者に検査の経済的影響を最小限にした。企業と政府により使用される技術は増加しているが，このアプローチを最も多く採用しているのは北米である。このアプローチの初期の使用例を以下に示す。

3.4.1　食肉及び家禽肉

所管官庁による工程管理プログラムの初期の使用の1つは，*Pathogen Reduction/Hazard Analysis and Critical Control Point (HACCP) Systems rule* である（USDA 1996）。この規定は，食肉及び家禽肉製品のためのHACCPプランを検証する方法として2つの微生物学的基準を設定した。

3.4 所管官庁の工程管理プログラム例

1．糞便汚染の指標としての大腸菌検査及び個々の事業作業員による適切な冷却処理
2．米国農務省食品安全検査局（USDA Food Safety and Inspection Service：FSIS）による *Salmonella enterica* 検査

　FSIS により設定された微生物学的限度は，様々な種類の食肉と家禽肉製品のための基礎となる広範囲な再調査，規制の検査及び企業のデータに基づいている（USDA 1995）。これらの規格は，食肉と家禽肉に起因する食品由来疾病の発生数を減少させるのが目標である。プログラムでは，ロット間 moving window アプローチを使用し（すなわち，新たな検査結果が得られるごとに window は移動し，最も古い結果が削除される），各生産日に採取された単一のサンプルの結果が特定された日数に対して調査された。その動く（moving）時間枠の間の陽性サンプルの頻度は，特定の食肉と家禽肉製品に予想される不良率と関連する。製造業者に必要な検査（すなわち，糞便汚染の指標としての大腸菌：生物型Iの存在）は，3階級サンプリングプランに基づく。FSIS によるサルモネラ属菌の検査は，規制担当者が特定された日数の間に定期的に採取したサンプルと合わせて2階級プランに基づく。微生物学的限度に適合できないことは，施設が要求された管理レベルを達成していない可能性が＞99％ であったことを示すと考えられる（USDA 1996）。サルモネラ属菌の達成規格はロットの合格／不合格規格ではない。枝肉あるいは挽肉製品の特定ロット中のサルモネラ属菌の検出は，それ自身によって，ロットの不良にはしない。そのかわり，規格は各施設が生食肉や家禽肉製品の腸管系病原微生物を制御し，減少させる能力の許容可能レベルを継続的に達成することの保証を意図している（USDA 1996）。

　FSIS の規則と要求事項は，新たなリスクと新たなデータの入手可能性に対応して発展することを意図している。工程管理の微生物学的基準の開発が，他の国の政府や政府間組織によって考慮されている。例えば，EU では生家禽肉におけるサルモネラ属菌の制御に関する工程管理に基づく衛生基準を設定し（EFSA 2010），Codex 委員会の食品衛生部会では工程管理アプローチを考慮中である。

3.4.2 ジュース

　工程管理のための微生物学的検査の比較的限定された使用は，US FDA の *Hazard Analysis and Critical Control Point (HACCP); Procedures for the Safe and Sanitary Processing and Importing of Juice; Final Rule* で採用されている（FDA 2001）。この例では，所管官庁は，腸管系病原微生物が柑橘類の果実に存在しないという科学的仮説に基づくことに懸念を持った。規則では，ジュースを搾汁する前に果実の表面を処理することにより，必要な 5-D の病原微生物減少を満たすことが可能な柑橘類果実ジュース生産者のための免除事項をもうけた。この免除事項は，腸管系病原微生物が果実の表面に限定されていることを示すデータに基づいていた。これによって，表面のみの処理を選ぶ製造業者は，一般的な大腸菌を調べるために，その日に生産された 1,000 ガロン（～4,000 L）ごとに 20 mL のサンプルを分析する必要があり，7日 window に基づく moving window

第3章　工程管理の検証

分析を使用して，7日間の window において2つの陽性サンプルは，加工工程が管理下にないことを示すとみなされる。これは，逸脱の原因を調査することを製造業者に求め，ジュースが搾汁された後に殺菌するための変更措置をとる。初期の汚染レベルの範囲を示す商業目的のジュースの取り扱いに関する広範囲の基礎研究に基づいて，5-D の減少（99.999%）を達成するために効果的に処理されたジュースは，7日間の window において 20 サンプルで2つの陽性を検出する可能性はく0.5% であると考えられる。逆に，3-D 不活化のみをもたらす減少は，7日間の window で 20 のサンプルから2つの大腸菌陽性の頻度は 34% という結果が計算され，これは工程不良の検出となる（Garthright et al. 2000, FDA 2001）。

文献

Does RJ, Roes CB, Trip A (1996) Statistical process control in industry: implementation and assurance of SPC (mathematical modelling: theory and applications). Kluwer Academic, New York

ECF (Elsmar Cove Forum) (2004) Thoughts about statistics and statistical process control (SPC) in business systems. http://elsmar.com/SPC/. Accessed 18 October 2010

EFSA (2010) Scientific opinion on the link between *Salmonella* criteria at different stages of the poultry production chain. EFSA J 8(3):1545

FDA (Food and Drug Administration) (2001) Hazard analysis and critical control point (HACCP); procedures for the safe and sanitary processing and importing of juice; final rule. Federal Register 66:6137-6202

Garthright WE, Chirtel S, Graves O (2000) Derivation of sampling plan to meet the testing requirement in the juice HACCP final rule for citrus juices that rely solely or in part on surface treatments to achieve the 5-log reduction standard. Food and Drug Administration, Office of Scientific Analysis and Support, Center for Food Safety and Applied Nutrition, College Park

Hubbard MR (2003) Statistical quality control for the food industry, 3rd edn. Kluwer Academic Plenum, New York

ICMSF (International Commission on Microbiological Specifications for Foods) (1988) Microorganisms in foods 4: application of Hazard Analysis Critical Control Point (HACCP) system to ensure microbiological safety and quality. Oxford Blackwell Scientific Publications, London

ICMSF (2002) Microorganisms in foods 7: microbiological testing in food safety management. Kluwer Academic/Plenum. New York

NAS (US National Academy of Sciences) (2003) Statistical process control: a science-based approach to ensure regulatory compliance. In Scientific criteria to ensure safe food. National Academies Press, Washington DC

NIST/SEMATECH (US National Institute of Standards and Technology/Semiconductor Manufacturing Technology Consortium) (2006) Process or product monitoring and control. In: e-Handbook of statistical methods. http://www.itl.nist.gov/div898/handbook/pmc/pmc.htm. Accessed 18 October 2010

Roes CB, Does RJMM, Roes KCB (1999) Statistical process control in industry: implementation and assurance of SPC. Kluwer Academic Publishers, New York

von Bockelmann, B. (1989) Quality control of aseptically packaged food products. In: Reuter H. (ed) Aseptic packaging of food. Technomic Publishing Co., Inc. Lancaster

USDA (United States Department of Agriculture) (1995) Pathogen reduction; Hazard Analysis and Critical Control Point (HACCP) systems; proposed rule. Federal Register 60:6774

USDA (1996) Pathogen reduction; Hazard Analysis and Critical Control Point (HACCP) systems; final rule. Federal Register 61:38805-3989

第4章
環境管理の検証

4.1　はじめに
4.2　環境の管理プログラムの設定
文献

第4章　環境管理の検証

4.1　はじめに

　企業として製造される食品の微生物学的安全性は，効果的な設計及び適正衛生規範（GHP）と危害分析・重要管理点（HACCP）に基づいている。

　公表されているケーススタディでは，加工後の汚染の影響が示されている（ICMSF 2002）。すべてのCCPにおける厳密な管理によって，許容可能なレベルで病原微生物の死滅あるいは減少を加工処理中に確実に行っても，食品はその後の加工処理や取り扱いの間に汚染される可能性がある。そのような汚染は，通常，2つの一般的な状況から生じる。

1．殺菌ステップの後に汚染された原材料の添加
2．加工処理環境からの汚染

　GHPの基本的な要素は，コーデックス委員会の文書"食品衛生の一般原則"に示されている（Codex Alimentarius 1997）。これらの一般原則は，コーデックス委員会あるいは組織により発行された多数の製品別ガイドラインによって支持されている。GHPのこれらの要素は，製造中の製品への病原微生物の汚染を最小限にするか，防止することを定義付けている。これは，組み合わせた措置や複数の防御策の実施を通じて達成され，それらには以下のものがある。

1．加工処理ライン付近への病原微生物の汚染防止
2．汚染した際に，敷地内での滞留の防止
3．滞留した際に，残留と施設全体への拡散につながる微生物の増殖防止あるいは抑制
4．存在した際に，微生物の懸念を低レベルに抑制，あるいは可能な箇所では死滅を確実にするための改善措置の実施

4.2　環境の管理プログラムの設定

　加工後の汚染に寄与する要素，及び食品加工処理環境中の病原微生物を抑制する措置は，低水分食品中のサルモネラ属菌についてICMSF（2002）及びGMA（2009）に広く検討され，示されている。加工中及び加工処理環境サンプルの検査は，実施されるGHP措置が，要求される汚染防止を達成するのに効果的であることを示している。検査結果は，以下のことに使用できる。1) 製品汚染のリスク評価，2) 施設が管理下にあると考えられる時のベースラインの設定，3) 管理が経時的に維持されているかの評価，4) 適切な改善措置を適用するための汚染源調査。

　環境の管理を検証するために適用されるサンプリングプランは，通常，統計学的配慮に基づかないが，傾向分析のような適切な統計学的手段を使用して結果を評価して考察することは重要であ

4.2 環境の管理プログラムの設定

る。これらの要素は，ICMSF (2002) に詳細に検討されており，検査プログラムを設定するためのアプローチは Fig.4.1 に示す。このアプローチは病原微生物，衛生指標微生物あるいは腐敗微生物の制御に適用できる。

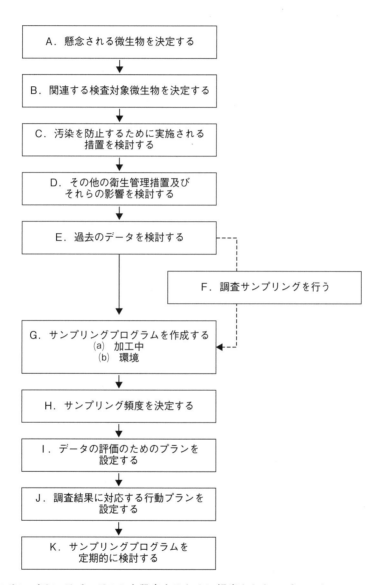

Fig.4.1 環境のサンプリングプログラムを設定するために提案されたアプローチ

4.2.1　ステップA：懸念される微生物を決定する

HACCP研究，本書で示したガイダンスあるいはICMSF（2005）に基づいて製造処理工程に関連する微生物を決定する。多くの場合，プログラムは単一の病原微生物について設定されるが，考慮対象の製品に関して必要と思えば，複数の微生物を対象にすることもある。

4.2.2　ステップB：関連する検査対象微生物を決定する

検査に，指標微生物あるいは懸念される微生物を含めるべきかを決定する。指標微生物の例には，サルモネラ属菌あるいは*Enterobacter sakazakii*（*Cronobacter* spp.）を対象とした腸内細菌科菌群，及び*L. monocytogenes*を対象としたリステリア属菌がある。状況の全体像を得るためのほとんどの場合，指標微生物と病原微生物の両方の検査は，サンプリング箇所やサンプリング頻度が異なっているとしても必要である。

4.2.3　ステップC：汚染を防止するための措置を検討する

敷地内のゾーニング，異なる加工処理ラインのレイアウト，施設の異なる部位の接合部，作業員，機器と物（例：生材料，包装材料，最終製品，容器，フォークリフトトラック，パレット，廃棄物，再加工など）の流れ，ならびに空気と水の流れのような要素についても，現在の防止措置を検討する。これは，マスタープランを使用して，施設の特定場所，特にICMSF（2002, 11章）に示されたような良好な衛生状態の箇所に病原微生物の汚染を避けるため，防止措置に影響するパラメータについて詳細な検討を行うのが最善である。

4.2.4　ステップD：その他の衛生管理措置及びそれらの影響を検討する

加工処理区域における微生物学的問題の定着あるいは拡散に寄与する可能性のある他の要因を検討する。これは，加工処理ラインのレイアウト，衛生面の設計を含めた機器のタイプ，環境との接触面，環境と機器のために使用される清浄化手順（例：ウェットかドライか），清浄化スケジュールなどの検討を含む。加工処理ラインの設計，機器及び加工処理条件に基づいて，食品との接触面に製品の残渣の蓄積が微生物の発育につながる可能性があるかも決定する。例えば，凝結が起こりやすい，あるいは発育温度が長期間生じている箇所。

4.2.5　ステップE：過去のデータを検討する

病原微生物あるいは指標微生物について，環境サンプリングと検査の過去のデータが存在するかどうか，そのデータが現在の環境にまだ適用できるかを決定する。例えば，データが収集された後

4.2 環境の管理プログラムの設定

に施設の建設が行われた場合，調査サンプリングが適当と思われる。

4.2.6 ステップF：調査サンプリングを行う

過去のデータが存在しなければ，調査サンプリングはサンプリングプログラムの作成に使用できるベースラインを設定するために推奨される。製造中のサンプリング時間及びサンプリング頻度を設定するために使用できる傾向を評価するため，指標微生物（例：好気性集落数，腸内細菌科菌群）について，この調査サンプリングを初期に焦点を当てることは有効であると思われる。

4.2.7 ステップG：サンプリングプログラムを作成する

入手可能な過去あるいは調査サンプリングデータ，及び最終製品の品質と安全性に影響する可能性のある極めて重要な原材料を考慮して，環境サンプリングと検査プログラムが作成される。加工中及び環境サンプルについて述べる際に使用する用語は，製造業者によって異なると思われる。本書では以下の定義を使用する。

- 加工中サンプル：これらのサンプルは，全工程を代表するサンプリングであり，"最悪のケース"を示すこともある。加工中サンプルは以下を含む。
  - ピザの上部にかけるソースあるいは充填機から手掴みされたサンプルのような最終製品として容器中に最後に収納するという異なった加工段階から採取された中間製品
  - 工程の洗浄水，ふるいの残渣，粒子，ライン残渣，削りくずのような製品の汚染につながる装置あるいは製品の接触面からのサンプル
- 加工処理環境サンプル：加工処理環境のサンプリングの最も一般的な方法は，スポンジまたは綿棒を用いる方法であるが，状況に応じたサンプリング法を採用することが重要である。大気のサンプリングを行う時は，大気収集器具の使用が望ましい。これらは，環境が管理状態にあることを検証するために使用され，それはすなわち，病原微生物が存在せず，選択した指標微生物が目標レベルを超えないということである。製造前及び作業前検査の一環としてウェットクリーニング後に採取された食品接触面からのサンプルは，このカテゴリーに入る。

加工中及び環境検査の両者のサンプリング箇所は，敷地，工程処理ライン及び装置，さらにはHACCP研究の結果に関する十分な知識に基づいていることが望ましい。そのようなサンプリングプログラムの相対的な重要性に関するガイダンスは，本書の各章に示されている。サンプリング法，サンプリング技術，日常作業及び調査サンプルの実践的な詳細はICMSF（2002）に提供されている。

4.2.8　ステップH：サンプリング頻度を決定する

　サンプリングプランを設定後は，サンプリング頻度を決定することが重要である。頻度は，生産された製品の種類及び製造期間によって左右される。例えば，毎日のサンプリングは乳児用調製品のような感受性対象者の製品では適しているが，他の製品群では週ごとあるいは月ごとのサンプリングが適していると思われる。同じ区域の異なるサンプリング箇所をローテーションすることも，製造施設内の状態が変わることがあるため適切であると思われる。

　また，指標微生物と病原微生物のサンプリング頻度は異なるかどうかを決定しておくことも重要である。例えば，腸内細菌科菌群の検査は1～2日で結果が得られるため，一部の施設ではサルモネラ属菌よりも高い頻度で管理措置として使用されている。

4.2.9　ステップI：データ評価のためのプランを設定する

　環境サンプリングプログラムの効果を最大限にするために，最も効果的で積極的な方法で得られたデータを分析することが極めて重要である。統計学的傾向分析，データの地図化あるいは図表化及び可視化などの多様な選択肢がある。施設にとって最も身近で便利な方法を使用することが望ましい。必要であれば，適宜，改善措置がとれるようにデータを検討することが重要である。

4.2.10　ステップJ：調査結果に対応する行動プランを設定する

　調査結果が規格，ガイドラインあるいは仕様から逸脱する時（例：サンプル中のサルモネラ属菌の存在あるいは指標微生物レベルが，設定された内部の限度を超えている），適切な行動をとることが重要である。これは，逸脱が検出されたときのみに'行動を起こす'という事前に設定された行動プランに従って行うことが最善である。

　調査結果によれば，行動プランは以下の選択肢を考えることができる。即ち1）調査サンプリングを通して，逸脱の根本的原因及び病原微生物あるいは指標微生物の発生源を特定すること，2）一定期間サンプリングの頻度を増やし，管理が再設定されたことを示すこと，3）最終製品のサンプリング体制を調整すること，例えば検証から許容への変更である。

4.2.11　ステップK：サンプリングプログラムを定期的に検討する

　サンプリングプログラムの定期的な検討（例：1年に1度，あるいは重要な変更があった時）を行うのが望ましい。この検討では，敷地，レイアウト及び装置のタイプの変更を考慮すべきである。また，過去の結果も，サンプリングプランを最適化するために考慮することが望ましい。例えば，極めて有益であることが証明されないサンプリング箇所は除外し，新たなサンプリング箇所がより多くの問題が検出された区域に追加されることが考えられる。サンプリング頻度の変更が，そ

のような検討中になされることもある。

　そのような検討は，サンプリングに影響する担当者の技能と訓練レベルの検討と併せてサンプリング法や技術の妥当性の検討も組み合わせることが望ましい。

文献

Codex Alimentarius (1997) Principles for the establishment and application of microbiological criteria for foods (CAC/GL-21). Joint FAO/WHO Food Standards Program, Rome

ICMSF (International Commission on Microbiological Specifications for Foods) (2002) Sampling to assess control of the environment. In: ICMSF Microorganisms in foods 7: microbiological testing in food safety management, Kluwer Academic/Plenum, New York

ICMSF (2005) Microorganisms in foods 6: microbial ecology of food commodities, 2nd edn. Kluwer Academic/Plenum, New York

GMA (Grocery Manufacturers Association) (2009) Control of *Salmonella* in low moisture foods. http://www.gmaonline.org/science/SalmonellaControlGuidance.pdf. Accessed 10 November 2010

第 5 章
管理を再設定するための改善措置

5.1 はじめに
5.2 適正衛生規範（Good Hygiene Practices：GHP）
5.3 HACCP
5.4 GHP 及び HACCP プランの管理を評価する
5.5 改善措置
5.6 疑わしい製品の処分の選択肢
5.7 管理の反復する喪失
文献

第 5 章　管理を再設定するための改善措置

5.1　はじめに

　食品安全システムの主な目標は，現在の技術により可能な限りハザードを予防，排除あるいは減少することである。食品安全システムは，食品の取り扱い中に起こる可能性のある潜在的ハザードの知識に基づいて，ハザード分析のプロセスを通じて行われる。それから，管理措置が，製造業者，消費者及び管理当局により設定された要求事項の遵守を保証するために選択され，適用される。消費者が安全であると信頼できる食品を製造することは製造者の関心事でもある。

　多くの国は，適正衛生規範（GHP）及び危害分析・重要管理点（HACCP）プログラムの原則を取り入れた食品安全システムを要求している（Codex Alimentarius 1997a, b）。食品の取り扱いが管理下にないか，過去に管理下になかったか，あるいは改善措置が必要であることを示すことがある。この証拠は，現場検査，GHPのモニタリング，重要管理点（CCP）のモニタリングあるいは検証，サンプル分析，消費者の苦情，食品の取り扱いに関係する疫学的情報から得られる。

　HACCP に関連して，改善措置は"CCP でのモニタリングの結果が，管理されていないことを示す時にとられるあらゆる行動"である（Codex Alimentarius 1997a）。さらに，HACCP におけるコーデックス文書の原則 5 では以下のように定めている。

　　"逸脱が起きた時に，それに対処するために，特定の改善措置が HACCP システムの各 CCP について作成されなければならない。その措置は，CCP が管理下に戻されることを保証しなければならない。とられた措置には，影響を受けた製品の適切な処分も含まなければならない。逸脱及び製品の処分の手順は HACCP の記録保持として文書化されなければならない。"

　本章では，微生物学的ハザードに焦点を当て，GHPや市場からの不備に対する改善措置も考察する。

5.2　適正衛生規範（Good Hygiene Practices：GHP）

　GHP は，安全な食品を製造するために維持されなければならない基本的な衛生条件及び慣習とみなすことができる。GHP の効果的な適用は，HACCP プランが作成され，実施される際の基礎となる。GHP と HACCP プランは，食品の取り扱いにおける食品安全システムの構成要素である。GHP の実施によって効果的な病原微生物の管理を維持し実行することを怠るということは，安全でない食品を製造するという結果になり，HACCP プランを無効にする。また，腐敗・変敗や品質の欠陥は，GHP が効果的に適用されない時に，より一般的と思われる。

　食品衛生の一般原則（Codex Alimentarius 1997b）では，次のような GHP の主な構成要素を記述している。

・設計及び設備（立地，敷地と部屋，装置設備）

- 取り扱いの管理（食品ハザードの管理，食品衛生管理のカギとなる部分，受入原材料の要件，包装，水，管理及び監督，文書化及び記録）
- 保守管理及び清浄化（保守管理及び清浄化，清浄化プログラム，有害小動物管理システム，廃棄物の管理，モニタリングの効果）
- 個人衛生（健康状態，疾病及び傷害，個人の清潔さ及び行為，訪問者）
- 輸送（一般，要求事項，用途及び保守管理）
- 製品の情報及び消費者の意識（ロットの識別，製品の情報，表示，消費者教育，取り扱い／保存方法の指示）
- 教育訓練（意識及び責任，訓練プログラム，教育及び監督，再教育）

GHPの構成要素は，病原微生物の管理を同じ重要性で扱っていない。例えば，各施設で起こる可能性の最も高い微生物ハザードを考慮し，懸念される病原微生物や腐敗微生物を制御するために最も効果のあるGHPの要素を特定することが必要である。あるGHPの要素は，特定の病原微生物を制御するための効果を上げるために，従来の慣習を修正する必要があるかもしれない。GHPの原則は，広範囲の微生物学的品質と安全性に関する懸念について，一定レベルの管理を提供することを意図している。HACCPの適用は，管理しなければ，食品由来疾病に結びつく特定の微生物ハザードに焦点を当てている。

また，検証活動の結果は，改善措置を必要とするGHPの実施あるいは適用において生じる逸脱を示す可能性がある。

5.3 HACCP

HACCPプランは，以下の段階的な手順で作成される：

1. 食品の取り扱いについて知識のある者からなるチームを組織する。
2. 製造される食品を記述する。
3. 食品の意図する用途を記述する。
4. 製造者の管理下にある加工工程のステップを記述するフローダイアグラムを準備する。
5. フローダイアグラムの現場確認を行う。
6. すべての潜在的ハザードを列挙し，ハザード分析を行う。
7. CCPを決定する。
8. 管理基準を各CCPについて設定する。
9. モニタリングシステムを各CCPについて設定する。
10. 改善措置を設定する。
11. 検証手順を設定する。

第 5 章　　管理を再設定するための改善措置

12. 文書化と記録保管手順を設定する。

モニタリング（ステップ 9）の結果は，CCP で生じた逸脱を示す可能性があり，改善措置（ステップ 10）が必要である（Codex Alimentarius 1997a）。

5.4　GHP 及び HACCP プランの管理を評価する

管理（control）とは，"正しい手順が行われ，基準に適合している状態"，及び "HACCP プランで設定された基準の遵守を保証し，維持するためのすべての必要な行動を行うこと" を意味する（Codex Alimentarius 1997a）。後者の定義には，食品安全システムにおける複数の側面を含んでおり，それらは管理基準の設定，遵守を保証するためのモニタリング，及び基準の遵守を維持するための調整である。第 3 章は，GHP 及び HACCP プランの遵守を検証することについて述べている。本章では，管理の再設定のための改善措置について述べる。理想的な食品の取り扱いは以下の通りである：

・基準は調査及び技術に関する文献により支持されている。
・基準は特異的で，定量化が可能であり，yes/no 回答ができる。
・微生物ハザードを管理するための技術は，すぐに使用可能で，妥当なコストである。
・モニタリングは継続的で，すぐに結果が得られ，一方，取り扱いは管理を維持するために自動的に調整される。
・過去の管理は良好である。
・潜在的なハザードは予防され，完全に排除される。

しかし，理想的な食品の取り扱いは，実際の世界には存在しない。不幸にして，基準は常に明確に定義できるわけではなく，食品の取り扱いが基準を遵守しているか否かの評価は，観察者の判断と経験に基づかなければならない。多くの場合，ハザードを減少することは可能でも，予防することは不可能である（例：生鮮海産食品や農産物における腸管系病原微生物）。管理は，しばしば，単一の措置に頼るのではなく，すべてが取り扱い中に設計されたように機能している必要があるGHP あるいは HACCP に組み込まれた一連の措置に頼っている。場合によっては，製品や加工処理に対する小さな変更が，管理措置の効果に影響する可能性がある。また，管理措置の効果は，特定のハザード（例：生家禽肉のサルモネラ属菌）の部分的な減少から，強く抵抗するハザード（例：低酸性缶詰食品中のボツリヌス菌）の大幅な減少までの範囲にわたっている。取り扱いが管理下にあるか否かの評価は，どのようにして管理を評価するかを明確に定義付ける一般的な理解がなければ（例：ガイドライン，規則），異なる背景を持つそれぞれの個人の間で異なると思われる。

5.4 GHP 及び HACCP プランの管理を評価する

5.4.1 GHP の管理を評価すること

多くの食品の取り扱いは，5.2 項に列挙された GHP 項目の管理を評価するために文書化された手順として設定される。管理を評価するための 2 つの最も一般的な方法は，肉眼的検査と微生物学的サンプリングである。通常，肉眼的検査は，食品の取り扱いにおいて，1 人あるいはそれ以上の訓練された経験のある従業員が担当する。また，検査は，管理当局あるいは第 3 者機関の監査員により実施することもできる（ICMSF 2002）。

検査を行うタイミングは重要であり，目的によって決まる。取り扱い前検査は，装置及び加工処理環境が，その後の製造に許容可能かどうかを決定するために，設備や装置が洗浄され殺菌された後に実施される。また，担当者が手順を守っており，装置の保守管理，再構築及び立ち上げの間に装置が汚染されないようにする保守管理活動にも留意する。製造中の検査では，従業員の慣習，製品の流れ，残渣の蓄積などのような製品の汚染につながる作業が対象となる。工場の建設及びレイアウトに対する検査の頻度は低いが，同様に重要である。

検査結果は記録し，適切に対応するための情報を必要とする担当者が，検討に利用できるようにする。傾向分析のためのデータを集計し，評価することは，管理の改善あるいは減少の状況を特定できる（ICMSF 2002）。時宜を得た検討は，調整が適切な方法で行われ，逸脱が避けられるので極めて重要である。

肉眼的検査は，GHP 管理を評価する 1 つの方法であるが，多くの場合，微生物学的サンプリングが，微生物管理に一層大きな洞察力と，より正確な評価を提供できる。多くの施設では，製造中の装置や食品からサンプルを収集するとともに，製造開始前の装置のサンプリングプログラムを維持することが適切であると思われる。サンプルは，加工処理中の衛生状態を示す指標微生物（例：好気性集落数，大腸菌群，腸内細菌科菌群）について検査するとよい。病原微生物のための追加検査が，ある製品で実施されると思われる。加工処理環境や食品の微生物学的サンプリングに関する広範囲なガイダンスがあり（ICMSF 2002），本書にも示されている（第 4 章；環境管理の検証，及び製品に関する各章）。

特定の食品の取り扱いでは，固有の病原微生物及びその存在場所を考慮する必要がある（ICMSF 2002）。この可能性があれば，GHP 手順の効果を検証するための環境サンプリングプログラムを設定することが必要と思われる（ICMSF 2002）。この情報は，食品製造環境を汚染して，食品の汚染を引き起こす 1 種類あるいは複数の標的病原微生物を管理するための GHP の調整に使用できる。

加工処理環境に常在する病原微生物の管理を評価するためのモニタリングプログラムの基本的な要素には，以下の戦略がある。

1. 食品の汚染につながる可能性のある汚染箇所における病原微生物の定着と発育を防ぐこと。
2. 食品が暴露される環境が管理下にあるか否かを，適時に評価できるサンプリングプログラムを実行すること。

第5章　管理を再設定するための改善措置

3．汚染食品につながる病原微生物の汚染源あるいは汚染経路を検出すること．
4．標的病原微生物の陽性所見ごとに，適切な改善措置を適用すること．
5．フォローアップサンプリングによって，汚染源が検出され，修正されたことを検証すること．
6．問題と傾向の検出を促進するために，短期的・迅速評価（例えば，直近の4～8サンプルを対象にするなど）を行うこと．
7．病原微生物を広く拡散させる事例を明らかにし，継続的改善に向けて全体的な向上を図るための長期的評価（4半期，年ごとなど）を行うこと．

　病原微生物の汚染箇所を検出して対応するための企業能力の弱点は，サンプルを収集し，汚染源の検出に必要な分析検査を行うことが難しく，時間がかかることである．一般的な問題は，すべての調査サンプルが標的病原微生物にとって陰性となり，適切な改善措置の明確な方向性が欠けることである．それに加えて，病原微生物は，日常のモニタリングプログラムが再開された後のデータで再び検出される可能性がある．

　微生物学的データは記録して適切に対応できるように，また，結果を知る必要のある他の者による検討のために利用できるようにしておくことが望ましい．さらに，データは整理し，管理の改善や減少に向けて，傾向を評価しておくことが望ましい（ICMSF 2002）．肉眼的検査とともに，この情報は適切な改善措置を適時に行うために極めて重要である．

5.4.2　HACCPプランの管理を評価すること

　HACCPプランは，HACCPの7原則に基づいた形式的な構造の文書である（Codex Alimentarius 1997a）．食品の取り扱いの規模とタイプがHACCPプランの内容に影響する．懸念されるハザードを予防，排除あるいは減少できるCCPがない食品の取り扱いには，HACCPプランがない可能性がある．路上での食品売りのような小規模な取り扱いでは，GHPを強調する保健当局の規則やガイドラインに，より依存すると思われる．

　HACCPプランが実施されている比較的大きな規模の取り扱いでは，管理がHACCPプランに示されたモニタリングと検証活動を通して評価される．HACCPプランには，起こる可能性のある逸脱に対する改善措置を含むべきである（5.3項のステップ10）．

5.5　改善措置

5.5.1　GHPのための改善措置

　どのようにして微生物ハザードが起きたかについての情報は，食品の取り扱いを設計し，適切な

5.5 改善措置

管理手順を実施するために必要である。改善措置を必要とする GHP の設計及び実施における弱点を時々検出することは珍しくない。GHP と結び付く典型的な改善措置は，5.2 項に列挙された要素を含む。例えば，改善を示すような微生物学的データには，加工処理室や装置がどのように洗浄され，消毒されたかが必要である。これは，改善手順に関する作業員の訓練，清浄化と消毒処理の方法あるいは頻度を変更すること，装置の保守管理と修理を実施することを含む可能性がある。食品の取り扱いが生産を増やしたり，新製品を加えたりする時に，食品が汚染されるリスクが許容できない結果になり，工場のレイアウトの変更が必要となる可能性がある。GHP のもう 1 つの一般的な改善措置は，個人衛生，食品の取り扱い，あるいは生原材料の加工処理と調理済み食品が取り扱われる区域を分けるという移動パターンに設定された手順に従わない従業員の再教育である。

装置が継続的な汚染源であると疑われる時，改善措置は，組み立てる前の部品の徹底的な清浄化と消毒処理を行うために完全に分解するとよい。多くの部品からなる小型の装置では，洗剤を入れた熱湯の循環槽（例：分解洗浄（Clean Out of Place（COP））タンク）中で清浄化することが効果的である。COP による清浄化は，最善の結果を得るために，清浄化液の十分な循環を保証するような部品の配置が必要である。これらの手順は，普通に適当で好まれる改善措置である。装置が分解されるので，微生物汚染の場所を疑われるサンプリング箇所から，保守管理や清浄化手順を変更するために使用できる有益な情報を得ることができる。例えば，装置は一層効果的な清浄化が可能なように改良する必要があるかもしれない。状況によっては，潤滑油が汚染物の潜在的な場所となっていることがあり，食品等級の抗微生物性潤滑油の使用が適切な改善措置になる可能性がある。

時には，徹底的な分解と清浄化も効果がないことがある。動かすことのできる装置では，精密な電子機器，油及びグリースを取り除いた後，チェンバー内において湿熱で加熱することが効果的である。これができなければ，装置は耐熱性の防水布で覆い，蒸気を底から入れることができる。これらの湿熱技術を使用する時，71℃で 20〜30 分間の内部温度が増殖形菌体を排除するために推奨される。温度は，装置内に設置された熱電温度計，あるいは防水布を貫通した温度計で監視できる。もちろん，乾燥乳製品の乾燥処理塔のような装置及び多くの閉鎖システムでは定置で洗浄し消毒しなければならない。

管理状態に戻すために適切な改善措置がとれるように，汚染源を決定することが有益である。調査サンプルは，混合するよりも個々に分析し，サンプルはより頻繁に収集し（例：4 時間ごとなど），余分な箇所からも収集する。部屋と装置のレイアウトを示す簡単な図面があると有益である。陽性箇所は，収集された日時を図面上に記しておく。極めて簡単な概要図や施設の青写真が使用できる。結果をまとめ，どこの箇所で検査の陽性がより頻繁に起こるのか，またどこで陽性サンプルが最初に起こったのかを示す結果をまとめることにより，汚染源をより容易に見つけることができる。このことは，管理状態にある環境において，汚染物質の存在場所となっている特定の装置を識別することが多い。一般的に，汚染は，製品の流れとともに加工処理装置に沿ってあるいは装置を通して移動する。分離株の同定は，汚染源と汚染経路の特定に極めて有効な手段である。

装置の露出した表面は，汚染の移動箇所となる可能性があるが，一般的に，清浄化と消毒処理が

第 5 章　管理を再設定するための改善措置

容易なために汚染源ではない。それ以上の懸念は，閉鎖された箇所（例：コンベアーの窪んだローラー内部）であり，その箇所では食品の破片や湿気が蓄積し，それらは通常の清浄化，磨き清掃及び消毒処理により除去できない。これらの箇所は，必ずしもそれだけでバイオフィルムにはならないが，様々な細菌が定着して増殖する。

継続的な改善と長期的管理を達成するために，改善措置には，工場のレイアウトの変更，装置の設計あるいは保守管理，床や壁の取り替え，あるいは清浄化と消毒処理の手順の変更を含むと思われる。建設工事が必要な場合，病原微生物を制御し，工事中の汚染から食品を守るために特別な注意が必要である。

5.5.2　HACCP のための改善措置

HACCP プランにより CCP で逸脱が発生した時に，以下の 7 つの改善措置を考慮することが適切である。

1. 必要であれば，取り扱いを中止する。
2. すべての疑わしい製品を保留する。
3. 短期的な解決を図るか，あるいは製造が安全に再開でき，更なる逸脱が起きないように"処置する"。
4. 短期的な処置が効果的で，再発が起こらないことを検証する。
5. 今後の逸脱を防ぐため，欠陥の根本原因を特定して是正する。
6. 疑わしい製品をどうするかを決めるため，必要な情報を集める。
7. 何が起こったか，措置したかを記録する。
8. 必要であれば，HACCP プランを再検討し改善する。

改善措置は，設定された基準を遵守するように食品を取り扱い，関連する製品が安全なことを保証しなくてはならない。改善措置は，各 CCP について HACCP プラン中に事前に考慮しておくべきであるが，起こる可能性のあるすべての逸脱を予想して準備することは現実的ではない。

5.5.3　疫学的根拠と苦情への対応

疫学的調査が，疾病の原因となっている可能性があるような特定の食品を関連付ける時，あるいは，消費者の苦情に関係する時，疾病につながる根本的原因がすぐに明らかになるとは限らない。関係する食品の排除は，それ以上の消費者への暴露は防ぐかもしれないが，その後の疾病の発生を予防するために必要な改善措置は明らかでないと思われる。環境，原材料及び最終製品の広範囲な微生物学的評価に沿って，汚染が起きたと考えられる時期とその前の関連する取り扱いの詳細な検討は，根本的原因についての情報を明らかにする可能性がある。食品及び環境の分離株は，できる

だけ明確に病原微生物の汚染源と根本原因を確認するために，ヒトの臨床分離株と比較することが望ましい。フードチェーン内の箇所が汚染源の可能性として識別される時，更なる発症を防止するために，既存の管理措置（すなわち，GHP，HACCP）を調整することを含めて，重要な要因を決定するために，あらゆる努力を払うことが望ましい。

　病原微生物の存在が頻繁にあり，疾病の原因となるのに十分な量であるにもかかわらず，疫学的調査に関係する食品の徹底的な評価では，GHPとHACCPプランあるいはそれらの実施に目立った欠陥はなく，食品システムが良好な管理下にあることを正確に示すことは可能である。このような状況は生鮮農産物が関与し，既存の技術と食品安全管理がハザードを減少できても，予防あるいは排除することはできない時に起こることが多い。関係する食品への更なる暴露を予防することは適切であるが，このことは，リスクのある人々のために，消費者向けに助言を行うことが必要と思われる。生食肉や家禽肉を適切に保存，調理及び加熱するための小売り包装における消費者向けの表示は，その1例である。公衆衛生当局から，医師及び高リスクの患者に助言する立場の他の医療従事者へ情報を提供することは，もう1つの例である。

5.6　疑わしい製品の処分の選択肢

　管理が喪失して逸脱が起きれば，いくつかの選択肢が疑わしい製品の処分について考えられる。

1. 疑わしい製品が，安全性のための現行の基準を満たし，意図された通りに使用できるかを決定する。許容可能性を評価するために，サンプリングプランが適用され，この際，極めて低い発生の欠陥ロットを検出するためのサンプリングプランの限界を理解しておく（Ap. 1及びICMSF 2002）。場合によっては，別のものとして各部分あるいはサブロットのサンプリングや検査で，ロットをさらに小さい部分に分けること（例：パレットごと，1時間ごと）を考慮する。これは，製造全体からのサンプル数を増やし，欠陥品の分布についての情報を得ることもできる。サブロットの検査は，注意深く評価することが望ましい。それ以上の考察は5.6.1項を参照のこと。
2. 疑わしい製品は，安全な使用に転換できる。例えば，サルモネラ属菌で汚染された卵や加熱調理された鶏肉は，食品が安全であることを保証できる殺菌工程のある商業的製品を製造する原材料として使用できる。
3. 疑わしい食品は，再加工でハザードを排除すれば，再加工することができる。
4. 疑わしい食品は排除可能である。

　遵守されていない製品を適切に処分するための決定は，多くの要因に影響される。第1は，ハザードの重篤性あるいは重大性である。例えば，潜在的な欠陥は腐敗・変敗によるものか，あるいはボツリヌス毒素のような重篤なハザードか？　第2は，微生物ハザードのタイプである。例え

第5章　管理を再設定するための改善措置

ば，ブドウ球菌エンテロトキシンは極めて熱安定性で，食品中の存在は，あらゆる方法をしてもヒトの摂食に許容不可能な食品にしてしまう。第3は，食品に存在するハザードの可能性である。100万回に1回の偶然か，あるいは逸脱が起きる可能性があるのか？　第4は，食品はどのようにして保存，輸送及び調理されるのか。第5は，誰がその食品を調理するか。第6は，対象としている消費者が高い感受性のある者を含むかどうかである。これらの各要因，及びその他の要因があれば，製品の処分について勧告がなされる前に検討するのが望ましい。

5.6.1　サブロット検査の考慮事項

　ロット全体を検査する1つ以上のサンプリングプランは，ロットが汚染されていないことを証明できない。従って，"zero tolerance"という用語がよく使用されるが，管理の遵守を評価するための実際のサンプリングでは，汚染のレベルがある平均濃度以下ということを特定の信頼度で示しているにすぎない。その濃度は，検査された分析単位の大きさと数，及びロット中の病原微生物の濃度の変化に左右される。統計学的な見地から，ロットの大きさはサンプリングプランの性能に影響しない。確率統計からの例では，何故これが正しいかの説明の助けになる。サイコロを100回投げ，その数を記録し，その後に1から6の中から3つの数を無作為に決めれば，3つの数の中に"1"となる確率がある。サイコロを1,000回投げても，3つの無作為の数の中に"1"となる確率はサイコロを100回投げたときと同じである。

　汚染微生物がロット中に無作為に分布していれば，サブロットを5つに分けることは，ロットから5倍のサンプル数をとったのに等しく，微生物の平均菌数は，ロット全体にとって有効であり，サブロットだけのことではない。しかし，多くの場合，微生物は無作為に分布していない。加工処理中に汚染の分布が変わる状況の例には，雨漏りする屋根や時に逆流するドレンからの水の侵入，生材料の変更，装置を加工工程に導入，装置の故障，清浄化のための製造の休止，製造時間の作用，及びその他の特異的なケースを含む。このようなケースでは，均一なロットとして定義するのは良い仮定ではなく，サブロットはロットの傾向や欠陥のある部分を識別するのに助けになると思われる。

　サブロットの検査の適用は，極めて慎重に評価すべきである。考慮すべき要素は，以下のことである。

・問題のあるロットから，病原微生物と併せて指標微生物についての実際に利用可能な微生物学的データ
・製造された前・後のロットのデータ，併せて加工中及び環境サンプルのデータ
・加工処理のパラメータにおけるデータ
・微生物学的ハザードのタイプ，その重篤性及びその後の取り扱いでの行方，すなわち，摂食以前に増加するか，あるいは減少する可能性，併せて消費者の感受性など

5.7 管理の反復する喪失

　HACCP の概念は，食品中のハザードを予防，排除，あるいは減少するための論理的で組織的なアプローチを提供することから，広く受け入れられている。そのシステムは，管理の喪失を検出するために設計され，それにより疑わしい食品が消費者にわたることを防ぐ。これは，逸脱が平常の取り扱いの過程で起きる可能性があることから，食品安全システムの不可欠な構成要素である。GHP 及び CCP について反復する逸脱を予防することは，好ましい目標ではあるが，一部の食品の取り扱いにおいて達成することは難しい。それぞれの食品の取り扱いは，食品安全システムにおける GHP 及び CCP を管理する一層高い信頼性を達成するため，継続的な改善プログラムを実行することにより，管理の反復する喪失を防ぐために努力することが望ましい。

文献

Codex Alimentarius (1997a) Hazard analysis and critical control point (HACCP) system and guidelines for its application (Annex to CAC/RCP 1-1969, Rev. 3 1997). Joint FAO/WHO Food Standards Program, FAO, Rome

Codex Alimentarius (1997b) Recommended international code of practice, general principles of food hygiene (CAC/RCP 1-1969, Rev. 3 1997). Joint FAO/WHO Food Standards Program, FAO, Rome

ICMSF (International Commission on Microbiological Specifications for Foods) (2002) Microorganisms in foods 7: microbiological testing in food safety management, Kluwer Academic/Plenum, New York

第6章
顧客と納入業者間の微生物学的検査

6.1 はじめに
6.2 監査

6.3 微生物学的データ
文献

第6章　顧客と納入業者間の微生物学的検査

6.1　はじめに

農場から食卓に至るフードチェーン全体は，納入業者と顧客の連続的な接触により特徴付けられる。これら接触では顧客の要求事項を定義付けた契約を納入業者と結ぶことを意味する。また，これらの契約は，合意された要求事項を遵守して，商品の引き渡しを保証するための納入業者の誓約も反映している。

この連続した接触は，公衆衛生当局により定義された最終消費者のレベルでの摂食時食品安全目標値（FSO）を満たす上で重要な役割を演じている。Fig. 6.1 に示したように，各達成目標値（PO）は，フードチェーン全体に沿って，それらの接触で設定可能である。これらの PO は，懸念される病原微生物のレベルの変化が消費者に届くまでのフードチェーンで生じなければ，FSO と同一であるはずである。異なる PO が，ハザードレベルの増加あるいは低下がフードチェーン内で予想されれば，最終的な FSO と適合するように定義付ける必要がある（ICMSF 2002）。当局により PO の定義付けがなされなければ，関連病原微生物における加工処理ステップ及び加工条件の影響，ならびに流通や消費者による調理の影響を考慮して，顧客あるいは製造業者が適切な PO を定義すべきである。FSO と PO は単一の病原微生物に関連しているが，すべての重要なハザード，ならびに指標微生物や腐敗微生物のようなその他のパラメータを，顧客と納入業者の関係で考慮する必要がある。

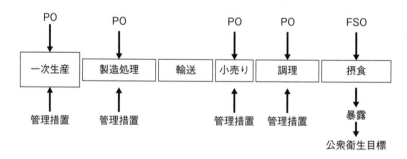

Fig. 6.1　食品流通チェーンにおける達成目標値（PO）及び摂食時食品安全目標値（FSO）の適用

公衆衛生当局による FSO の公的な発表が期待される。粉末乳児用調製乳 1 kg, 10 kg, 100 kg 中に *Cronobacter* spp. 及びサルモネラ属菌が存在しないことが欧州連合（EU）で提案されている（EFSA 2004）。従って，納入業者と顧客の間の契約は設定された微生物学的基準に基づいており，通常，商業上あるいは行政担当者により設定された最悪の場合のシナリオを適用している。本章では，納入業者と顧客の関係，及び商業上の相互の影響における微生物学的検査の役割を検討する。

納入業者と顧客の間で設定された契約上の要求事項は，生材料や原材料，半加工製品あるいは最

終製品に適用される。これらの要求事項には，重要な病原微生物や指標微生物，あるいは腐敗微生物のような関連パラメータによる微生物学的仕様を含む。その例は，本書中の他の章で触れている。また，要求事項には，以下のような微生物学的条件及び問題の製品の状態に関連したその他の要素を含むと思われる。

- 発育に影響を与える可能性のある物理化学的パラメータ：
  - 残留酸素のガス条件と限度
  - pH あるいは酸度
  - 輸送中及び受領時の最高温度
  - 納入業者と顧客の間の輸送による時間差
  - 中間の殺菌の要求事項（例：液状ホエー）
- 衛生に関連したパラメータ：
  - 輸送中の製品の分離；例えば，汚染や異臭の形成と伝播のリスクによる
  - 温度差による凝結の形成を避けるための船内でのコンテナーの配置
  - 使用される包装材のタイプ；例えば，極めて重要な原材料の取り扱い及び傾斜処理中（例：乾燥混合処理）の汚染を避けるための剥離可能な袋の必要性
  - 包装材の特異的な防御；例えば，通常の段ボール中に存在する埃を避けるためにガラス容器の間に可塑性を持たせた段ボール層を挟む
  - 生材料や半加工製品を輸送するために使用する容器やタンクの清浄化手順

6.1.1 製造業者により使用される生材料及び原材料

生材料及び原材料の仕様に含まれるパラメータの選択は，フードチェーン中の箇所，その後の加工処理ステップの影響及び規制環境といったいくつかの要素に左右される。

6.1.1.1 生鮮農産物

未加工の農産生材料では，肉眼的な質的あるいは量的パラメータが重要な役割を果たす。例を以下に示す：

- バルク配達品（例：ココア豆，ピーナッツ，穀類，トウモロコシ）中にカビが発生した粒がないか，あるいはカビが発生した粒の最高割合
- 田畑からのバルク配達品中に，腐ったあるいは未成熟の果実あるいは野菜がないこと，あるいはそれらの最高割合のレベル
- 生肉あるいは生魚の色彩あるいは臭気（異臭がないこと）に関する定められた特徴

その後加工される未加工の農産生材料では，定量的微生物学的仕様も含まれる。しかし，それら

第6章　顧客と納入業者間の微生物学的検査

は陽性結果の割合あるいは最高レベルとして示されることがある；それぞれの例では，サラミのような製品を製造するために使用される食肉中のサルモネラ属菌，あるいは生乳中の格付の基準となる最高生菌数レベル。これらの限度は，必ずしも配達される材料の受入基準として使用されるとは限らない。むしろ，それらは，良い品質にはボーナスで報い，劣悪な品質には支払いを行わないことにより罰することで，納入業者による改善を行わせるために使用される。

6.1.1.2　加工済み原材料

加工済み原材料では，微生物学的仕様は，それらのその後の使用に従って設定される。例えば，脱脂粉乳は，以下に示すような多くの異なった製品の製造に広く使用される原材料である。

- その後はなんら加熱処理をせず，乾燥混合処理の取り扱いをするもの。
  - チョコレート及び菓子
  - 乳児用調製乳及び乳児用穀物
  - インスタント飲料
  - 乾燥料理用製品
- その後加熱処理をして，湿式混合処理の取り扱いをするもの。
  - 還元液乳（低温殺菌あるいはUHT）
  - 発酵乳製品
  - アイスクリーム
  - 加熱加工された冷蔵調理用製品
  - パン製品

従って，脱脂粉乳の仕様は，使用により大きく異なり，極めて厳しい仕様（例：乳児用調製乳のような極めてリスクの高い製品）から，あまり厳しくないもの（例：UHT乳の製造）まで様々である。例えば，乳児用調製乳に使用される場合，通常，仕様は当局により設定された最終製品の規格に基づいている。一方，UHT乳に使用される場合は，より寛大な仕様がサルモネラ属菌や腸内細菌科菌群のために使用されるが，加工に関連した芽胞形成菌の限度は，通常，加熱加工の失敗のリスクを最小限にするために，顧客により求められている（第24章を参照）。

設定された微生物学的要求事項への遵守は，サンプリングと検査によって検証できるが，サンプリングプランの限界を考慮する必要がある（付属A参照）。従って，顧客にとって，必要な原材料を使用及び購入する際に，微生物学的ハザードやそれと結び付くリスクを評価することが重要である。これは，異なった原材料をリスクに従って分類し，配達後の食材の取り扱いについてのアプローチを決めることを可能にさせる。

影響を受けやすい製品に使用されたリスクの高い原材料（例：乳児用調製乳のための脱脂乳）に関して，納入業者における信頼度の評価も必要である。この評価は，安全な原材料の製造を保証するためのカギとなるパラメータに対する監査に基づくべきであり，そうすることが望ましいが，そ

れは以下に示すことに限定しない。

- GHP のような，適切な予防的前提条件措置の実施
- HACCP の実施
- 管理基準を含む管理措置の妥当性確認
- 環境の病原微生物のモニタリングのような検証措置の実施
- 過去のデータ
- 傾向分析技術
- 再使用の手順
- 適切なサンプリング方法
- 妥当性確認された方法及び能力検査に使用するような分析手順

6.1.2 小売業者との相互関係

　製造業者と小売業者及び食品サービス業者の間の微生物学的仕様は，公衆衛生当局により設定された国内あるいは国際的な基準に基づくことが多い。しかし，それに加えて，より特異的な要求事項が，小売業者により設定されることがある。生鮮果実や野菜のような生鮮農産物，あるいは製造された製品についての小売業者の要求事項は，6.1.1 項に概要を示したものと類似するか，あるいは全く同じである。更なる要素としては，以下のものが考えられる。

- 流通チャンネルの必要性に適合するために，酪農製品や調理用製品のような冷蔵された製品の可食期間に関連した要素
- 塩分や糖度のような製品の組成，あるいは製品の製造に使用される加熱処理に関連した要素
- 製造業者の認証及び監査に関連した要素

　そのような要求事項は，指定の調理法の変更あるいは要求される可食期間について，製品の安定性と安全性を示すための菌接種試験や保存試験の実行を製造業者に求める可能性がある。また，それ以上の要求事項には，モニタリング保持サンプルを含む可能性もある。

6.1.3 契約製造業者

　食品製造業者は，以下のような理由から，一部の製品の製造を下請けに出すことがある。

- 同じか類似の製品を専用とする既存の生産ラインから利益を得ると思われる少ない量（コスト上の理由）
- 契約元の製造所で利用できない契約相手の製造業者により使用される占有技術

第６章　顧客と納入業者間の微生物学的検査

- 製品が成功し，その後新たな加工処理ラインの投資について明確にされるまでの新製品の一時的な生産
- 生産量を増加することを契約先製造業者に要求している製造業者自体の製造所における不十分な生産規模

　契約生産に関連した主な課題は，製品の品質と安全性の管理である。要求された品質は，調理方法と加工処理条件に基づいた製品の特徴の定義を通じて，あるいは，製造する製品に関係する品質の理由から選ばれた契約先製造業者を使用することで達成できる。しかし，製品の微生物学的安全性の確保を管理することは容易ではない。これは，製造業者により適用される規格が契約相手の規格と異なれば，特に難しい。これらの違いは，GHPとHACCPの理解と実施レベルが，微生物学的リスクの潜在的増加を避けるために両立することを保証する目的にしなければならない。
　適切な予防措置，サンプリング及び検査手順の実施は，通常，契約の一環として協議されるが，契約元の要求事項を押しつけることがいつも可能なわけではない。これは，下請けに出した量が製造業者により生産される全体量に比べて少ない場合である。そのような場合，契約元が，自社の品質システムや関連する規格を実行，あるいは押しつける立場にないかもしれず，適切な代替策を探すことが推奨される。しかし，異なった選択肢が可能であるかもしれず，その選択肢は製品のタイプ，及び消費者にとってのリスクと契約元製造業者のリスクということの影響度に左右される。可能なアプローチとしては以下のものがある。

- 契約先製造業者が仕様に従って製品の生産と受け渡しに同意し，実施された管理措置が契約元により承認される。
- 下請け生産が行われる生産ラインを，契約元からの人間の直接の監視下におく。
- 受け渡しは，契約元自身の品質保証担当者によりなされ，この担当者は契約先に駐在するか，あるいは生産中に契約先を訪問する。
- 定期監査を契約元により行う（6.2項参照）。

6.2　監査

　納入業者と顧客の関係における納入業者の監査は，要求事項における同意が常に守られているかどうか，すなわち，納入業者の信頼レベルを評価する上で重要な役割を果たしている。HACCP及びGHPのような前提条件措置の監査は，その特性において大きく異なり，簡単なシステム監査から技術全体の監査までの範囲がある。前者の場合は，監査はHACCPプランが設定されているか，そしてHACCP調査の異なるステップが考慮されているかに焦点を当てる。後者の場合は，形式的な側面だけでなく，ハザードの識別の検証，及び管理措置とそれに由来する管理基準というような技術的及び科学的な内容にも注意を傾ける。また，妥当性確認の情報，提案された改善措置

の効果，適切な検証手順，及び必要な箇所におけるHACCPプランの評価も含む。これらの技術的な監査では，製品，可能性のある関連微生物，加工工程，そして，正しい決定がなされたかどうかを決めるための加工処理条件についての詳細な知識と理解が必要である。通常，これらの技術的な監査には複数の訓練されたチームが必要であり，チームには少なくとも加工あるいは製造処理の専門家と衛生担当あるいは産業微生物学者を含む。このことは，これらの監査が，HACCPプランのみの評価の範囲を超えて行われ，GHPの実施や効果の程度にも焦点を当て，GHPが健全なHACCPプランに必要な基礎を提供しているという理由において重要である。さらにまた，措置の効果を検証するために設計された手順を監査することも必要である。これには，環境のモニタリング，最終製品の検証及び特定のマトリクスや環境サンプルについて，適切性を確認するための方法の検討を含むことがある。工程管理の詳細は，第3章を参照されたい。

監査を行う者は，この役割を効果的に果たすために，資格があり訓練されている必要がある。考慮すべき点は2つあり，その1つは特定の専門知識を得るための訓練をすること，2つ目は業種に適合した適切な団体への監査員登録である。これは，例えば，プラスチック包装の資格のある監査員が，家禽工場を監査するということを避けることが重要である。また，監査員の資格の継続的な検証も考慮する必要がある。監査員訓練コースは適切な訓練機関に登録すべきであり，監査員が資格がないのに施設を監査する必要があれば，技術的専門家が監査に同行することが望ましい。このことは，第三者機関の監査が使用されるところでは，いつでも適用可能である。

6.3　微生物学的データ

通常，納入業者と顧客の関係において提供される唯一の微生物学的データは，購入された商品の結果に限定され，合意内容あるいは分析の証明（CoA）や適合，または同意の証明（CoC）といった形での信頼のレベルによって伝達される。前者は仕様に示されたパラメータの詳細な分析結果を提供し，後者は実施された管理措置と検証に基づいた確認あるいは保証を示し，製品は仕様を満たしている。これは納入されたロットの情報を提供し，払い出し及び出荷された時点で，製品が同意した要求事項を満たしていることを示す。しかし，CoAの結果は，特定のロットの情報を提供するのみで，全体の達成や納入業者の加工能力に関する情報を提供しない。

より有益なアプローチは，納入業者にとって最終製品の結果だけでなく，ラインのサンプルデータ，同じ加工処理ラインで製造されたロットの過去のデータ，あるいは出荷されたロットと同時期に製造されたロットのデータ，環境データ，あるいはその他の関連パラメータを共有することである。これらのデータは，特定の納入業者の信頼レベルを確認または修正することで顧客にとっても一層有益であり，分析の証明というよりはむしろ適合と同意の証明と考えられる。

第6章　顧客と納入業者間の微生物学的検査

文献

EFSA (European Food Safety Authority) (2004) Opinion of the scientific panel on biological hazards on the request from the Commission related to the microbiological risks in infant formulae and follow-on formulae. EFSA J 113:1-35

ICMSF (International Commission on Microbiological Specifications for Foods) (2002) Microorganisms in foods 7: microbiological testing in food safety management. Kluwer Academic/Plenum, New York

第Ⅱ部
製品別の原則の適用

第7章
基準及びその他の検査の適用と使用

7.1 はじめに
7.2 製品の各章の構成
7.3 微生物あるいは製品についての選択
7.4 限度及びサンプリングプランの選択
7.5 微生物学検査の限界
文献

第 7 章　　基準及びその他の検査の適用と使用

7.1　はじめに

　第1章で検討したように，収穫前，収穫時及び収穫後レベルでの前提条件プログラム（適正農業規範（GAP），適正農場規範（GFP），適正獣医規範（GVP），適正衛生規範（GHP），適正製造規範（GMP））及び危害分析・重要管理点（HACCP）の適用が，最も効果的な食品安全管理戦略であることは広く認識されている。食品中の望ましくない微生物を効果的に制御するには，これらのアプローチの目標を定め，そして相乗作用的な適用を通じて，フードチェーン中の適切な段階で最善を尽くすことである。加工衛生の微生物学的検査は，よく考え適切に計画された方法で使用された時に，食品安全管理プログラム（前提条件プログラム及びHACCP）の効果を検証する重要な役割を果たす。場合によっては，最終製品の微生物学的検査は，製品の過去がわからなくても使用される可能性がある（例：検疫時において）。以前のICMSFでの考察（2002）に合わせて，検査は以下の2つの条件がある時にのみ必要とすべきである。

1．製品群が食品由来疾病に関与しているか，あるいは効果的な管理が適用されなければ，不適切な可食期間やその他の微生物学的問題の可能性がある。
2．検査の適用が食品と結び付く健康リスクや品質問題を減らすか，あるいは微生物学的管理措置や工程管理の遵守を効果的に評価する。

　本章では，委員会がいくつかの食品群の微生物学的基準を提案するために使用した考察の背景を示す。また，基準がどのように解釈され，適用されるべきかについても示す。
　以降の章における最終製品検査の推奨事項は，*食品の微生物 2: 微生物学的分析のためのサンプリング: 原則とその適用*（ICMSF 1986）におけるものと置き換える。食品製造と加工処理，リスク管理及びサンプリング統計における理解の大きな進歩が変更を必要としたためである。さらに，以降の章では，最終製品検査のみでなく，微生物学的安全性と品質管理のための有益な情報を提供するその他の検査についても推奨事項を示す。
　適切でリスクに基づいた基準の開発に多くの努力が払われているが，ICMSFの推奨事項は公的なものではない。国の微生物学的規格の公表は政府の責任であり，国際的な食品安全のガイドラインの公表は国連食糧農業機関（FAO）及び世界保健機関（WHO）の下に組織されたコーデックス委員会のような政府間の規格設定機関の領域である。

7.2　製品の各章の構成

　製品分類は，一般的に*食品の微生物 6: 食品微生物の生態*（ICMSF 2005）に従い，特定の品目と製品の微生物生態について詳細に示している。以降の章では，製品の微生物生態よりもむしろ微生

物学的に安全で健全な食品の生産における検査の実際的な適用に焦点が当てられている。各章では，各食品群に関する微生物ハザードと腐敗・変敗の懸念について簡単に検討し，それらの重要性の基づいて，以下に述べるように様々な段階の製造と流通のための検査と基準を推奨する。

7.2.1 一次生産

果実，野菜，香辛料，食肉，家禽肉，魚製品のような一部の品目では，一次生産の取り扱いが製品の微生物学的品質に大きく影響している。それが適切で，情報が入手できる箇所では，灌漑用水や海産食品捕獲水，肥料，ワクチンプログラム，飼育体制及びその他の農場での取り扱いのための推奨事項が提供され，あるいは国の規格が参考となる。

7.2.2 原材料

多くの食品は，多数の多様な原材料で構成されている。ある原材料の微生物学的品質と安全性は，最終製品の安全性と安定性に極めて重要である。原材料レベルでの微生物学的問題の管理は，その後に殺菌ステップがない製品にとって不可欠である（例：熱処理をしないチョコレート中のココアパウダー，非加熱の発酵サラミの製造用牛肉）。その他の食品では，原材料は加工処理中の殺菌ステップの対象となり，従って微生物学的基準は重要性が低い（例：後で殺菌されるアイスクリームミックス中のココアパウダー，加熱調理済み食肉製品の製造用牛肉）。他の章で検討される原材料の予測初期レベルあるいは基準が，適切なものとして相互に参照されている。一般的に，以下の質問のいずれかの答えが，考慮すべき食品群に関して"Yes"であれば，その原材料について検査が推奨される。

1．原材料段階の管理が，安全性あるいは品質のために必要か？
2．検査が，原材料の許容可能性を検証するために必要か？

7.2.3 加工中

本書で，"加工中"の検査という用語は，1）殺菌ステップを検証，2）製品が汚染される可能性があるかをモニタリングする検査を述べるために使用される。HACCPの概念では，安全な食品の製造のために妥当性確認され，検証された工程管理の適用の重要性を強調している。ある検査では，加工工程が意図された通りに機能していることを検証するために使用される（例：ある製造段階における管理措置の機能を評価するための初期の施設内妥当性確認）。例えば，加熱調理装置から採取する加工中の製品における大腸菌群や腸内細菌科菌群のような指標微生物の検査は，加熱調理工程の適切性の検証に有用であると思われる。

中間製品のサンプリング（例：コンベアー，充填機のヘッド，保持タンクあるいはバットなど）

第7章　基準及びその他の検査の適用と使用

及び加工処理ラインのサンプル（例：工程の洗浄水，篩(ふるい)の残渣，手指，ライン残渣，削り屑）は，公衆衛生あるいは腐敗・変敗に関係する微生物による汚染をモニタリングするための綿棒やスポンジの使用に対する代替法あるいは補完法となる。加工中の製品あるいは装置に蓄積された製品残渣は，その物質が製造期間を通して微生物を発育させるような条件下で蓄積する時，最悪のケースを示すかもしれない。加工中の検査は，潜在的な微生物学的懸念について最終製品の検査よりも有用な情報を提供し，特に，そのデータは本書の第3章及び*食品の微生物 7: 食品安全管理における微生物学的検査*（ICMSF 2002）で検討されたように，工程管理システムにおいて使用する時に有用である。

一般的に，加工中の検査は，以下の質問のすべてに対する回答が，考慮すべき食品群に関して"Yes"であれば推奨される。

1. 加工工程は，関係する微生物の増加防止，確実な減少，現在のレベルの維持，あるいは拡散防止のために管理する必要があるか？
2. a) 加工工程が意図されたように機能している，あるいは b) 汚染が加工工程中で起きていないことを検証するために必要とされる検査か？
3. 蓄積された製品の残渣が，最終製品の安全性や品質を予測する代表的あるいは最悪のケースとなっている箇所が加工工程中にあるか？

7.2.4　加工処理環境

衛生的な加工処理環境の維持は，安全で健全な食品の生産に必要不可欠であるが，微生物学に関連する考慮事項は食品の種類によって異なる。本項では，装置あるいは環境中の箇所をサンプリングするための綿棒やスポンジの使用についての一般論を述べる。この種の検査は，環境が特定の食品群に対して適切な衛生管理下にあることを検証するために極めて有用で効果的である。環境サンプリングに関する一般的なガイダンスは，本書の第4章及び*食品の微生物 7: 食品安全管理における微生物学的検査*（ICMSF 2002）で見ることができる。加工中のサンプリングとともに，事前に定められた明確な目的に基づく適切に設計された環境検査プログラムは，潜在的な微生物学的懸念に関して最終製品検査よりも有用な情報を提供し，特に，そのデータは本書の第3章及び*食品の微生物 7*（ICMSF 2002）で検討されたように，工程管理システムにおいて使用される時に有用である。

一般的に，環境検査は，以下の質問に対する回答が，考慮中の食品群に関して"Yes"であれば，考慮する可能性のある検査として推奨される。

1. 環境は，微生物に関連する製品の汚染を防止するために管理する必要があるか？
2. 検査は，環境中の微生物関連の管理を検証するために有益か？

7.2.5 可食期間

　食品群の可食期間は，時間の経過にともない，その多くは，酵素活性，酸化，構造変化，新鮮でなくなるなど，微生物に関連しない製品の品質に対する有害な変化により影響される。しかし，微生物活性は，一部の食品群の安全性あるいは腐敗・変敗において重要な役割を果たしている。可食期間の検査は，微生物活性が特定の食品群に関与している時にのみ検討される。ある製品（例：ばら積み品）では，可食期間の検査は実施不可能と思われる。一般的に，可食期間検査は，以下の2つの質問に対する回答が考慮中の食品群に関して"Yes"であれば推奨される。

1. 可食期間は，微生物学的安全性あるいは品質関連に限定されるか？
2. 可食期間検査は実施可能か？

7.2.6 最終製品

　最終製品の基準は，食品安全管理の良好な適用を示すため，あるいはその状況を評価する情報が十分にない時に，ロットの微生物学的状態を評価するために使用できれば推奨される。限定された量の食品では，有益な前提条件プログラムとHACCPでは消費者の保護に不十分であると思われる。そのような食品では，最終製品の検査が消費者に対する追加的保護を提供するために必要なステップとなることがある。

　最終製品検査の相対的重要性の決定は，製品の基本的性質によって製品ごとに行わなければならず（7.2.7項を参照），最終製品検査は，他の加工あるいは検査の情報が十分にない時にロットの許容のために使用される。ロットの許容について提案されている基準は，基盤となるデータ，経験，企業の慣習，ICMSFのケース分類が考慮される時の相対的リスク，あるいはコーデックス委員会により設定されたリスク分析の手法の結果をもとに，国際的に開発された既存の微生物学的基準に基づいている（7.4項を参照）。その他のサンプリングプランは，特定の状況では適切と思われる。例えば，サンプル数の減少は継続的な調査活動では許容できるが，サンプル数の増加は重大な加工の逸脱や大規模な発症を調査する時には適切と思われる。一般的に，検査は，以下の質問のいずれかに対する回答が，考慮中の食品群に関して"Yes"であれば推奨される。

1. 最終製品検査は，製造工程全体の管理を検証するために必要か？
2. 最終製品検査は，ロットの安全性または品質確保に依存しているか？

7.2.7 推奨される検査の相対的重要性

　各食品群の章に示した表には，推奨される検査の相対的重要性（すなわち，低い，中間，高い）の等級付けを示している。これらの等級付けは，安全性と品質の面から，許容可能な製品を継続的

第7章　基準及びその他の検査の適用と使用

に配送するために妥当性確認された加工工程を使用して，GHP/GMP 及び HACCP のもとで作業中の日常検査の重要性のレベルを反映している。等級付けを行うに当たり，コーデックス委員会では，生産中の製品の微生物学的状態を評価するために最も有益な情報を提供するサンプルの種類を特定することを試みた。検査の相対的重要性は，微生物学的検査プログラム全体の観点で評価する必要があることに注意することが重要である。例えば，原材料，加工中及び環境モニタリングが，入念な方法で日常を基本として安定した加工処理環境で，傾向分析と加工工程の向上のために情報を使用する目的で日常的に行われれば，最終製品検査の相対的重要性は低いと考えられる。しかし，川上での検査が，散発的で，加工工程が管理下にあるという信頼性を提供できない方法で行われれば，最終製品のサンプリングの相対的重要性は高くなると思われる。

　相対的重要性や推奨されるサンプリングプランは，非日常的な状況において変化すると思われる。例えば，新たな加工工程の妥当性確認，新しい原材料や納入業者の資格承認，重大な加工の逸脱に対する改善措置の実施，あるいは食品由来疾病発生の調査に当たって，より広範囲の検査が通常必要となる。前章では，改善措置，加工工程の妥当性確認及び顧客と納入業者の関係について，これらの分野でのガイダンスを提供している。

7.3　微生物あるいは製品についての選択

　検査の推奨事項は，ハザードとリスクあるいは GHP/GMP に不適合に関連して最も重要な微生物やそれらの生産物（例：マイコトキシン）に関係する。この選択は，疫学的証拠，公衆衛生上の影響，科学的文献，専門家の意見，加工中の研究的妥当性確認を考慮し，さらに現在の方法論の限界を認識した上で，ハザード分析とリスクの分類（すなわち，定性的リスク評価）に基づいている。また，品質問題は検査を推奨する際にも考慮される。各食品群に関する微生物の詳細な検討は，*食品の微生物 6: 食品微生物の生態*（ICMSF 2005）で提供されている。

7.4　限度及びサンプリングプランの選択

　加工中や環境検査の限度及びサンプリングは，場所，加工工程，地理的地域及びその他の要因によって大きく影響されることから，すべての状況で共通して適用可能な限度を特定することは不可能である。通常のガイダンスレベルあるいは通常に直面するレベルは，これらの検査について規定される可能性はあるが，普遍的に適用されることを意図していない。従って，方法，サンプル数あるいはサンプルサイズは，ほとんどの場合，特定されていない。通常に直面するレベルは限度を示すのではないことを強調することが重要である。レベルが直面する通常のレベルを定期的に超えることが予測される。

　最終製品検査では，推奨されるサンプリングプランと基準の適切な根拠の特定を助けるため，以

7.4 限度及びサンプリングプランの選択

下の質問が規則的に問われる。

1. リスク評価は存在するか？
2. 適切な衛生健康保護水準（ALOP）は，摂食時食品安全目標値あるいは達成目標値の決定を可能とする設定であるか？
3. 安全な食品あるいは良質の食品と両立するような通常の値を定義するために十分なデータが入手でき，また，データは直面した値における，例えばバッチ内及びバッチ間での変動を算定するために存在するか？

リスク評価，用量反応データ，消費者暴露データや定義付けられた ALOP あるいは FSO/PO，及びある食品で通常に認められる微生物レベルのデータの利用可能性は，公衆衛生の目標に結び付く微生物学的基準の開発を容易にする。ICMSF（2002）及び van Schothorst et al.（2009）は，このプロセスをもう少し詳細に検討している。しかし，多くの食品のタイプで，公式なリスク評価の入手は限られている（例：定性的及び定量的）。リスク評価がない中で，コーデックス委員会は ICMSF のケース分類（ICMSF 2002）を使用して，国際的な規制（例：コーデックス，国内法，企業のガイドライン），あるいは推奨されるサンプリングプランと限度に対する専門家の意見を一般的に受け入れてきた。

Table7.1 にまとめられた ICMSF のケース分類では，ハザードの重篤性，意図する消費者の感受性，及びサンプリング時と食品が摂食される間でのリスクの減少，無変化，増加の潜在的可能性の両者を考慮している。サンプリングプランは，重篤性の増加にともなって，より厳しさが増加する。以下の用語が使用される。

n ＝分析されるサンプル単位の数
c ＝限度すれすれであるが，許容可能な結果のサンプル単位の最大数（すなわち，m と M の間）
m ＝良質あるいは安全性を，限度すれすれで許容可能な品質と分ける濃度
M ＝限度すれすれで許容できる品質を，許容できない品質あるいは安全性と分ける濃度

品質指標，衛生指標及び軽度なハザード（ケース 1 〜 9）で推奨される限度（m 及び M）は，通常グラム当たりで報告され，定量的方法が一般的に使用される。ケース 1 〜 9 に含まれる基準 c は，統計学的なばらつきが m を超える結果に時々寄与する可能性があることが認められている。最高限度 M を特定することは，それ以上の調査や活動なしに，品質あるいは安全性の指標を大幅に超える製品の許容を防止する助けとなる。

重大なハザードと深刻なハザード（ケース 10 〜 15）は，$c = 0$ のとき，最高許容可能レベルは $m = M$ である。ケース 10 〜 15 では，検査結果は，それらが検査されたサンプル中に存在する（陽性）あるいは存在しない（陰性）として通常報告されるため，サンプルサイズにより大きく影響される。本書では，ケース 10 〜 15 における各サンプルの分析単位 n は特に記載がない限りは

第 7 章　　基準及びその他の検査の適用と使用

Table7.1　リスクの程度と使用条件に関連したサンプリングプランの厳密性（ケース）

有用性と健康ハザードに関連する懸念の程度	例	食品が通常の経過で，サンプリング後に取扱いや摂食されるまでに予想される状態[a]		
		リスクの減少	リスクに変化なし	リスクの増加の可能性
品質指標：一般的な汚染，可食期間の短縮，初期腐敗	好気性集落数，酵母およびカビ	ケース 1 $n=5, c=3$	ケース 2 $n=5, c=2$	ケース 3 $n=5, c=1$
衛生指標：軽度，間接的ハザード	腸内細菌科菌群，一般的な大腸菌	ケース 4 $n=5, c=3$	ケース 5 $n=5, c=2$	ケース 6 $n=5, c=1$
軽度なハザード：通常生命は脅かされない，通常後遺症はない，通常短期間，症状は自己限定的，重篤な不快感の可能性	黄色ブドウ球菌，セレウス菌，ウエルシュ菌，腸炎ビブリオ	ケース 7 $n=5, c=2$	ケース 8 $n=5, c=1$	ケース 9 $n=10, c=1$
重大なハザード：身体機能を奪うが，通常生命は脅かされない，後遺症は希で，中程度の期間	サルモネラ属菌，*L. monocytogenes*	ケース 10 $n=5, c=0$	ケース 11 $n=10, c=0$	ケース 12 $n=20, c=0$
深刻なハザード：一般集団あるいは影響を受けやすい集団向けの食品，生命を脅かすか，あるいは重度の慢性後遺症あるいは長期間の発病	一般集団では大腸菌 O157:H7，ボツリヌス菌の神経毒；限定された集団では，サルモネラ属菌，*Cronobacter spp.*；*L. monocytogenes*	ケース 13 $n=15, c=0$	ケース 14 $n=30, c=0$	ケース 15 $n=60, c=0$

[a] 一般的に，より厳密性の高いサンプリングプランは，影響を受けやすい集団に向けられた感受性のある食品で使用される。

25g である。従って，ケース 10 の $n=5$ では，5 つ各 25g のサンプルが分析される。本書で推奨されるサンプリングプランの基になっている統計学的考察は付属 A で検討され，van Schothorst et al.（2009），Whiting et al.（2006）及び ICMSF（2002）により例示を交えてより詳細に説明されている。

7.4.1　*L. monocytogenes* のコーデックス基準に対する ICMSF ケースとの比較

以下の例は，微生物群に対する定性的リスク評価のアプローチを使用する ICMSF ケースの相対的な厳密性を，定量的リスク評価に基づいたそのまま摂食可能な（RTE）食品中の *Listeria monocytogenes* のためのコーデックス委員会の基準に対して評価している。

7.4 限度及びサンプリングプランの選択

7.4.1.1 ICMSF ケースを使用するサンプリングプランの厳密性

選択された ICMSF ケースの相対的な厳密性が，m と M に様々な仮定の値を使って Table 7.2 に比較されている。95% の確率で適正に不適合となる平均菌濃度が van Schothorst et al. (2009) の計算を使用して得られる。標準偏差 0.8 で，対数正規分布が推測される。ハザードの重篤性が増すに従ってケースの厳密性が増加し，確実に検出できる平均菌濃度は減少する（上から下）。また，平均菌濃度は，ハザードの可能性が左から右に増加するに従い減少する。

Table7.2 仮想の基準と標準偏差 0.8 と仮定し，最低 95% の確率で不適合となる平均菌濃度（太字）で示される ICMSF ケースの相対的担保水準

ハザードのタイプと予想されるレベルの変化	減少	変化なし	増加の可能性
衛生指標，間接的ハザード $m = 1000/g$, $M = 10,000/g$	ケース 4 $n = 5$, $c = 3$ **5100 CFU/g**	ケース 5 $n = 5$, $c = 2$ **3300 CFU/g**	ケース 6 $n = 5$, $c = 1$ **1800 CFU/g**
軽度なハザード $m = 100/g$, $M = 10,000/g$	ケース 7 $n = 5$, $c = 2$ **2600 CFU/g**	ケース 8 $n = 5$, $c = 1$ **1100 CFU/g**	ケース 9 $n = 10$, $c = 1$ **330 CFU/g**
重大なハザード $m = 0/25g$	ケース 10 $n = 5$, $c = 0$ **1 CFU/55g**	ケース 11 $n = 10$, $c = 0$ **1 CFU/100g**	ケース 12 $n = 20$, $c = 0$ **1 CFU/490g**
深刻なハザード $m = 0/25g$	ケース 13 $n = 15$, $c = 0$ **1 CFU/330g**	ケース 14 $n = 30$, $c = 0$ **1 CFU/850g**	ケース 15 $n = 60$, $c = 0$ **1 CFU/2000g**

7.4.1.2 コーデックスの *L. monocytogenes* の基準の厳密性

本書で推奨される RTE 食品中の *L. monocytogenes* の基準は，コーデックス委員会の食品衛生部会内で段階的な合意過程を経て作成された。FAO/WHO (2004) は，一般の集団に比較して影響を受けやすい異なる集団に対する食品中の *L. monocytogenes* のレベルに関連する重大な疾病のリスク，ならびに，特定の保存と可食期間において *L. monocytogenes* を発育させる食品と発育させない食品中の *L. monocytogenes* の重大な疾病のリスクについての問題に取り組むため，RTE 食品中の *L. monocytogenes* のリスク評価を行った。リスク評価では，ほとんどすべてのリステリア症例が，*L. monocytogenes* の現在の規格（25g 中に未検出または< 100 CFU/g）に適合しない食品の消費と結び付いていたこと，及び，公衆衛生に対する最大の恩恵には，多量の *L. monocytogenes* で汚染された食品の提供数の大幅な減少が効果のあることを示した（FAO/WHO 2004）。従って，汚染の頻度を減少させる管理措置は，疾病の割合に比例した減少をもたらすと期待される。

リスク評価では，すべての提供された食品が考えられる最高レベルの汚染であったと想定する最悪のシナリオ，ならびに，*L. monocytogenes* の分布レベルを考慮したより現実的なアプローチが

第7章　基準及びその他の検査の適用と使用

使用された。両方のシナリオでは，汚染の頻度あるいはレベルの増加に従いリスクは増加し，予測症例数も増加した。1 個の菌の摂取が疾病を招く可能性があると予想された。リスク評価の結果及び摂食量が同じと仮定すると，すべての RTE 食品の汚染が 1 CFU/食から 1000 CFU/食になると，リステリア症のリスクは 1,000 倍に増加する（Table 7.3 参照）。

Table 7.3 すべての RTE 食品が，あるレベルで汚染されている場合の米国における疾病の相対的リスク及び年間予想発症数。相対的リスクは 1 CFU の摂取からのリスクを使用した（FAO/WHO 2004）

レベル（CFU/g）	摂取量（CFU）	相対的リスク	年間予想発症数
<0.04	1	1	0.54
0.1	3	2.5	1
1	32	25	12
10	316	250	118
100	3160	2500	1185
1000	31600(?)	25000	11850

対照的に，1000 CFU/g の *L. monocytogenes* で汚染された食品の 10,000 食を供給することに結び付いたリスクは，理論的には食品供給から 10^7 CFU/g のレベルで汚染された 1 食の食品を取り除くことで相殺される。これらの結果及び RTE 食品中の *L. monocytogenes* について規制上の限度を変更する実際の効果を説明する中で，設定された限度を遵守しないことが起こる範囲も考慮すべきである。RTE 食品中の *L. monocytogenes* の限度が 0.04 CFU/g であるという米国で入手可能なデータに基づけば，米国のリステリアのリスク評価における基準レベル（FDA-FSIS 2003）を使用して，リステリア症の発症数は 2,130 と算定される。0.04 CFU/g のレベルが継続的に達成されれば，年間のリステリア症の発症数は 1 人以下が期待できる。これは入手可能な暴露データと組み合わせると，米国の RTE 食品の一部には 0.04 CFU/g の限度よりも実際に大幅に多数の病原微生物が存在し，*L. monocytogenes* の公衆衛生上の影響は，その限度を大きく超える食品による原因がほぼ独占的であることを示唆した。従って，RTE 食品の比較的厳密性の低い微生物学的限度が公衆衛生の面で有益であり，同時に設定限度を大きく超える食品の提供数を大幅に減らす結果につながる管理措置の採用が容易であるかが問われる。リスク評価の結果は，*L. monocytogenes* の発育の可能性が強くリスクに影響することが示され，その発育が起きる程度は，食品の特徴及び冷蔵保管の条件と期間に左右される。選択された RTE 食品を使用して，それらにおける *L. monocytogenes* の発育能が，リステリア症のリスクを 1 食あたり 100 から 1,000 倍に増加することを示す。相対的リスクの違いを反映するために，製品が発育を支持するかどうかにより異なる基準が作成された（Table 7.4）。

7.4 限度及びサンプリングプランの選択

Table 7.4 RTE 食品中の *L. monocytogenes* のコーデックス基準（Codex Alimentarius 2009），及び，標準偏差 0.8 と仮定して，最低 95% の確率で不適合になる対数平均菌濃度（太字）における相対的担保水準

製品	微生物	分析方法[a]	ケース	サンプリングプラン & 限度 /g			
				n	c	m	M
発育を支持しない RTE 食品	*L. monocytogenes*	ISO11290-2	NA[b]	5	0	10^2	NA
不適合となる対数平均菌数 = 80 CFU/g							

				サンプリングプラン & 限度 /25g			
				n	c	m	M
発育を支持する RTE 食品	*L. monocytogenes*	ISO11290-1	NA	5[c]	0	0	NA
不適合となる対数平均菌数 = 1 CFU/55g							

[a] 代替方法は，ISO 法に対して妥当性確認された時に使用可能である。
[b] NA = ICMSF ケースの代わりに使用されるコーデックス基準として適用できない。
[c] 各 25g の分析単位（混合に関しては 7.5.2 項を参照）。

L. monocytogenes の発育を支持しない製品の基準（すなわち，10^2 CFU/g の限度の 5 サンプル）では，95% の確率で幾何平均菌濃度が 80 CFU/g，標準偏差を 0.8 と仮定して，多くの食品が不適合となる（付属 A 参照）。この基準は，ほとんどのリステリア症の発症が多数の *L. monocytogenes* の摂取の結果であるというリスク評価の結論，及び企業内の遵守を容易にするレベルを使用するという希望も反映している。対照的に，発育を支持する可能性のある製品の基準は，それより大幅に厳密である。また，この基準は 5 つのサンプルを使用するが，各分析単位で 25g 中に菌が存在しないという大幅に厳しい限度である。これは，95% の信頼度（標準偏差を 0.8 と仮定）で 55g 中 1 CFU の幾何平均菌濃度で，多くを不適合とすることができる。この例では，標準偏差 0.8 が ICMSF ケースの相対的厳密性を計算するために使用されるが，0.25 の標準偏差がコーデックス付属書（Codex Alimentarius 2009）の計算では使用されていることに留意すべきである。異なる標準偏差値 0.25 〜 1.2 を用いることの異なる基準の相対的担保水準に及ぼす影響は，付属 A に示される。リスク評価では，発育を支持する製品が，1 食当たりのリスクに 100 倍から 1,000 倍の増加を示すことを算定した。厳密性における相対的違い，及び現行の ICMSF ケースに対する比較も Fig. 7.1 に示されている。この基準は，*L. monocytogenes* が疾病の最も高いリスクを示す食品中に存在しないことをより高い信頼度で示し，従って発育を支持しない製品の基準よりも約 1,000 倍厳しい。

本書では，*L. monocytogenes* のコーデックス基準が ICMSF ケースの代わりに使用されている。

第7章　基準及びその他の検査の適用と使用

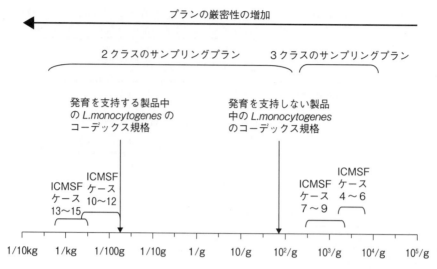

Fig. 7.1 *L. monocytogenes* のコーデックス規格及び ICMSF ケース 4 〜 6 ($m = 10^3/g$, $M = 10^4/g$), ケース 7 〜 9 ($m = 10^2/g$, $M = 10^4/g$), ケース 10 〜 15 ($m = 0/25g$) で, 少なくとも 95% の確率で, 標準偏差は 0.8 と仮定して, 不適合となるハザードの幾何平均菌濃度

7.5　微生物学検査の限界

　検査は，適切に使用され，妥当性確認された工程管理と組み合わせた時，生産された製品の安全性と安定性を保証する助けとなる実行可能な情報を提供する。しかし，検査は製品の安全性を保証することはできない。微生物学的検査のみでは，サンプリングプランの統計学的な限界のため，誤った安心感を与えてしまう可能性があり，それは特に，ハザードが低濃度で許容できないリスクで存在する時，及びハザードが低濃度で変数分布している時である。これは，微生物が食品のどこにでも均一に分布していないため，検査ではサンプルがバッチの許容可能な部分から採取される時も，バッチ中に存在する微生物を検出できないことがある。食品の安全性は常に複数の要因の結果であり，フードチェーンに沿って適用される適切な予防，*積極的な*措置（例：一次生産，原材料，加工中及び加工処理環境）を通じて主として保証されるものであり，微生物学的検査単独ではない。最終製品の検査だけでは受け身であり，結果でのみの対処であり，問題の原因の対処ではない。

7.5.1　分析法

　異なる分析法によって得られる結果にばらつきが存在するという理由で，完全であるためには，微生物学的基準と結び付く分析法を特定することが重要である。微生物学的分析法の担保水準を評価し保証する際の考慮点は，付属 A の「サンプリングの考慮点及びサンプリングプランの統計学的側面」で検討されている。本書で示されたサンプリングプランの担保水準における評価では，食品

中の微生物の存在あるいは菌濃度を決定するために使用される微生物学的方法から起こる可能性のあるいかなる誤差も考慮していない。コーデックス委員会との一貫性を保つため，国際標準化機構（International Standards Organization: ISO）の方法が本書で特定されている基準のほとんどに使用されている。付属Cには，製品の各章で参考としたISO法のリストを提供する。他の方法は，特定されたISO法に対して妥当性確認されていれば使用可能である。

7.5.2 分析単位と混合

重大なハザード及び深刻なハザードでは，汚染を検出できる確率を上げるために増菌法が一般的に推奨される。増菌法は，増菌培地中で検出できるレベルに病原微生物の発育を確かにし，検出のレベルは使用される分析法により左右されて変わる。本書ではほとんどの場合，増菌法のために25gの分析単位の使用を推奨する。各25gの単位は個別に選別すべきである。しかし，分析では，複数の単位（例：5，10，15，20など）が混合されており，増菌期間の後に1個の菌の発育を検出するための方法の妥当性確認がなされていれば，ひとつの検査としてもよい。Jarvis（2007）は，混合されたサンプルの検査が個々のサンプル単位の検査と同様の感受性のあることを保証するための実際的な考察を行った。

文献

Codex Alimentarius (2009) Guidelines on the Application of General Principles of Food Hygiene to the control of *Listeria monocytogenes* in foods. Annex II: Microbiological criteria for *Listeria monocytogenes* in ready-to-eat foods (CAC/GL 61-2007), Joint FAO/WHO Food Standards Program, FAO, Rome

FAO/WHO (Food and Agriculture Organization/World Health Organization) (2004) Risk assessment of *Listeria monocytogenes* in ready-to-eat foods: technical report. Microbiological risk assessment series No. 5. Food and Agriculture Organization of the United Nations, Rome and World Health Organization, Geneva

FDA-FSIS (Food and Drug Administration-Food Safety and Inspection Service) (2003) Quantitative assessment of the relative risk to public health from foodborne *Listeria monocytogenes* among selected categories of ready-to-eat foods. Food and Drug Administration, Center for Science and Applied Nutrition, College Park

ICMSF (International Commission on Microbiological Specifications for Foods) (1986) Microorganisms in foods 2: sampling for microbiological analysis: principles and specific applications, 2nd edn. University of Toronto Press, Toronto

ICMSF (2002) Microorganisms in foods 7: microbiological testing in food safety management, Kluwer Academic/Plenum, New York

ICMSF (2005) Microorganisms in foods 6: microbial ecology of food commodities, 2nd edn. Kluwer Academic/Plenum, New York

Jarvis B (2007) On the compositing of samples for qualitative microbiological testing. Lett Appl Microbiol, 45:592-598

van Schothorst M, Zwietering MH, Ross T et al (2009) Relating microbiological criteria to food safety objectives and performance objectives. Food Control 20:967-979

Whiting RC, Rainosek A, Buchanan RL et al (2006) Determining the microbiological criteria for lot rejection from the performance objective or food safety objective. Int J Food Microbiol 110:263-267

第8章
食肉製品

8.1 はじめに
8.2 一次生産
8.3 生の食肉製品（粉砕肉を除く）
8.4 生の粉砕肉
8.5 塩漬済み長期保存可能生肉
8.6 乾燥食肉製品
8.7 加熱調理済み食肉製品
8.8 十分にレトルトされた長期保存可能な非塩漬肉
8.9 長期保存可能な加熱調理済み塩漬肉
8.10 カタツムリ
8.11 カエルの脚肉
文献

第 8 章　食肉製品

8.1　はじめに

　食肉は重要な国際的な商品であり，生鮮肉（冷蔵及び冷凍），及び広範囲の各様な発酵，乾塩，燻煙ならびに加熱調理済み製品がある。仔羊の丸と体や部分肉を出荷することもある。また，牛肉と豚肉は半丸枝肉として出荷されるか，分割，小売り用カット，骨抜き肉及び整形されることもある。生肉は，サルモネラ属菌，高温性カンピロバクター属菌，毒素産性大腸菌 O157:H7 とその他の腸管出血性大腸菌（EHEC），及び *Yersinia enterocolitica* を原因とするヒトの腸管系疾病の重要な感染源である。一般的に，これらの病原微生物に起因する食品由来疾病は，加熱調理不足や加工処理不足（例：不適切に発酵された食肉）のためである。また，病原微生物は生肉からそのまま摂食可能な食品に移行することもある。加熱調理済み食肉の緩慢冷却処理や不適切な保管中のウエルシュ菌の生残芽胞の発芽後発育もまた食品業界や家庭で起こる問題である。

　冷蔵された生鮮肉は非常に腐敗しやすく，冷凍しない限りは最善の条件でも劣化する。食肉は，食塩やその他の原材料を添加すること，及び世界の広範囲の地域での加工処理（例：発酵，乾燥，加熱調理，缶詰）により保存されている。加工処理及び保存の条件は，各食品群で検討される食品由来疾病のその他のリスクに通ずる。

　生肉は，冷蔵あるいは冷凍の形で原材料として購入されることが多い。微生物学的検査を食肉に対して行うことはできるが，これは品質を管理するための効果的なアプローチではない。それよりも良いアプローチは，購入者と納入業者間で，と殺からの最長日数（例：3～10 日），加工衛生における微生物データ，及び冷却処理，保管，流通の条件（例：5℃以下）を含む購入時の仕様について合意することである。時間と温度を管理することにより，微生物による安全性と品質は，意図する目的に沿って一層保証されると思われる。このような仕様を設定するための標準化された手順はないが，購入者と納入業者は冷蔵肉の枝肉から希望するカット処理，及び作業が行われない日数（例：週末や休日）を見越した出荷に要する時間のような実際的な状況を考慮して決めなくてはならない。食肉の温度は，冷却方法（例：空冷，ドライアイス）及び肉塊の大きさによって異なるが，通常，顧客が受け取る時に 5℃以下の内部温度であることが一般的である。例外は，出荷前 24 時間以内で冷蔵された（最低 7℃以下）大きな牛のもも肉である。

　もう 1 つの方法は，冷凍処理速度を管理する手順を持っている納入業者から冷凍生肉を購入することである。包装処理，パレット化及び冷凍処理の方法は，微生物の発育や腐敗・変敗が，包装された食肉の中心部が凍る前に起きるかどうかに影響する。特定の加熱調理済み製品の製造業者は，加工処理中の意図する温度及び条件を得るために，冷蔵肉と冷凍肉を混ぜることがある。また，冷蔵及び冷凍製品は，サラミのような製品の製造中に，脂肪を低温度に保ち混ぜることもあり，ケーシング時にこすらないように装填する。

　食肉製品の微生物学に関する更なる情報は入手可能である（ICMSF 2005）。コーデックス委員会の食肉の衛生規範（Codex Alimentarius 2005）では，食肉製品と結び付く微生物学的リスクを管理するためのガイダンスを提供している。

8.2　一次生産

　家畜を飼育する条件は世界各地で大きく異なり，1頭あるいはそれ以上の家畜を飼育する小規模な家族経営農場から，大規模な専門化した家畜の飼育までである。農場の規模が大きくなり，専門化が進むにつれて，財政的な投資や動物の疾病の懸念が増加している。大型農場では，より多くの高品質な食肉やその他の製品を目指して，より低コストでより短期間の飼育を達成するために，一層厳しい管理を実施しなければならない。ごく少数の大型農場では，ヒトの健康ならびに家畜に対しても同様に懸念される病原微生物の減少に必要な条件を改善するために，全国的な農場管理プログラムを設定する機会がある。例えば，生の未加熱の残飯をブタに与えることを防止する法令は，ブタの *Trichinella spiralis* の拡散を確実に減少させ，そのことにより，米国におけるヒトの旋毛虫症のリスクを減少させた。同様に，ある国では，農場レベルでの家畜のサルモネラ属菌の制御を改善するためのプログラムを導入した。例えば，サルモネラ属菌やその他の特定された食品由来の人獣共通因子に関するEUの法令 2160/2003/EC である。

8.3　生の食肉製品（粉砕肉を除く）

　本項では，通常，粉砕肉以外の加熱調理を意図している生鮮冷蔵肉あるいは冷凍肉製品について扱う。

8.3.1　重要な微生物

8.3.1.1　ハザードと管理
　生鮮肉の重要なハザードは，サルモネラ属菌とカンピロバクター属菌である。牛肉では大腸菌 O157:H7 及びその他 EHEC 菌株も懸念され，特に製品を安全にするための十分な加熱を受けないと思われる製品では懸念される。生鮮豚肉は，*T. spiralis* 及び *Y. enterocolitica* の病原株の主な汚染源である。包装された生鮮肉の微生物学的状態は，と畜場に搬入される家畜，と畜処理，冷却，切断，除骨などの条件が反映される。農場での適正な家畜飼育規範，と畜処理中の汚染防止，及び冷却処理前の枝肉の表面処理による微生物汚染減少から管理は成り立っている。ある種の表面処理（例：蒸気，熱湯，酸性噴霧，浸洗液）は国によって許可されていない。
　コーデックス委員会の食肉の衛生規範（Codex Alimentarius 2005）は，生肉に結び付く微生物学的リスクを管理するためのガイダンスを提供している。

8.3.1.2　腐敗・変敗と管理
　冷蔵温度での生肉の微生物による腐敗・変敗は，1）低温細菌の菌数と種類，2）食肉の固有の

pH，3）保管温度，及び4）混合ガスあるいは真空包装を含む包装の種類の4つの要因が影響する。これらの要因を管理することが望ましい。GHPの効果的な実施は，生肉の低温細菌の菌数と種類に影響する主要な要因である。装置は保守や洗浄が容易なように設計すべきであり，装置と加工処理環境は低温発育性の腐敗細菌を低いレベルに維持できる間隔で洗浄され消毒されなくてはならない。冷却された枝肉をカット，整形あるいは除骨するための部屋は低温に維持すべきである。

　筋肉組織の固有のpH（例：pH 5.4～6.5）は変えることはできないが，生の冷蔵肉の可食期間に影響する重要な要因であることを理解すべきである。しかし，保管温度は管理でき，4℃以下の保管は品質の維持に極めて有益な影響を与える。可食期間は，食肉の氷点（約−1.5℃）に近い温度で最長となる。

　包装のタイプは最終的に腐敗・変敗を起こす微生物とその発育率に影響する。例えば，生肉は真空包装や二酸化炭素を含んだ気相で包装された時に，酸素透過性フィルムで包装された時に比較して可食期間が長い。微量の酸素は真空包装された食肉の腐敗・変敗速度に影響する。通常，冷凍肉は微生物による腐敗・変敗を受けない。

　また，上記の情報は，内臓肉やその他の副産物（肝臓，心臓，腎臓，頭部肉など）にも当てはまる。と畜作業では，初期の腐敗・変敗を防止するために，その時に適応する方法で，これらの内臓や食肉の除去及び冷却を行わなければならない。

8.3.2　微生物データ

　Table 8.1 は，生鮮冷蔵及び冷凍された粉砕肉を除く食肉製品の微生物学的安全性と品質のための有用な検査の概要である。

8.3.2.1.　極めて重要な原材料

　国際的に取引対象となる生鮮肉は，定義上，他の原材料を添加すべきではない。一部の小売り用製品には，冷蔵流通，保管及び陳列の間の製品をマリネする目的でスパイスや調味料が加えられている。これらの原材料は，包装条件下の製品で発育できる低温細菌を汚染させない限り，可食期間に影響する可能性は低い。酢や食塩のような一部の原材料は，十分に高い濃度で存在すれば，腐敗・変敗速度を低下できる。

8.3.2.2　加工中

　と畜加工衛生の管理で最も一般的なサンプリング時期は，枝肉が冷却される前後である。冷却前のサンプルは，食肉の安全性に関連したと畜加工衛生のレベルを反映できる（例：糞便汚染を示す大腸菌や腸内細菌科菌群の菌数）。冷却後のサンプルは，と畜処理と冷却中の汚染を最低限にするためのそれ以前の労力を反映する。サンプルは通常，枝肉の特定部位からの綿棒，スポンジあるいは組織サンプルである。その後の組織サンプルは，枝肉がさらに加工処理や小売り用包装のために，部分肉のカット後に採取できる。と畜処理中に複数の取り扱いを適用する作業に見られる通常

8.3 生の食肉製品（粉砕肉を除く）

Table 8.1 生鮮冷蔵及び冷凍食肉製品（粉砕肉を除く）の微生物学的安全性と品質のための検査

	相対的重要性	有用な検査
極めて重要な原材料	低	一般的に，生鮮肉には他の原材料が添加されない。
加工中	中	冷蔵庫に入れる前後の枝肉からの綿棒，スポンジあるいは組織のサンプル，または切断部位からの組織サンプルは，その後の製品の微生物レベルに影響する衛生的な工程管理や条件の評価に有用となる（ISO 17604）。実際に見られる通常のレベルは本文を参照。
加工処理環境	中	清浄化と消毒の効果を検証するための始動前の装置表面をサンプリング。実際に見られる通常のレベルは本文を参照。
可食期間	低	冷蔵生肉の日常の可食期間検査は推奨されない。可食期間検査は，新たな小売り製品の日付表示及び新たな包装システムが実施される際の妥当性確認には有用であると思われる。
最終製品	中	内部で作成されたガイドラインを使用して，新たに包装された製品の進行中の工程管理と傾向分析のための衛生指標微生物あるいは品質指標微生物の検査（本文参照）。加工処理のために作成されたレベルは流通や小売り段階には適用しない（本文参照）。

				サンプリングプラン及び限度 /g[b,c]			
製品	微生物	分析方法[a]	ケース	n	c	m	M
粉砕肉以外の生食肉	大腸菌	ISO 16649-2	4	5	3	10	10^2

中	日常のロット許容サンプリングは生肉製品のサルモネラ属菌には推奨されない。サルモネラ属菌の達成基準を設定している国や地域では，要求されるサンプリングプランと検査を使用。牛挽肉が大腸菌 O157:H7 疾病の継続的な原因となっている地域では検査。

				サンプリングプラン及び限度 /25g[b,c]			
製品	微生物	分析方法[a]	ケース	n	c	m	M
挽肉に使用される整形牛肉	大腸菌 O157:H7	ISO 16654	14	30^d	0	0	–

[a] 代替法は，ISO 法に対して妥当性確認された時に使用可能である。
[b] これらのサンプリングプランの担保水準については，付属 A を参照。
[c] 綿棒あるいはスポンジサンプルも考慮対象にできる。
[d] それぞれ 25 g の分析単位（混合については 7.5.2 項 参照）。

のレベルは 35℃で平板を培養した時，好気性集落数は枝肉表面で< 10^3 CFU/cm²，カット肉の組織で< 10^4 CFU/g である。これらの菌数は，培養温度及び地域で使用される加工処理法によって大きく異なる。そのため，地域あるいは企業内の規格は様々であり，特定の勧告はこのカテゴリーの製品には可能でない。

8.3.2.3 加工処理環境

綿棒やスポンジサンプルは，食肉との接触面，及び枝肉を包装して生鮮肉にする過程でのカッ

第8章　食肉製品

ト，整形，除骨やその他の段階で使用する装置を清浄化して消毒する効果を検証するために作業開始前に採取するのが望ましい。好気性集落数の分析は一般的に使用されるが，その他の検査（例：ATP生物発光），大腸菌群，腸内細菌科菌群，時にはブドウ球菌が有益な情報を提供することがある。完全に洗浄され，殺菌されたステンレス上に見られる通常の好気性集落数のレベルは＜500 CFU/cm²である。より高い菌数が，その他の表面に見られる（例：非金属のコンベアーベルト）。法的規格が一部の地域で設定されている。

8.3.2.4　可食期間

冷蔵肉で行われる可食期間検査は，企業がこの有益性を認めるべきであるが，冷凍肉を検査することは必要でない。可食期間検査は，新たな小売り製品の日付け表示の妥当性確認をする際，あるいは新しい包装システムが導入された際に有益と思われる。"日付け表示（code date）"という用語は，地域によって"使用可能（use by）"，"販売可能（sell by）"及び"最善（best-before）"期限を意味する。日付け表示の妥当性確認は，官能の評価に基づいて簡単に行うことができる。特定の腐敗微生物の微生物学的分析は，ある製品では有効であると思われる。その他の方法では，日付け表示に関する官能の許容可能性を検証するために，販売店で行うことがある。

8.3.2.5　最終製品

多くの企業や政府は，品質あるいは加工衛生の指標微生物のための基準を設定している（例：好気性集落数，腸内細菌科菌群，一般的な大腸菌）。基準は，と畜から小売の陳列に至るフードチェーンにおける1つあるいはそれ以上の段階を意図している。そのような検査は，と畜，冷却，保管の期間と温度の状態を反映している。これらの値は，生鮮肉の腸管内病原微生物の分布や濃度の指標としての意義は乏しい。また，低温微生物は保管，流通及び小売りの陳列中に増加するので，これらの段階で採集されたサンプルは，加工処理及び包装中の衛生状態を推定する目的では使用できない。流通及び小売の陳列で許容不可能な結果を示すサンプルは，何故それらが生じたかを決定するための調査サンプリングを行うようにすべきであり，それにより適切な改善措置が実施できる。例えば，高レベルの大腸菌が小売りの時点でみつかれば，これは，製造あるいは発育を許容する高い温度（例：＞7〜8℃）で保管中の衛生的でない状態によることが考えられる。と畜中に複数の取り扱いを適用する作業で見られる通常のレベルは，好気性集落数（35℃で培養）が＜10^4 CFU/g，一般的な大腸菌が＜10 CFU/gである。これらの菌数は，培養温度や，その地域で使用あるいは許可されている加工処理方法によりかなり多様である。このため，地域あるいは企業内規格は様々で，特定の勧告はこのカテゴリーの製品には可能でない。

冷凍製品の指標検査は，冷凍処理時の汚染微生物，及び流通と小売りの陳列の間に生じる可能性のあるあらゆる減少を反映する。

地域や国の違いによって，生鮮肉におけるサルモネラ属菌の汚染率に大きな違いがある。日常のロット許容のためのサンプリングは，生鮮肉製品のサルモネラ属菌には推奨されないが，集団発生の調査及び新たな納入業者の承認のような特別な状況では，サルモネラ属菌の存在と分布の情報が

有益な情報を提供できる。

　フードチェーンの特定の段階で，食品由来病原微生物（例：サルモネラ属菌）の基準（例：達成目標値）を適用して，食品の安全性を改善するための取り組みについての関心が高まっている。このアプローチへの高い支持は，コーデックス委員会に対して，微生物学的検査による食肉衛生の工程管理の検証のためのガイダンスを政府に提供するように促した（Codex Alimentarius 2005）。特定の微生物学的基準は提供されていないが，ガイダンスには"達成目標値や達成基準を含む微生物学的検査の要求事項の設定は，関係団体との協議による所管官庁の責任であり，ガイドラインあるいは規制規格から構成される"と記述している。さらに，"所管官庁は，規制に特定された，例えば微生物学的な統計による工程管理の要求事項として，サルモネラ属菌の規格がある場合は，微生物学的検査の要求事項の遵守を検証すべきである"としている。

　傾向分析は，そのデータが設定された要求事項に適合するための業界の実施手順として，分布率における変化を測定するために使用できることから重要な組成である。一部の国あるいは地域（例：米国，EU）では，生牛肉と豚肉製品におけるサルモネラ属菌の分布を減少するための長期的な継続的改善プログラムを開始している（USDA 1996 2008, EU 2003 2005）。理想的には，そのようなプログラムは，農場からと畜及び冷却に至る科学的に裏付けられた最善の規範を提供し，公衆衛生の目標に関係するガイダンスと一対である。それぞれの国で適用されるアプローチが（農場での管理，と畜場での管理，あるいはその両方の組み合わせ），病原微生物の制御及び消費者の保護という異なることに対処できるかは明らかではない。例えば，米国における生食肉や家禽肉についての施設レベルでの達成目標値の採用は，病原微生物減少規則（USDA 1996）が達成された時に期待されたヒトのサルモネラ症の減少という結果には未だ至っていない（Cole & Tompkin 2005, CDC 2009）。

　牛肉の整形時のロット許容サンプリングは，牛挽肉中の大腸菌 O157:H7 リスクを減少するための包括的管理システムにおける管理措置として，米国の企業により使用されている。大腸菌 O157:H7 あるいはその他の EHEC が牛挽肉中の懸念される病原微生物である国や地域では，ガイダンスが適切なサンプリングプランを設定するために利用できる（ICMSF 2002, Cole & Tompkin 2005, Butler et al. 2006）。米国における疫学データでは，この規範が，米国における大腸菌 O157:H7 による疾病の減少に寄与していることを示唆している（Cole & Tompkin 2005）。

8.4　生の粉砕肉

8.4.1　重要な微生物

8.4.1.1　ハザードと管理

　広範囲の多様な生の粉砕肉製品が，牛肉，豚肉，羊肉，子牛肉，その他の食肉を使用して生産されている。製品には，混ぜ物（例：米，小麦粉，大豆たんぱく），スパイス，ハーブ，調味料を含

第8章　食肉製品

むことがあり，多くの異なる形態，大きさ，包装で利用されている。生の粉砕肉製品における重要なハザードは，サルモネラ属菌，カンピロバクター属菌，及び牛肉とその他の反芻動物の肉が加えられている時は大腸菌 O157:H7 やその他の EHEC 菌株である。ある地域では，豚肉製品は，*Y. enterocolitica* の病原株あるいは *T. spiralis* を含む可能性がある。いずれの病原微生物も，加熱調理によって不活化できる。

8.4.1.2　腐敗・変敗と管理
8.3.1.2 項 参照。

8.4.2　微生物データ

Table 8.2 は，生の粉砕肉のために有用な検査の概要である。特定の推奨事項に関連した重要な詳細については本文を参照のこと。

8.4.2.1　極めて重要な原材料
食肉以外の極めて重要な原材料はない。微生物ハザードの主な汚染源は生肉である。整形牛肉は大腸菌 O157:H7 の主要な汚染源であるところから，Table 8.1 におけるサンプリングプランは，疾病が懸念される地域の牛挽肉の製造処理に使用される整形肉のために推奨される。その他のサンプリングプランを提案することも可能である。例えば，USDA-FSIS（USDA 2010）は $n = 60$ を使用する "強力な" サンプリングを示し，各サンプルは 1 インチ×3 インチ×0.125 インチ（2.5 cm × 7.6 cm × 0.32 cm）の表面サンプル（約 340 g）である。整形肉の分析は納入業者を選ぶために使用できる。承認された納入業者と共に作業を行うことで，最終製品の微生物管理の改善に導くことができる。

8.4.2.2　加工中
日常の加工中サンプルは，通常採集されない。加工処理の様々な段階における食肉のサンプルは，基準を設定したり，加工処理中の汚染微生物における変化を理解することに使用できる。

8.4.2.3　加工処理環境
始業前の装置の表面からのサンプルは，清浄化と消毒処理手順の効果を検証するために使用すべきである。完全に洗浄，消毒されたステンレス上の通常の好気性集落数は，< 500 CFU/cm² である。これより高い菌数が，その他の表面（例：非金属のコンベアーベルト）で見られることもある。

8.4.2.4　可食期間
冷蔵された生粉砕肉の可食期間検査は，企業が有益と考えれば行うと思われるが，冷凍製品では

8.4 生の粉砕肉

Table 8.2 生の粉砕肉の微生物学的安全性と品質のための検査

	相対的重要性	有用な検査
極めて重要な原材料	低~高	大腸菌 O157:H7 の整形前牛肉の検査は，納入業者の管理プログラムに対する信頼度が低い時に有用と思われる（本文参照）。
加工中	低	日常の加工中サンプルは，通常採集されない。加工処理中の様々な段階の食肉のサンプルは，基準の設定及び加工処理中の微生物相における変化を理解するために使用できる。
加工処理環境	低	清浄化と消毒の効果を検証するための始動前の装置表面をサンプリング。（検出される通常のレベルは本文を参照）。
可食期間	低	冷蔵生肉の日常の可食期間検査は推奨されない。可食期間検査は，新たな小売り製品の日付け表示や新たな包装システムが導入された際の妥当性確認には有用であると思われる。
最終製品	中	内部で作成されたガイドラインを使用して，新たに包装された製品の進行中の工程管理と傾向分析のための衛生指標微生物あるいは品質指標微生物の検査（本文参照）。加工処理のために作成されたレベルは流通や小売り段階には適用しない（本文参照）。

製品	微生物	分析方法[a]	ケース	サンプリングプラン及び限度 /g[b]			
				n	c	m	M
粉砕生肉	大腸菌	ISO 16649-2	4	5	3	10	10^2

中　日常の検査は，生の粉砕肉製品のサルモネラ属菌には推奨されない（本文参照）。牛挽肉が継続的に大腸菌 O157:H7 疾病の原因となっている地域では，下記の基準が推奨される。

製品	微生物	分析方法[a]	ケース	サンプリングプラン及び限度 /25g[b]			
				n	c	m	M
牛挽肉	大腸菌 O157:H7	ISO 16654	14	30^c	0	0	−

[a] 代替法は，ISO 法に対して妥当性確認された時に使用可能である。
[b] これらのサンプリングプランの達成については，付属 A を参照。
[c] それぞれ 25 g の分析単位（混合については 7.5.2 項 参照）。

推奨されない。可食期間検査は，新たな小売り製品の日付け表示，あるいは新しい包装システムが導入された際の妥当性確認をするために有益である。可食期間検査は，小売り製品に適用された日付け表示を定期的に検証するために使用できる。

8.4.2.5 最終製品

指標微生物の検査は，新たに包装された製品の継続的工程管理及び傾向分析に有用である。と畜中に複数の取り扱いを適用する作業で見られる通常の菌数は，好気性集落数（35℃で培養）が $< 10^5$ CFU/g 及び一般的な大腸菌が $< 10^2$ CFU/g である。これらの菌数は培養温度や，その地域で

第8章　食肉製品

使用あるいは許可されている加工処理方法により大きく左右されて多様である。このため，地域あるいは企業内の規格は様々で，特定の推奨事項はこのカテゴリーの製品には可能でない。

　流通及び小売りの陳列中の粉砕肉の指標微生物検査（例：好気性集落数，大腸菌）は，製造中の衛生状態を評価するためには使用できない。高いレベルの大腸菌が小売り時点で検出されれば，製造中の好ましくない衛生状態あるいは細菌の発育を可能にする上昇した温度（例：＞7～8℃）での保管のような理由を決定するために調査サンプルが必要である。冷凍製品の指標微生物検査は，冷凍処理の時点における汚染微生物，及び流通や小売りの陳列中に生じた可能性のあるあらゆる減少を反映する。

　生の粉砕肉におけるサルモネラ属菌の分布率は，異なる地域や国により大きな違いがある。微生物学的リスク評価は，異なったサンプリングプランが適用されるので，サルモネラ症のリスクを算定するために行われていない。日常のロット許容サンプリングは，生の粉砕肉におけるサルモネラ属菌には推奨されないが，特別な状況（例：集団発生の調査，新たな納入業者の承認）では，サルモネラ属菌の分布のデータが有益な情報を提供できる。

　8.3.2.5項の情報は，一般的に生の粉砕肉に適用できる。牛挽肉中の大腸菌O157:H7と結び付いた公衆衛生上のリスクのため，この病原微生物のサンプリングは疫学的データが有益であることを示す地域において適切であると思われる。推奨されるサンプリングプランは，特に分布率が低いと予想される場合には，大腸菌O157:H7がそのロット全体に存在しないことを保証できないと認識することが重要である。サンプリングプランの目的は，大腸菌O157:H7の分布あるいは菌濃度が通常より高く，疾病につながる可能性がより高い牛挽肉のロットを検出して排除することである。普通は，牛挽肉は通常摂食前に加熱調理されるのでケース13が適用される。しかし，大腸菌O157:H7や他のEHECが認められるハザードであり，加熱調理不足あるいはそのまま摂食可能な食品への交差汚染が家庭や飲食施設で起こる可能性のある地域では，ケース14が適切であると思われる（ICMSF 2002）。

8.5　塩漬済み長期保存可能生肉

8.5.1　重要な微生物

8.5.1.1　ハザードと管理

　本項では，2グループの長期保存可能食肉製品を検討する：1) 伝統的な乾塩漬生ハム及び2) 乾燥発酵ソーセージ。塩漬済み長期保存可能生肉で考慮すべきハザードは，サルモネラ属菌，EHEC，$Y.\ enterocolitica$，黄色ブドウ球菌，ボツリヌス菌及び$T.\ spiralis$である。懸念される病原微生物は，食肉の種類（例：牛肉，豚肉）及び製造方法（例：乾塩漬，発酵，緩やかな加熱処理）に依存する。$L.\ monocytogenes$が塩漬生ハム及び発酵生ソーセージ中に検出されているが，製品の特性（例：低a_W）で増殖を防止する。リスク評価及びリスクの分類では，これらの製品

は，食品由来リステリア症の感染源として，リスクの低いカテゴリーに位置付けられる（FDA-FSIS 2003, FAO/WHO 2004）。乾塩漬ハムの管理方法は，何百年もの間にわたって進化してきた伝統的な規範に基づいている。最初に，食肉（例：豚肉）は硝酸塩，亜硝酸塩及びスパイスを含む食塩で覆い，食塩が食肉全体に浸透するように十分な時間低温で保持する。その後の比較的長期間（例：数か月）の高めの温度での乾燥及び熟成処理が，この製品にとって通常の微生物（例：乳酸産生細菌）の更なる発育，及び腸管内病原微生物の排除を可能にする。

乾燥発酵ソーセージでは，商業用スタータ菌やグルコノデルタラクトン（GDL）の使用及びスタータ菌の発育に適した加工処理条件（例：添加した食塩量，発酵温度）が，規定された時間と温度での酸性化工程（例：pH ≤ 5.3）により黄色ブドウ球菌の発育を制限する。黄色ブドウ球菌を制御するための信頼性が多少劣るもう1つの方法は，水分量が減少するまでソーセージを低温で保ち，重要なことは固有の乳酸菌が増殖可能になることである。このことは，温度がその後に更に加工処理のために上昇する時に，黄色ブドウ球菌が増殖する可能性を減少させる。その他の手順が適用できる。

不適切に製造された発酵ソーセージ中のサルモネラ属菌，大腸菌 O157:H7 及び *Y. enterocolitica* の生残は疾病の原因になってきた。これらの腸管内病原微生物は，生肉の混合物中に予測されるレベルで存在する病原微生物について妥当性確認された殺菌工程を適用すること，及び，その後の製造に必要な条件が満たされていることを検証するためにHACCPシステムを適用することにより，発酵ソーセージ中で制御できる。一部の国（例：カナダ，米国）では，製品がEHEC感染に関連してきたことから，発酵食肉中のEHECの管理を妥当性確認するための要求事項がある。これらの加工工程には，製品と伝統的に結び付く生肉の食感を失うため，製品を緩やかに加熱する段階を含む可能性がある。*T. spiralis* が生豚肉中に存在する地域では，寄生虫を不活化するための手順が適用可能である。1つの選択肢は，冷凍して，指定された期間保持した豚肉を使用することである。もう1つの選択肢は，寄生虫を不活化するためのガイドラインあるいは規則に特定された加工処理条件を適用することである。

8.5.1.2　腐敗・変敗と管理

定義によれば，これらの製品は長期間保存可能であり，一般的に保管や流通の間に微生物による腐敗・変敗は起こらない。包装方法は，ある製品では腐敗・変敗の要因となることもある。高湿に対する暴露は，カビによる腐敗・変敗につながることがある。

8.5.2　微生物データ

Table 8.3 は，塩漬済み長期保存可能生肉のために有用な検査の概要である。特定の推奨事項に関連した重要な詳細については本文を参照のこと。

第8章　食肉製品

Table 8.3 塩漬済み長期保存可能生肉の微生物学的安全性と品質のための検査

	相対的重要性	有用な検査
極めて重要な原材料	低	これらの製品は，微生物学的安全性と品質に重要な食肉以外の原材料を含まない。
加工中	低	微生物学的検査のための中間製品の日常のサンプリングは推奨されない。時間，温度，pHの低下割合，a_W，食塩や塩漬要因の適正量の添加は，安全性のためにモニタリングしなければならない。
加工処理環境	低	装置及び環境の日常のサンプリングは推奨されない。
可食期間	低	これらの製品は本来的に長期保存可能である。
最終製品	低	最終製品の日常のサンプリングは推奨されない。

8.5.2.1　極めて重要な原材料

生で塩漬される長期保存可能肉に使用される製造加工工程は，食肉中に存在する病原微生物の管理について妥当性確認すべきである。これらの製品に加えられる食肉以外の原材料は，重要な病原微生物あるいは腐敗微生物の汚染源であることは稀である。しかし，一部の原材料（例：食塩，硝酸ナトリウム）の量が，特定の製品では不可欠である。不十分な量の食塩では，病原微生物を生残させ，発育させる可能性がある。ソーセージを発酵させるための調製中における過剰な量の食塩は，乳酸菌の増殖を遅らせ，または防止し，黄色ブドウ球菌の発育に有利になる。

8.5.2.2　加工中

乾塩漬ハムでは，加工処理中の様々な段階での日常の微生物検査は実施されない。しかし，そのようなサンプルは，問題が発生し，微生物学的データが必要となった際に役に立つ。乾燥発酵食肉では，モニタリング時間，温度，酸生産（pHの低下）の割合が極めて重要である。病原微生物に関わる日常のサンプリングは，これらの病原微生物と結びつくリスクがGHPやHACCPシステムを通して管理可能であるので推奨されない。妥当性確認された加工処理条件を，病原微生物の管理のために使用するのが望ましい。

8.5.2.3　加工処理環境

加工処理環境のサンプリングは，一般的に，これらの伝統的な製品に対して推奨されない。多くの施設では，時間を経て進化してきた天然のフローラが存在し，加工に対して有益に働くと思われる。

8.5.2.4　可食期間

これらの伝統的な製品は，一般的に，常温での安定性を反映する長期間の日付けの表示である。可食期間検査は推奨されない。

8.5.2.5 最終製品

これら製品の日常の微生物学的サンプリングは，安全性あるいは品質のどちらにも推奨されない。GHP の適用，妥当性確認された工程，及び微生物学的安全性と品質の管理のための HACCP プラン中の CCP をモニタリングすることに重点を置くべきである。

8.6 乾燥食肉製品

8.6.1 重要な微生物

8.6.1.1 ハザードと管理

3種類の一般的な乾燥食肉が生産されている。その第1は，乾燥スープ及びその他の食品中に原材料として使用される加熱調理済み乾燥食肉である。加熱調理及び再汚染防止が，このカテゴリーの製品では重要な制御要因である。

第2のグループは，乾燥前に加熱調理される帯状の食肉または細長いソーセージである。これらの製品は，軽食または特定の料理の基本原材料として販売されている。それらは，連続的なシステムで大量に，あるいはバッチ加工処理装置で少量生産される。また，この製品は，主に個人用途または地域内の流通向けに極めて小規模な作業で世界中で生産されているが，この習慣はかなり広範囲の消費者への曝露に影響する。

第3のグループは，特定の地方に特有なものであり，加熱調理されていない様々な伝統的な製品がある（例：切り干し肉（biltong），干し肉（charqui））。

乾燥食肉製品で考慮すべき微生物ハザードは，サルモネラ属菌，EHEC 及び黄色ブドウ球菌である。*L. monocytogenes* は，低い a_W がこれら製品中での増殖を防止することから，懸念されるハザードではない。リスク評価及びリスク分類では，これらの製品は食品由来リステリア症に対して低い部類に位置する（FDA-FSIS 2003, FAO/WHO 2004）。加熱調理はこれら製品の殆どでCCP である。管理されていない塩漬及び乾燥条件は，黄色ブドウ球菌の発育とエンテロトキシンの生産を許容する。更なる管理は，腸管内病原微生物による汚染を防止するために，GHP を適用することである。高い食塩濃度（すなわち，低い a_W）で常温で保存期間が長くなると，腸管内病原微生物のレベルを減少できる。

8.6.1.2 腐敗・変敗と管理

乾燥食肉製品は微生物学的に安定であるが，多湿状態に曝露されるとカビによる腐敗・変敗につながる。

第 8 章　食肉製品

8.6.2　微生物データ

Table 8.4 は乾燥食肉製品のために有用な検査の概要である。特定の推奨事項に関連した重要な詳細については本文を参照のこと。

Table 8.4　乾燥食肉製品の微生物学的安全性及び品質のための検査

	相対的重要性	有用な検査
極めて重要な原材料	低	これらの製品は，微生物学的安全性と品質に重要な食肉以外の原材料を含まない。
加工中	低	日常の加工中のサンプルは推奨されない。
加工処理環境	中	清浄化と消毒の効果を検証するための始動前の装置表面のサンプル。（検出される通常のレベルは本文を参照）。
可食期間	低	これらの製品は，適切に乾燥され，高湿度から防御されている時，本来的に長期間安定である。高い a_W のスナック製品は安定性の検証が必要なことがある。
最終製品	低	日常のサンプリングは推奨されない。GHP と HACCP の適用に問題があれば，指標微生物（例：大腸菌）またはサルモネラ属菌のためのサンプリングを考慮することが望ましい。

		製品	微生物	分析方法[a]	ケース	サンプリングプラン及び限界 /g[b]			
						n	c	m	M
	低	乾燥食肉	大腸菌	ISO 16649-2	5	5	2	10	10^2

		製品	微生物	分析方法	ケース	サンプリングプラン及び限界 /25g[b]			
						n	c	m	M
	低	乾燥食肉	サルモネラ属菌	ISO 6579	11	10^c	0	0	–

[a] 代替法は，ISO 法に対して妥当性確認された時に使用可能である。
[b] これらのサンプリングプランの担保水準については，付属 A を参照。
[c] それぞれ 25 g の分析単位（混合については 7.5.2 項 参照）。

8.6.2.1　極めて重要な原材料

乾燥食肉製品の製造工程は，食肉に発生する病原微生物の管理について妥当性確認すべきである。食肉以外の極めて重要な原材料はない。

8.6.2.2　加工中

日常の加工中のサンプルは必要ないが，問題が発生して微生物の汚染源を特定しなければならない場合に助けとなる。

8.6.2.3　加工処理環境

サルモネラ属菌のための日常の環境サンプルは，生肉の加工処理区域と加熱調理済み食肉製品が露出する区域とを適正に区分して，GHPの基で作業する管理された作業においては必ずしも必要ない。しかし，環境サンプリングは問題が発生して汚染源を決定しなければならない場合には助けとなる。

綿棒またはスポンジサンプルは，作業始業前に，装置を清浄化し消毒した効果を検証するために採取すべきである。好気性集落数の分析が一般的であるが，その他の検査（例：ATP-生物発光）が有用な情報を提供する。

十分に清浄にして，消毒されたステンレス上に検出される通常の好気性集落数のレベルは＜500 CFU/cm²である。それよりも高い菌数がその他の表面（例：非金属コンベヤーベルト）で検出されることもある。

8.6.2.4　可食期間

最終の水分量（すなわち，＜10%）及び低いa_Wレベルは，これらの製品を微生物学的に安定化させている。帯状で細長いソーセージ型の製品はスナックとして一層美味しさを増すために水分量を高くすることがある。a_Wレベルが十分に高いと（例：＞0.70），これらの製品は長期保存期間中のカビの発育を防止するために低い酸素濃度で包装されるか，またはカビ抑制剤で調製されなければならない。不完全な密封包装では，貯蔵，流通及び小売陳列中に，これら製品のカビによる腐敗・変敗の原因となる。

8.6.2.5　最終製品

これらの製品は公衆衛生に対するリスクが低く，日常のサンプリングは推奨されない。GHP及びHACCPが腸管内病原微生物を制御するように適用されているかを問われる理由があれば，指標微生物（例：大腸菌）またはサルモネラ属菌のためのサンプリングが推奨される。これらの製品について推奨される検査がTable 8.4に要約されている。

8.7　加熱調理済み食肉製品

8.7.1　重要な微生物

8.7.1.1　ハザードと管理

これらの製品は傷みやすく，貯蔵または流通は冷蔵または冷凍しなければならない。本章には，塩漬済み製品と塩漬されない製品が含まれる。加熱調理済みの傷みやすい食肉において考慮すべき微生物ハザードは，サルモネラ属菌，EHEC，*L. monocytogenes*及びウエルシュ菌である。サルモネラ属菌，EHEC及び*L. monocytogenes*の制御は，妥当性確認された加熱調理手順及び再汚染の

第 8 章　食肉製品

防止が必要である。加熱調理は HACCP プランにより管理され，再汚染は環境モニタリングを通して検証される GHP の効果的な適用により管理される（Codex Alimentarius 2009a）。製品によっては，最終包装中で抗リステリア処理が行われる。また，ある国では *L. monocytogenes* を不活化して発育を制限するために添加物が使用される。サルモネラ属菌及び EHEC は，加熱調理済みの冷蔵された食肉製品で生残可能であるが，製品が 7℃ 未満で保持されれば増殖できない。

　ウエルシュ菌の制御は，加熱調理済み食肉製品を，生残芽胞の許容できない増殖を防止するように 12℃ 未満で貯蔵することが必要である。歴史的に，ウエルシュ菌の集団発生の殆どは食品サービス業務での不適切な冷却または保管により起きている（Brett 1998, Bates & Bodnaruk 2003, Golden et al. 2009）。塩漬済み食肉製品は亜硝酸ナトリウムを含み，ローストビーフのような塩漬されない製品よりも一般的に高濃度の食塩を含んでいる。その結果，塩漬済み食肉または家禽製品は，稀にウエルシュ菌疾患の原因になる。

　冷凍された加熱調理済みの塩漬されていない食肉製品の微生物ハザードは，ウエルシュ菌の栄養細胞が冷凍処理に極めて感受性があり，冷凍貯蔵中に減少すること以外，冷蔵製品と同様である。また，*L. monocytogenes* は製品が冷凍されている間は増殖できない。

　コーデックス委員会の食肉の衛生規範（Codex Alimentarius 2005）は，加熱調理済み食肉製品に結び付く微生物学的リスクを管理するためのガイダンスを提供している。

8.7.1.2　腐敗・変敗と管理

　腐敗・変敗の速度は，貯蔵温度，包装された時点での微生物数と種類，包装のタイプ，化学組成のような多くの要因の影響を受ける。低温発育性クロストリジウム属菌及び乳酸菌による腐敗・変敗が，冷蔵されて可食期間の長くなった商品に発生する（例：35 日間以上）。管理は，生肉または生肉加工処理環境での汚染箇所のような腐敗細菌の由来を決定すること，及び適切な管理の実施である。

8.7.2　微生物データ

　Table 8.5 は加熱調理済み食肉製品のために有用な検査の概要である。特定の推奨事項に関連した重要な詳細については本文を参照のこと。

8.7.2.1　極めて重要な原材料

　加熱調理済み食肉製品中の食肉以外の原材料は，重要な病原微生物または腐敗・変敗フローラの汚染源になることは稀である。ある種の原材料（例：食塩，亜硝酸ナトリウム，乳酸ナトリウム，二酢酸ナトリウム）は，腐敗・変敗速度及び *L. monocytogenes* やクロストリジウム属菌の発育を減少できる。

8.7 加熱調理済み食肉製品

Table 8.5 加熱調理済み食肉製品の微生物学的安全性及び品質のための検査

	相対的重要性	有用な検査
極めて重要な原材料	低	これらの製品は，微生物学的安全性と品質に重要な食肉以外の原材料を含まない。
加工中	高	加熱調理パラメータのモニタリングは不可欠である。
	中	*L. monocytogenes* の発育を助長する製品では，加熱調理後のサンプルはリステリア属菌の制御を評価できる。加熱調理後に検出される通常のレベル： ・リステリア属菌 – 存在しない
加工処理環境	高	*L. monocytogenes* の発育を助長する製品では，製造中に，加熱調理済み製品が包装前に汚染に曝露される可能性のある箇所の表面に接触する製品をサンプリングする。床，排水溝及びその他の製品以外の接触表面からのスポンジや綿棒サンプルは，管理ならびに装置や製品の汚染の潜在的リスクのレベルを早期に示すことができる。検出される通常のレベル： ・リステリア属菌 – 存在しない
	中	清浄化と消毒の効果を検証するための始動前の装置表面をサンプリング（検出される通常のレベルは本文を参照）。
可食期間	中	可食期間検査は，日付表示が延長した冷蔵製品には有用であると思われる（本文参照）。冷凍された加熱調理済み食肉の可食期間検査は必要ない。
最終製品	中	進行中の工程管理及び傾向分析では，指標微生物を検査する（本文参照）。

製品	微生物	分析方法[a]	ケース	サンプリングプラン及び限界 /g[b]			
				n	c	m	M
加熱調理済み食肉	好気性集落数	ISO 4833	2	5	2	10^4	10^5
	大腸菌	ISO 16649-2	5	5	2	10	10^2
	黄色ブドウ球菌	ISO 6888-1	8	5	1	10^2	10^3
加熱調理済み非塩漬食肉（例：ローストビーフ）	ウエルシュ菌	ISO 7937	8	5	1	10^2	10^3

中　病原微生物の日常のサンプリングは推奨されない。GHP または HACCP の適用に問題があれば，以下のサンプリングプランが推奨される（本文参照）。

製品	微生物	分析方法[a]	ケース	サンプリングプラン及び限界 /25g[b]			
				n	c	m	M
加熱調理済み食肉	サルモネラ属菌	ISO 6579	11	10^b	0	0	–
加熱調理済み食肉：発育なし	*L. monocytogenes*	ISO 11290-2	NA[d]	5	0	10^2	–
加熱調理済み食肉：発育助長	*L. monocytogenes*	ISO 11290-1	NA	5^c	0	0	–

[a] 代替法は，ISO 法に対して妥当性確認された時に使用可能である。
[b] これらのサンプリングプランの担保水準については，付属 A を参照。
[c] それぞれ 25 g の分析単位（混合については 7.5.2 項 参照）。
[d] NA = 適用できない；コーデックス基準を使用。

第8章　食肉製品

8.7.2.2　加工中

リステリア属菌制御の日常評価のための加工中サンプルと加工処理環境サンプルの検査の相対的価値は意見が分かれる。環境サンプルよりも加工中サンプルを重視するという判断は，規制方針及び加熱調理後の加工における装置及び段階の複雑さにより影響される。日常の加工中サンプリングは，一部の製造業者により実施されていないが，その他の製造業者は管理の評価のために加工中サンプルに信頼を置いている。加工中サンプルは，問題を調査し，勧告を出す時に有用である。サルモネラ属菌，黄色ブドウ球菌あるいはウエルシュ菌のための日常のサンプリングは，これら病原微生物に結び付くリスクがGHP及びHACCPを通して管理可能なため推奨されない。

8.7.2.3　加工処理環境

加工処理環境の管理を検証することの相対的重要性は，製品が加熱調理と最終包装の間に汚染されれば，消費者に対するリスクを左右する。特に，意図する消費者がリステリア症に対して高い感受性があれば，最も懸念される製品は，通常の貯蔵と流通の間に *L. monocytogenes* を発育させ，且つ最終包装後に抗リステリア処理のない製品である。また，サンプリングの頻度及び範囲も，消費者のリスクを反映することが望ましい。

最終包装前の露出した加熱調理済み製品と接触する装置，及びその他の接触表面をサンプリングするモニタリングプログラムが推奨される。装置の広い部位からのスポンジサンプルを，製造中に採集すべきである。また，サンプルは管理の追加的措置として，非製品接触面からも採集できる（Codex Alimentarius 2009a）。妥当性確認された最終包装中で抗リステリア処理をした製品については環境サンプルは推奨されない。発育し難い製品のための環境モニタリングは，施設で生産された製品（例：ある製品は発育を支持し，その他の製品は支持しない），歴史的傾向及び規制要件に依存する。

また，リステリア属菌の制御及びモニタリングの原則は，乳酸菌のような腐敗微生物にも適用できる。綿棒またはスポンジは，清浄化及び消毒処理の効果を検証するため始業前に採集できる。好気性集落数の分析は一般的な分析法であるが，その他の検査（例：ATP-生物発光など）は有用な情報を提供する。十分に清掃され，消毒されたステンレス上の通常の好気性集落数は＜500 CFU/cm^2である。より高い菌数が，その他の表面（例：非金属コンベアーベルト）で検出されることもある。

8.7.2.4　可食期間

日付表示規範（code dating practice）は，予想される可食期間前，期間中及び期間後の包装を含めて，管理された温度に製品を維持し，選択された間隔で官能評価及び微生物学的分析を行うことによって妥当性確認できる。その後の検証は，製品が包装に示された期間に一貫して適合するかの信頼性を反映する頻度で実施可能である。冷凍された加熱調理済み食肉製品の可食期間検査は必要ない。

また，*L. monocytogenes* の発育が包装に表示された日付け以前に生じないことを妥当性確認す

8.7 加熱調理済み食肉製品

ることも有用である（EU Regulation 2073/2005/EC, 第1章1.1.1, 1.2及び1.3項）。この規則は，最終製品における L. monocytogenes の存在または菌数に関して，RTE製品（食肉製品を含む）の妥当性確認のための食品安全基準を規定している。製造業者は，所轄官庁の要求を履行するために，製品が可食期間を通じて L. monocytogenes の限度の 10^2 CFU/g を超えないことを示すべきである。したがって，作業員は，10^2 CFU/g の限度が可食期間の終了時に超えないことを保証するために十分低く，しかも L. monocytogenes の発育を早める RTE 製品については，製造工程の終了時のサンプルの 25 g 中に本菌が存在しないことを保証するように，製造工程中の中間製品の限度を設定するとよい。妥当性確認のためのガイドラインが利用可能である（Scott et al. 2005 及び第2章）。

8.7.2.5 最終製品

推奨される最終製品検査は Table 8.5 に要約されている。好気性集落数及び大腸菌のような指標微生物検査は，進行中の工程管理及び傾向分析を評価するために有用である。通常，検出される好気性集落数は $< 10^4$ CFU/g であり，大腸菌は < 10 CFU/g である。流通及び小売陳列の指標微生物検査は，製造期間中の状況を評価するために用いることはできない。小売で検出される大腸菌のレベルが高ければ，調査サンプルは，発育を可能にする高い温度で（例：$> 7 \sim 8$℃）製造あるいは貯蔵中の衛生的でない状態になるような理由を決定するために必要である。

Table 8.5 のサルモネラ属菌のサンプリングプランは，本菌が流通や貯蔵の通常の状態で発育せず，製品はさらに加熱調理段階を経ないことを仮定している（すなわち，ケース 11）。ケース 10 または 12 の使用は，それぞれ，製品がさらに加熱調理される（例：摂食前に加熱調理する冷凍アントレーに使用される加熱調理済み食肉），または摂食前に不適切な取り扱いを受ける可能性があれば，適切である。L. monocytogenes のサンプリングプランは，本菌の制御のために食品衛生の一般原則に従い，さらに，適切な環境モニタリングプログラムを用いて生産されるそのまま喫食可能な食品を対象としている（Codex Alimentarius 2009b）。

GHP 及び HACCP の確実な適用に疑問があれば，サルモネラ属菌あるいは L. monocytogenes のためのサンプリングは適切であると思われる。L. monocytogenes による汚染の可能性の証拠を示す時（例：食品接触面の陽性の結果または改善措置の有効性が検証されていない），食品のサンプリングを考慮すべきである。サンプリングの厳密性は消費者のリスクを反映することが望ましい（例：意図する消費者の食品中で発育が起こる可能性があるか）。サブロットによるサンプリングの厳密性を増すためのガイダンスは，第5章で検討されている。

加熱調理後の冷却速度が HACCP プランの管理基準を超えれば，ウエルシュ菌の検査はロットの処置を決定するために有用な情報を提供する。サンプル単位は，製品の中心またはその他の冷却が最も遅い部位から採取するのが望ましい。サンプルは冷蔵し，冷凍しないサンプルとして試験室に提出すべきである。ウエルシュ菌の検査の決定は，入手できる情報（例：pH, a_W, 亜硝酸ナトリウム，乳酸塩またはジアセテートのような添加阻害剤），逸脱の範囲，及び製品の処置について利用可能な選択肢による。また，サンプリングプランは，不適切な温度が疑われ，黄色ブドウ球菌

が懸念される製品に適用される。

　Table 8.5 で，*L. monocytogenes* またはサルモネラ属菌の基準に適合しないことがあれば，通常の措置として，1）影響されたロットをヒトの消費向けに出荷することを防止，2）ヒトの消費向けに出荷されていれば，その製品を回収，3）欠陥の根本原因を決定して修正，することがある。

8.8　十分にレトルトされた長期保存可能な非塩漬肉

8.8.1　重要な微生物

　ハザードと管理は，その他の低酸性缶詰食品に適用されているものと同じである（第24章を参照）。缶詰非塩漬食肉製品の腐敗・変敗は管理可能であり，発生することは稀である。初期の腐敗・変敗は，製品が適切にレトルトされなければ発生する可能性がある。これは，装置が故障し，食品がレトルト処理前に長時間にわたり留め置かれる時に起こる。

8.8.2　微生物データ

　これらの製品には極めて重要な非食肉または食肉原材料はない。日常の加工中，環境及び最終製品検査は安全性または品質のいずれにも推奨されない。GHP と HACCP に基づく商業的加工処理のために現在推奨される手順は商業的に無菌であり，貯蔵及び流通の予想される条件に対して安定な製品になっている。

8.9　長期保存可能な加熱調理済み塩漬肉

8.9.1　重要な微生物

8.9.1.1　ハザードと管理

　これら製品に使用される生肉原材料の重要なハザードは，サルモネラ属菌，ボツリヌス菌であり，牛肉を含む製品の場合には，大腸菌 O157:H7 及びその他の EHEC 株である。長期保存可能な缶詰塩漬肉に使用される加熱工程は，増殖形の微生物，ある種の芽胞及び致死的損傷を被った芽胞を破壊する。安全性及び安定性は，少数の固有の芽胞の熱による破壊または損傷，及び適正量に添加された食塩及び亜硝酸ナトリウムによる生残の阻害の組み合わさった効果に依存する。

　長期保存可能な肝臓，血液及びボローニャ型ソーセージでは，管理のための重要な要因は，当初の芽胞の存在，加熱処理，pH，a_w，亜硝酸塩である。イタリアの mortadella 及びドイツの bruhdauerwurst のような製品では，栄養細胞を不活化するために75℃以上まで加熱すること，a_w

を0.95未満に低下させること，及び再汚染を防止するために密封された容器中で加熱することにより安定性が達成される。

brawns（煮て塩漬けにして型に入れて固めた豚肉）は，酢酸でpH 5.0に調整し，製品を加熱後の再汚染から防ぐことにより長期保存可能となる。gelder燻製ソーセージ（伝統的なオランダの製品）は，グルコノ－デルタ－ラクトンでpH 5.4～5.6に調整し，a_Wを0.97に低下させ，真空包装し，中心温度が80℃になるまで1時間加熱することにより長期保存可能となる。

8.9.1.2 腐敗・変敗と管理

これらの製品は長期保存可能であり，一般的に貯蔵及び流通中に微生物による腐敗・変敗はない。腐敗・変敗は，容器の漏れによる加工処理後の再汚染（例：缶の接合部またはプラスチックケースのシールによる縫い目）または包装内面のバチラス属菌の発育から起こることがある。発育の範囲は，主に製品組成及び包装あるいは容器の酸素透過性によって決まる。

8.9.2 微生物データ

これら製品に加えられる原材料が，重要な病原微生物または腐敗微生物の汚染源になることは稀である。しかし，食塩，亜硝酸ナトリウム及び酸味料のようなある種の原材料のレベルは，安全性及び腐敗・変敗の管理のために不可欠である。これら原材料が不十分であると，ボツリヌス菌を含む生残芽胞が存在すれば，その発育を許すことになる。

日常の加工中及び環境サンプルは推奨されない。GHP及びHACCPに基づく推奨ガイダンスやプログラムにより製造された製品は，微生物による腐敗・変敗を経験することはない。これら製品の日常のサンプリングは，品質または安全性のいずれに対しても推奨されない。

8.10 カタツムリ

8.10.1 重要な微生物

考慮すべきハザードはサルモネラ属菌，赤痢菌，EHEC及び寄生虫である。肥育及び収穫の状態は，腸管内病原微生物の潜在的存在に影響する。カタツムリは，腸管内病原微生物及び寄生虫を不活化させるために加熱調理すべきである。冷凍処理は寄生虫を不活化するためのもう1つの手段である。加熱調理済みカタツムリの再汚染は，GHPにより防止するのが望ましい。また，カタツムリは缶詰にされた長期保存可能食品としても販売されている（第24章を参照）。冷凍または缶詰は微生物による腐敗・変敗を防止する。生鮮カタツムリ及び解凍後の冷凍カタツムリの保管時間と温度は，腐敗・変敗速度に影響する。

第8章　食肉製品

8.10.2 微生物データ

　極めて重要な原材料はない。日常の加工中及び環境サンプルは，通常採集されない。生鮮カタツムリに対する日付表示規範は，他の大部分の生食品に記述されたように妥当性確認が可能である。腸管内病原微生物は存在すると予想すべきであり，加熱調理または缶詰にすることは，摂食前にこれらの病原微生物を排除することになる。病原微生物について，生鮮カタツムリ及び冷凍カタツムリの日常のサンプリングは推奨されない。

8.11　カエルの脚肉

8.11.1 重要な微生物

　カエルの脚肉は，通常，生の冷凍製品として流通されており，小売陳列中に解凍される。重要なハザードはサルモネラ属菌である。赤痢菌はカエルがヒトの排泄物を含む非衛生的な池で生育すれば問題と思われる。捕獲と殺処分の間の時間は最短にすべきである。脚を除去する際に，腸管を切らないように注意すべきである。加工処理水は塩素処理し，装置や接触面は清浄にして消毒すべきである。カエルの脚肉の衛生的な加工処理のためのガイダンスはコーデックス委員会から入手できる（Codex Alimentarius 1983）。冷凍処理は微生物による腐敗・変敗を防止する。解凍後の保管の時間と温度は腐敗・変敗速度に影響する。

8.11.2 微生物データ

　極めて重要な原材料はない。日常の加工中及び環境サンプルは通常採集されない。清浄化及び消毒手順を評価するガイダンスについては 8.3.2.3 項を参照のこと。冷凍カエル脚肉の微生物による腐敗・変敗は起きないと思われる。最終製品の仕様のためのコーデックス委員会のガイダンスは極めて一般的である："カエル脚肉はヒトに有害な量の微生物汚染はなく，ヒトに有害な寄生虫を含まず，健康に対するハザードを示す恐れのある量の微生物から由来するいかなる物質も含有すべきではない"（Codex Alimentarius 1983）。サルモネラ属菌は，生のカエル脚肉には存在すると予想すべきである。サルモネラ属菌及びその他の病原微生物について，冷凍カエル脚肉の日常のサンプリングは推奨されない。

文献

Bates JR, Bodnaruk PW (2003) *Clostridium perfringens*. In: Hocking AD (ed) Foodborne microorganisms of public health significance, 6th edn. Australian Institute of Food Science and Technology Ltd. (NSW Branch) Food Microbiology Group, New South Wales, Australia

Brett MM (1998) 1566 outbreaks of *Clostridium perfringens* food poisoning, 1970-1996. Proc 4th World Congr, Berlin. Foodborne Infect Intox 1: 243-244

Butler F, Duffy G, Engeljohn D et al (2006) Background paper for the Joint FAO/WHO expert consultation on development of practical risk management strategies based on microbiological risk assessment outputs. Case study: *Escherichia coli* O157:H7 in fresh raw ground beef. April 3-7, Kiel, Germany http://www.fao.org/ag/agn/agns/jemra/Ecoli.pdf. Accessed 31 December 2009

Codex Alimentarius (1983) Recommended International Code of Hygienic Practice for the Processing of Frog Legs. (CAC/RCP 30-1983), Joint FAO/WHO Food Standards Program, FAO, Rome

Codex Alimentarius (2005) Code of Hygienic Practice for Meat (CAC/RCP 58-2005), Joint FAO/WHO Food Standards Program, FAO, Rome

Codex Alimentarius (2009a) Guidelines on the Application of General Principles of Food Hygiene to the Control of *Listeria monocytogenes* in Foods. Annex I: Recommendations for an Environmental Monitoring Program for *Listeria monocytogenes* in Processing Areas (CAC/GL 61-2007), Joint FAO/WHO Food Standards Program, FAO, Rome

Codex Alimentarius (2009b) Guidelines on the Application of General Principles of Food Hygiene to the Control of *Listeria monocytogenes* in Foods. Annex II: Microbiological Criteria for *Listeria monocytogenes* in Ready-to-eat foods (CAC/GL 61-2007), Joint FAO/WHO Food Standards Program, FAO, Rome

CDC (Centers for Disease Control) (2009) Preliminary Food Net data on the incidence of infection with pathogens transmitted commonly through food - 10 states, 2008. Morbid Mortal Weekly Rep 58: 333-337

Cole MB, Tompkin RB (2005) Microbiological performance objectives and criteria. In: Sofos JN (ed), Improving the safety of fresh meat. Woodhead, Cambridge

EU (European Union) (2003) Regulation (EC) No 2160/2003 of the European parliament and of the council of 17 November 2003 on the control of *Salmonella* and other specified food-borne zoonotic agents. Off J Eur Union L325: 1-15

EU (2005) Commission regulation (EC) No 2073/2005 of 15 November 2005 on microbiological criteria for foodstuffs. Off J Eur Union L338: 1-26

FAO/WHO (Food and Agriculture Organization/World Health Organization) (2004) Risk assessment of *Listeria monocytogenes* in ready-to-eat foods: technical report. Microbiological risk assessment series No. 5. Food and Agriculture Organization of the United Nations, Rome and World Health Organization, Geneva

FDA-FSIS (Food and Drug Administration - Food Safety and Inspection Service) (2003) Quantitative assessment of the relative risk to public health from foodborne *Listeria monocytogenes* among selected categories of ready-to-eat foods. Food and Drug Administration, Center for Science and Applied Nutrition, College Park, Maryland

Golden NJ, Crouch EA, Latimer H et al (2009) Risk assessment for *Clostridium perfringens* in ready-to-eat and partially cooked meat and poultry products. J Food Prot 72: 1376-1384

ICMSF (International Commission on Microbiological Specifications for Foods) (2002) In: Microorganisms in Foods 7: microbiological testing in food safety management. Kluwer Academic/Plenum, New York

ICMSF (2005) Meat and meat products. In: ICMSF Microorganisms in foods 6: microbial ecology of food commodities, 2nd edn. Kluwer Academic/Plenum, New York

Scott VN, Swanson KMJ, Freier TA et al (2005) Guidelines for conducting *Listeria monocytogenes* challenge testing of foods. Food Prot Trends 25: 818-825

USDA (United States Department of Agriculture) (1996) Pathogen reduction; Hazard Analysis and Critical Control Point (HACCP) systems; final rule. Federal Register 61: 38805-3989

USDA (2008) Progress Report on *Salmonella* Testing of Raw Meat and Poultry Products, 1998-2006. http://www.fsis.usda.gov/Science/Progress_Report_Salmonella_Testing/index.asp. Accessed 31 December 2009

USDA (2010) FSIS Directive 10,010.1, Revision 3. Verification activities for *Escherichia coli* O157:H7 in raw beef products. http://www.fsis.usda.gov/OPPDE/rdad/FSISDirectives/10010.1Rev3.pdf. Accessed 15 October 2010

第9章
家禽製品

9.1 はじめに
9.2 一次生産
9.3 生の家禽製品
9.4 加熱調理済み家禽製品
9.5 十分にレトルトされた長期保存可能な家禽製品
9.6 乾燥家禽製品
文献

第 9 章　家禽製品

9.1　はじめに

　生鮮及び冷凍生家禽製品は，サルモネラ属菌及び高温発育性カンピロバクター属菌によるヒトの疾病の重要な汚染源であると考えられている。通常，不十分な加熱調理または生家禽肉からそのまま摂食可能な食品への交差汚染の2つのシナリオがある。生家禽肉は極めて劣化しやすく，冷凍しないと最良の条件下でも腐敗・変敗する。貯蔵温度の上昇に伴い，生家禽肉は微生物の発育と代謝速度の増加によって急速に腐敗・変敗する。

　また，加熱調理された劣化しやすい家禽製品は，L. monocytogenes が流通や貯蔵中に増殖する時に食品由来疾病と結び付いてきた。乾燥家禽製品が食品由来疾病と関連することは稀であるが，不十分な加熱調理のためのサルモネラ属菌の生残，あるいは乾燥や包装中の汚染が GHP の不十分な管理による作業で起こる。

　多くの企業及び研究機関は，原材料として生鮮または冷凍生家禽肉を購入し，その後の加工処理のための生鮮家禽肉の官能的品質を管理すべきである。管理の好ましい措置は，購入者及び納入業者が，と殺からの最大日数ならびに冷却処理，貯蔵，流通の条件（例：4℃以下）についての仕様に同意することである。時間と温度を管理することによって，官能的品質は意図した目的の通りに管理できる。もう1つの選択肢は，家禽肉が冷凍される速度を管理するための手順を備えた納入業者から冷凍生家禽肉を購入することである。包装，パレットへの積載及び冷凍の方法は，包装センターで冷凍される前に微生物の発育や腐敗・変敗が起こるか否かに影響する。加熱調理製品の製造業者の中には，加工処理中に望ましい温度及び条件に達するよう，生鮮家禽肉と冷凍家禽肉を混合する業者がある。微生物学的検査は，食肉について行うことができるが，これは官能的特性を管理するために，時間と温度管理よりもあまり好ましいアプローチとはいえない。

　家禽製品の微生物学に関する更なる情報は入手可能である（ICMSF 2005）。コーデックス委員会の食肉の衛生規範（Codex Alimentarius 2005）は，家禽製品と結び付く微生物学的リスクを管理するためのガイダンスを提供している。また，ブロイラー鶏肉及び鶏肉におけるサルモネラ属菌（FAO/WHO 2002）及びカンピロバクター属菌（FAO/WHO 2009a）についてのリスク評価文書が入手できる（FAO/WHO 2009b）。

9.2　一次生産

　家禽の飼育状況は世界中でかなり異なっており，数羽の鶏あるいはその他の家禽を保有している小規模な家族経営の農場から，大規模な専門の家禽飼育場まである。農場の規模が大きくなるにつれて，より専門化され，財政投資も増大し，家禽の疾病についての懸念が増加している。近年の家禽複合施設は低コストでより速い成長率を達成するために，より厳しい管理を実施している。農場数は減るがその規模は大きくなり，ヒトの健康ならびに家禽の群れの懸念される病原微生物を減少

させるために，国家農場管理プログラムを設定する機会が増加している。例えば，スカンジナビアの国々は家禽の飼育及び生家禽肉におけるサルモネラ属菌の分布を最小限にするための長期的な農場プログラムを実施した。これらのプログラム及びその他の国々の類似のプログラムは，家禽肉のサルモネラ属菌の汚染を大いに減少させることができた。デンマークでは，例えばと殺処理された群れのサルモネラ属菌の分布は，1993年の62%から2000年には約3%に減少した（DVFA 2004）。

七面鳥の群れにおけるサルモネラ属菌の分布に関するベースラインの調査が，2006年10月から2007年9月に欧州で実施された（EFSA 2008）。サルモネラ陽性の繁殖群と肥育群の分布率は，それぞれ13.6%と30.7%であった。分布率は，データが入手できた国の中で変動があり，0%から約80%の範囲であった。そのデータは，公衆衛生上重要な選択された血清型において，将来的な減少に目標を設定するために使用されている（EFSA 2008）。もう1つのベースラインの研究が，欧州諸国におけるブロイラーのカンピロバクター属菌とサルモネラ属菌の分布を評価し，数か国で適用された農場での管理戦略の有効性について情報を提供している（EFSA 2010）。

ベースラインを設定するための同様の取り組み及び研究所における管理は，カンピロバクター属菌の分布を減少させると思われる。農場から消費者に至る長年の調査とリスク評価から収集された情報は，鶏肉におけるカンピロバクター属菌及びサルモネラ属菌の管理のために国際的に認められるガイドライン草案を作成するために使用されている（CCFH 2009）。

9.3 生の家禽製品

9.3.1 重要な微生物

9.3.1.1 ハザードと管理

重要なハザードはサルモネラ属菌及びカンピロバクター属菌である。サルモネラ症の集団発生は通常不適切な加熱調理，加熱調理家禽肉の再汚染，あるいはそのまま摂食可能な食品への交差汚染による。リスク評価では，汚染された鶏肉の分布の50%減少は1食当たりの予想リスクの50%減少という結果になり，冷却槽中の鶏枝肉のサルモネラ属菌の菌数の40%減少は1食当たりのリスクが65%減少という結果になることが示されている（FAO/WHO 2002）。

サルモネラ属菌とカンピロバクター属菌は，農場の生鳥及び処理施設の受け入れ時にも存在している。産卵，孵化及び成長の間に鳥同士または鳥自身の体内で病原微生物の卵への移行に寄与する要因の管理の程度は，と殺処理及び冷却工程中に病原微生物を排除することのできる管理措置がないことから，生家禽枝肉及び部分肉におけるこれらヒトの病原微生物の分布に強く影響する。生枝肉及び部分肉に存在するサルモネラ属菌とカンピロバクター属菌のタイプは，処理前の生鳥に存在する菌種を反映している。このことは，これらの病原微生物が汚染か所から処理施設内に移行したものではないことを示唆している。処理中に，サルモネラ属菌は1つの群れから次の群れへと伝播

第9章　家禽製品

される可能性がある。したがって，可能であれば，陽性の群れは陰性の群れの後で加工処理するのが望ましい。Rosenquist et al.（2003）は，このことがカンピロバクター属菌の場合は，かならずしも当てはまらないと報告している。

生家禽肉の腐敗しやすい性質を考慮して，低温発育性腐敗細菌による汚染を最小限にするために，と殺処理と冷却の間の管理を行うことは重要である。通常，これらの取り組みも病原微生物汚染の可能性を減少させる。

冷凍生家禽製品の重要なハザードは，カンピロバクター属菌の中には冷凍によって不活化されるという，例外の可能性のある冷蔵製品と同じものである。カンピロバクター属菌（Sandberg et al. 2005, Georgsson et al. 2006）及びウエルシュ菌の増殖細胞のある程度の減少は冷凍保存中に起こるが，冷凍処理は微生物による安全性を確保することには必ずしもならない。例えば，サルモネラ属菌は1年またはそれ以上の間生残できる。

コーデックス委員会の食肉の衛生規範（Codex Alimentarius 2005）は，生家禽肉に結び付く微生物学的リスクの管理についてのガイダンスを提供している。

9.3.1.2　腐敗・変敗と管理

4つの要因が，冷蔵温度における生家禽肉の腐敗・変敗速度及びタイプに影響する。すなわち，1）低温細菌の菌数及びタイプ，2）家禽組織の固有のpH，3）貯蔵温度，4）混合ガスまたは真空包装のような包装のタイプである。GHPの効果的な実施は，生家禽肉における低温細菌の菌数及びタイプに影響する主な要因である。特に，維持管理及び清掃のしやすい装置を設計することが必要である。装置及び加工処理環境は，腐敗細菌のレベルを低く維持できる間隔で清浄にして消毒しなければならない。

家禽組織の固有のpHは変えられないが，生家禽製品の可食期間に影響する重要な要因であると理解すべきである。黒みがかった肉（例：腿肉及び脚肉）のpHは高いので，白みがかった製品（例：胸肉）よりも腐敗・変敗が早い。しかし，貯蔵温度は管理可能である。貯蔵温度を4℃よりも低下させると，品質を保つ上で極めて有益な影響を及ぼすことができる。温度を家禽肉の凍結処理点に近付けることによって，可食期間を最大にすることができる。

また，包装のタイプは，最終的に腐敗・変敗を引き起こす微生物の発育率及び汚染微生物にも影響することがある。例えば，生家禽肉は，真空包装または二酸化炭素を含むガスで包装された時，酸素透過性フィルムで包装された場合に比べて長い可食期間である。

冷凍家禽肉は，通常微生物による腐敗・変敗を受けない。

9.3.2　微生物データ

Table 9.1は，生家禽製品のための有用な検査を要約している。特定の推奨事項に関連した重要な詳細については本文を参照のこと。

Table 9.1 生家禽製品の微生物学的安全性及び品質のための検査

	相対的重要性	有用な検査
極めて重要な原材料	低	時間と温度が,生家禽原材料について管理されるべきである。非食肉原材料があるとしても,日常の検査は推奨されない。
加工中	中	加工処理の様々な段階で基準値を設定し,微生物相における変化が加工処理中に生じる箇所を評価するために,枝肉全体のすすぎ液または組織サンプル(例:頸部の皮膚)を検査する。低温細菌,大腸菌,サルモネラ属菌の通常のレベルは,サンプリング箇所,サンプリング方法,及び各施設の加工処理条件によって異なる。
加工処理環境	中	清浄化及び消毒手順の有効性を確認するために,始動前の装置表面をサンプリング。検出される通常のレベルについては本文を参照のこと。
可食期間	低	日常の可食期間検査は冷蔵製品について通常実施されず,冷凍製品の検査は推奨されない。可食期間検査は,新規小売製品の日付表示の妥当性確認,あるいは新規包装システムが導入される際には有用である。
最終製品	中	国内で作成されたガイドラインを使用する生鮮包装製品の進行中の工程管理及び傾向分析のために,指標微生物について検査する。加工処理用に設定されたレベルは,流通中及び小売時点には適用しない(本文参照)。加工処理中に検出される通常のレベル: ・好気性集落数 – $< 10^5$ CFU/g ・大腸菌 – $< 10^2$ CFU/g 日常のロット受入サンプリングは,生家禽肉のサルモネラ属菌あるいはカンピロバクター属菌について推奨されない。集団発生における調査または新規納入業者の証明は,ある状況下ではサルモネラ属菌あるいはカンピロバクター属菌の分布を決定することが有用であると思われる(本文参照)。 達成基準を設定している国または地域では,要求されるサンプリングプラン及び検査を適用することが望ましい。

9.3.2.1 極めて重要な原材料

国際市場で入手可能な生家禽肉は,一般的に添加される原材料を含有していない。小売製品の中には,冷蔵流通,貯蔵及び店頭陳列中の製品をマリネとするために,スパイスまたは調味料を添加して製造されるものもある。これらの原材料は,製品中及び包装条件下で発育可能な低温細菌が混入しない限り,可食期間に影響を及ぼすことは恐らくない。ある種の原材料(例:酢や食塩)は,十分に高い濃度で存在すれば,腐敗・変敗速度を低下させることができる。

9.3.2.2 加工中

工程管理のための最も一般的なサンプリング箇所は冷却後である。羽を除去した直後のサンプリングは,その後の加工処理中の作業による微生物減少の程度を決定するためにも使用できる。冷却後のサンプルは,汚染を最小限にするためのそれまでのすべての取り組みを反映する。加工中のサンプリングは,冷却後のデータが汚染に寄与する箇所の特定に役立つ加工工程の初期段階の調査サンプルでない限り推奨されない。加工中のサンプルは,冷却後のサンプリングに使用されるものと

第9章　家禽製品

同じであることが望ましい。好気性集落数，大腸菌あるいはサルモネラ属菌は調査目的に使用可能である。その選択は，問題の性質に左右される（例：早期の腐敗・変敗，サルモネラ属菌の許容できないレベル）。2つの一般的なサンプリング手順は，首の皮膚の一部を採集すること，及び鳥全体のすすぎである（Cox et al. 2010）。殺菌の検査は，早期の腐敗・変敗の問題を調査する時に有用なデータを提供できる。大腸菌またはサルモネラ属菌の検査は，許容できないレベルのサルモネラ属菌の発生をよく理解するためのデータを提供できる。検出される低温細菌，大腸菌及びサルモネラ属菌の通常のレベルは，サンプリング方法，サンプリング箇所，加工処理条件及びその他の要因に依存する。傾向分析に基づく内部標準の開発及び方法が望ましい。

9.3.2.3　加工処理環境

始業前に採集された綿棒及びスポンジサンプルは，と殺処理，冷却及びその他のと体を包装生鮮家禽肉にするために使用される装置の清浄化及び消毒の有効性を検証するのに役立つ。好気性集落数の分析は一般的に使用されるが，その他の検査（例：ATP-生物発光，大腸菌群，腸内細菌科菌群）が場合によっては有用な情報を提供することもある。十分に清浄にされ，消毒されたステンレス板で検出される通常の好気性集落数レベルは＜500 CFU/㎠である。これより高い菌数が，その他の表面（例：非金属コンベヤーベルト）で検出される可能性がある。

9.3.2.4　可食期間

冷蔵された生家禽製品の可食期間検査は，企業がこれを有用であると考える場合に実施されることがあるが，冷凍生家禽肉の検査は推奨されない。可食期間検査は，新規の小売製品の日付表示を妥当性確認するため，あるいは新規の包装システムが導入される時に有用である。検証は官能的評価に単純に基づく可能性がある。特定の腐敗微生物の微生物学的分析は，ある製品に対して有用である。日付表示に関連する官能的許容性を検証するための店内調査は，定期的に考慮してもよい。

可食期間検査は，それ以上の加工製品を製造するための原材料として使用される生家禽肉には必要でない。

9.3.2.5　最終製品

多くの企業及び政府は，品質または加工工程の衛生指標微生物について基準を設定してきた（例：好気性集落数，腸内細菌科菌群，大腸菌）。そのデータは，工程管理プログラムに導入され，傾向分析のために使用される時に最も有用である。検出される通常のレベルは，好気性集落数は＜10^5 CFU/g，大腸菌は＜10^2 CFU/gである。しかし，これらを上回る菌数は，処理施設での管理の欠如を示すものではないと思われる。鳥群の健康に関するいくつかの要因は，鳥が処理のために引き渡された時点で，鳥の皮膚に存在する細菌の量及びタイプの多様性の結果に基づく。

生産国または輸入国の規制当局によって設定された基準は考慮することが望ましい。その基準は，と殺処理から店頭陳列までのフードチェーンにおける特定の段階から，または輸入時点で採集されたサンプルに基づくと思われる。検査結果は，一次生産，処理，冷却及び貯蔵の時間と温度の

条件を反映する。これらの値は，生鮮家禽肉における腸管内病原微生物の分布または菌濃度の指標にはほとんどならない。

貯蔵，流通及び店頭陳列の間に採集されたサンプルでは，低温発育性微生物が増加する可能性があることから，加工処理中及び包装中の衛生状態を必ずしも的確に算定していない。これらの段階で許容できない結果のサンプルは，適切な改善措置が実施できるように，なぜそのようなことが起こったのかを究明するために調査サンプリングを行うべきである。高レベルの潜在的原因は，製造中の不衛生な状態，または流通，貯蔵あるいは陳列中に発育を可能にする高い温度（例：＞7〜8℃）での保管によると思われる。冷凍製品の指標微生物検査は，冷凍処理時の汚染微生物及び流通や店頭陳列中に生じた可能性のあるなんらかの減少を反映する。

生鮮家禽肉のサルモネラ属菌の汚染率は地域及び国によりかなり異なる。日常のロット受け入れサンプリングは生鮮家禽製品のサルモネラ属菌について推奨されないが，特異的な状況（例：集団発生の調査，新規納入業者の証明）では，サルモネラ属菌の分布に関する情報が有用な情報を提供できる可能性がある。

フードチェーンの特定段階での食品由来病原微生物（例：サルモネラ属菌，カンピロバクター属菌）の基準（例：達成目標値）の適用は，食品の安全性を改善するために重要性が増加している。このことは，コーデックス委員会により，微生物学的検査を用いた食肉衛生の工程管理の検証について，政府に対してガイダンスを提供するに至った（Codex Alimentarius 2005）。特定の微生物学的基準は提供されていないが，ガイダンスには"達成目標値や達成基準を含む微生物学的検査の要求事項の設定は，関係団体との協議により所管官庁の責任で，ガイドラインあるいは規制規格から構成される"と記述している。さらに，"所管官庁は，規制に特定された，例えば微生物学的な統計による工程管理の要求事項として，サルモネラ属菌の規格がある場合は，微生物学的検査の要求事項の遵守を検証すべきである"としている。

傾向分析は，データが設定された要件を満たすための企業の実施手順として，汚染率の変化を測定するために用いることができることから重要な構成要素である。ある国または地域（例：USA，EU）では，生家禽肉におけるサルモネラ属菌あるいはカンピロバクター属菌の汚染を減少させるために長期的継続改善プログラムを開始した（USDA 1996，USDA 2008，EU 2003，EU 2005，NZFSA 2008）。このようなプログラムが農場からと殺処理及び冷却を通じて科学に基づいた最善の方法を提供し，公衆衛生の目標に関連するガイダンスと結びつくことが理想である。様々な国によって適用される手法（農場での管理，と畜施設での管理，またはその2つの組合せ）が，汚染程度の異なる病原微生物の管理及び消費者保護に通ずるかは不明である。例えば，生食肉及び家禽肉の施設レベルにおける達成目標値の採用は，病原微生物減少規則（USDA 1996）が完了した時に期待された米国におけるヒトのサルモネラ症の減少にはまだ至っていない（Cole & Tompkin 2005，CDC 2009）。もともと家禽に起因するヒトのサルモネラ症は，以前考えられたより低いか，あるいは農場から食卓に至る一連の段階における他の段階の関与を考慮する必要がある。

中間製品，加工処理環境または最終製品の微生物学的検査の価値は，生産される冷蔵または冷凍

第9章　家禽製品

製品，その意図する用途，及びデータの期待される有用性に左右される。Table 9.1は生家禽製品のための検査の相対的重要性を要約している。

9.4　加熱調理済み家禽製品

本項は，十分に加熱調理された家禽製品を対象とする。一部の部分的に加熱調理された製品（例：パーフライド）及びそのまま加熱可能な製品は，生製品として扱われることがある。

9.4.1　重要な微生物

9.4.1.1　ハザードと管理

　これらの製品は傷みやすく，冷蔵または冷凍しなければならない。加熱調理済みの傷みやすい家禽製品で考慮すべき微生物ハザードには，サルモネラ属菌，*L. monocytogenes*及びウエルシュ菌が含まれる。サルモネラ属菌及び*L. monocytogenes*の管理は，妥当性確認された加熱調理手順の使用及び再汚染の防止である。加熱調理処理はHACCPプランを通じて管理される。再汚染は，リステリア制御のために設計されたGHPの効果的な適用，及び環境モニタリングによる検証で管理される（Codex Alimentarius 2009）。製品によっては，最終の包装でリステリア殺菌処理するものもある。ある国では，*L. monocytogenes*の発育を不活化または制限するために添加物が使用される。

　加熱調理後に再汚染として認められるサルモネラ属菌は，加熱調理済み冷蔵家禽製品で生残できるが，製品が7℃以下で保持されれば増殖できない。

　ウエルシュ菌の制御は，生残する芽胞の許容できない増殖を防止する速度で加熱調理済み家禽製品を冷却し，12℃以下で保存する必要がある。歴史的に，ウエルシュ菌の集団発生例の90％以上が，不適切な冷却または食品提供作業時の保管によって起きている（Brett 1998, Murrell 1989）。また，不適切な小売及び消費者の冷蔵が米国におけるウエルシュ菌疾病の大半を占めていることが示されている（Golden et al. 2009）。塩漬済み家禽製品は亜硝酸ナトリウムを含んでおり，七面鳥または鶏胸肉のような一般的に塩漬されていない製品よりも高い食塩量である。塩漬済み家禽製品がウエルシュ菌疾病の原因となることは稀である。

　冷凍された加熱調理済み非塩漬家禽製品における微生物ハザードは，ウエルシュ菌の栄養細胞が冷凍処理に対して極めて敏感であり，冷凍保存期間中に菌数が減少する以外，冷蔵製品と同様である。また，*L. monocytogenes*は製品が冷凍されている間は増殖できない。

　コーデックス委員会の食肉の衛生規範（Codex Alimentarius 2005）は加熱調理済み家禽製品に関連する微生物学的ハザードの管理についてのガイダンスを提供している。

9.4 加熱調理済み家禽製品

9.4.1.2 腐敗・変敗と管理

腐敗・変敗速度は多くの要因により影響される（例：温度，当初の微生物数及び種類，包装のタイプ，化学物質の組成）。低温発育性クロストリジウム属菌及び乳酸菌による腐敗・変敗は，冷蔵された可食期間を過ぎた市販製品に発生している（例：35日以上）。管理は，クロストリジウム属菌の汚染源（例：生家禽肉またはその加工処理環境における汚染か所）を決定すること，及び適切な管理を実施することである。

9.4.2 微生物データ

Table 9.2 は加熱調理済み家禽製品のための有用な検査を要約している。特定の推奨事項に関連する重要な詳細については本文を参照のこと。

9.4.2.1 極めて重要な原材料

加熱調理済み家禽製品中の家禽肉以外の原材料が，重要な病原微生物あるいは腐敗・変敗フローラの汚染源になることは稀である。ある種の原材料（例：食塩，亜硝酸ナトリウム，乳酸ナトリウム，二酢酸ナトリウム）は，腐敗・変敗速度ならびに $L.\ monocytogenes$ やクロストリジウム属菌の発育を減少させることができる。

9.4.2.2 加工中

リステリア属菌の制御の日常における評価のための加工処理環境サンプルに対する加工中サンプルの相対値は，検討の余地がある問題である。環境サンプル全体で加工中サンプルに，より大きな信頼性を置くための決定は，規制方針，装置の複雑さ及び加熱調理後の工程段階によって影響される可能性がある。日常の加工中サンプリングは，一部の製造業者は行っていないが，その他の製造業者は管理を評価するために加工中サンプルに信頼を置いている。加工中サンプルは，問題を調査する時に助けとなることは経験が示しており，推奨される。サルモネラ属菌，黄色ブドウ球菌あるいはウエルシュ菌の日常のサンプリングは，これらの病原微生物に関連するリスクが GHP 及び HACCP を通して管理可能であることから推奨されない。

9.4.2.3 加工処理環境

加工処理環境の管理を検証する相対的重要性は，製品が加熱調理と最終包装の間で汚染されれば，消費者に対するリスクに影響する。本章では，その発育を支持し，しかも冷蔵された可食期間の長い製品において重要な懸念になるという理由で，$L.\ monocytogenes$ の制御に焦点を当てる。管理可能なレベルに $L.\ monocytogenes$ を制御するような環境では，サルモネラ属菌も制御されると思われる。

最も高い懸念は，妥当性確認された発育阻害剤（例：乳酸塩，二酢酸塩）を含まない製品，貯蔵及び流通の通常の時間と温度で発育を助長する製品，最終包装後にリステリア殺菌処理を受けない

第9章　家禽製品

Table 9.2　加熱調理済み家禽製品の微生物学的安全性及び品質のための検査

	相対的重要性	有用な検査
極めて重要な原材料	低	これらの製品は微生物学的安全性あるいは品質のための重要な家禽肉以外の原材料を含まない。
加工中	高	加熱調理パラメータのモニタリングは不可欠である。
	中	$L.\ monocytogenes$ の発育を支持する製品では，加熱調理後のサンプルはリステリア属菌の制御を評価できる。加熱調理後に検出される通常のレベル： ・リステリア属菌－存在しない
加工処理環境	高	$L.\ monocytogenes$ の発育を支持する製品では，製造中に加熱調理済み製品が包装前に汚染される恐れのある箇所の製品接触表面をサンプリング。床，排水溝及びその他の製品以外の接触表面からのスポンジまたは綿棒サンプルは，管理レベル及び装置及び製品の汚染の潜在リスクを早期に提供できる。予想される検出レベル： ・リステリア属菌－存在しない
	中	清浄化及び消毒処理手順の効果を検証するために，始動前に装置表面をサンプリング。通常の検出レベルは本文を参照のこと。
可食期間	中	可食期間検査は，可食期間を超えた冷蔵製品に有用であると思われる。冷凍された加熱調理済み家禽肉の可食期間検査は必要ない。
最終製品	中	進行中の工程管理及び製造における傾向分析における指標微生物を検査する。通常の検出されるレベル： ・好気性集落数－製品表面から$< 10^4\ CFU/g$ ・大腸菌－存在しない 病原微生物の日常のサンプリングは推奨されない。9.4.2.5 項に記載の状況が起きた時には，以下のサンプリングプランに従う。

製品	微生物	分析方法[a]	ケース	サンプリングプラン及び限度 /g[b]			
				n	c	m	M
加熱調理済み家禽肉	黄色ブドウ球菌	ISO 6888-1	8	5	1	10^2	10^3
加熱調理済み家禽肉：発育なし	$L.\ monocytogenes$	ISO 11290-2	NA[c]	5	0	10^2	-
加熱調理済み非塩漬家禽肉	ウエルシュ菌	ISO 7937	8	5	1	10^2	10^3

製品	微生物	分析方法[a]	ケース	サンプリングプラン及び限度 /25g[b]			
				n	c	m	M
加熱調理済み家禽肉	サルモネラ属菌	ISO 6579	11	10[d]	0	0	-
加熱調理済み家禽肉：発育助長	$L.\ monocytogenes$	ISO 11290-1	NA[c]	5[d]	0	0	-

[a] 代替法は，ISO 法に対して妥当性確認された時に使用可能である。
[b] これらのサンプリングプランの担保水準については，付属 A を参照。
[c] NA＝適用できない：コーデックス基準を使用。
[d] それぞれ 25 g の分析単位（混合については 7.5.2 項 参照）。

9.4 加熱調理済み家禽製品

製品，及びリステリア症に高度に敏感な消費者に向けられる製品である。また，サンプリングの頻度及び範囲は消費者のリスクを反映すべきである。

最終包装前に露出された加熱調理済み製品と接触する装置及びその他の表面のサンプリングを含むモニタリングプログラムは極めて有用であり推奨される。広範囲の装置からのスポンジサンプルは，製造中に採集すべきである。また，サンプルは追加の管理の手段として，製品と接触していない表面からも採集可能である（Codex Alimentarius 2009）。妥当性確認された最終包装中のリステリア殺菌処理を受けた製品の環境サンプリングの有用性については議論の余地がある。

また，リステリア属菌の制御とモニタリングの原則は，加熱調理済み家禽製品の腐敗微生物（例：乳酸菌）を管理するためにも適用できる。綿棒またはスポンジサンプルは，清浄化及び消毒の効果を検証するために作業開始前に採集すべきである。好気性集落数の分析が一般的な分析であるが，その他の検査（例：ATP-生物発光）が有用な情報を提供すると思われる。通常，十分に清掃され，消毒されたステンレス板の好気性集落数は＜500 CFU/㎠である。それよりも高い菌数が，コンベアーベルトのような清掃され，消毒された非金属表面で検出される可能性がある。

9.4.2.4 可食期間

日付表示規範は，期待される期限前，期間中及び期間後の包装を含めて，管理された温度で製品を保ち，官能評価，微生物学的分析あるいは選択された間隔でその両方を行うことによって妥当性確認できる。その後の妥当性確認は，製品が包装面に記載された期限に一貫して適合するか否かに対する信頼性を反映する頻度で実施される。冷凍された加熱調理済み家禽製品の可食期間検査は必要ない。

L. monocytogenes の発育が，包装に適用された日付表示の期間内に起こらないという妥当性確認は，一部の地域では興味が持たれている。妥当性確認についての考慮事項が入手可能である（Scott et al. 2005）。

9.4.2.5 最終製品

進行中の工程管理及び傾向分析のための指標微生物（例：好気性集落数，大腸菌）について検査を行う。通常の好気性集落数は製品表面で＜10^4 CFU/gであり，大腸菌は加熱調理済み製品では通常検出されない。

サルモネラ属菌及び *L. monocytogenes* を死滅させるために，HACCPプランを通じて管理された妥当性確認された工程を適用し，さらに，加工処理環境からの再汚染を防ぐための効果的なGHPを適用する。GHP及びHACCPの確実な適用に疑問があれば（例：指標微生物検査が予想より高い値である），サルモネラ属菌と *L. monocytogenes* のためのサンプリングが適当と思われる。*L. monocytogenes* 汚染の可能性を示す証拠がある時（例：食品接触面の結果が陽性，または改善措置の有効性がまだ検証されていない），食品のサンプリングを考慮すべきである。ある十分に加熱調理された製品が，別の殺菌を受けるようなさらに加工処理される製品の原材料となっていることもあるが，他の最終用途は決定が困難である。サンプリングの厳密性は，消費者のリスク（例：

第9章　家禽製品

発育が，意図する消費者の食品中で起こる可能性があるかどうかなど）と同時に，製品の最終用途についての不確実性を反映すべきである。サブロットによるサンプリングの厳密性を増すためのガイダンスは，第5章で検討されている。

　Table 9.2のサルモネラ属菌のサンプリングプランは，サルモネラ属菌が通常の流通及び貯蔵条件下で発育しない食品を対象としている（すなわち，ケース11）。L. monocytogenes のサンプリングプランは，L. monocytogenes の制御における食品衛生の一般原則に従い，適切な環境モニタリングプログラムで生産されたそのまま摂食可能な食品を対象としている（Codex Alimentarius 2009）。このサンプリングプランの担保水準の例として，菌数の対数正規分布を想定すると，L. monocytogenes が発育し難い製品のサンプリングプランは，食品の1ロットに93 CFU/gの相乗平均菌濃度が含まれる信頼度が95%となり，分析の標準偏差0.25 log CFU/gは，10^2 CFU/gを超える5つのサンプルのいずれかに基づいて検出され不合格となる。そのようなロットでは，サンプルの55%が 10^2 CFU/g以下，10^2 CFU/gを超えるサンプルは最大45%であるが，本ロットからの全サンプルの0.002%のみが 10^3 CFU/g以上と考えられる。

　基準に適合しない時にとるべき通常の措置は，1) 汚染されたロットがヒトの消費用に出荷されないようにする，2) 既にヒトの消費用に出荷されていれば，その製品を回収する，及び3) 欠陥の原因を決定し，是正することである。

　加熱調理後に冷却処理の逸脱が起きた場合（すなわち，冷却速度がHACCPプランの管理基準を逸脱），製品はロットの性質を考慮してさらに情報を提供するために，ウエルシュ菌について検査する。サンプル単位は，製品の中心部または冷却が最も遅い部位から採集すべきである。サンプルは冷蔵サンプル（すなわち，凍結しない）として検査室に提出するのが望ましい。ウエルシュ菌検査の決定は，入手できる情報（例：pH, a_W, 亜硝酸ナトリウム，乳酸塩または二酢酸塩のような添加された阻害剤），逸脱及びオプションの範囲，製品の性質に有用であると思われる発育を推定するための予測モデルに依存する。また，サンプリングプランは，温度の不適切なことが疑われ，黄色ブドウ球菌が懸念される時の製品についても必要である。

9.5　十分にレトルトされた長期保存可能な家禽製品

　十分にレトルトされた長期保存可能な家禽製品のハザード及び管理は，他の低酸性缶詰食品のものと同じである（第24章を参照）。家禽缶詰製品を含む低酸性缶詰食品の腐敗・変敗は管理可能であり，めったに発生しないはずである。製品が適切にレトルトされなければ，初期腐敗が起こる可能性がある。これには，装置が故障し，食品がレトルト前に長時間にわたり放置されるようないくつかの理由がある。

　商業的加工処理における現在の推奨手順は，GHPとHACCPに基づくことによって，商業的に無菌であり，予想される貯蔵や流通条件に対して安定な製品である。これら製品の日常の微生物学的検査は，安全性または品質のどちらに対しても推奨されない。追加情報については，第24章を

9.6 乾燥家禽製品

9.6.1 重要な微生物

9.6.1.1 ハザードと管理
参照のこと。

乾燥家禽製品は加熱調理され，長期の保存が可能なように加工される。それらは，一般的に2つの基本的グループに分けられる。1つはさいころ状，粉状，ブイヨン及びペースト状の製品であり，スープ混合物及び調味料に使われる。もう1つは，家禽肉に食塩，調味料及びスパイスを混合後，加熱調理して乾燥させた平らな細い紐状またはソーセージ状にしたものである。考慮すべき重要な微生物ハザードはサルモネラ属菌である。*L. monocytogenes* は，低い a_W が，これらの製品中での発育を妨ぐことから，懸念すべきハザードではない。リスク評価及びリスク分類では，これらの製品は食品由来リステリア症の原因食品としてリスクの低い部類に位置付けられる（FDA-FSIS 2003，FAO/WHO 2004）。加熱調理処理は，これら製品の製造において重要管理点（CCP）である。

9.6.1.2 腐敗・変敗と管理
乾燥家禽製品は，それらが水で戻されるか，または多湿状態に曝露されるまで微生物学的に安定である。

9.6.2 微生物データ

Table 9.3 は乾燥家禽製品のために有用な検査を要約している。特定の推奨事項に関連した重要な詳細は本文を参照のこと。

9.6.2.1 極めて重要な原材料
家禽肉以外の極めて重要な原材料はない。

9.6.2.2 加工中
日常の加工中サンプルは必要でないが，問題が発生して微生物の汚染源を特定しなければならない場合には有用である。

9.6.2.3 加工処理環境
サルモネラ属菌の日常の環境サンプルは，生家禽肉加工区域と加熱調理された家禽製品が露出す

第9章　家禽製品

Table 9.3　乾燥家禽製品の微生物学的安全性及び品質のための検査

	相対的重要性	有用な検査
極めて重要な原材料	低	これらの製品は微生物学的安全性または品質のための家禽肉以外の重要な原材料を含まない。
加工中	高	加熱調理及び pH，a_w，防腐剤のような調製パラメータをモニタリングする。製造処理工程は，家禽肉に存在するサルモネラ属菌の制御について妥当性確認すべきである。
	低	加工中サンプルの日常の微生物学的検査は推奨されない。
加工処理環境	中	清浄化及び消毒手順の有効性を検証するために，始動前に装置表面のサンプリング。通常の検出レベルについては本文を参照。
可食期間	低	これらの製品は，適切に乾燥され，高湿度から防御されていれば，本来的に長期保存可能である。比較的高い a_w のスナック製品は安定性の検証が必要と思われる（本文参照）。
最終製品	低	日常のサンプリングは必要ない。GHP と HACCP の適用に問題があれば，サルモネラ属菌のサンプリングを検討してもよい。

製品	微生物	分析方法[a]	ケース	サンプリングプラン及び限度 /25g[b]			
				n	c	m	M
乾燥家禽肉	サルモネラ属菌	ISO 6579	11	10[c]	0	0	-

[a] 代替法は，ISO 法に対して妥当性確認された時に使用可能である。
[b] これらのサンプリングプランの担保水準については，付属 A を参照
[c] それぞれ 25 g の分析単位（混合については 7.5.2 項 参照）。

る区域とを適正に区分して，GHP で管理された作業下にある限り必ずしも必要ではない。しかし，環境サンプリングは，問題が発生して汚染源を特定しなければならない場合には有用である。

綿棒またはスポンジサンプルは，始業前に装置の清浄化及び消毒の有効性を検証するために採集すべきである。好気性集落数の分析は通常の分析であるが，その他の検査（例：ATP-生物発光）が有用な情報を提供する可能性がある。十分に清掃され，消毒されたステンレス上の通常の好気性集落数は 500 CFU/cm² 以下である。これより高い菌数が，その他の表面（例：非金属コンベアーベルト）に検出される可能性がある。

9.6.2.4　可食期間

最終の含水量（すなわち，10% 以下）及び低 a_w は，これらの製品を微生物学的に安定化する。帯状及び細長いソーセージ形の製品は，スナックとしての美味しさを増すために水分量が高い場合がある。a_w レベルが十分に高ければ（例：0.70 以上），これらの製品は長い保存期間中にカビの発育を防ぐために低酸素圧で包装されるか，または防カビ剤を用いた処理を講じなければならない。不完全な密封包装では，貯蔵，流通及び小売陳列中にこれら製品のカビによる腐敗・変敗の一因となる恐れがある。

9.6.2.5 最終製品

これらの製品は公衆衛生に対するリスクが低く，日常のサンプリングは推奨されない。GHP と HACCP が腸管内病原微生物を制御するための方法として適用されているか否かが問われる理由があれば，指標微生物（例：大腸菌）またはサルモネラ属菌のためのサンプリングが推奨される。

文献

Brett MM (1998) 1566 outbreaks of *Clostridium perfringens* food poisoning, 1970-1996. Proc 4th World Congr, Berlin. Foodborne Infect Intox 1:243-244

Codex Alimentarius (2005) Code of hygienic practice for meat (CAC/RCP 58-2005). Joint FAO/WHO Food Standards Program, FAO, Rome

Codex Alimentarius (2009) Guidelines on the application of general principles of food hygiene to the control of *Listeria monocytogenes* in foods (CAC/GL 61-2007). Annex I: Recommendations for an environmental monitoring program for *Listeria monocytogenes* in processing areas. http://www.codexalimentarius.net/web/more_info.jsp?id_sta=10740. Accessed 4 November 2010

CCFH (Codex Committee on Food Hygiene) (2010) Proposed draft guidelines for control of *Campylobacter* and *Salmonella* spp in chicken meat at step 3. CX/FH 10/42/4

CDC (US Centers for Disease Control and Prevention) (2009) Preliminary FoodNet data on the incidence of infection with pathogens transmitted commonly through food - 10 states, 2008. Morbid Mortal Weekly Rep 58:333-337

Cole MB, Tompkin RB (2005) Microbiological performance objectives and criteria. In Sofos JN (ed), Improving the safety of fresh meat. Woodhead, Cambridge, UK

Cox NA, Richardson LJ, Cason JA et al (2010) Comparison of neck skin excision and whole carcass rinse sampling methods for microbiological evaluation of broiler carcasses before and after immersion chilling. J Food Prot 73: 976-980

DVFA (Danish Veterinary and Food Administration) (2004) The national *Salmonella* control programme for the production of table eggs and broilers 1996-2002. Fødevare Rapport 2004:06

EFSA (European Food Safety Authority) (2008) Report of the task force on zoonoses data collection on the analysis of the baseline survey on the prevalence of *Salmonella* in turkey flocks in the EU, 2006-2007. The EFSA J 134:1-91

EFSA (2010) Analysis of the baseline survey on the prevalence of *Campylobacter* in broiler batches and of *Campylobacter* and *Salmonella* on broiler carcasses in the EU, 2008. Part A: *Campylobacter* and *Salmonella* prevalence estimates. EFSA Journal 8(03):1503 (99 pp)

EU (European Union) (2003) Regulation (EC) No 2160/2003 of the European parliament and of the council of 17 November 2003 on the control of *Salmonella* and other specified foodborne zoonotic agents. Off J Eur Union L325:1-15

EC (European Commission) (2005) Commission regulation (EC) no. 2073/2005 of 15 November 2005 on microbiological criteria for foodstuffs. Off J Eur Union L338:1-26

FAO/WHO (Food and Agriculture Organization of the United Nations/World Health Organization) (2002) Risk assessments of *Salmonella* in eggs and broiler chickens. Microbiological Risk Assessment Series No. 2. FAO/WHO, Rome, Geneva

FAO/WHO (2004) Risk assessment of *Listeria monocytogenes* in ready-to-eat foods: Technical Report. Microbiological Risk Assessment Series No. 5. FAO/WHO, Rome, Geneva

FAO/WHO (2009a) Risk assessment of *Campylobacter* spp. in broiler chickens: Technical Report. Microbiological Risk Assessment Series No. 12. FAO/WHO, Rome, Geneva

FAO/WHO (2009b) *Salmonella* and *Campylobacter* in chicken meat: Meeting Report. Microbiological Risk Assessment Series No. 19. FAO/WHO, Rome, Geneva

FDA-FSIS (Food and Drug Administration - Food Safety and Inspection Service) (2003) Quantitative assessment of the relative risk to public health from foodborne *Listeria monocytogenes* among selected categories of ready-to-eat foods. Food and Drug Administration, Center for Science and Applied Nutrition, College Park, Maryland

Georgsson F, Borkelsson AE, Geirsdóttir M et al (2006) The influence of freezing and duration of storage on *Campylobacter* and indicator bacteria in broiler carcasses. Food Microbiol 23:677-683

Golden NJ, Crouch EA, Latimer H et al (2009) Risk assessment for *Clostridium perfringens* in ready-to-eat and partially cooked meat and poultry products. J Food Prot 72:1376-1384

ICMSF (International Commission on Microbiological Specifications for Foods) (2005) Poultry products. In Microorganisms in foods 6: microbial ecology of food commodities, 2nd edn. Kluwer Academic/Plenum, New York

Murrell WG (1989) *Clostridium perfringens*. In Buckle KA (ed) Foodborne microorganisms of public health significance, 4th edn. Australian Institute of Food Science and Technology Ltd. (NSW Branch) Food Microbiology Group, New South Wales, Australia

NZFSA (New Zealand Food Safety Authority) (2008) *Campylobacter* risk management strategy: 2008-2011. http://www.nzfsa.govt.nz/foodborne-illness/campylobacter/strategy/Campylobacter_risk_management_strategy_2008-2011.pdf. Accessed 4 November 2010

Rosenquist H, Nielsen NL, Sommer HM et al (2003) Quantitative risk assessment of human campylobacteriosis associated with thermophilic *Campylobacter* species in chickens. Int J Food Microbiol 83:87-103

Sandberg M, Hofshagen M, Østensvik Ø et al (2005) Survival of *Campylobacter* on frozen broiler carcasses as a function of time. J Food Prot 68:1600-1605

Scott VN, Swanson KMJ, Freier TA et al (2005) Guidelines for conducting *Listeria monocytogenes* challenge testing of foods. Food Prot Trends 25:818-825

USDA (United States Department of Agriculture) (1996) Pathogen reduction; hazard analysis and critical control point (HACCP) systems; final rule. Federal Register 61:38805-38989

USDA (United States Department of Agriculture) (2008) Progress report on *Salmonella* testing of raw meat and poultry products, 1998-2006. http://www.fsis.usda.gov/Science/Progress_Report_Salmonella_Testing/index.asp. Accessed 4 November 2010

第10章
魚及び海産製品

10.1 はじめに
10.2 生の海水魚及び淡水魚
10.3 冷凍生海産食品
10.4 生の甲殻類
10.5 加熱調理済み甲殻類
10.6 生の軟体動物
10.7 加熱調理済みむき身貝類
10.8 すり身及びミンチされた魚製品
10.9 軽度保存処理魚製品
10.10 半保存処理魚製品
10.11 発酵魚製品
10.12 十分に乾燥あるいは塩漬された製品
10.13 殺菌された海産製品
10.14 缶詰海産食品
文献

第 10 章　　魚及び海産製品

10.1　はじめに

　魚介類は，世界のほぼ全域で重要な動物性たんぱく源である。2006 年に，世界の総生産量は約 1 億 4,400 万トンで，そのうち 5,200 万トンが中国により生産された。天然魚の漁獲は約 9,200 万トンを占める。養殖による生産は 1990 年以来着実に増加し，2006 年の生産量は 5,200 万トンであった（FAO 2009）。2005 年では，ヒトの食用に使用されたおよそ 40% の魚介類が養殖であった。生産量のほとんど（1 億 1,000 万トン）がヒトの食用であり，その他の多くの部分が魚粉と魚油に使用されている。海産製品は世界中で取引され，東南アジアと中国が養殖甲殻類の主な輸出国である（FAO 2009）。

　海産製品は，寄生虫，毒素，ウイルスあるいは病原細菌を原因とする食品由来疾病の媒介物となる。また，それらは重金属，農薬あるいは抗生物質残留の媒体ともなる。海産製品は，1997 〜 2006 年に米国で原因が特定できた食品由来疾病発生の約 20% の原因であったが，比較的症例数の少ない発生であることは注目すべきである。主な原因はヒスタミン中毒とシガテラ毒である（CSPI 2007）。ヒスタミンは耐熱性であり，生材料中で産生されれば，熱燻処理や缶詰処理で除去されない。日本では生の海産製品が一般的に消費され，これらの製品は胃腸炎の主な因子の 1 つである腸炎ビブリオが原因として知られる食品由来疾病の発生の 7% を占めている（Japanese Ministry of Health, Labour & Welfare 2007）。

　魚介類は，温暖な熱帯の淡水湖から寒冷な北極の海水域までの範囲の様々な環境条件で漁獲あるいは収穫される冷血動物である。魚のミクロフローラは，その魚が捕れた水域の環境を反映する（ICMSF 2005）。数種類の潜在的な食品由来のハザードが海水あるいは淡水の環境に存在し，これらのハザードの管理は取り扱い及び加工処理の際に考慮しなくてはならない。例として，寄生虫，シガテラや貝毒のような水生毒素，腸炎ビブリオ及び *V. vulnificus* のようなビブリオ属の菌種がある。ビブリオ属菌は海産食品由来疾病の病原因子として広く注目されており，いくつかのリスクアセスメント事例が利用可能である（FAO/WHO 2005a，2005b，2009，FDA 2005）。腸炎ビブリオの一部の菌株のみが胃腸炎を起こす可能性があり，これらは常時ではないが頻繁に耐熱性溶血毒素（thermostable direct hemolysin: *tdh*）あるいは耐熱性溶血毒素関連溶血毒素陽性である。ほとんどの環境株は *tdh* 陰性である。沿岸海水の *tdh* 陽性腸炎ビブリオの割合は 0.1 〜 4% とばらつきがある（FAO/WHO 2009）。さらに，海産食品の病原性腸炎ビブリオの割合は通常低いが，時には地域により検出率が高くなることもある（例：カキで 1 〜 4%）（FAO/WHO 2009）。病原性腸炎ビブリオの定量法が開発されており，今後の微生物学的基準は病原株の菌数レベルに基づくのが望ましい。現在，加工処理環境における腸炎ビブリオのサンプリング経験はなく，ビブリオ属菌が生魚の消費のための加工処理施設における有用な指標微生物になるかどうかを調査することが示唆される。

　本章では，多様な魚類（例：テラピア，タラ，マグロ），甲殻類（例：エビ，ロブスター），及び軟体動物（例：イカ，タコ，二枚貝のムラサキガイ，ハマグリ，カキ）を含む。生産される製品の

範囲は極めて広く，冷凍，冷蔵，塩漬け，乾燥，燻煙，酸性化のような伝統的及び最新の食品技術の幅広い方法により作られた食品を含み，製品は多様なガス充填で包装される。生材料や加工処理技術は多岐にわたるが，海産製品は類似した微生物生態の食品群に分類できる（ICMSF 2005）。

冷凍でない限り，ほとんどの魚類や海産製品は極めて腐敗しやすく，細菌の発育のために急速に劣化すると思われる。最も重要な管理上のパラメータは温度であり，生鮮魚類は腐敗・変敗を遅らせるために，なるべく解氷中で保存することが望ましい。包装，塩漬け，及び酸性化あるいは加熱処理は，海産製品の可食期限を延ばす一般的な加工である。

読者は，魚類や海産製品の品質と安全性に関する微生物の生態及び管理について詳しい情報を食品の微生物6：食品微生物の生態（ICMSF 2005）から得られる。また，コーデックス委員会は魚類及び魚類製品の実施規範（Codex Alimentarius 2008）を発行しており，いくつかの各論としての海産食品群について広範囲の規範や規格がある。

10.2　生の海水魚及び淡水魚

この製品群には全魚体，頭部付き及び切り身が含まれる。魚類には天然あるいは養殖のものがあり，海水または淡水産がある。これらの製品は0〜2℃で保存することが望ましい。製品の流通や販売は氷漬けにすることが多いが，真空包装あるいはガス置換包装され，凍結直前の温度で流通することもある。低温と恐らく大気のみが保存パラメータである。水分活性は高く，pHは通常6.0〜6.8の間である。ほとんどの魚類は，摂食前に加熱調理されるが，極めて鮮度の高い魚は生で摂食されることもある（例：寿司，さしみ）。

10.2.1　重要な微生物

10.2.1.1　ハザードと管理

魚類に関連した食品由来疾病は，通常，水生生物毒素（シガテラ：ciguatera）あるいはヒスタミンを原因とする。ヒスタミンは主要な生体アミンで，その産生は不適切な温度と結びつく。ヒスタミン中毒（サバ中毒とも呼ばれる）のほとんどの例は，＞500〜1,000 ppmのヒスタミン濃度による（Lehane & Olley 2000）。魚を生で摂食すれば，寄生虫，ある種のビブリオ属菌及び糞便で汚染された水域からの腸管内病原微生物が懸念対象となる。海水及び淡水の魚介類と結びつくハザードは，気候変動とそれに関連する温度変化，さらには乱獲により増加している。これらの条件下では，ある種の海洋性cyanobacteria（藍藻類：blue-green algaeとしても知られる）が毒素を形成する。ボツリヌス菌のE型は固有の水生微生物であり，嫌気条件下の3〜4℃で発育する可能性があるため，真空や混合ガス包装された製品で考慮する必要がある（ICMSF 1996）。"養殖場（integrated farm）"で生産された魚類や甲殻類は，鶏肉，豚肉あるいはその他の肥料を給餌されることがあり，そのため，サルモネラ属菌のような微生物が生魚に存在する可能性がある。最後

第 10 章　魚及び海産製品

に，抗生物質残留を管理するための手順が，養殖魚介類を扱う時には適切であることが望ましい。

藻類毒素は，藻類の大量発生した水を採集して調査することで管理する。シガテラは温暖な熱帯礁海域で問題となり，有害な藻類の大量発生期間中の海域からの魚を避けることが，食品由来疾病を予防する最も効果的な方法である。ある種の寄生虫は魚類の外観検査中に除去することで管理され，全ての寄生虫は適切な冷凍処理あるいは加熱調理によって死滅する。低レベルのボツリヌス菌の存在はリスクではないが，嫌気的条件下での発育の可能性及び毒素の形成は，常に 3℃ 以下で魚を保持することで管理されなければならない。ビブリオ属菌は，魚が生食される時のみ温暖な水域において問題となる。腸管内病原微生物の汚染は，汚染された水域を避けること，及び加工処理の際に適正衛生規範を守ることにより管理される。抗生物質を投与した養殖魚は，漁獲前にそれらの残留が明らかであると特定された期間に指定温度で維持すべきである。

コーデックス委員会の魚類及び魚介類製品の取り扱い規範（Codex Alimentarius 2008）は，魚類と海産食品製品のリスクを管理するための適切な技術規範及び HACCP システムにおける助言を提供している。

10.2.1.2　腐敗・変敗と管理

生鮮魚は極めて腐敗しやすく，細菌の発育のために劣化する。常温では中温性グラム陰性細菌が半日から 2 日で起こる腐敗・変敗の主な原因である。低温では腐敗・変敗はほとんどグラム陰性の低温細菌による。真空包装は温暖な水域の一部の魚種の腐敗・変敗を遅らせるが，食肉製品のように魚を保存する効果はない。魚を腐敗・変敗させる細菌の発育を制御することは低温が基本であり，時には管理された大気で包装（真空あるいは CO_2）との組み合わせで行うこともある。CO_2 包装された冷蔵製品では，photobacteria あるいはグラム陽性細菌のいずれかが主な腐敗微生物である。腐敗・変敗の最も一般的で有意義な検査は製品の官能的評価である。製品について特定の腐敗微生物がわかっていれば（例：氷漬けされたタラ属の魚種における *Shewanella* spp.），これらの菌数は製品の残りの可食期間を算出するために使用可能である。しかし，その菌数は官能的品質を反映しない。

10.2.2　微生物データ

Table 10.1 は，生鮮魚のために有用と思われる検査を要約している。特定の推奨事項に関連した重要な詳細については本文を参照のこと。

10.2.2.1　水の環境

魚介類が捕獲あるいは養殖される水域は安全性に影響する。淡水養殖における cyanobacteria からの毒素に対する懸念が増大している。藻類毒素は，通常，渦鞭毛藻（dinoflagellates）により産生され，藻の大量発生はシガテラ毒素やその他の毒素の原因である。藻における水の状態の調査，あるいは藻の大量発生時期に熱帯礁海域からの魚を避けることで，このハザードを管理できる。最

10.2 生の海水魚及び淡水魚

Table 10.1 鮮魚の微生物学的安全性と品質のための検査

	相対的重要性	有用な検査
生きた魚	中	藻の大量発生について危険区域の水を調査し，大量発生期間中の漁獲を停止。
極めて重要な原材料	低	生魚には添加された原材料を含まない。
加工中	中	天然に捕獲された魚は寄生虫が存在する可能性があり，ある種（線虫）は外観検査で除去が可能。
	高	寄生虫を殺すために，ある国では生食用魚に冷凍処理（-20℃で24時間）が必要であり，従って時間と温度を監視。
加工処理環境	中	加工開始前の装置表面からのサンプルが，清浄化及び消毒手順の有効性を確認するために使用できる。経時的な綿棒サンプルのモニタリングが傾向分析に使用可能。 腸管内病原微生物（例：サルモネラ属菌）の指標微生物あるいはビブリオ属菌のレベルのモニタリングは，製品が生食を意図しており，疫学的データが懸念の理由を示せば行うこともある。
可食期間	低	官能評価を使用する可食期間検査は，新たな小売り製品や包装システムの表示を妥当性確認するために有用と思われる。 特定の腐敗細菌（知ることができれば）の検査は，既知の保管条件下で予測される可食期間に対するガイドを提供すると思われる。10^7 CFU/gを超える特定の腐敗細菌は初期の腐敗・変敗を示す。
最終製品	中	病原微生物の日常検査は推奨されない。管理の検証には指標微生物を検査する。寄生虫の外観検査は，製品が生食を意図したものであれば推奨される。

終製品の検査は，高速液体クロマトグラフィー（HPLC）分析がある種の毒素に関して利用できるが，リスクを管理するための効率的な方法ではない。製品について事前に利用できる知識がなければ，サンプリングとHPLCによる毒素の分析によって製品に関する情報を得ることが可能である。

10.2.2.2 生材料

生鮮魚について列挙されたいくつかのハザードは水の環境に由来するので，生材料中に低レベルでも存在することを前提としなければならない。線虫類が天然に捕獲された多くの魚に存在する可能性があり，例えば骨抜き処理後のタラの切り身では外観検査が行われることが多い。このハザードは，その後の加工処理により管理される（例：加熱調理，酸性化あるいは冷凍処理）。吸虫類はアジア各国の養殖魚に特に一般的であり，加工処理手順や衛生状態の向上で管理するのが望ましい（例：汚染の糞口経路を断つ）。何種類かの病原細菌（ボツリヌス菌，ヒスタミン形成細菌及びビブリオ属菌）は水の環境によく見られる。生魚におけるあらゆるこれら微生物の検査はいずれの安全性も保証しないので，管理は捕獲処理，加工処理及び保管のパラメータにより保証すべきである。乾燥養殖用飼料に使用される魚粉のような原材料は，通常，サルモネラ属菌の存在について検査されるが，飼料中のサルモネラ属菌の存在とヒトの疾病との関係は認められていない。新たに捕獲された生魚の好気性集落数は 10^4 〜 10^7 CFU/cm² と多様であるが，適切に皮を除いた切り身では

第10章　魚及び海産製品

これより大幅に低い。他の魚製品の製造における生原材料であるニシン科（*Clupeidae*），サバ科（*Scombridae*），サンマ科（*Scombresocidae*），アミキリ科（*Pomatomidae*）及びシイラ科（*Coryphaenedae*）の魚類に関して，コーデックス委員会の品質に関する規格では，魚100 g中のヒスタミン量が10 mg（100 ppm）を超えるべきでないと勧告している（例：Codex Alimentarius 2004）。

10.2.2.3　加工処理環境

生魚は，血抜き，内臓除去及び切り身処理以外の加工処理はほとんどない。加工処理環境は，腐敗細菌やヒトの病原微生物の汚染源となるが，日常の清浄化と消毒手順で管理することができる。表面の好気性集落数のモニタリングは，加工処理環境の清潔度を評価するために使用できる。魚が冷燻魚として使用されるような特殊な場合では，燻製室に搬入される生魚が微生物の汚染源となるので，*L. monocytogenes* のために環境をモニタリングすることが必要である（10.9項「軽度保存処理魚製品」を参照）。

10.2.2.4　可食期間

魚は冷血動物であり，自然界の汚染微生物は低温に適応していることが多い。魚はグリコーゲンを蓄積しないため，pHは温血動物のように死後も低下しない。解氷（0℃）中で魚を保管することが，腐敗・変敗を遅らせるために推奨される。管理された条件下（通常氷中）で保管された鮮魚の可食期間は，魚種によって7日から30日未満の範囲である。腐敗細菌は魚の異臭や風味を損なう原因になる。特定の細菌は魚種により異なり，例えば温帯海域からの氷漬けの魚ではグラム陰性低温細菌（shewanellae）及び淡水域の氷漬けの魚ではpseudomonadsが多い。腐敗・変敗は，特定の腐敗細菌が10^7 CFU/gを超える時に通常検出される。

特定の腐敗細菌がある魚種に確認された時は，それらのレベルが可食期間の残りを予測するために使用できる。腐敗細菌数あるいは総好気性集落数は，一般的に官能的品質を示さない。25℃と35℃における菌数の違いは，可食期間の品質の予測に役立つと思われる。腐敗細菌数はまた，特定の条件下における潜在的な残りの可食期間の決定の予測値になると思われる。しかし，官能評価は，例えば包装内部の気相の変化による製品の表示期限と製品の可食期間の決定に必要である。

10.2.2.5　最終製品

これら製品の日常の微生物学的検査は，品質あるいは安全性のいずれのためにも推奨されない。しかし，寄生虫検査，及びサバ属の魚種におけるヒスタミンの評価は，安全性を保証するために重要である。ある国では，生食を意図されて漁獲されたすべての天然魚は，寄生虫を殺すために−20℃で少なくとも24時間冷凍することを求めている。

ヒスタミンについて，最終の海産製品のための各種のコーデックス委員会規格では，ヒスタミンの限度は魚100 g当たり＜20 mg（200 ppm）としている（例：Codex Alimentarius 2004）。これは，ニシン科，サバ科，サンマ科，アミキリ科，及びシイラ科の魚類にのみ適用する。ヒスタミン

の検査方法は地域によって異なる。米国では，官能的分析（加工された製品の18～24の副サンプルに腐敗の異臭を検出すること）が推奨され，陽性が認められれば，少なくとも6つの副サンプルについて，腐敗の異臭を示す副サンプルを含むことを分析することが望ましい。$n = 6$, $c = 1$, $m = 50$ ppm, $M = 500$ ppm のサンプリングプランが適用される。欧州では（EC 2005），高いヒスチジン量と関係する魚種から作られた製品では，$m = 100$ ppm, $M = 200$ ppm, $n = 9$, $c = 2$ のサンプリングプランが推奨されている。オーストラリアとニュージーランドでは，魚あるいは魚製品中のヒスタミンのレベルは200 mg/kg（200 ppm）を超えてはならないと規定している（FSANZ 2000）。Malle et al.（1996）及びDuflos et al.（1999）はヒスタミン測定のための分析方法を示している。

　製品が生食を意図したものであれば，ヒトと動物の保菌する数種類の細菌性及びウイルス性の病原微生物がリスクとして存在する。これらは交差感染によって魚に存在する可能性があり，適正衛生規範を守ることで，これらのハザードを管理する。製品に関して既存の知識がなければ，サルモネラ属菌及び腸炎ビブリオの検査は，製品が生食を意図しているということならば適切と思われる。また，生魚は通常極めて新鮮な状態で摂食され，製品が摂食される前に細菌学的分析の結果は利用されない可能性があることも留意すべきである。従って，由来と取り扱い条件を理解することが生魚の安全性を保証するために検査よりも重要である。

10.3　冷凍生海産食品

　この製品群は，10.2項で示した魚（全体あるいは切り身），以下に示す甲殻類，あるいは軟体動物（例：イカ，タコ）から由来する。製品は，通常−18～−20℃で保管され，これらの条件では微生物学的発育は起こらない。冷凍された魚や甲殻類は，さらに加工，加熱調理されて摂食されるか，あるいは解凍後，寿司やさしみとして生のまま摂食される。

10.3.1　重要な微生物

10.3.1.1　ハザードと管理

　生鮮海産食品の冷凍処理は，リスクを増加させず，生で軽度に保存処理された製品のリスクとなる寄生虫を除去する。加熱調理は懸念される病原微生物を除去する。水生毒素及びヒスタミン（サバ科）の存在は生魚の概要と類似しており，加熱調理はこれらのハザードを破壊しない。熱帯礁海域あるいは藻の大量発生の海域からの魚を避けることで水生毒素のリスクを管理する。ヒスタミンの形成は，保管，取り扱い及び加工処理のすべての段階で低温を維持することで管理可能であると思われる。冷凍処理はヒスタミン形成の進行を停止する。

第 10 章　　魚及び海産製品

10.3.1.2　腐敗・変敗と管理

微生物学的腐敗・変敗は，冷凍海産食品において問題ではない。冷凍処理前の生魚のあらゆる腐敗・変敗は官能評価で判定可能である。官能的品質は冷凍保管の間に変化し，冷凍温度が高いか変動する場合に，より急速に変化する。総集落数は，加工処理過程の衛生レベルあるいは冷凍処理前の保管期間の長さを示すと思われる。

10.3.2　微生物データ

Table 10.2 は冷凍生魚に有用な検査を要約している。特定の推奨事項に関連した重要な詳細については本文を参照のこと。

10.3.2.1　極めて重要な原材料

甲殻類は，凍結保存中の水分の蒸発を防ぐために凍結処理中にグレージングするとよい。この工程で使用する水は，飲料水の品質であることが望ましい。

10.3.2.2　加工中

製品は極めて限定された加工処理段階を経ており，これらのサンプリングは有用でない。

Table 10.2　冷凍生魚の微生物学的安全性と品質のための検査

	相対的重要性	有用な検査
生魚	中	Table 10.1 に示したパラメータ，例えば藻類毒素は管理すべきである。冷凍処理は寄生虫を除去する。
極めて重要な原材料	高	製品がグレージングされれば，飲用水であることを確認する。
加工中	低	日常のサンプルとして，冷凍魚を加工処理する過程での生魚は採取しない。
加工処理環境	低	加工開始前の装置表面からのサンプルは，清浄化及び消毒手順の有効性を確認するために使用できる。
可食期間	低	冷凍魚の官能的品質は，通常生化学的，自己分解による劣化である。
最終製品	中	日常の微生物学的検査は推奨されない。生体アミンを蓄積することが知られている魚種のヒスタミン検査は有用であると思われる。

10.3.2.3　加工処理環境

好気性集落数のための拭き取りが，通常の清浄化と消毒手順が行われているかを決定するために使用される。

10.3.2.4 可食期間

冷凍海産食品の可食期間は微生物学的影響によって制限されることはなく，通常，冷凍保存中の酸化的変化によって制限される。冷凍温度が高かったり温度が変動すると，品質の劣化が早まる可能性がある。加工処理工程の時間と温度のモニタリングは官能的な品質の劣化を防ぐ。

10.3.2.5 最終製品

最終製品の日常の微生物学的検査は推奨されない。解凍された製品が生食される場合は Table 10.1 に示した項目を考慮すべきであり，その他の場合は Table 10.2 が推奨される。ヒスタミンについては，10.2.2.5 項に示した現行の検査推奨事項を参照する。

10.4　生の甲殻類

　甲殻類は外側に骨格を持つ動物で，カニ類，クルマエビ類及び小エビ類が含まれる。クルマエビ類及び小エビ類は国際貿易において極めて重要であり，東南アジア諸国からの主要な輸出品である。甲殻類は生（冷凍）あるいは加熱調理されて流通及び販売される（以下の各項を参照）。

10.4.1　重要な微生物

10.4.1.1　ハザードと管理

　通常，甲殻類は加熱調理により加工されるが（10.5 項参照），生で摂食されることもある。水域におけるヒトの病原微生物の存在が疾病の原因となる。ウイルスを含む腸管内病原微生物は，糞便で汚染された水域からの漁獲を避けることで管理できるが，ビブリオ属菌は水生環境に常在している。

10.4.1.2　腐敗・変敗と管理

　生鮮甲殻類は腐敗しやすい製品であり，いくつかの腐敗・変敗反応は官能的な腐敗・変敗の原因となる。甲殻類の消化腺内のたんぱく質分解酵素は漁獲の際に活性化し，自己分解が官能的な品質の急速な低下により極めて短時間に始まる。自己分解反応はアンモニアを発生し，酸化は黒斑（メラニン沈着）の原因になると思われる。細菌の発育は，腐敗・変敗の異臭や異味を産生することがある。低温（解氷）での保管は，腐敗・変敗を遅らせる最も効果的な手段である。官能的評価が製品の品質を決定するために使用される。

10.4.2　微生物データ

　Table 10.3 は生の甲殻類について有用な検査を要約している。特定の推奨事項に関連した重要な

第 10 章　　魚及び海産製品

詳細については本文を参照のこと。

10.4.2.1　極めて重要な原材料

通常，生の甲殻類はいかなる添加原材料も含まない。黒斑の形成を防ぐために，甲殻類をメタ重亜硫酸塩に漬浸することがあるが，それは感受性者に対するハザードであると思われる。このため，二酸化硫黄レベルの残留を監視する必要がある。ある国では，塩素あるいは他の消毒剤をすすぎ水に加えることがあり，その場合には，その残留を監視する必要があると思われる。

10.4.2.2　加工中

腐敗・変敗反応を管理するため，加工処理中の時間と温度を監視する。

10.4.2.3　加工処理環境

生の甲殻類は加工処理が限定されている。好気性集落数のための拭き取りは，清浄化と消毒手順が行われているかを決定するために使用される。

10.4.2.4　可食期間

甲殻類は極めて腐敗しやすい製品であり，解氷中あるいは冷凍で保存すべきである。食する際の品質の決定は官能的評価によってなされる。

Table 10.3　生鮮甲殻類の微生物学的安全性と品質のための検査

	相対的重要性	有用な検査
極めて重要な原材料	低	黒斑を防止するためにメタ重亜硫酸塩に漬浸する場合は，残留亜硫酸塩の測定が必要である。消毒剤がすすぎ水に使用されれば，その残留のモニタリングが必要と思われる。
加工中	低	日常のサンプルは，生の甲殻類の加工処理中は採取しない。
加工処理環境	中	加工開始前の装置表面からの拭き取りサンプルは，清浄化及び消毒手順の効果を検証するために使用できる。腸管内病原微生物（例：サルモネラ属菌あるいはビブリオ属菌）の指標のモニタリングは，製品が生食を意図し，疫学的データが懸念について理由を示せば，行われることもある。
可食期間	低	冷凍していない生の甲殻類の可食期間は短い。pH は氷保存中に増加し，種類によっては，腐敗・変敗を示すために監視されることもある。
最終製品	中	日常の微生物学的検査は推奨されない。情報が汚染の可能性を示す時，あるいは製造条件や履歴が不明の時にのみ，特定の病原微生物を検査。

10.4.2.5　最終製品

生の甲殻類の日常の微生物学的検査は，製品が加熱調理を意図していれば推奨されない。しか

し，生食を意図していれば，特定の病原微生物（サルモネラ属菌及び腸炎ビブリオ）のためのサンプリングと検査が，製品の既存の知識がなければ有用であると思われる。生魚が生食を意図していると同様に，生の甲殻類は速やかに摂食され，最終製品の検査が摂食前に行われる可能性は低い。

10.5　加熱調理済み甲殻類

10.5.1　重要な微生物

10.5.1.1　ハザードと管理

　甲殻類に使用される加熱調理工程で，ほとんどの微生物の存在を不活化する。加熱調理後の機械及び手作業による取り扱い（例：殻剥き）は，腸管内病原細菌，ウイルス及び黄色ブドウ球菌を含む，生の製品あるいはヒト由来の汚染の原因になると思われる。ほとんどの競合微生物は除去されているので，製品が不適切な温度に置かれれば，黄色ブドウ球菌は発育してエンテロトキシンを産生する可能性がある。加熱調理済みカニ肉は腐敗しやすい冷蔵製品として製造されることもあり，低温性ボツリヌス菌が安全上の問題となる。米国においては，殺菌されたカニ肉はE型ボツリヌス菌用加熱（例：90℃で少なくとも10分間）を行う。また，加熱調理済みカニ肉は，長期保存可能製品として製造されることもある（10.14項を参照）。製品が冷蔵される製品として製造されれば，*L. monocytogenes* が問題になる。

10.5.1.2　腐敗・変敗と管理

　加熱調理済み甲殻類は細菌の発育によって劣化するが，特定の微生物は腐敗微生物として確認されていない。官能的評価が，腐敗・変敗の程度の可能性の決定に推奨される。冷凍保管されれば，腐敗・変敗は懸念される問題とはならない。

10.5.2　微生物データ

　Table 10.4は加熱調理済み甲殻類について有用な検査を要約している。特定の推奨事項に関連した重要な詳細については本文を参照のこと。

10.5.2.1　極めて重要な原材料

　甲殻類は，通常，加工処理のいずれかの時点で塩水に浸けられ，冷凍処理前にグレージングされることがある。塩水とグレージング水中の微生物学的品質は調べるべきである。

第 10 章　魚及び海産製品

Table 10.4　加熱調理済み甲殻類の微生物学的安全性と品質のための検査

	相対的重要性	有用な検査
生の甲殻類	低	製品は加工処理で加熱調理されるので，原材料の微生物学的検査は，納入業者における信頼が低くなければ有用でない。
極めて重要な原材料	低	これらの製品は加工処理中に塩水に浸漬されることがあり，飲料水の品質の水を使用するのが望ましい。
加工中	低	加工処理中の製品の検査は推奨されない。
加工処理環境	中	加熱調理後の加工処理区域は高いリスク域として取り扱う必要がある。清浄化と消毒の手順をチェックすべきである。
	高	加工工程の管理を検証するため，通常の作業中の加熱調理後の区域におけるサルモネラ属菌（あるいは腸管内病原微生物の指標微生物）について検査。製品が冷蔵され，容器中で殺菌されなければ，通常の作業中の加熱調理後の区域で *L. monocytogenes* を検査。通常のガイダンスレベル： ・サルモネラ属菌：存在しない ・リステリア属菌：存在しない
可食期間	低	微生物の可食期間検査は，冷凍された加熱調理済み甲殻類では適切でない。 冷蔵された殺菌カニ肉では，可食期間検査は加工工程に変更があった時に考慮してもよい。
最終製品		病原微生物について日常の検査は必要ない。情報から汚染の可能性が示される時，あるいは製造条件や履歴が不明の時にのみ，特定の病原微生物を検査（本文参照）。

	製品	微生物	分析方法[a]	ケース	サンプリングプラン及び限度 /g[b]			
					n	c	m	M
低	殻むき加熱調理甲殻類	黄色ブドウ球菌	ISO 6888-1	8	5	1	10^2	10^3

	製品	微生物	分析方法	ケース	サンプリングプラン及び限度 /25g[b]			
					n	c	m	M
低		サルモネラ属菌	ISO 6579	11	10[c]	0	0	–
低		*L. monocytogenes*	ISO 11290-1	NA[d]	5[c]	0	0	–

[a] 代替法は，ISO 法に対して妥当性確認された時に使用可能である。
[b] これらのサンプリングプランの担保水準については付属 A を参照。
[c] それぞれ 25 g の分析単位（複合については 7.5.2 項を参照）。
[d] NA＝適用できない；*L. monocytogenes* を発育させる RTE 食品のコーデックス基準を使用。

10.5.2.2　加工中

加熱調理手順における時間と温度の測定値は，加熱調理工程を管理するために使用される。加工処理中の製品の微生物学的サンプリングは通常有用でない。

10.5.2.3　加工処理環境

　交差汚染は加工処理環境から起こる可能性があり，最終製品の細菌レベルは搬入される生材料のレベルを反映する（Høegh 1989）。生の養殖エビのような甲殻類は，サルモネラ属菌で汚染されている可能性があるという根拠がある。また，特に手作業による取り扱いは，ヒトの病原微生物による汚染原因になると思われる。加熱調理済み甲殻類を取り扱う区域は高リスク域として扱うべきである。エビの殻を除去するために使用される剥離器は洗浄と殺菌が難しいと思われ，特別の注意をこの装置には払うべきである。表面の拭き取りが清浄化と消毒手順の有効性を決定するために使用できる。製品が冷蔵条件下での流通を意図されれば，$L.\ monocytogenes$ の調査は加熱調理後の環境において考慮すべきである。また，加熱調理後の環境におけるサルモネラ属菌の環境モニタリングも好ましい。

10.5.2.4　可食期間

　加熱調理済み甲殻類の腐敗・変敗は速やかに進行するが，細菌の発育割合や腐敗微生物に関する確かなデータはない。10^6 CFU/g 以上の菌数は加熱調理後の細菌の発育を示すが，これらのレベルは腐敗・変敗の明確な兆候を示すとは限らない。

10.5.2.5　最終製品

　日常の病原微生物のためのサンプリングは必要ない。情報から汚染の可能性が示される時，あるいは製造条件や履歴が不明の時にのみ，特定の病原微生物を検査する。これは手作業の可能性の高い殻むき製品に特にあてはまる。製品が冷蔵保管や流通システムであれば，$L.\ monocytogenes$ のためのサンプリングと検査が有用と思われる。本菌が発育できるそのまま摂食可能な製品のサンプリングプランは Table 10.4 に示されている。

10.6　生の軟体動物

　この製品群には，カキ，イガイ，ハマグリ，ザルガイ及びホタテガイのようなろ過捕食水産動物が含まれる。腹足類，棘皮動物及び尾索類（ホヤ類）もこのグループに属する。本項では，生きたまま流通して，生で摂食されることの多いカキを主に対象とする。カキは，殻からはずして流通されることもある。生きたカキの免疫防御機能は劣化から守られているが，殻から取り出したカキは短時間で劣化する。また，ニュージーランド・グリーンイガイのようなある種の製品は，冷凍されて生（半面の貝殻を付けて）のまま流通する。

第10章　魚及び海産製品

10.6.1　重要な微生物

10.6.1.1　ハザードと管理

　生きた二枚貝は，比較的頻繁に食品由来疾病の原因となる。疾病の原因となる因子は，貝毒，ウイルス，腸管内病原細菌及びビブリオ属菌である。V. vulnificus は一部の地域では重要な問題となる。生きた貝の検査は，一般的にこれらの疾病因子の管理には効果的な方法ではない。漁獲水域は藻の繁殖について監視するとよい。欧州連合（EU）では，生きた貝の腸管内病原微生物の内容により発育水域を分類し（EC 2004a, b），海水の生物毒素の許容可能レベルについて限度を示している（EC 2004a）。浄化とは，生きた貝を清浄な水に入れて，ゆっくりと貝自体で病原微生物を除去させる過程である。しかし，ウイルスのようなある種の病原微生物の事例では，浄化中も貝の体内に存在し続ける。加熱調理処理は病原性ビブリオ属菌を死滅させるが，A型肝炎やノロウイルスを死滅させないこともある。90℃で1.5分間の加熱処理が効果のあることを示している（D'Souza et al. 2007）。腸炎ビブリオは，生きた二枚貝による食品由来疾病との結びつきが増加しており，2つの重要なリスク評価が行われている（FDA 2005, FAO/WHO 2009）。腸炎ビブリオや V. vulnificus は，生きた貝の体内で温度が26℃を超えると発育する可能性がある。これらの細菌は $10^5 \sim 10^6$ CFU/g に達することもあり，従って冷却処理が重要な管理である。

　生きた貝と食品由来疾病の関係は古くから認められており，1925年に米国の学会では National Shellfish Sanitation Program の基本原則を作成した。これは一連の一般的なガイドラインであり，清浄水域の重要性を強調している。このプログラムは，貝類の発育水域における大腸菌の許容レベルのガイダンスを示している（Clem 1994）。現在，米国では大腸菌群のレベルにより貝類生育水域を分類しているが，従来の糞便指標微生物の高いレベルが，生の貝類中における病原ビブリオや腸管内ウイルスの存在とは必ずしも関連しているとは限らないことが一般的に認められている。

　疾病と生の貝類の摂食の疫学的関係のため，いくつかの機関がこれらの製品について微生物学的基準を設けている。また，米国では，レストランが生の貝類の摂食が危険である可能性のあることを掲示することを義務づけている。この掲示は，主に米国の一部で特に多く見られる V. vulnificus のリスクによるものである。

　新興病原微生物であるノロウイルスの流行が，生のむき身カキとの結びつきについて多くの国で報告されている。それが疑われれば，ノロウイルスの存在を特に検査することが望ましい。

10.6.1.2　腐敗・変敗と管理

　生食用二枚貝は，通常生きたまま保管される。従って，貝の免疫システムが劣化を防ぐため腐敗・変敗は起こらない。殻をむいた貝は腐敗・変敗が速やかに進行するので，氷中で低温で保管するのが望ましい。

10.6 生の軟体動物

10.6.2 微生物データ

Table 10.5 は生の二枚貝について有用な検査を要約している。特定の推奨事項に関連した重要な詳細については本文を参照のこと。

10.6.2.1 漁獲水域

米国は，大腸菌群のレベルに基づいて貝類の発育水域を分類している（NSSP 2007）。EU は，生きた貝の体内の大腸菌群，大腸菌及びサルモネラ属菌のレベルに基づいて，漁獲水域を 3 つのカテゴリー（A，B，C）に分類している。いずれも，貝類に存在する腸管内ウイルスのレベルを明確に反映するものではない。貝毒の蓄積は疾病の原因となり，いくつかの国では漁獲水域の調査プログラムを実施している。通常，これらは，環境の観察とともに毒素（例：まひ性貝毒）あるいは貝類の毒性についてのサンプリングと分析に基づいている。

10.6.2.2 加工中

生きた二枚貝の加工処理は限られている。生きている状態では浄化される可能性があり，それ以上の加工処理は殻むきであると思われる。水質は管理の必要があり，浄化効果の測定は糞便指標微生物をモニタリングすることにより得ることができる。

10.6.2.3 加工処理環境

加工処理環境は，この製品の安全性リスクに関与する可能性は低い。

10.6.2.4 可食期間

生きた貝は容易に劣化しない。死んだ貝は速やかに劣化し，腐敗・変敗は官能評価により簡単に検出できる。

10.6.2.5 最終製品

最終製品検査では，この製品による疾病を管理することはできないが，最も汚染されたロットを検出することは可能である。生きた二枚貝の EU 規格は，最低 10 個の貝を含むサンプルでサルモネラ属菌及び大腸菌についてサンプル 5 個を検査し，肉及び弁間液（intra-valvular liguid）では $n = 1$, $c = 0$, $M = 230$ MPN/100 g と提案されている（EC 2005）。ICMSF ケースにおけるサンプリングプランでは，ケース 10 あるいは 11 を提案しているが，それよりも多くのサンプル数が示唆されている。サルモネラ属菌や大腸菌の限度の設定は，ビブリオ属菌が貝類の発育及び漁獲水域において高いレベルの海域では有用である可能性がある。

魚類及び水産製品についてコーデックス委員会は，生きている貝及び生の貝の微生物学的ビブリオ規格を検討した（Codex Alimentarius 2008）。FAO/WHO のカキにおける腸炎ビブリオのリスク評価（2009）では，限度の設定は，その限度が遵守されれば，ヒトの健康に対するリスクを減少

第 10 章　魚及び海産製品

Table 10.5 生きた（生の）二枚貝の微生物学的安全性と品質のための検査

	相対的重要性	有用な検査
水生環境	高	貝の発育水域は，適切な水質指標についてモニタリングする（本文参照）。
極めて重要な原材料	低	生の二枚貝を加工あるいは保持（浄化）するために使用する水及び氷は，汚染のない水源のものでなければならない。水質に問題がある場合は検査する。
加工中	低	生きた二枚貝は限られた加工処理のみ行う。
加工処理環境	低	生きた二枚貝は限られた加工処理のみ行う。衛生状態は，総菌数について拭き取り検査により監視するとよい。
可食期間	低	生きた二枚貝は自ら腐敗・変敗を防止する。殻をむいた二枚貝は速やかに劣化する。
最終製品	低～高	製品が既知の許可された水域からのものであれば，最終製品検査は有用でない。発育水域の状態が不明の箇所，あるいは汚染が懸念される箇所は，検査が有用と思われる（本文も参照）。

製品	微生物	分析方法[a]	ケース	サンプリングプラン及び限度/g[b]			
				n	c	m	M
生きた二枚貝	大腸菌	ISO 7251	6	5	1	2.3	7
	腸炎ビブリオ[c]	ISO/TS 21872-1	9	10	1	10^2	10^4

				サンプリングプラン及び限度/25g[b]			
				n	c	m	M
	サルモネラ属菌	ISO 6579	11	10[d]	0	0	-

[a] 代替法は，ISO 法に対して妥当性確認された時に使用可能である。
[b] これらのサンプリングプランの担保水準については付属 A を参照。
[c] ビブリオ属菌の生息が疑われる水域からのみ。ある区域では，M の下限（例；10^3）が安全性の保証に関連する可能性が高い。
[d] それぞれ 25 g の分析単位（複合については 7.5.2 項を参照）。

する効果的な意味があることを示している。しかし，健康に対するリスクの減少は，潜在的に廃棄される製品の量を通じて価格に影響する。リスク評価は，これらの 2 つの要因のバランスを考慮し，10^3 CFU/g の最高レベルが，疾病を 2/3 以上減少させるとして設定されたが，それはまた，製品の 20% 以上の廃棄の原因になった。10^4 CFU/g の最高レベルでは，疾病の 20～90% の減少，市場における製品の 1～2% の廃棄となる。

　腸管内ウイルスあるいはこのグループを示すウイルス検査は将来的に可能となり，検査に，より適合したパラメータになると思われる。

10.7 加熱調理済みむき身貝類

二枚貝の肉は，物理的な力を使用（例：ナイフで殻を強制的に分離），または閉殻筋（貝柱）を緩めるために殻をとる前に貝を弱く加熱することにより殻から除去する。生のむき身は生の製品として流通することがあり，その場合は生の生きた二枚貝について使用されるハザードと基準が適用される。生きた貝と異なり，生のむき身は急速に劣化する。むき身は殺菌あるいは商業的に滅菌された製品として加熱されることが多い。

10.7.1 重要な微生物

10.7.1.1 ハザードと管理
生きた二枚貝は，食品由来疾病の原因となることが比較的多い。疾病の原因となる因子は貝毒，ウイルス，腸管内の病原細菌及びビブリオ属菌である。前項で概説されたことは生のむき身にも適用する。加熱（殺菌）されたむき身では，管理すべきハザードは加熱調理済み甲殻類と同様である。二枚貝の加熱調理済みむき身についてのEUの微生物学的基準は，加熱調理済み甲殻類と同じである（EC 2005）。

10.7.1.2 腐敗・変敗と管理
生の二枚貝のむき身は極めて迅速に劣化する。グリコーゲン含有量が高いため，通常，発酵型の腐敗・変敗が起こる。腐敗・変敗は，官能評価とpH測定でモニタリング可能である。製品は主に冷凍製品として流通され，腐敗・変敗は低温で防止される。

10.7.2 微生物データ

Table 10.6は，加熱調理済みむき身の貝類について有用な検査を要約している。特定の推奨事項に関連した重要な詳細については本文を参照のこと。

10.7.2.1 漁獲水域
前項で概説されたことが適用される。

10.7.2.2 加工中
むき身にされた二枚貝の加熱調理は，増殖形の病原細菌の死滅処理であるため重要管理点である。殺菌は包装された製品で行われることがあり，その場合は殺菌後の汚染は問題とならない。

第10章　魚及び海産製品

10.7.2.3　加工処理環境

むき身にされた加熱調理済み二枚貝は袋に入れて加熱されることがあり，その場合，加工処理環境の重要性は低い。しかし，取り扱いが加熱処理後にあれば高リスク域となり，他の殺菌済み製品と同様の環境サンプリングを行う必要がある。これには，特定の病原微生物あるいはその指標微生物の調査を含む。清浄化と消毒の手順は，環境サンプリングによりモニタリング可能である。加工処理環境は，加熱調理済み甲殻類で述べたように，衛生状態についてモニタリングすることが望ましい。

Table 10.6　むき身の加熱調理済み二枚貝の微生物学的安全性と品質のための検査

	相対的重要性	有用な検査
水生環境	高	貝の発育水域を適切な水質指標についてモニタリング（本文参照）。
極めて重要な原材料	低	むき身の加熱調理済み二枚貝は通常他の材料は含まない。
加工中	高	水質と加熱処理段階は管理することが望ましい。
加工処理環境	低〜高	包装袋中で加熱されれば，加工処理環境の重要性は低い。加熱処理後に取り扱いがあれば，他の殺菌済み製品と同様のサンプリングを行う必要がある（本文参照）。清浄化と消毒手順はモニタリング可能である。
可食期間	低	それ以上の保存処理がなければ（冷凍，包装中で殺菌），製品は急速に劣化。
最終製品	中	病原微生物について日常のサンプリングは推奨されない。GHPあるいはHACCPの適用が問題になれば，以下のサンプリングプランが推奨される（本文参照）。

製品	微生物	分析方法[a]	ケース	サンプリングプラン及び限度/25g[b]			
				n	c	m	M
包装中で加工されないむき身の加熱調理済み二枚貝	サルモネラ属菌	ISO 6579	11	10[c]	0	0	-

[a] 代替法は，ISO法に対して妥当性確認された時に使用可能である。
[b] これらのサンプリングプランの担保水準については付属Aを参照。
[c] それぞれ25gの分析単位（複合については7.5.2項を参照）。

10.7.2.4　可食期間

むき身の加熱調理済み貝類は容易に劣化するので，冷蔵温度で保存すべきである。

10.7.2.5　最終製品

加熱処理は，生育水域からのグラム陰性病原微生物を除去するが，ウイルス性病原微生物の不活化はさらなる研究が必要である。製品は包装中で加工されなければ，加工処理環境から汚染されやすい。汚染が疑われるロットは，加熱調理済み甲殻類と同じ基準に従って，サルモネラ属菌と黄色

ブドウ球菌について検査することができる。

10.8 すり身及びミンチされた魚製品

すり身及びその他のミンチされた魚製品は，洗浄した魚のたんぱく質から成り，通常は白身の鮮魚からのものである。これらは，その後カニ棒やかまぼこのような製品にさらに加工処理することを目的とした中間製品であることが多い。

10.8.1 重要な微生物

10.8.1.1 ハザードと管理

これらの製品に関連した特定のハザードはなく，多くの製品は摂食前に加熱される。ミンチされた魚製品は，通常，冷凍された加熱調理食品として流通し，それ以上の加工処理を行わずに食される。これらの製品は10.13項に示されたものと同等である。交差汚染により伝播すると思われるヒトと動物共通の病原微生物がリスクになる可能性がある。加工処理中の適正衛生規範を遵守することで，これらの微生物を管理する。製品が包装され冷蔵で販売されれば，他のそのまま摂食可能な魚製品で問題になる病原細菌を考慮すべきである。ボツリヌス菌は真空包装されたすり身中で発育して毒素を産生し，低温と短い保存期間だけが，このリスクを効果的に管理できる。米国において，すり身はE型ボツリヌス菌用加熱調理（例：90℃で最低10分間）を行うことになっている。*L. monocytogenes* がすり身製品で検出されており発育可能である。包装中での加熱調理は，このハザードを制御できる。軽度保存処理魚製品で用いられたサンプリングプランと基準を適用する。

10.8.1.2 腐敗・変敗と管理

冷凍保存された時は，腐敗・変敗の問題はない。冷蔵保存では，腐敗・変敗が細菌（例：バチラス属菌）により生じ，官能評価で容易に検出される。低温保存が腐敗・変敗の最も有効な管理である。

10.8.2 微生物データ

Table 10.7 は，すり身及び加熱調理済みミンチ魚について有用な検査を要約している。特定の推奨事項に関連した重要な詳細については本文を参照のこと。

10.8.2.1 極めて重要な原材料

この製品には極めて重要な副原材料はない。凍結防止剤，食塩，大豆たんぱく及びデンプンが添加されることがあるが，微生物学的安全性あるいは腐敗・変敗に影響することはない。

第 10 章　魚及び海産製品

Table 10.7　すり身と加熱調理済みミンチ魚の微生物学的安全性と品質のための検査

	相対的重要性	有用な検査
極めて重要な原材料	低	すり身は極めて重要な副原材料を含まない。
加工中	低	日常のサンプルは，加工処理中のすり身では採取しない。
加工処理環境	低	加工開始前の装置表面からのサンプルは，清浄化と消毒手順の効果を検証するために使用できる。
	高	製品が冷蔵で流通され，包装中で殺菌されなければ，$L.\ monocytogenes$ について環境モニタリングが必要である。
可食期間	低	標準的な手順は存在しない。
最終製品	低	微生物学的検査は冷凍製品には推奨されない。製品が冷蔵で流通及び保存されれば，$L.\ monocytogenes$ についてのサンプリングと検査が包装中で殺菌されたもの以外で適切であると思われる。

				サンプリングプラン及び限度 /g[c]			
製品	微生物	分析方法[a]	ケース[b]	n	c	m	M
すり身及びミンチ魚 - 発育しない	$L.\ monocytogenes$	ISO 11290-2	NA[b]	5	0	10^2	-

				サンプリングプラン及び限度 /25g[c]			
				n	c	m	M
- 発育する	$L.\ monocytogenes$	ISO 11290-1	NA[b]	5[d]	0	0	-

[a] 代替法は，ISO 法に対して妥当性確認された時に使用可能である。
[b] NA＝コーデックス基準の使用のために適用できない。
[c] これらのサンプリングプランの担保水準については付属 A を参照。
[d] それぞれ 25 g の分析単位（複合については 7.5.2 項を参照）。

10.8.2.2　加工中

加工中のサンプルは必要ない。

10.8.2.3　加工処理環境

好気性集落数についての拭き取り検査は，通常の清浄化と消毒手順が行われれているかを決定するために使用できる。製品が冷蔵で流通され，$L.\ monocytogenes$ のリスクが認められていれば，加工処理環境は $L.\ monocytogenes$ についてサンプルを採取すべきである。

10.8.2.4　可食期間

微生物学的腐敗・変敗は，正常な GHP 及び HACCP プログラムのもとで製造された製品では問題とならない。

10.8.2.5 最終製品

冷凍製品のサンプリングと検査は，安全性あるいは腐敗・変敗のいずれにも推奨されない。製品が，包装され冷蔵されて流通及び保存されれば，最終包装中で加熱調理されなければ，*L. monocytogenes* についてのサンプリングと検査は適切である。*L. monocytogenes* が検出される地域では，考慮すべき問題について第1章を参照のこと。

10.9 軽度保存処理魚製品

通常，軽度保存処理魚製品は，低濃度のNaCl（水相で3～6%），低濃度の酸あるいは食品保存剤で保存処理されたそのまま摂食可能な製品である。生魚によるもの（冷燻あるいは塩蔵魚）と加熱調理済み製品によるもの（塩蔵の甲殻類）がある。通常，それらは真空包装され，冷蔵製品として市販されるが，冷凍製品として流通するものもある。通常，冷蔵の可食期間は真空包装された冷燻魚で3～4週間であり，塩蔵の甲殻類ではさらに長い。

10.9.1 重要な微生物

10.9.1.1 ハザードと管理

加工処理に生魚を使う製品は，水生毒素，寄生虫及びヒスタミンの存在のような生魚と同じハザードである。保存パラメータは，2種類の重要なヒトの病原微生物である低温性ボツリヌス菌及び *L. monocytogenes* の発育を制御するために必ずしも十分ではない。NaCl，低温及び可食期間の制限を併用することが，これらのハザードを管理するために使用される。ある種の製品は加工処理中に手作業で扱われ，そのまま摂食される食品のため，ヒトの腸管内病原微生物は適当な適正衛生規範が実施されなければ，製品に移行する可能性がある。

10.9.1.2 腐敗・変敗と管理

ある種の軽度保存処理魚製品の劣化は，微生物の発育や代謝のためである。しかし，細菌のあるグループは腐敗・変敗に関与していると思われるが，微生物学的検査は腐敗・変敗の程度あるいは予測される可食期間を決定するために使用できない。官能評価は製品の食感品質を決定するために使用される。

10.9.2 微生物データ

Table 10.8は，軽度保存処理魚について有用な検査を要約している。特定の推奨事項に関連した重要な詳細については本文を参照のこと。

第10章　魚及び海産製品

10.9.2.1　極めて重要な原材料

生魚で示されたハザードは，加熱調理された原材料が使用される場合を除き，この製品にも適用される（Table 10.1 参照）。納入業者のプログラムがなければ，サバ科の魚種のヒスタミン検査が有用と思われる。藻の大量発生水域からの魚は使用すべきでない。天然魚は寄生虫が寄生している場合があり，一部の国では寄生虫を死滅させるために-20℃で24時間冷凍することを義務付けている。

冷燻用の魚は燻製の前に塩漬される。塩漬処理は，乾塩漬，塩水浸漬あるいは塩水注入する方法により行われる。塩漬液は *L. monocytogenes* の汚染源となるので再使用は望ましくない。塩漬液は，最終製品に *L. monocytogenes* 汚染が認められれば，*L. monocytogenes* の存在について分析すべきである。加工処理中にバッチごとに塩漬液を新しく調製しない場合は，*L. monocytogenes* の存在をモニタリングすべきである。NaCl 自体は汚染源ではないが，最終製品の NaCl レベルはボツリヌス菌の制御において極めて重要なパラメータであるとして測定することが望ましい。

10.9.2.2　加工中

通常の加工処理中の製品の微生物学的検査は推奨されない。調査サンプリングの場合は，魚は汚染個所を決定するために加工処理中にサンプル採取するとよい。冷燻工程は比較的低温（例：22～26℃）で行われるが，細菌数の減少がある。これは，この加工処理前後の魚の拭き取り検査で検証できる。約1 log の減少が期待される。

10.9.2.3　加工処理環境

加工処理環境は最も一般的な *L. monocytogenes* の直接の汚染源であり，表面及び加工処理環境のサンプリングは本菌の管理の助けになると思われる。サンプリングの頻度と範囲は可食期間に関連する発育の可能性によって決まる。製品がリステリア属菌の発育を防止するために安定であれば，サンプリング頻度は低い。リステリア属菌の発生頻度は，一部の施設においては *L. monocytogenes* の検出と相互関係にある。しかし，この関係は普遍的ではなく，一部の施設では *L. monocytogenes* 以外のリステリア属菌により完全に支配されている。清浄化と消毒の一般的な状況は，拭き取りサンプリング及び好気性集落数の検出によりモニタリングできる。一般的に，製品と接触する表面は拭き取りサンプルにより，時には 100 CFU/cm²に達するサンプルがあるが，清浄化と消毒後に 10 CFU/cm²以下であることが望ましい。寒天培地を接触させるサンプリングを使用すると菌数はこれより低い。

10.9.2.4　可食期間

これら製品の可食期間は，ボツリヌス菌や *L. monocytogenes* がハザードとなるレベルに発育しないことを保証するような安全性を考慮して決定される。これら微生物が制御されていることを妥当性確認する手順は，自然に汚染された製品，あるいは予測モデルの使用のような菌接種製品中の発育を測定することを組み合わせて行う。食品としての品質という面から，これらの製品類の可食

期間は加工業者によって大幅に異なる。官能評価が，この目的のために使用され，表示の妥当性確認に使用可能である。

Table 10.8 軽度保存処理された魚の微生物学的安全性と品質のための検査

	相対的重要性	有用な検査
極めて重要な原材料	中	納入業者の信頼性が低ければ，Table 10.1 の記述に従って寄生虫とヒスタミンを考慮する（本文参照）。
	低	塩水注入が使用されるならば，塩水はバッチごとに新しく調製するか，*L. monocytogenes* の存在をチェックする。
加工中	低	加工中のサンプルは日常的に採取しない。
加工処理環境	高	製品との接触面やその付近の表面を拭き取り，好気性集落数と *L. monocytogenes* を検査する。清浄化と消毒後の通常のレベル： ・好気性集落数：< $10 \sim 10^2$ CFU/cm² ・*L. monocytogenes*：存在しない。
可食期間	中	官能評価による可食期間検査は，可食期間の長い製品には有用である。可食期間内の *L. monocytogenes* の発育の可能性を調べることが望ましい。
最終製品	中	病原微生物の日常のサンプリングは必要ない。GHP と HACCP の適用に問題があれば，*L. monocytogenes* についてのサンプリングをロットの許容性として考慮してもよい。

製品	ハザード	分析方法[a]	ケース	サンプリングプラン及び限度/g[b]			
				n	c	m	M
軽度保存処理された魚 - 発育しない	*L. monocytogenes*	ISO 11290-2	NA[c]	5	0	10^2	–

製品	ハザード	分析方法[a]	ケース	サンプリングプラン及び限度/25g[b]			
				n	c	m	M
- 発育する	*L. monocytogenes*	ISO 11290-1	NA[c]	5[d]	0	0	–

[a] 代替法は，ISO 法に対して妥当性確認された時に使用可能である。
[b] これらのサンプリングプランの担保水準については付属 A を参照。
[c] NA ＝コーデックス基準の使用のために適用できない。
[d] それぞれ 25 g の分析単位（複合については 7.5.2 項を参照）。

10.9.2.5 最終製品

GHP と HACCP の適用は，交差汚染の防止を保証していることが望ましい。製造業者の条件が不明，あるいは GHP と HACCP の信頼性のある適用に問題がある場合は，*L. monocytogenes* のためのサンプリングが適切と思われる。保存中の発育の可能性によって，本菌は 25 g 中に存在すべきではないか，あるいは低いレベルでの存在が許される。*L. monocytogenes* が検出される箇所で

の考慮すべき問題は第1章を参照する。

ボツリヌス菌についてのサンプリングは，本菌の制御が高い食塩レベルと低温で保証されているので推奨されない。サバ類（例：マグロ，マヒマヒ）はヒスタミンを含む可能性があり，製品は事前の情報を利用できなければ検査できる。最新の推奨事項は10.2.2.5項を参照のこと。

10.10 半保存処理魚製品

通常，これらの製品は，食塩，酸及び食品保存料で保存処理された生魚あるいは魚卵である。通常，保存料のレベルは上記の軽度保存処理された製品よりも高い（より多くの食塩と酸）。例としては，ニシンのマリネ，ロールモップス，アンチョビ，あるいはキャビアである。軽度保存処理された魚製品と比較して，製品はさらに保存性があり可食期間が長い。可食期間は数か月であることが多い。

10.10.1 重要な微生物

10.10.1.1 ハザードと管理
半保存処理された魚に関連した病原微生物は少ないが，寄生虫は生魚を使用しているので考慮したほうがよい。通常，製品は酸素を制限した状態で包装され，ボツリヌス菌が高濃度のNaCl，酸及び低温の組み合わせにより管理されなければリスクとなる。製品は *L. monocytogenes* を発育させない。予め形成されたヒスタミンは考慮すべきである。

10.10.1.2 腐敗・変敗と管理
半保存処理魚製品中で発育できる腐敗微生物は少ないが，酵母は低い酸性度（pH＞4.5）の製品中で特異的に腐敗・変敗の原因となる。

10.10.2 微生物データ

10.10.2.1 極めて重要な原材料
製品は，微生物学的安全性及び腐敗・変敗に影響する副原材料を含まない。

10.10.2.2 加工中
加工中のサンプリングは，これら製品では有用でない。

10.10.2.3 加工処理環境
一般的に，加工処理環境のサンプリングは半保存処理魚製品では推奨されない。しかし，例え

ば，腐敗・変敗問題が生じれば，このことが調査サンプリング中に必要となる可能性がある。また，加工処理環境の一般的な清浄度は，拭き取りサンプリングと好気性集落数の検査により評価可能である。

10.10.2.4 可食期間

半保存処理魚製品は比較的長い可食期間である。可食期間の日付は，官能評価を使用して測定する保存試験により妥当性確認される。

10.10.2.5 最終製品

最終製品のサンプリングと微生物学的検査は，安全性や品質を保証するために有用でないため，日常のサンプリングは推奨されない。腐敗・変敗問題が生ずれば，乳酸菌（LAB）と酵母の検査を考慮すべきである。酵母数が 10^4 CFU/g 以上，あるいは LAB が 10^7 CFU/g 以上は，腐敗・変敗が微生物によることを示す。ヒスタミンのレベルは，イワシの熟成中に自然に形成されるため，鮮魚に推奨されるよりも高い可能性があることに注意する。ヒスタミン検査の最新の推奨事項は 10.2.2.5 項を参照のこと（Table 10.9）。

Table 10.9　半保存処理魚の微生物学的安全性と品質のための検査

	相対的重要性	有用な検査
極めて重要な原材料	中	納入業者の信頼性が低ければ，Table 10.1 の記述に従って寄生虫とヒスタミンを考慮する。
加工中	低	日常の加工中のサンプルは必要はない。
加工処理環境	低	設備と環境の日常のサンプリングは推奨されない。サンプリングは調査サンプリング中に行うのがよい。
可食期間	低	これらの製品は比較的長い可食期間である。可食期間は保存試験及び官能評価を使用して妥当性確認されると思われる。
最終製品	低	日常のサンプリングは推奨されない。GHP と HACCP の適用が問題であれば，ヒスタミンのためのサンプリングがサバ科の魚種のロット受容性について考慮される可能性がある。

10.11　発酵魚製品

本項では，完全に発酵している典型的な東南アジアの製品，すなわち，微生物の発育及び酸の産生が生じている製品について述べる。これらは，低濃度の食塩（2～6%）が生魚に添加され，発酵が周囲温度で起こる製品である。自己分解した魚醤及び 6～25% の食塩を含むペーストについては，第 14 章で述べる。

第 10 章　魚及び海産製品

10.11.1　重要な微生物

10.11.1.1　ハザードと管理

　生魚の使用は，寄生虫を重要なハザードとする。発酵中の嫌気状態のため，ボツリヌス菌の発育を考慮すべきである。内臓の注意深い除去と腹腔洗浄が，ボツリヌス菌を制御するために不可欠である。海産魚に天然に存在するビブリオ属菌は加工処理により除去されないが，発酵中は増殖しない。加工処理環境やヒトによる取り扱いに関連した病原微生物は，交差汚染の結果として存在することもある。池で養殖された魚がこれらの製品によく使用され，池の動物やヒトの排泄物である肥料の使用が，サルモネラ属菌やヒト腸管内ウイルスのような腸管内病原微生物の汚染源となる。低濃度の NaCl の添加が，主な発酵微生物である乳酸菌が優性になるまで病原微生物の発育を抑制する。

10.11.1.2　腐敗・変敗と管理

　その発酵過程や最終製品中の高い菌数の乳酸菌にも関わらず，これらの製品は可食期間が長くない。腐敗・変敗過程についてはほとんど知られていないが，乳酸菌が原因であると思われる。

10.11.2　微生物データ

　Table 10.10 は，発酵魚製品について有用な検査を要約している。特定の推奨事項に関連した重要な詳細については本文を参照のこと。

10.11.2.1　極めて重要な原材料

　米あるいはデンプン質の原材料が添加されることがあるが，いずれも微生物学的安全性や品質にとって極めて重要ではない。

10.11.2.2　加工中

　製品は，pH の低下を妥当性確認するために発酵中にサンプリングすべきであり，pH は 1 ～ 2 日で 4.5 以下に減少するのが望ましい。

10.11.2.3　加工処理環境

　加工処理環境の日常のサンプリングは推奨されない。小規模な加工の中には，バック・スロッピング（back-slopping）が使用されており，この方法では加工処理環境における発酵微生物の存在がスタータ菌として必要である。

10.11.2.4　可食期間

　適切に発酵されていれば，可食期間は安全性の理由で制限する必要はない。可食期間の決定は官

Table 10.10 発酵魚製品の微生物学的安全性と品質のための検査

	相対的重要性	有用な検査
極めて重要な原材料	中	寄生虫は，Table 10.1 に概説したように，生魚について考慮すべきである。
加工中	中	加工中の pH の測定は，発酵が期待通りに進行していることを確認する。
加工処理環境	低	日常の加工処理環境の検査は推奨されない。
可食期間	低	製品は比較的短い可食期間である。微生物学的検査は可食期間の限度の決定には有用ではない。
最終製品	低	最終製品の日常のサンプリングは必要ない（本文参照）。製品が生で摂食される場合は，特定の病原微生物あるいは指標微生物の検査が有用であると思われる。GHP と HACCP の適用に問題があれば，サルモネラ属菌のためのサンプリングがロットの許容性について考慮される可能性がある。

製品	微生物	分析方法[a]	ケース	サンプリングプラン及び限度 /25g[b]			
				n	c	m	M
発酵魚製品	サルモネラ属菌	ISO 6579	11	10[c]	0	0	-

[a] 代替法は，ISO 法に対して妥当性確認された時に使用可能である。
[b] これらのサンプリングプランの担保水準については付属 A を参照。
[c] それぞれ 25 g の分析単位（複合については 7.5.2 項を参照）。

能評価により行われる。

10.11.2.5 最終製品

最終製品の検査は安全性と品質のいずれにも推奨されない。水相における pH と NaCl の測定を通じて迅速な発酵の確認に重点を置くべきである。製品が生食用であれば，特定の病原微生物や指標微生物の検査が有用であると思われる。ボツリヌス中毒に関連した調査サンプリングの場合は，ボツリヌス菌のためのサンプリングと検査を行ってもよい。統合型施設の魚が使用された場合は，サルモネラ属菌のような腸管内病原微生物が懸念される。

10.12 十分に乾燥あるいは塩漬された製品

十分に乾燥あるいは塩漬された製品は，水分量が低いため長期保存が可能である。唯一の安全性の問題はマイコトキシン産生真菌の発育の可能性である。迅速な乾燥と乾燥条件下での保存により，このリスクを管理できる。製品は乾燥状態で保存されれば，長期保存が可能である。それらは，真菌の発育のために劣化することがある。

第 10 章　魚及び海産製品

10.13　殺菌された海産製品

これらの製品は，殺菌と同様の加熱処理をされる。典型的な製品は，温燻煙された魚（60℃で30分）あるいは真空加熱調理製品である。カニ肉は，加熱調理と殻むき処理後に包装され殺菌されることがある。また，一部の国では，すり身を基本とした製品が（包装状態で）加熱調理され，冷蔵製品として流通している。殺菌された軟体動物は 10.7 項で検討されている。

10.13.1　重要な微生物

10.13.1.1　ハザードと管理
生魚のハザードの一部は，殺菌製品に引き継がれる。例えば，水生毒素及びヒスタミンである。寄生虫は殺菌で排除される。製品は，加熱処理後に取り扱い処理があれば，*L. monocytogene* 及び腸管内病原微生物の交差汚染が潜在的なリスクである。真空包装された場合は，ボツリヌス菌の発育の可能性及び毒素生産は NaCl と低温の組み合わせで管理すべきである。真空調理製品では，90℃で 10 分間の加熱調理が低温性ボツリヌス菌の芽胞を排除する。また，ウイルス性の病原微生物は，熱抵抗性に関する情報が得られるにつれて，特定の製品における新たな課題となる可能性がある。

10.13.1.2　腐敗・変敗と管理
微生物の発育は，これら製品の腐敗・変敗の原因になる。従って，好気的に包装された場合は，真菌の発育が温燻煙された魚に生じる。ある種の真空調理製品の包装では，芽胞形成菌の発芽や発育によって劣化すると思われる。

10.13.2　微生物データ

Table 10.11 は，殺菌された魚について有用な検査を要約している。特定の推奨事項に関連した重要な詳細については本文を参照のこと。

10.13.2.1　極めて重要な原材料
通常，これらの製品には食塩が添加されている。食塩は，温燻煙された魚のようなある種の製品では，ボツリヌス菌 E 型の発育の防止に関連する極めて重要な原材料である。最終製品中に 3% 以上のレベルになるようにすべきである。

10.13.2.2　加工中
通常の加工処理中の製品の微生物学的検査は推奨されない。調査サンプリングの場合，魚は汚染

10.13 殺菌された海産製品

Table 10.11 殺菌された魚の微生物学的安全性と品質のための検査

	相対的 重要性	有用な検査
生魚	中	寄生虫は加熱調理工程により殺滅する。納入業者のプログラムが適切でなければ，サバ科の魚種のヒスタミン検査が有効と思われる。藻の大発生の水域からの魚は使用すべきではない。
極めて重要な原材料	低	塩水注入が塩漬製品で使用されるならば，塩水はバッチごとに新しく調製すべきである。それ以外では，塩水はその後の加熱処理が殺菌作用があると確信できる場合でも L. monocytogenes の存在についてチェックすることが望ましい。
加工中	低	通常，加工中のサンプルは採取しないが，調査サンプリングについて考慮すべきである。
加工処理環境	高	製品との接触面や付近の表面を拭き取り，好気性集落数と L. monocytogenes について検査。清浄化と消毒後の通常のレベル： ・L. monocytogenes：存在しない。
可食期間	中／高	官能評価は長い可食期間の製品で有用と思われる。可食期間中の L. monocytogenes の発育の可能性について決定すべきである。真空加熱調理されたような製品は，ボツリヌス菌を管理する限度の可食期間であることが望ましい。
最終製品	中	病原微生物についての日常のサンプリングは必要ない。GHP と HACCP の適用に問題があれば，L. monocytogenes についてのサンプリングがロットの許容性のために考慮される可能性がある。

				サンプリングプラン 及び限度 /g[b]			
製品	ハザード	分析方法[a]	ケース	n	c	m	M
殺菌された魚，RTE - 発育しない	L. monocytogenes	ISO 11290-2	NA[c]	5	0	100	-

				サンプリングプラン 及び限度 /25g[b]			
				n	c	m	M
- 発育する	L. monocytogenes	ISO 11290-1	NA[c]	5[d]	0	0	-

[a] 代替法は，ISO 法に対して妥当性確認された時に使用可能である。
[b] これらのサンプリングプランの担保水準については付属 A を参照。
[c] NA ＝ コーデックス基準の使用のために適用できない。
[d] それぞれ 25 g の分析単位（複合については 7.5.2 項を参照）。

箇所を決定するために加工処理中にサンプリングすることがある。殺菌は抗細菌ステップであり，加熱処理温度の測定は HACCP プログラムの一部とすべきである。殺菌効果は，この加工処理段階前後に魚の拭き取り検査により検証できる。

10.13.2.3　加工処理環境

加工処理後の環境は，製品が殺菌前に包装されれば，微生物学的品質と安全性について重要性は

低い。しかし，製品が加熱処理後に取り扱われる場合は，加工処理環境が極めて重要となる。その工程は L. monocytogenes の最も一般的な汚染源であり，環境モニタリングプログラムが，この微生物を管理する助けになると思われる。サンプリングの頻度と範囲は，可食期間に関連する発育の可能性に左右される。製品が安定であれば（例：リステリア属菌は発育できない），サンプリング頻度は低い。加工処理環境の一般的な清浄性は，拭き取りサンプリングと好気性集落数の検査により判断可能である。

10.13.2.4 可食期間

これら製品の可食期間は様々である。温燻煙された魚は真空包装であれば 2～3 か月保存でき，冷蔵された殺菌カニ肉は 18 か月以上の可食期間であるが，真空調理製品では冷蔵の可食期間がこれより短い。安全性の面で，ボツリヌス菌及び L. monocytogenes がハザードレベルに発育しないことを保証すべきである。これは，自然に汚染された製品あるいは菌接種製品における発育の測定，ならびに予測モデルの使用を組み合わせて行う。摂食する品質の点で，これら食品の可食期間は極めて様々であり，また加工業者によっても大きく異なる。官能評価がこの目的に使用され，日付を妥当性確認する際に使用可能である。

10.13.2.5 最終製品

GHP と HACCP の適用で交差汚染の防止を保証すべきである。製造者の条件が不明か，あるいは GHP と HACCP の信頼できる適用に問題があれば，消費者による摂食前の加熱処理されない製品において，L. monocytogenes についてのサンプリングが適切なこともある。保存中の発育の可能性から，L. monocytogenes が 25 g 中に存在すべきでないか，あるいは低いレベルでの存在は許容可能である。

ボツリヌス菌についてのサンプリングは，本菌が NaCl レベル，低温，短い保存期間，あるいは摂食前の製品の加熱処理によって保証されるので推奨されない。サバ科の魚については，ヒスタミン検査が考慮されるべきであり，読者は最新の検査の推奨事項について 10.2.2.5 項を参照のこと。

10.14　缶詰海産食品

10.14.1　重要な微生物

10.14.1.1　ハザードと管理

十分にレトルトされた海産食品製品中の微生物由来の重要なハザードは，ボツリヌス菌（加工が不完全な場合のみ），ある種の水生毒素及びヒスタミンである。ヒスタミンは熱安定性であり，加工処理前に形成されれば，最終的な缶詰製品内に存在する。低温段階における生材料の時間と温度管理が，ヒスタミン中毒のリスクを減少させるために重要である。缶詰製品の全般的な管理につい

ては，第 24 章を参照のこと。

10.14.1.2　腐敗・変敗と管理

缶詰海産食品製品の腐敗・変敗は稀に起こるが，適切な加熱処理及び容器の完全性により管理される。

10.14.2　微生物データ

10.14.2.1　極めて重要な原材料

寄生虫は加熱調理処理により殺滅される。納入業者のプログラムが適切でない場合は，サバ科の魚種におけるヒスタミン検査は有用と思われる。藻の大発生の水域からの魚介類は使用すべきではない。

10.14.2.2　加工中

加工中の検査は推奨されないが，加熱工程における不可欠なパラメータのモニタリングは，最終製品の安全性と安定性のために極めて重要である（第 24 章を参照）。

10.14.2.3　加工処理環境

環境サンプルは推奨されない。

10.14.2.4　可食期間

GHP と HACCP に基づく既存の商業的滅菌プログラムのもとで生産された製品は，微生物による腐敗・変敗は今まで経験がない。

10.14.2.5　最終製品

サバ科の魚種が生材料として使用されている場合，ヒスタミン検査は納入業者のプログラムの知見が不明であれば，ロットの許容性について推奨されることがある。殺菌されたサバ科の魚種について推奨されるヒスタミン検査の基準は Table 10.11 に従う。

文献

Codex Alimentarius (2008) Code of practice for fish and fishery products (CAC/RCP 52-2003). Joint FAO/WHO Food Standards Program, FAO, Rome
Codex Alimentarius (2009) Guidelines on the application of general principles of food hygiene to the control of *Listeria monocytogenes* in ready-to-eat foods (CAC/GL 61-2007). Joint FAO/WHO Food Standards Program, FAO, Rome

第10章　魚及び海産製品

Codex Alimentarius (2004) Standard for salted Atlantic herring and salted sprat Codex Stan 244-2004 1. http://www.codexalimentarius.net/download/standards/10271/CXS_244e.pdf. Accessed 15 October 2010

Clem JD (1994) Historical overview. In: Hackney CR, Pierson, MD (eds) Environmental indicators and shellfish safety. Chapman & Hall, New York

CSPI (Center for Science in the Public Interest) (2007) Outbreak alert 2007. Center for Science in the Public Interest, Washington, DC, USA

D' Souza DH, Moe CL, Jaykus L-A (2007) Foodborne viral pathogens. In: Doyle MP, Beuchat LR (eds) Food microbiology: fundamentals and frontiers, 3rd edn. ASM Press, Washington

Duflos G, Dervin C, Malle P et al (1999) Relevance of matrix effect in determination of biogenic amines in plaice (*Pleuronectes platessa*) and whiting (*Merlangus merlangus*). J AOAC Int 82:1097-1101

EC (European Commission) (2004a) Regulation (EC) No. 853/2004 of the European Parliament and of the Council of 29 April 2004 laying down specific hygiene rules for food of animal origin. Off J Eur Union L 139:22-82

EC (2004b) Regulation (EC) No 854/2004 of the European Parliament and of the Council of 29 April 2004 laying down specific rules for the organization of official controls on products of animal origin intended for human consumption. Off J Eur Union L 139:83-127

EC (2005) Commission Regulation (EC) No 2073/2005 of 15 November 2005 on microbiological criteria for foodstuffs. Off J Eur Union L 338:1-26

FDA (US Food and Drug Administration) (2005) Quantitative risk assessment on the public health impact of pathogenic *Vibrio parahaemolyticus* in raw oysters. US Food and Drug Administration, Washington

FAO (Food and Agricultural Organization) (2009) Yearbook of fishery statistics. Summary fishery statistics. FAO Fisheries Department, Food and Agricultural Organization of the United Nations, Rome. http://www.fao.org/fishery/statistics/en. Accessed 9 October 2010

FAO/WHO (Food and Agricultural Organization/World Health Organization) (2005a) Risk assessment of *Vibrio vulnificus* in raw oysters. Microbiological Risk Assessment Series No. 8. http://www.who.int/foodsafety/publications/micro/mra8.pdf. Accessed 9 October 2010

FAO/WHO (2005b) Risk assessment of choleragenic *Vibrio cholerae* O1 and O139 in warm water shrimp in international trade: Interpretative Summary and Technical Report. Microbiological Risk Assessment Series No. 9. http://www.who.int/foodsafety/publications/micro/mra9.pdf. Accessed 9 October 2010

FAO/WHO (2011) Risk Assessment of *Vibrio parahaemolyticus* in seafood. Interpretative Summary and technical report. Microbiological Risk Assessment Series No. 16. Rome (in press)

FSANZ (2000) Standard 2.2.3 Fish and fish products. http://www.foodstandards.gov.au/foodstandards/foodstandardscode/standard223fishandfi4255.cfm. Accesses 15 October 2010

Høegh L (1989) Shrimp quality index [in Danish]. Industrial PhD Thesis, Danish Institute for Fisheries Research, Kongens. Lyngby, Denmark

ICMSF (International Commission on Microbiological Specifications for Foods) (1996) Microorganisms in foods 5: microbiological specifications of food pathogens. Blackie Academic & Professional. London

ICMSF (2005) Microorganisms in foods 6: microbial ecology of food commodities, 2nd edn. Kluwer Academic/Plenum, New York

NSSP (National Shellfish Sanitation Program) (2007) Guide for the control of molluscan shellfish. US Food and Drug Administration, Washington

Lehane LJ, Olley J (2000) Histamine fish poisoning revisited. Int J Food Microbiol 58:1-37

Malle P, Valle M, Bouquelet S (1996) Assay of biogenic amines involved in fish decomposition. J AOAC Int 79:43-49

第 11 章
飼料及びペットフード

11.1 はじめに
11.2 加工済み飼料原材料
11.3 未加工の飼料
11.4 配合飼料

11.5 ペットフード,チュウ (chews) 及びおやつ (treats)
文献

第 11 章　飼料及びペットフード

11.1　はじめに

　飼料は，ヒトのフードチェーンにおける *L. monocytogenes* やサルモネラ属菌のような病原微生物の汚染に寄与するフードチェーンの重要な要因である（Crump et al. 2002, Sapkota et al. 2007）。低い菌数レベルと分布のみが報告されているが，飼料は家畜における大腸菌 O157:H7 の存在に寄与する媒介物としても指摘されている（Davis et al. 2003, Dodd et al. 2003, Hutchinson et al. 2006, Sanderson et al. 2006）。本書では，飼料とペットフードの微生物学がヒトの健康に係る重要性に焦点を当てて検討し，動物の健康に関しては検討しない。
　ヒトの疾病の多くの症例や大発生は，動物飼料の汚染と病原微生物が結びついて起こる。サルモネラ属菌は最も広く知られた例である。1990 年代，飼料組成がウシにおける牛海綿状脳症（BSE）の感染源として特定され，ヒトのクロイツフェルト・ヤコブ病（Creutzfeld-Jacobs disease）について疫学的な関連性が確立された。
　動物飼料についての適正衛生規範の適用のための勧告や法令が，コーデックス委員会（CAC 2004），欧州委員会（2005），米国食品医薬品局（2010）によって公表されている。
　ペットフードもヒトの疾病の感染源となり，様々なタイプの生または加工済みペットフードのサルモネラ属菌汚染が立証されている（Finley et al. 2006, 2007, CDC 2008, CDC 2008b）。そのような汚染は，ヒト，特に乳児及び子供とペットとの接触による直接的あるいは間接的な暴露で生じる。ネコ，イヌ，カメ及びその他の爬虫類のペットから，病原微生物の直接的な伝播が立証されており，ペット環境におけるヒト病原微生物の排泄はヒトへの暴露につながる。微生物の生態及び飼料とペットフードに対する適切な管理措置の更なる詳細な背景は ICMSF（2005）を参照のこと。

11.2　加工済み飼料原材料

　飼料の原材料は，たんぱく質や繊維のようなその他の成分の安価な入手源からの動物性及び植物性副産物から製造される。それらは，食肉や骨粉，魚粉，柑橘類のペレット状パルプ，植物性油かす，トウモロコシグルテン，トウモロコシ繊維，ダイズ粉及びダイズフレークを含む（例えば，Bampidis et al. 2006, Lefferts et al. 2006, Sapkota et al. 2007, Thompson 2008, Berger & Singh 2010 を参照）。
　通常，そのような副産物は，それらが完全飼料として使用されるか，あるいは混合飼料に含まれる前に加熱処理され乾燥される。

11.2.1 重要な微生物

11.2.1.1 ハザードと管理

　サルモネラ属菌は動物性及び植物性の副産物における病原微生物として認められており，加熱処理と加工後の汚染の予防が最も重要な管理措置である。

　加熱処理済み副産物におけるサルモネラ属菌の存在は，何人かの研究者によって示されているように，再汚染によるものである（例：Jones & Richardson 2003, Nesse et al. 2003, EFSA 2008, Vestby et al. 2009, Davies & Wales 2010）。再汚染は GHP の適用により防止でき，特に，加工処理環境における病原微生物の存在を避けるために，生材料とレンダリングされた材料の加工処理区域を厳密に分離することである。

　BSE は 1990 年代に主要なハザードと認識され，サルモネラ属菌のような増殖形の微生物を殺滅するために適用される加熱処理が，適切に BSE を制御するためには不十分であることが速やかに明らかにされた。BSE の伝播を防止あるいは減少させるために，いくつかの行政当局は，肉，骨粉，脳脊髄組織のような動物性副産物の使用を禁止あるいは制限する規制措置をとった（Denton et al. 2005）。これらの措置が，適切に実施された時に BSE の症例数は大幅に減少した。これらの管理措置に関するさらに詳細な情報について，読者は ICMSF（2005）を参照のこと。

　飼料原材料を製造するために使用される農作物由来の生材料による，アフラトキシン，デオキシニバレノール，フモニシン，ゼアラレノン，T-2 トキシン，オクラトキシン，及び特定の麦角アルカロイドのようなマイコトキシン汚染は広範囲に拡散しており，検討されてきた（Binder et al. 2007, Richard 2007）。これらのマイコトキシンの存在は，動物にとっての直接的な脅威であるだけでなく，乳，食肉，卵のような動物由来の食品の汚染を通じてフードチェーンにとっての脅威でもある。汚染リスク及びマネジメントの選択肢が検討されている（Kabak et al. 2006, Binder 2007, Kan & Meijer 2007, Coffey & Cummins 2008, Magnoli et al. 2010）。

　原材料，特に穀類の選別は管理方法の選択の 1 つであり，搬入される生材料の検査は，特に簡単で安価な迅速スクリーニング法を使用する時に，検証やモニタリングとして有用である。許容のための検査は，頻繁に起こる異種混合汚染やサンプリングの限界があるため限度がある。この問題に関する更なる検討は，第 15 章に見ることができる。

　生材料及びサイロに保管された飼料原材料自体は，カビの発育とその後のマイコトキシンの形成を防ぐために適切な条件下に保管しなくてはならない。温度と湿度を管理するための特別な配慮には，建築材料，適切な換気，及び必要な箇所での断熱を含む。マイコトキシンの発生を防ぐための使用条件は，以下のことを含む。

- コーティングと飼料の堆積を避けるための移動の調整
- 飼料の完全な排出
- 空にした後の徹底的な清掃処理
- 規則的な間隔での消毒

第11章　飼料及びペットフード

・温度と湿度のモニタリング
・目視によるカビの定期的な検査

　カビ及びマイコトキシンについての日常検査は，保管された製品では推奨されない。温度及び相対湿度のような保管パラメータのモニタリングは，特に継続的に行われている管理を示すには比較的効果的である。

11.2.1.2　腐敗・変敗と管理

　カビの発育は，保存中の原材料及び最終製品の腐敗・変敗にもつながる。腐敗・変敗の管理は，適切な調製と上記した保管条件を通じて達成できる。

11.2.2　微生物データ

　Table 11.1 は，加工済み飼料原材料のための有用な検査の要約である。特定の推奨事項に関連する重要な詳細については本文を参照のこと。

11.2.2.1　極めて重要な原材料

　すべての動物の内臓及び副産物は，病変のある枝肉あるいは病死した動物と同様に，サルモネラ属菌に汚染されている可能性がある。これは，植物性の副産物でも同じである。しかし，加熱処理はこれらの増殖形微生物を殺滅するよう計画されており，従って，これらの生材料のサルモネラ検査は推奨されない。

　プリオンに関して，効果的な飼料の禁止規制は，数年間の BSE の分布率の算定によって測定される。これは，感染した動物を高い信頼度で検出し，そのことにより BSE 感染動物をフードチェーンから排除することを目的にした BSE 監視を通じて達成される（EFSA 2004，USDA 2006）。健康なと畜ウシの BSE 監視の検査の実施は，当該国のリスク要因及びリスク管理活動を説明するリスク評価の結果によって決まる。

　レンダリング工程における BSE の不活化研究は，それらのいくつかがプリオンを不活化することに他よりも効果的であることを示している（Taylor 1998，Acheson et al. 2000，Taylor 2000，Grobben et al. 2005，Giles et al. 2008）。

11.2.2.2　加工中

　サルモネラ属菌の存在あるいは発育の可能性がある殺菌処理段階後に，重要な製品との接触表面からの残留物を検査することは，加工処理環境に由来する汚染の検出に有用である。BSE 因子について，その存在が汚染された生材料の不適切な加熱処理に関連している場合は，加工中のサンプルの検査は必要ない。

11.2 加工済み飼料原材料

Table 11.1 加工済み飼料原材料の微生物学的安全性と品質のための検査

	相対的重要性	有用な検査
極めて重要な原材料	低	加熱処理が行われるため，動物性あるいは植物性の副産物のサルモネラ検査は推奨されない。 マイコトキシンについての推奨事項は第15章に示す。
加工中	高	サルモネラ属菌及び腸内細菌科菌群について，殺菌処理段階後に製品と接触する表面からの製品残渣の検査は，工程の管理を検証するために通常の作業中。通常見られるレベル： ・サルモネラ属菌 − 存在しない。 ・腸内細菌科菌群 − $10^2 \sim 10^3$ CFU/g ・好気性中温菌数 − 内部限度
加工処理環境	高	残渣及び塵の検査は，工程の管理を検証するために通常の作業中に極めて重要である。関連する区域のサルモネラ属菌及び腸内細菌科菌群を検査。通常見られるレベル： ・サルモネラ属菌 − 存在しない。 ・腸内細菌科菌群 − $10^2 \sim 10^3$ CFU/g あるいはサンプル
可食期間	低	湿度が高い時に，カビの発育を支持する製品について，相対湿度あるいは水分活性のモニタリングは，カビのその後の検査よりも適切である。
最終製品	高	加工済み製品の指標の検査は，工程の管理を検証するために極めて重要である。

				サンプリングプラン及び限度 /g[b]			
製品	微生物	分析方法[a]	ケース	n	c	m	M
加工済み飼料原材料	腸内細菌科菌群	ISO 21528-1	2	5	2	10^2	10^3

低/高　サルモネラ属菌の検査は，GHPとHACCPが上記検査での確認により効果的である時は通常の作業で推奨されない。他のデータが汚染の可能性を示す時にのみ，病原微生物について検査。

				サンプリングプラン及び限度 /25g[b]			
製品	微生物	分析方法[a]	ケース	n	c	m	M
加工済み飼料原材料	サルモネラ属菌	ISO 6579	10	5^c	0	0	–

[a] 代替法は，ISO法に対して妥当性確認された時に使用可能である。
[b] これらのサンプリングプランの担保水準については付属Aを参照。
[c] それぞれ25gの分析単位（複合については7.5.2項を参照）。

11.2.2.3 加工処理環境

サルモネラ属菌について，加工処理環境からの塵あるいは残渣の剥離物のようなサンプル検査は，異なった加工処理区域の分離における防止措置の効果に関する情報を得るために重要である。腸内細菌科菌群のような微生物指標の検査は，ドライ区域におけるGHPの遵守を検証するために有用な補足となる。通常，あらゆるサンプルにサルモネラ属菌が存在しないこと，及び腸内細菌科菌群のレベルは $10^2 \sim 10^3$ CFU/g の範囲であることが，これらのサンプルで期待される。

第 11 章　飼料及びペットフード

11.2.2.4　可食期間

製品が乾燥していれば，問題は起こらない。

11.2.2.5　最終製品

サルモネラ属菌の存在について，最終の動物性副産物の分析は，複合的な防止措置の効果の検証として使用できる。それは，輸入時の管理措置あるいはこの種の製品の商品化のための義務的要求事項として長年にわたり使用されている。サンプリングプランの推奨事項については，Table 11.1 を参照のこと。

11.3　未加工の飼料

本項では，粗飼料，サイレージ，粉砕トウモロコシなどの加工がされていないか，あるいは最低限の加工のみがなされた植物性材料を基本とする飼料を検討する。

11.3.1　重要な微生物

11.3.1.1　ハザードと管理

粗飼料は植物性材料であり，物理的組成及び栄養価には大きなばらつきがある。それらには，新鮮な牧草の若葉，豆類，高品質のサイレージのような極めて良好な栄養源から，わら，穀類の殻，ある種の木の若葉のような極めて低質な栄養源まで様々である（Kundu et al. 2005）。それらは，反芻動物や馬のような草や木の若葉を食べる動物の飼料に使われる。

草の乾燥処理は，増殖形を含むほとんどの微生物を不活化しないため，病原大腸菌あるいはボツリヌス菌のような芽胞形成菌が存在する可能性がある。

大量の牧草は，嫌気的発酵を通してサイレージにされる。サイレージの生産が適切に管理されないと *L.monocytogenes* が発育可能となる。これは，農場の動物，特にウシの直接的感染の原因になるか，あるいは糞便を通じて生乳のような農産物の間接的汚染につながる。このことは，その後に，生乳や生乳製品の摂食によりヒトの感染に至る可能性がある（Czuprynski 2007, Antognoli et al. 2009）。サイレージの調製に使用される粗飼料の適正な発酵条件は，*L.monocytogenes* の管理のために重要であり，このことは，以前に詳しく述べた（ICMSF 2005）。これらの条件は，以下のように要約できる。

・リステリア症の動物に使用した草及びその他の生材料を使用しない。
・適切な発酵を保証し，空気の暴露を制限し，発酵性の炭水化物，酸あるいはスタータ菌を添加。
・25% 乾燥材料のサイレージで pH 4.2 とするのが望ましい。

11.3 未加工の飼料

管理措置の効果のチェックは，その匂いも含めたサイレージの外観検査及びpHの測定により行うのが最善である。*L.monocytogenes*の微生物学的検査は，適切な発酵が疑われれば行うことがあるが，日常の検査は推奨されない。

サイレージ中のマイコトキシンの発生はStorm et al.（2008）により総説されており，飼料に由来すると思われる生乳中のその他の病原微生物に関する検討は，第23章及びICMSF（2005）に見ることができる。

11.3.1.2 腐敗・変敗と管理

乾草のような粗飼料の腐敗・変敗は，主にカビが原因である。管理は，適切な乾燥処理と低い水分活性（＜0.6）にして，それを維持するためのその後の保管によって達成できる。異常な発酵条件及びそれに関連する緩慢なあるいはpHの不満足な低下は，酵母やクロストリジウム属菌のような腐敗微生物の発育を招く。通常，サイレージに結びつくクロストリジウム属菌は，*C. tyrobutyricum*のような糖分解菌種であり，乳を汚染して，チーズの腐敗・変敗につながる（第23章を参照）。

11.3.2 微生物データ

Table 11.2は，粗飼料及びサイレージについて有用な検査を要約している。特定の推奨事項に関連する重要な詳細については本文を参照のこと。

11.3.2.1 極めて重要な原材料

粗飼料及びサイレージを調製するために使用される生材料は，感染や脱毛の激しい動物あるいは汚染した堆肥の使用に由来する高レベルの病原微生物の汚染を避けるように選択すべきである。予防は適切な適正農業規範により保証されるが，検査は推奨されない。

堆肥及び灌漑用水に関連する防止措置の検討については，第12章を参照のこと。

11.3.2.2 加工中

サイレージを調製中の加工サンプルの検査は推奨されない。しかし，サイレージの適切な発酵は，空気の侵入を防ぐためにラップ材料に損傷がないかの調査のような間接的な方法，サイレージの臭い，及びpHの低下が正しく起きているかを決定するためのpHを通じてチェックできる。

11.3.2.3 加工処理環境

粗飼料及びサイレージの検査は適切ではない。

11.3.2.4 可食期間

乾燥粗飼料の長期の可食期間は，温度及び相対湿度を含む適切な条件によって保証できる。サイ

第 11 章　飼料及びペットフード

Table 11.2　粗飼料及びサイレージの微生物学的安全性と品質のための検査

	相対的重要性	有用な検査
極めて重要な原材料	低	粗飼料あるいはサイレージを調製するために使用する生材料には適正農業規範を適用する。懸念される病原微生物に高度に汚染されているスタータ材料の使用は避ける。
加工中	低	微生物学的検査は推奨されない。外観検査及び pH の適切な低下を決定するためのチェックのパラメータは，発酵が良好になされているかを検証するために使用できる。
加工処理環境	低	適切でない。
可食期間	低	湿気の蓄積が生じる時にカビを発育させる乾草のような乾燥製品では，相対湿度のモニタリングは適切である。
最終製品	低	外観検査，臭い及び多少低い pH は，適切な発酵条件を検証するために使用できる。日常検査は，指標微生物あるいは病原微生物について推奨されない。

レージについては，スタータ菌が発酵を促進するために使用されていれば，関連する検査を行うことができる（例：Muck 2010）。

11.3.2.5　最終製品

サイレージの臭いと外観検査は，加工が適切に行われたか検証するために，サイレージに精通している場合は有用である。pH の決定は，乾燥材料の内容のような要因により左右されるので信頼性が低い。通常の状態での微生物学的検査は推奨されないが，調査目的では有用と思われる。

11.4　配合飼料

配合飼料は，11.2 及び 11.3 項で述べた加工済み及び未加工の飼料の両方から，動物に適切な食物を与えるためにビタミンやミネラルのような微量栄養素を加えて製造される。それらは，飼料配合業者によって，粉，ペレットあるいは小片の形で製造される。

11.4.1　重要な微生物

11.4.1.1　ハザードと管理

サルモネラ属菌が配合飼料の主な懸念ハザードである。ペレット化のような広く使用されている加工が（Furuta et al. 1980，Cox et al. 1986，Himathongkham et al. 1996，Ziggers 2001），サルモネラ属菌を死滅させることが示されている。適切な条件を妥当性確認し，CCP として管理すべきである。化学的汚染除去のような代替保存技術が ICMSF（2005）で検討されている。しかし，

11.4 配合飼料

配合飼料の汚染の主原因は加工後の再汚染であり，これは管理する必要がある。これは，汚染された原材料の使用及び製造施設内での加工後の汚染を避けることで達成できる。殺滅段階後に添加される原材料の微生物学的品質は最終製品に大きく影響する。これは，売買契約で規定した要求事項に反映すべきである。納入業者は，原材料の製造時に適切な防止措置（GHP 及び HACCP）を採用する必要がある。これら原材料の適切な検査については，ICMSF（2005）及び本書の関連する章を参照すること。

前項で検討したように，配合飼料中に認められるマイコトキシンの主な源は原材料である。しかし，マイコトキシンは，カビを発育させる不適切な条件下の保管中にも形成すると思われる。適切な管理措置は 11.2.1.1 項で述べたものと同じである。

11.4.1.2 腐敗・変敗と管理

カビの発育は飼料の腐敗・変敗にもつながる。腐敗・変敗の管理は，上記の適切な保管条件を通じて達成される。

11.4.2 微生物データ

11.4.2.1 極めて重要な原材料

前項で概説したように，配合飼料を製造するための原材料として使用される加工済み及び未加工の飼料は，サルモネラ属菌及び病原大腸菌のようなその他の病原微生物に汚染されている可能性がある。従って，それぞれの原材料に関連するリスクを評価することが重要である。

搬入される生材料中の病原微生物検査は効果的な管理措置ではなく，上記した概要のような納入業者の選択プログラムが効果的である。サンプルのモニタリングは，当該納入業者に対する信頼度のレベルに適合させることができる。

カビの発生した生材料は，特定のマイコトキシンの酵素あるいは微生物による解毒のような最近開発された代替戦略が適用されない限りは（適切な妥当性確認の後に），マイコトキシンが，その後の加工処理中に不活化されることは通常はないという理由で使用すべきではない（Kabak et al. 2006, Binder 2007）。飼料が乾燥状態で配合される時，たとえ原材料の安全性がこの手法で保証できないとしても，選別が極めて重要であり，検査が必要であると思われる。

11.4.2.2 その他の製造段階

加工中，加工処理環境，可食期間及び最終製品の微生物データについての考察は，加工済み飼料やペットフードのものと同様である。11.2 あるいは 11.5.2 項，及び Table 11.1 あるいは 11.3 をガイダンスとして参照のこと。

第 11 章　飼料及びペットフード

11.5　ペットフード，チュウ（chews）及びおやつ（treats）

主にイヌやネコ用の乾燥ペットフードのキブル（kibbles）とも呼ばれるペレットは，押し出し成形あるいは焼成後，ビタミン，脂肪や油脂，あるいは耐熱性のないあらゆるその他の原材料を噴霧してコーティングして製造する。

おやつは，通常小型の固く形成された風味を表す色づけがされた製品である。それらは，ペレットと同様の方法で製造される。従来からの風味には，牛肉，鶏肉，ラム，七面鳥肉，肝臓，チーズ及びベーコン，ならびにレーズン，ほうれん草あるいはピーナッツバターのような変わった風味を含む。

ペットチュウは，生皮，脚骨，腸管，鼻，牛の陰茎，耳のような食用動物体の様々な部分から作られる。それらは，多様な形状（ひねり型，カール型）で売られている。成形の後，チュウは低水分の長期保存可能製品とするために乾燥させるが，乾燥処理は管理ステップのひとつと考えることはできない。

缶詰（レトルトされた）ペットフードは，ヒトの消費用の缶詰食品と同様であり，詳細な検討が第 24 章に見ることができる。

11.5.1　重要な微生物

11.5.1.1　ハザードと管理

乾燥ペットフード，おやつ及びチュウについて，関連する病原微生物は複数の集団発生に関する文献や調査（Clark et al. 2001，Wong et al. 2007，Behravesh et al. 2010），ならびに製品のリコールによりサルモネラ属菌である。乾燥ペットフードからヒト，特に子供へのサルモネラ属菌の直接的あるいは間接的伝播が認められているが（CDC 2008a, b），より詳しく影響を評価するために現在利用できる特定のリスク評価は知られていない。

また，マイコトキシンも乾燥ペットフードの重大なハザードであり，管理措置は配合飼料製品について述べたものと同じである。ペットフード中のマイコトキシンの分布及び動物における毒物学の影響は，Leung et al.（2006）及び Boermans & Leung（2007）により検討されている。

11.5.1.2　腐敗・変敗と管理

カビによる乾燥ペットフードの腐敗・変敗は主要な問題であり，多くの場合，キブルの不十分な乾燥，熱い製品の容器への充填，及びその後の包装された製品内での結露の形成のためである。適切な GHP の適用が腐敗・変敗の管理には必要である。カビの微生物学的検査は，汚染が極めて多岐にわたるため推奨されない。キブルの水分活性の決定のような他の方法が，この問題を防止するための有用なモニタリングであると思われる。

11.5 ペットフード，チュウ（chews）及びおやつ（treats）

11.5.2 微生物データ

　Table 11.3はペットフード，チュウ及びおやつについて有用な検査を要約している。特定の推奨事項に関連する重要な詳細については本文を参照のこと。

11.5.2.1　極めて重要な原材料

　乾燥ペットフード，おやつ及びチュウの製造に使用される各種の原材料が，サルモネラ属菌の存在のリスクとなる。しかし，ペットフードやおやつの製造に適用される押し出し成形や焼成は，これらの増殖形微生物を死滅させるよう設計されており，従って，サルモネラ属菌についてこのような生材料の検査は推奨されない。

　その後の加工処理中に殺菌段階がなければ，チュウの例のように，納入業者レベルでの適切な防止措置の適用が最も効果的な管理措置となる（前項を参照）。受入時の検査は，納入業者の信用度が低ければモニタリングとして考慮しても良い。

11.5.2.2　加工中

　サルモネラ属菌の存在あるいは発育が起こる可能性のある押し出し成形あるいは焼成（あるいはその他適用されたあらゆる殺菌ステップ）後の重要な製品の接触面からの残留物の検査は，加工処理環境に由来する汚染を検出するために有用である。

11.5.2.3　加工処理環境

　上記の項を参照。

11.5.2.4　可食期間

　カビの微生物学的検査は，汚染が極めて多岐にわたるので推奨されない。キブルの水分活性の決定のような他の方法が，このような問題を防止するための有用なモニタリング手段になると思われる。

11.5.2.5　最終製品

　乾燥ペットフード及びおやつのサンプリングは，11.2.2.5項で検討されたものと同様の論理に従う。サルモネラ属菌について提案された限度は，製品がヒトの健康に間接的な脅威となるので，GHPへの適合を反映するのみである。腸内細菌科菌群の場合，Table 11.3の限度は，GHPとHACCPが製造中に適用されたときに達成できる値を反映し，EC（1990）の値と類似している。

第 11 章　飼料及びペットフード

Table 11.3　配合飼料（加工済み飼料原材料から），ペットフード，チュウ及びおやつの微生物学的安全性と品質のための検査

	相対的重要性	有用な検査
極めて重要な原材料	高	納入業者の信頼度は，事前の殺菌段階なしに添加される原材料のサルモネラ属菌と指標検査についての必要性を決定する。信頼度の低い納入業者では，検査は原材料仕様が適応することを検証するために極めて重要である。
加工中	高	サルモネラ属菌と腸内細菌科菌群について，殺菌ステップ後の製品接触面からの製品残留物の検査は，工程の管理を検証するために通常の作業中に極めて重要である。通常のガイダンスレベル： ・サルモネラ属菌：存在しない ・腸内細菌科菌群：$10^2 \sim 10^3$ CFU/g ・好気性中温菌数：内部限度
加工処理環境	高	検査は，工程の管理を検証するために通常の作業中に極めて重要である。関連する区域におけるサルモネラ属菌と腸内細菌科菌群について検査する。通常のガイダンスレベル： ・サルモネラ属菌：存在しない ・腸内細菌科菌群：$10^2 \sim 10^3$ CFU/g またはサンプル
可食期間	低	水分の蓄積がある時にカビの発育を支持する製品では，相対湿度あるいは水分活性の測定がカビの検査よりも適切である。
最終製品	高	加工済み製品の指標の検査は，工程の管理を検証するために極めて重要である。

					サンプリングプラン及び限度/g[b]			
製品	微生物	分析方法[a]	ケース	n	c	m	M
配合飼料，乾燥ペットフード，おやつ，チュウ	腸内細菌科菌群	ISO 21528-1	2	5	2	10^2	10^3

	相対的重要性	有用な検査
	低～高	サルモネラ属菌の検査は，GHPとHACCPが上記検査で確認されたように効果的である時は，通常の作業中に推奨されない。他のデータが汚染の可能性を示す時にのみ病原微生物について検査する。

					サンプリングプラン及び限度/25g[b]			
製品	微生物	分析方法[a]	ケース	n	c	m	M
配合飼料，乾燥ペットフード，おやつ，チュウ	サルモネラ属菌	ISO 6579	10	5^c	0	0	–

[a] 代替法は，ISO法に対して妥当性確認された時に使用可能である。
[b] これらのサンプリングプランの担保水準については付属Aを参照。
[c] それぞれ25 gの分析単位（複合については7.5.2項を参照）。

文献

Acheson D, Ashworth CE, Bacon B et al (2000) The BSE inquiry: the report. Volume 13: Industry procedures and controls. House of Commons, Crown Copyright, London. http://web.archive.org/web/20001203195200/www.bseinquiry.gov.uk/report/volume13/toc.htm. Accessed 5 November 2010

Antognoli MC, Lombard JE, Wagner BA et al (2009) Risk factors associated with the presence of viable *Listeria monocytogenes* in bulk tank milk from US dairies. Zoonoses Public Health 56:77-83

Bampidis VA, Robinson PH (2006) Citrus by-products as ruminant feeds: a review. Animal Feeds Sci Technol 128:175-217

Behravesh CB, Ferraro A, Deasy M et al (2010) Human *Salmonella* infections linked to contaminated dry dog and cat food, 2006-2008. Pediatrics 126:477-483

Berger L, Singh V (2010) Changes and evolution of corn coproduct for beef cattle. J Anim Sci 88:43-50

Binder, EM (2007) Managing the risk of mycotoxins in modern feed production. Animal Feed Sci Technol 133:149-166

Binder EM, Tan LM, Chin LJ et al (2007) Worldwide occurrence of mycotoxins in commodities, feeds and feed ingredients. Animal Feed Sci Technol 137:265-282

Boermans HJ, Leung MCK (2007) Mycotoxins and the pet food industry: toxicological evidence and risk assessment. Int J Food Microbiol 119:95-102

CDC (Centers for Disease Control and Prevention) (2008a) Multistate outbreak of human *Salmonella* infections caused by contaminated dry dog food – United States, 2006-2007. Morb Mortal Wkly Rep 57:521-524

CDC (2008b) Update: recall of dry dog and cat food products associated with human *Salmonella* Schwarzengrund infections – United States 2008. Morb Mortal Wkly Rep 57:1200-1202

Clark C, Cunningham J, Ahmed R et al (2001) Characterization of *Salmonella* associated with pig ear dog treats in Canada. J Clin Microbiol 39:3962-3968

Codex Alimentarius (2004) Code of practice on good animal feeding (CAC/RCP-54/2004) Joint FAO/WHO Food Standards Program, FAO, Rome

Coffey R, Cummins E (2008) Feed to food risk assessment, with particular reference to mycotoxins in bovine feed. Int J Risk Assess Management 8:266-286

Cox NA, Burdick D, Bailey JS, Thomson JE (1986) Effect of the steam conditioning and pelleting process on the microbiology and quality of commercial-type poultry feeds. Poultry Sci 65:704-709

Crump JA, Griffin PM, Angulo FJ (2002) Bacterial contamination of animal feed and its relationship to human foodborne illness. Clin Inf Dis 35:859-865

Czuprynski CJ (2007) *Listeria monocytogenes*: silage, sandwiches and science. Animal Health Res Rev 6:211-217

Davies RH, Wales AD (2010) Investigations into *Salmonella* contamination in poultry feedmills in the United Kingdom. J Appl Microbiol 109:1430-1440

Davis MA, Hancock DD, Rice DH et al (2003) Feedstuffs as a vehicle of cattle exposure to Escherichia coli O157:H7 and Salmonella enterica. Vet Microbiol 95:199-210

Denton JH, Coon CN, Pettigrew JE et al (2005) Historical and scientific perspectives of same species feeding of animal by-products. J Appl Poult Res 14:352-361

Dodd CC, Sanderson MW, Sargeant JM et al (2003) Prevalence of *Escherichia coli* O157 in cattle feeds in Midwestern feedlots. Appl Environ Microbiol 69:5243-5247

EC (European Community) (1990) Council Directive 90/667/EEC of 27 November 1990 laying down the veterinary rules for the disposal and processing of animal waste, for its placing on the market and for the prevention of pathogens in feedstuffs of animal or fish origin and amending Directive 90/425/EEC. Off J EU L363:51-60

EC (2005) Regulation (EC) no. 183/2005 of the European parliament and of the council of 12 January 2005 laying down requirements for feed hygiene. Off J EU L35/1-22

EFSA (2004) EFSA Scientific report on the BSE surveillance model (BSurvE) established by the Community Reference Laboratory for TSE. EFSA Scientific Report 17:1-6

EFSA (2008) Scientific opinion of the Panel on Biological Hazards on a request from the Health and Consumer Protection, Directory General, European Commission on Microbiological Risk Assessment in feeding stuffs for food producing animals. EFSA J 720:1-84

FDA (US Food and Drug Administration) (2010) Fourth Draft: Framework of the FDA Animal Feed Safety System. http://www.fda.gov/AnimalVeterinary/SafetyHealth/AnimalFeedSafetySystemAFSS/ucm196795.htm. Accessed 5 November 2010

Finley R, Reid-Smith R, Weese JS (2006) Human health implications of Salmonella contaminated natural pet treats and raw et food. Clin Infect Dis 42:686-691

Finley R, Ribble C, Aramini J et al (2007) The risk of salmonellae shedding by dogs fed *Salmonella*-contaminated commercial raw food diets. Can Vet J 48:69-75

Furuta K, Oku I, Morimoto S (1980) Effect of steam temperature in the pelleting process of chicken food on the viability of contaminating bacteria. Lab Animals 14:293-296

Giles K, Glidden DV, Beckwith R et al (2008) Resistance of bovine spongiform encephalopathy (BSE) prions to inactivation. PLoS Pathog 4:1-9

Grobben AH, Steele PJ, Somerville RA et al (2005) Inactivation of the BSE agent by the heat and pressure process for manufacturing gelatin. Vet Rec 157: 277-281

Himanthonkham S, das Gracas Periera M, Riemann H (1996) Heat destruction of *Salmonella* in poultry feeds. Avian Dis 40:72-77

Hutchinson ML, Thomas DJI, Avery SM (2006) Thermal death of *Escherichia coli* O157:H7 in cattle feeds. Lett Appl Microbiol 44:357-363

ICMSF (International Commission on Microbiological Specifications for Foods) (2005) Feeds and pet foods. In: ICMSF Microorganisms in foods 6: microbial ecology of food commodities, 2nd edn. Kluwer Academic/Plenum Publishers, New York

Jones FT, Richardson KE (2003) *Salmonella* in commercially manufactured feeds Poultry Sci 83:384-391

Kabak B, Dobson ADW, Var I (2006) Strategies to prevent mycotoxin of food and animal feed: a review. Crit Rev Food Sci Nutr 46:593-619

Kan CA, Meijer GAL (2007) The risk of contamination of food with toxic substance present in animal feed. Animal Feed Sci Technol 133:84-108

Kundu SS, Singh S, Mahanta SK et al (2005) Roughage processing technology. Satish Serial Publishing House, New Dehli

Lefferts L, Kucharski M, McKenzie S et al (2006) Feed for food producing animals: a resource on ingredients, the industry, and regulation. The Johns Hopkins Center for a Livable Future, Bloomberg School of Public Health, Baltimore

Leung MC, Díaz-Llano G, Smith TK (2006) Mycotoxins in pet food: a review on worldwide prevalence and preventative strategies. J Agric Food Chem 54:9623-9635

Magnoli CE, Cavaglieri LR, da Rocha Rosa CA, Dalcero AM (2010) Mycotoxigenic fungi and mycotoxins in animal feed in South American countries. In:Rai M, Varma A, Mycotoxins in food, feed and bioweapons. Springer-Verlag, Berlin

Muck RE (2010) Silage microbiology and its control through additives. R Bras Zootec 39:183-191

Nesse LL, Nordby K., Heir E et al (2003) Molecular analyses of *Salmonella enterica* isolates form fish feed factories and fish feed ingredients. Appl Env Microbiol 69:1075-1081

Richard JL (2007) Some major mycotoxins and their mycotoxicoses – an overview. Int J Food Microbiol 119:3-10

Sapkota AR, Lefferts LY, McKenzie S et al (2007) What do we feed to food-production animals? A review of animal feed ingredients and their potential impacts on human health. Environ Health Perspect 115:663-670

Sanderson MW, Sargeant JM, Shi X et al (2006) Longitudinal emergence and distribution of *Escherichia coli* O157 genotypes in a beef feedlot. Appl Environ Microbiol 72:7614-7619

Storm IDLM, Sørensen JL, Rasmussen RR et al (2008) Mycotoxins in silage. Stewart Postharvet Rev 4:1-12

Taylor DM (1998) Inactivation of the BSE agent. J Food Saf 18:265-274

Taylor DM (2000) Inactivation of transmissible degenerative encephalopathy agent: a review. Vet J 159:10-17

Thompson A (2008) Ingredients: where pet food starts. Top Companion Anim Med 23:127-132

USDA (United States Department of Agriculture) (2006) Bovine spongiform encephalopathy (BSE) ongoing surveillance plan, July 20, 2006; Veterinary Services. http://www.aphis.usda.gov/newsroom/hot_issues/bse/downloads/BSE_ongoing_surv_plan_final_71406%20.pdf. Accessed 5 November 2010

Vestby LK, Trond M, Langsrud S et al (2009) Biofilm forming abilities of *Salmonella* are correlated with persistence in fish meal- and feed factories. BMC Vet Res 5:20-25

文献

Wong TL, Thom K, Nicol C et al (2007) *Salmonella* serotypes isolated form pet chews in New Zealand. J Appl Microbiol 103:803-810

第 12 章
野菜及び野菜製品

12.1 はじめに
12.2 一次生産
12.3 生鮮野菜，生鮮カット野菜，最小限に加工された野菜
12.4 加熱調理済み野菜
12.5 冷凍野菜
12.6 缶詰野菜
12.7 乾燥野菜
12.8 発酵及び酸性化野菜
12.9 発芽済み種子
12.10 マッシュルーム
文献

第 12 章　野菜及び野菜製品

12.1　はじめに

　野菜には，多くの植物種の根，葉，塊茎，球根，花，果実及び茎に由来する製品が含まれる。ある食品は植物学的には果実と考えられるが，野菜として取り扱われることが多い（例：トマト，オリーブ，インゲン）。トマトは第 13 章で扱う。野菜製品にするために使用される加工工程及び最終製品の微生物群に与える影響は，既に記述されている（ICMSF 2005）。植物の種類，栽培方法，収穫，包装，加工処理，流通及び最終調製の技術は極めて多様である。地域や季節によっても異なる。

　本章は，一次生産，生鮮及び生鮮カット野菜，加熱調理済み，冷凍，缶詰，乾燥，発酵及び酢漬け野菜，発芽野菜及びマッシュルームの微生物学的検査を対象とする。

12.2　一次生産

　野菜の一次生産は，生産品の植え付けから収穫までを含む。野菜の栽培は，様々な異なる条件及び生産品に特有の方法で実施される。伝統的な栽培は，小区画での栽培から大規模な生産まで様々な野外の圃場で行われる。さらに，多くの野菜は高度な環境管理を行った温室内で栽培される。限られた種類の野菜の一次生産は水耕技術を用いて行われる。

12.2.1　重要な微生物

　栽培中の野菜の微生物フローラは，環境，種の由来，土壌改良物質及び灌漑用水の微生物フローラを反映する。広範囲の細菌，カビ，酵母及びウイルスが重要であり，それらは腐敗・変敗の原因となる"市場病害（market disease）"に結びつく。主には品質上の問題であるが，市場病害，虫害，傷み及びその他の品質上の欠陥は，ヒトの病原微生物の存在の可能性を増加させる可能性がある。

12.2.1.1　ハザードと管理
　一般的に，ヒトの病原微生物は野菜の通常の微生物フローラには存在せず，むしろ，それらはヒトあるいは動物由来からの一次生産環境の汚染を意味する。一度，農業環境に持ち込まれたヒトの病原微生物は長期間生残可能である。例えば，腸管出血性大腸菌 O157:H7 は，肥料を施して改良した土壌中で，土の温度と水分量によって数か月間生残可能である。一次生産環境中におけるヒトの病原微生物の一過性には例外がある。例えば，*Listeria monocytogenes* はハツカダイコンのような根菜と一般的に結びついている。興味深いことに，この野菜と結びついたリステリア症の報告例はない。さらに，大腸菌やサルモネラ属菌のような人獣共通微生物は，特に温暖な気候では土壌や

12.2 一次生産

流域に定着する可能性がある。特定の野菜と特定のヒトの病原微生物の結びつきが，一部の地域で観察されている。例えば，以下の結びつきが世界の異なる地域で観察されている。

・レタス，ホウレンソウと腸管出血性大腸菌 O157:H7
・カンタロープ，トマト，葉野菜とサルモネラ属菌
・千切りニンジンと *Yersinia pseudotuberculosis*
・バジルと *Cyclospora cayatenensis*
・グリーンタマネギと A 型肝炎ウイルス

収穫物が，どのようにして汚染されるのかが明確でないことも時々ある。汚染は，環境（水，風，土壌，動物あるいは装置）あるいは栽培や収穫中のヒトから，直接的または間接的に由来すると思われる。汚染は主に野菜の表面であると考えられる。しかし，一部の研究条件下では，病原微生物は栽培，収穫あるいは加工処理中に内部に入り込むことがある。病原微生物が内部に入り込む程度は，野菜の表面の処理に基づく収穫後の管理措置の効果に影響を受ける。

サルモネラ属菌，*Shigella* spp. 及び腸管出血性大腸菌（EHEC）を含む腸内細菌科菌群グループの病原微生物は，汚染及び食品由来疾病の罹患の頻度において最も一般的である。主に懸念されるウイルスは，A 型肝炎ウイルス及びノロウイルスである。最も一般的な原虫類は *Cyclospora cayatenensis* 及び *Cryptosporidium parvuum* である。その他の原虫類（例：*Entamoeba histolyca*, *Giardia* spp., *Toxoplasma gondii*）及び非原虫類（例：*Ascaris lumbricoides*, *Enterobius vermicularis*, *Taenia* spp., *Toxocara* spp.）は，これらが風土病となっている地域の生鮮農産物から伝播する可能性がある。

これらの病原微生物の伝播様式及び通常の生態を理解することは，有効なハザード分析を行い適切な管理措置を選択するために必要である。例えば，ヒトは *Shigella flexneri* の主な源であるため，主な管理は農場労働者と下水に焦点をあてるべきである。同様に，EHEC 及び *Cr. parvuum* は通常草食動物と結びついており，従ってその管理は，動物の侵入，土壌改良，隣接地の使用及び灌漑用水に焦点を当てることが多い。

一次生産中の主な汚染管理法は，適正農業規範（GAP）の実施による。一般的なガイダンス（FDA 1998，2008）及び特定のガイダンス（例：葉野菜についての Western Growers Association（2010），トマトについての UF and NATTWG（2008））が，各国政府，貿易機関及び民間規格設定機関（例：Global GAP）によって作成されている。これらのプログラムは，病原微生物の一次生産環境への移行を制限することに焦点をあてている。主な要因は，潜在的な汚染源に関連する栽培現場の場所（例：動物飼育施設の隣接地，野生動物の大きな個体群，灌漑用水源やその他の農業用水の水源，及び風，流水，洪水によって圃場に運ばれる可能性のある外部からの汚染リスク）である。灌漑用水及びその適用法も汚染源となる可能性がある。地表水は，それらが家畜や野生動物の水源となっていたり，多数の水鳥の立ち寄り場所になっている場合は汚染される可能性がある。深井戸からの灌漑用水は病原微生物により汚染される可能性は低いが，井戸の覆いなどの壊

第 12 章　　野菜及び野菜製品

れ，チェック回数の不足により地表土壌から井戸水へ微生物が浸透する可能性がある。汚染された水源は，特に灌漑用水が植物の可食部に直接触れる場合（例：噴霧による灌漑）は，使用前に水処理あるいはろ過の必要がある。農業目的のための再利用水の使用は環境面からは勧められるが，野菜作物の灌漑のための使用水は少なくとも二次処理が必要と思われる。

　土壌改良として，肥料の使用は，潜在的な汚染物質を持続可能な農業資産に変える。しかし，肥料を病原微生物の汚染源としないような管理が必要である。例えば，牛肥料は EHEC の汚染源として，また鶏肥料は堆肥化が不適切であれば，サルモネラ属菌の汚染源となる。これは，生食される野菜では特に懸念される。土壌改良中におけるヒトの病原微生物を管理する主な方法は，十分な堆肥化あるいは加熱殺菌による。病原微生物の再汚染及びその後の発育の可能性を考慮することも必要である。

　収穫中の器具とヒトとの接触，及び収穫に結びついたストレスは，多くの野菜に特に汚染を受けやすくする。収穫用器具は，あらゆる食品加工処理器具と同様に清浄にして消毒し，収穫要員の衛生習慣は，あらゆる食品作業者と同様にすべきである。一部の野菜（例：結球レタス，ホウレンソウ，グリーンタマネギ）では，製品を受け入れる唯一の"加工処理"は圃場での収穫であり，圃場で生じる汚染が消費者に伝播する可能性がある。

12.2.1.2　腐敗・変敗と管理

　野菜の品質及び腐敗・変敗は栽培中に起こることの影響を受ける。ほとんどの野菜は，植物に感染して製品の品質に影響する可能性がある植物病原微生物を有する（ICMSF 2005）。主要な植物病原微生物の管理は，抵抗性のある植物種の選択，輪作，土壌の消毒処理，虫害の最小限化，及び収穫後の温度と呼吸速度の管理である。

　栽培及び収穫中に起こることは，野菜製品の可食期間にも影響する。収穫及び輸送中の物理的損傷（例：刺し傷，擦り傷，打ち傷）は野菜の代謝を変え，汚染の進入経路となる可能性がある。収穫後の温度及び呼吸速度の管理は微生物学的腐敗・変敗を遅らせることができる。腐敗・変敗した野菜を除外するための分別処理は，汚染の拡大を防止するので，野菜の可食期間を伸ばすためにも重要である。

12.2.2　微生物データ

　一次生産では，微生物学的検査は，灌漑用水と土壌改良，植え付け前の評価（特に植物病原微生物について），及び確認された汚染物質の汚染源を同定する調査中に有用である。

12.2.2.1　灌漑用水及びその他の農業用水

　WHO 及び各国政府は，野菜の灌漑に使用する再利用水についてのガイドラインを設けている。WHO のガイドライン（1989）では，灌漑用水の使用目的に基づく段階的アプローチを推奨している（Table 12.1）。その基準は，農業目的としての水の必要性，低いレベルの糞便で汚染された水

を作物に噴霧することのリスク，及び使用前の水処理の技術的及び経済的実行可能性についてバランスをとっている。この必要性のバランスは，二次的あるいは三次的水処理が行われない発展途上国について特に懸念される。先進諸国の中には，灌漑用水の基準は再利用水の使用にも焦点を当てているが，微生物学的基準と必要な処理の組み合わせが使用されている。例えば，生食用作物（カテゴリー A）の灌漑のための再利用水の無制限使用について，米国環境庁（US Environmental Protection Agency（EPA））のガイドラインでは，100 mL 中に糞便系大腸菌群が存在しないこと，病原微生物が存在しないこと，及び商業的に加工された飼料作物（カテゴリー B）については 100 mL 中の糞便系大腸菌群が ≤ 200 と規定している（EPA 2004）。特定基準は，同じ地理的な地域の国でも大きく異なる。例えば，米国に生鮮野菜を提供しているメキシコのガイドラインでは，線虫類の卵数は ≤ 5/L，糞便系大腸菌群については 1 日及び 1 月平均の菌数はそれぞれ ≤ 3.3 log CFU/100 mL 及び ≤ 3.0 log CFU/100 mL である（Blumenthal et al. 2000）。2009 年に，カリフォルニアの葉野菜企業は，灌漑用水について moving window 基準を実施し，5 つの直近の水サンプルの大腸菌 MPN/100 mL の幾何平均は ≤ 126 であった（Western Growers Association 2010）。

Table 12.1 農業における再利用（処理）水の使用に関する WHO ガイドライン（1989）

カテゴリー	再利用条件	腸内線虫	糞便系大腸菌群
A	生食の可能性のある作物（"サラダ野菜"），スポーツ競技場，公園の灌漑	卵数：≤ 1/L	3.0 log CFU/100 mL
B	穀類作物，企業の作物，飼料作物，牧草地，樹木の灌漑	卵数：≤ 1/L	規格は推奨されない
C	作業員及び公衆の暴露が起こらないカテゴリー B における作物の限定された灌漑	適用できない	適用できない

発展途上国においてより厳しい要求事項が，消化器疾病の発症を減らすという疫学的証拠はほとんどないため，1989 年の WHO ガイドラインと先進諸国のガイドラインの違いが，議論の的となっている。それ以上に，A 型肝炎のようなウイルス性疾病との関連で，これら規格の妥当性について検討が続けられている。しかし，生鮮野菜企業のいくつかは，彼らの生産物と結び付いた集団発生数における減少が，彼らの水質モニタリング規範のためであるとしている。生産物を経てヒトの疾病の伝播における再利用水の規格の影響に関連したいくつかのリスク評価とリスクプロファイルが利用可能である（Gale 2001, Hamilton et al. 2006, Steele & Odumeru 2004, Steele et al. 2005, Stine et al. 2005）。Blumenthal et al.（2000）は研究報告やリスク評価を検討し，使用グループと暴露集団を区別するために，1989 年の WHO ガイドラインの修正を勧告した（Table 12.2）。

農業における処理済み再利用水の WHO ガイドライン（1989）は，使用条件に関するリスクに基づく検討により 2006 年に差し替えられた（WHO 2006）。しかし，国際貿易で扱われる野菜の栽培に対する適正農業規範の適用を検証するために有用な，容易に理解して実践できる国際的に統一された灌漑用水で扱われる微生物学的基準を作成するために，上記の検討をどのように利用するか

第 12 章　野菜及び野菜製品

Table 12.2　WHO に対して勧告された，農業における再利用（処理済み）水の使用についての WHO ガイドライン（1989）への改訂案（Blumenthal et al. 2000）

カテゴリー	使用条件	暴露グループ	灌漑方法	腸内線虫（卵数）（個/L）	糞便系大腸菌群（log CFU/100 mL）
A	無制限の灌漑：(生食用野菜とサラダ作物の使用，スポーツ競技場，公園)	作業員，消費者，公衆	すべて	≤ 0.1	≤ 3.0
B	制限有り	作業員（15 歳以下の子供，近隣住民は除く）	噴霧あるいはスプリンクラー	≤ 1	≤ 5.0
			耕地の溝	≤ 1	≤ 3.0
			すべて	≤ 0.1	≤ 3.0
C	作業員あるいは公衆の暴露が起こらない場合，カテゴリー B における作物の限定された灌漑	なし	細流，点滴あるいは泡状	適用できない	適用できない

という点であまり明瞭なガイドラインとなっていない。

　灌漑用水の微生物学的検査の目的は，水源が微生物学的ハザードで汚染されていないことを定期的に検証することである。灌漑用水の検査の頻度は，水源が汚染されるリスクに基づくべきである。従って，地表水由来の灌漑用水は，深井戸から得た水よりも頻繁な検査を必要とする。一般的に，水源が汚染されている可能性は次のようになる：未処理あるいは処理が不十分な排水＞地表水＞浅い井戸からの地下水＞深井戸からの地下水＞飲料水あるいは雨水。検査の頻度は，水源の過去の汚染に応じて調整すべきである；すなわち，以前の検査が許容できない汚染レベルであることを示していれば，検査の頻度を増やすことが望ましい。

　特定の評価微生物は，部分的に，水源とその周囲環境及び地域のリスク評価による。仮説例として，多くのビーバー（*Giardia* spp. の宿主となることが多い北米の一部の地域に棲む野生動物）が生息する地域からの地表水は，その地域について *Giardia* を対象とすべきと考えられる。しかし，*Giardia* は，普遍的に灌漑用水の検査対象ハザードとは考えられない。一般的に，この種の検査の焦点は，水源が糞便で汚染されているかを決定することにある（Table 12.3）。ほとんどの人獣共通感染症の懸念としては，1 つまたはそれ以上の指標微生物の使用が，特定の病原微生物について水を検査するよりも効果的であると思われるが，これは最初のリスク評価に依存する。大腸菌のような従来の指標微生物が最も適している。糞便系大腸菌群のようなその他の指標微生物は，この菌群の多くが糞便と特に結び付かないので効果的でなく，地表水源を含む通常の農業環境の一部であると思われる（例：*Klebsiella* spp. 及び *Enterobacter* spp. は，植物そのものと結び付いていることが多い）。ヒトの汚物処理からの再利用水が灌漑として使用される場合，特に生食の可能性のある野菜では，許容可能な水は少なくとも三次処理をした排水に限定すべきである。この場合，ウイルスの指標（例：male-specific coliphages）の使用あるいは病原ウイルス（例：A 型肝炎）は，ウイルスが細菌よりも水処理で生残する可能性が高いという理由で，糞便汚染の細菌指標に追加して

考慮すべきである。原虫（例：*Cyc. cayatenensis*, *Cry. parvuum*）は水処理に極めて抵抗することを考慮する必要がある。しかし，原虫や非原虫の寄生虫は，灌漑用水として使用する前に被覆体（cyst）や卵を除くためのろ過システムあるいは沈殿池により防ぐことができる。

　ヒト病原微生物についての灌漑用水の評価に加えて，水はその全体的な微生物学的内容あるいは特定の病原微生物の存在について評価されることもある。これは，一次生産者が，水由来と思われる特定の植物の病原微生物に関わる時に最も適切である。

　また，水は，農場において，農薬の希釈，栽培や収穫用器具の洗浄，収穫時に使用する消毒液，及び農場作業者の手の洗浄水のような各種のその他の使い方をされる。一般的に，飲用水の微生物学的基準に適合する水が，これらと同様の適用に必要と考えられる（第21章を参照）。

　農業用水の検査の目標は，この潜在的な汚染源の継続的な管理を決定することであり，"工程管理"の微生物学的基準に対して農業用水の検査を適用することは有用であると思われる（第3章を参照）。このサンプリング法は，少なくとも1か月に1度の用水サンプルの検査に基づいた微生物学的基準により，レタスやその他の葉野菜に使用される灌漑用水に推奨される（Western Growers Association 2010）。葉に適用する灌漑用水は，サンプルのいずれか1つでも一般の大腸菌数が235 MPN/100 mLを超える，あるいは，5つの直近のサンプルの"ローリング幾何平均"が126 MPN/100 mL以上であれば，許容できないと考えられる。

Table 12.3　灌漑用水及びその他の農業用水の野菜の安全性と品質のための検査

水源	相対的重要性	微生物	分析方法[a]	ケース	サンプリングプラン及び限度/100 mL[b]			
					n	c	m	M
灌漑用水（地表水，浅井戸，深井戸，あるいは再利用水）								
・生食される可能性のある野菜	高[c]	大腸菌[d,e]	ISO 9308-1	適用できない	3[f]	1	10	10^2
・加熱調理後のみに摂食される野菜	中	大腸菌[d,e]	ISO 9308-1	適用できない	3[f]	1	10^2	10^2
殺虫剤の希釈，収穫器具の洗浄用の水など	高	大腸菌[d,e]	ISO 9308-1	適用できない	5[f]	0	0	–

[a] 代替法は，ISO法に対して妥当性確認された時に使用可能である。
[b] これらのサンプリングプランの担保水準については付属Aを参照。
[c] 検査の相対的重要性は灌漑方法によって異なり，葉の適用で最も高い。許容できないレベルの汚染が見られる，水源は過去に散発性の汚染がある，あるいは出来事（例：洪水）が汚染リスクを高める可能性があれば，サンプリング頻度を増すことを考慮する。
[d] ヒトの排水処理あるいはヒトによる汚染の可能性のある水源からの再利用水については，糞便汚染のウイルス指標を含めて考慮する（本文参照）。
[e] 線虫類あるいは原虫類に汚染されている可能性のある再生水あるいはその他の処理水については，適切なオーシスト（oocyst）の検査を含めて考慮する（本文参照）。
[f] それぞれ100 mLの分析単位。

第 12 章　　野菜及び野菜製品

12.2.2.2　土壌改良物質

　動物の廃棄物（肥料），ヒトの廃棄物（下水汚泥あるいは汚水），あるいは植物の廃棄物（グリーン肥料）による土壌改良物質は，発展途上国と先進諸国の両方において野菜生産のために重要な資源である。しかし，不適切な使用は，野菜及び野菜製品の品質と安全性に影響する。これは，土壌改良物質を十分な堆肥化あるいは殺菌（熱処理）することで管理される。動物あるいは植物の"肥料"の堆肥化は，一般的に発酵中に発生する熱のために効果的に行われるが，堆肥化が管理されないことが多い。微生物学的検査は，ある例では（例：堆肥化された肥料）ロット毎を基本に，また，他の例では（例：熱処理済み肥料）工程検証を基本に，処理工程の効果を検証するために有用となる。そのような検査は，GAP 認証プログラムの一部として，野菜の一次生産者あるいは購入者により要求されることが多い。消費者により加熱調理せずに摂食される野菜，あるいは加工業者により殺菌処理を行わない野菜については特に重要である。

　また，堆肥化あるいは殺菌済み土壌改良物質中で生残している微生物は，土壌改良物質が特定の植物の病原微生物の汚染源であれば，野菜の品質にも影響する。懸念される微生物は野菜及び地域に特異的である可能性があり，微生物学的検査の有用性は，一次生産者により行われるハザード評価による。

　米国の業界（Western Growers Association 2009），米国政府（FDA 1998）及び政府間組織（Codex Alimentarius 2003）のガイダンスは，未処理あるいは不十分な処理（堆肥化あるいは殺菌）の肥料，生物個体あるいは植物性廃棄物は，その適用と作物の栽培の間に十分な期間がない限りは，生鮮野菜の生産に使用すべきではないと勧告している。葉野菜の場合，業界のガイドライン（Western Growers Association 2009）は，堆肥化の間における有機性土壌改良物質の温度の状態を記録すること，及び微生物学的検査によるその後の検証を推奨している。その検査には，指標微生物として糞便系大腸菌群，及びサルモネラ属菌と大腸菌 O157:H7 を含む。糞便系大腸菌群の使用は，肥料が相当量の植物材料を占めるか，あるいは植物材料を覆いとして使用した場合には限界がある。この理由から，ICMSF では病原性腸内細菌の生残のより直接的な指標微生物として一般の大腸菌を推奨している（Table 12.4）。

　標準偏差を 0.8 と仮定すると，一般の大腸菌のために推奨されるサンプリングプランでは，信頼度 95% で検出される値は，生で摂食される可能性のある野菜に使用される堆肥化された肥料で 48 CFU/g，生で摂食される可能性のある野菜に使用される殺菌済み肥料で 1 CFU/8 g，加熱調理される可能性のある野菜に使用される堆肥化された肥料で 478 CFU/g である。EHEC 及びサルモネラ属菌のサンプリングプランでは，標準偏差を 0.8 と仮定しても，信頼度 95% で検出できる値は肥料で 1 CFU/22 g である。他の標準偏差値におけるこれらのサンプリングプランの担保水準については付属 A を参照のこと。

Table 12.4 堆肥化あるいは殺菌済み土壌改良物質の野菜の安全性と品質のための検査

使用目的	相対的重要性	微生物	分析方法[a]	サンプリングプラン及び限度 /g[b]			
				n	c	m	M
堆肥化された肥料：生食される可能性のある野菜	高	大腸菌	ISO 16649-2	5	2	10^2	10^4

				サンプリングプラン及び限度 /10g[b]			
		EHEC[c]	ISO 16654	5^d	0	0	-
		サルモネラ属菌	ISO 6579	5^d	0	0	-
殺菌済み肥料：生食される可能性のある野菜	中	大腸菌	ISO 16649-2	5^d	1	0	-
		EHEC[c]	ISO 16654	5^d	0	0	-
		サルモネラ属菌	ISO 6579	5^d	0	0	-
堆肥化された肥料：生食される可能性のない野菜	低	EHEC[c]	ISO 16654	5^d	0	0	-
		サルモネラ属菌	ISO 6579	5^d	0	0	-

				サンプリングプラン及び限度 /g[b]			
		大腸菌	ISO 16649-2	5	2	10^3	10^5
殺菌済み肥料：生食される可能性のない野菜		日常の微生物学的検査は推奨されない。加工の効果を検証する定期的検査は有用と思われる。					

[a] 代替法は，ISO 法に対して妥当性確認された時に使用可能である。
[b] これらのサンプリングプランの担保水準については付属 A を参照。
[c] EHEC は，反芻動物の肥料では適切であり，家禽の肥料では適切ではないと思われる。
[d] それぞれ 10 g の分析単位。(混合については 7.5.2 項を参照)。

12.3 生鮮野菜，生鮮カット野菜，最小限に加工された野菜

　ある文化（例：アジア料理）では，加熱調理しない野菜の摂食は伝統的習慣ではないが，他の地域（例：北アメリカ及びヨーロッパ）では一般的な習慣である。1980 年代に多くの集団発生が見られた後に増加した生鮮及び生鮮カット農産物の微生物学的安全性の懸念は，いくつかの国で，ある種の生鮮果実や野菜の摂食と結び付いた（NACMCF 1998, FAO/WHO 2008）。食品由来疾病と結び付いた農産物の増加には，生鮮農産物の流通と消費の増加，食品企業のグローバル化，生鮮あるいは生鮮カット製品として取引される農産物の範囲を拡大させる保存及び輸送システムの向上，及び一次生産の集中化を含む多くの様々な要因がある。また，拡散した症例を単一の発生源に結びつける技術の進歩も反映している（例：PulseNet; SalmNet）。

　生産とその包装，加工とその包装，流通及び市場の取り扱いの改善は，野菜の総消費量に占める生鮮品及び生鮮カット製品の割合を増加させている。一般的に，生鮮野菜製品は収穫時の野菜に必要な形状と外観を保持している製品に限られる。生鮮カット製品は，野菜の新鮮な特徴を大きく変えずに利便性を向上させるために加工した野菜である。使用される通常の加工は，皮むき，芯抜

き，カット，スライス，千切り，さいの目切り及び包装である。各種の野菜がサラダを作るためのものとして製品に混合される。ある種の処理は生鮮カット野菜の可食期間を延長するが，これらの製品は極めて腐敗しやすい。

12.3.1 重要な微生物

生鮮野菜及び生鮮カット野菜に関連した微生物は，一次生産に関連した微生物（12.2項参照）に加えて，収穫，包装及び加工処理中に汚染した微生物である。これは，農場作業者，収穫処理，輸送装置及び生産と収穫環境に関連した微生物ということができる。多くの野菜は，特にカット表面でヒト病原微生物を含む細菌を発育させる。細菌の発育の制御は品質と安全性にとって極めて重要である。水路が加工中に使用される時に交差汚染の機会は多い。これは，当初の局所的な汚染を広範囲に広げる可能性がある。野菜の微生物汚染の程度は，洗浄と消毒によって，ある程度（例：通常1～2 log）減らすことができる。しかし，これは一般的に野菜表面の微生物に限られ，汚染の内部への浸透は表面の抗微生物処理の効果を減少させる。従って，加工が微生物を野菜組織内部に浸透しないように注意しなければならない。野菜表面の汚染ミクロフローラの確実な殺滅を保証できる化学的処理はない。洗浄水や水路水に添加された抗菌剤の主目的は交差汚染を防止することである。

12.3.1.1 ハザードと管理

生鮮野菜及び生鮮カット野菜は，人獣及びヒト由来の多様な微生物（12.2.1.1項参照）による集団発生と散発的発生に結び付いてきた。疾病のリスクは，ほとんどの野菜が細菌を発育させる能力があるため拡大する可能性がある。特定のハザードと管理措置は，野菜の種類と由来，当初の加工処理の場所，加工処理の程度及び衛生プログラムに依存する。例えば，レタスは，農場で収穫後数分のうちに最初の整形，包装及び箱詰めが行われることがよくあり，その後に製品は冷却のための施設に輸送される。一方，ピーマンのような野菜は分類，洗浄，包装及び冷却される "包装小屋" に輸送される。同じことが，初期の加工処理が農場で行われる生鮮カット作物で起こる可能性がある。例えば，生鮮カット市場で取り扱われるレタスは芯を抜くことが多く，外側の葉はさらに冷却，洗浄，スライス及び包装するために加工処理施設に運ばれる前に農場で取り除かれる。

通常，微生物学的ハザードの管理には4つの取り組みがある：すなわち，収穫及び収穫後の加工処理と取り扱い中の汚染防止（例：食品作業者の衛生慣習，衛生的な器具とその接触面），交差汚染の防止（例：水路水での抗菌剤の使用），汚染レベルを減少させる処理（例：抗菌剤の入った水で野菜の洗浄），及び細菌の発育の抑制（例：消費までのコールドチェーンの維持）である。一般的に，管理措置は腸管内細菌（例：サルモネラ属菌，EHEC）を制御するために設計されている；しかし，場合によっては他の微生物に焦点を当てることもある（例：千切りキャベツにおける*L. monocytogenes*，グリーンタマネギにおけるA型肝炎ウイルス）。

12.3 生鮮野菜，生鮮カット野菜，最小限に加工された野菜

12.3.1.2 腐敗・変敗と管理

　生鮮野菜及び生鮮カット野菜の腐敗・変敗は，多くの細菌が持つペクチン分解能による細菌性軟化腐敗と主に結びつく。最も頻繁に見られる菌種は，*Erwinia carotovora* 及びペクチン分解性蛍光色素産生 *Pseudomonas* spp.（例：*P. fluorescens*）である（Liao 2006, Barth et al. 2009）。前者は10℃以下ではほとんど発育しないので，適切な冷蔵により制御できる。後者は低温細菌であり，冷蔵野菜における軟化腐敗の主な原因である。それらの発育は，1～4℃での冷蔵と混合ガス包装の使用で遅くなる。さらに，交差汚染の防止及び腐敗・変敗したり傷ついた野菜の除去がこれら微生物の拡散を防止するために重要である。また，打ち傷，切り傷及び細菌の内部への浸透は，腐敗・変敗の管理のためにも重要である（Liao 2006, Bartz 2006）。

12.3.2 微生物データ

　生鮮野菜及び生鮮カット野菜の腐敗しやすい性質，及び製品のヒト病原微生物の汚染頻度が低いことは，安全な製品と安全でない製品を区別する意味で，日常の微生物学的検査の使用は実用的でない。しかし，時々の微生物学的検査及び関連する分析は，工程管理を検証するために有用となる。すなわち，既存の汚染の減少，及び新たな汚染や交差汚染の防止のステップの効果の検証である（ICMSF 2002）。さらに，加工処理環境と食品接触面の微生物学的検査の使用は，衛生プログラム及び衛生規範の効果を客観的に検証することができる。

12.3.2.1 極めて重要な原材料

　通常，生鮮野菜のような製品は原材料のみであるが，生鮮カット野菜は，1種類の野菜，複数の野菜の組み合わせ，あるいは他のサラダ材料との組み合わせ（例：クルトン，おろしチーズ）がある。通常，生鮮野菜はいずれの場合も極めて重要な原材料である。これら製品の品質と安全性は，それらの栽培中に起こることに大きく左右され，GAP は必須である（12.2 項参照）。

12.3.2.2 加工中

　野菜は汚染のリスクを減少させるような加工（例：抗菌洗浄）で取り扱われるが，これらの処理は病原微生物の除去を保証できない。それ以上に，これらの処理効果は，抗菌処理濃度の維持，多くの場合，処理材のpH，有機物負荷及び恐らく他の要因（例：濁度）により大きく左右される。しかし，一度妥当性確認されれば，通常，これらのステップの管理は，使用状態の化学的あるいは物理的分析によってモニタリングされる。

　加工中の状態に対する注意の欠如は，食品の安全性リスク及び製品の品質低下の増加を招く。特に懸念されるのは，生鮮野菜や生鮮カット野菜により発育する病原細菌である。主要な管理（すなわち，適切な温度で管理される保管）が極めて重要であり，収穫から消費までの温度管理は，大多数の生鮮野菜と生鮮カット野菜について，栽培後の単一の最も重要な要因である。野菜を元のままで保つための適切な温度は製品によって異なる。ある種の野菜では，保管温度が低すぎると低温障

第12章　野菜及び野菜製品

害を起こす。生鮮カット野菜は，常に冷蔵温度で保管するのが望ましい。また，物理的傷害は，細菌に栄養分を与え，内部に侵入させるきっかけになり，生鮮野菜と生鮮カット野菜の安全性を損なうことにもなる。

12.3.2.3　加工処理環境

　生鮮野菜の加工処理環境は，多くの野菜が最初に受ける大きな影響であり，場合によっては収穫時の農場における加工処理のみの影響である。それ以上に，ほとんどの包装作業は周囲の環境にさらされるか，基本的な環境管理のみの影響である。これらの影響は，通常，作業者の季節性により悪くなり，労働者が受ける限定的な衛生教育・訓練に対応する。食品接触面及び包装施設環境の定期的な微生物学的検査は，清浄作業及び衛生規範の効果を検証するための重要な手段となる。一般的に，これは指標微生物（例：好気性平板菌数，大腸菌）あるいはその他の指標（例：ATP）の検査に限られるが，ある場合には，特定の病原微生物の分析あるいは指標検査が潜在的な汚染源の評価に基づいて正当化されるかもしれない（例：鳥あるいは害獣による過去に懸念があった包装施設のサルモネラ属菌，生鮮カット施設のリステリア属菌について環境をモニタリングすること）。

　通常，生鮮カット野菜は，生の農産物からそのまま摂食可能な製品となり，生鮮野菜について上記に示したのと同じく多くの環境影響を受ける。例えば，市販用生鮮カットに計画された葉野菜における最初の加工処理のほとんどは農場で行われ，多くの他の野菜は生鮮野菜に使用されると同じ包装施設から得られる。一旦，生鮮カット製品を作る施設に入ると，環境の管理は一般的に比較的容易であるが，安全性と品質の効果的な管理は，十分な衛生プログラムと適正衛生規範の励行に左右される。清浄化手順の微生物学的検証は，衛生プログラムの効果を検証する効果的な方法になる。これらの方法は，やはり，一般的に指標微生物に限定される。そのサンプリングプランは，傾向分析によりモニタリングでき，工程不良が起こる前に行う改善措置が可能な工程管理（ICMSF 2002）の定量的測定を提供するように計画した時に最も効果的である。食品接触面及び一般的な環境のサンプリングに加えて，水路をモニタリングすることは，交差汚染の管理について不可欠である。そこでは，十分なレベルの抗菌剤について，水路やハイドロチラーによる施設内の輸送のような特定の工程があり，通常，このような分析は化学的あるいは物理的な性格のものであるが，継続的な効果を検証するための必要に応じたサンプリング，あるいは抗菌処理のモニタリングが工程逸脱を示す時の評価に限られる微生物学的検査もある。

12.3.2.4　可食期間

　生鮮野菜及び生鮮カット野菜の可食期間は，微生物学的検査を含む一連の検査を通して決定されると思われる。これらは，流通，販売及び摂食中に起こると考えられる条件を考慮する手順に沿うべきである。包装は複数の細菌の発育の可能性に影響し，場合によっては，通常は抑制される微生物の発育を可能にする。例えば，Gimenez et al.（2003）は，ある種の包装用フィルムは朝鮮アザミの可食期間を延長させるが，官能的な特性を損なうことなく嫌気性細菌の発育を許容すると報告している。ヒトについて病原性のある細菌の菌接種試験は，可食期間を伸ばすシステムが製品を劣

12.3 生鮮野菜，生鮮カット野菜，最小限に加工された野菜

化させる前に高いレベルに病原微生物を発育させる箇所で有益と思われる。その場合には，二次的防御を病原微生物の発育を制御するために設定する必要があると思われる。予測モデルが，生鮮カット野菜の可食期間を算定するために導入されている（Corbo et al. 2006）。

一旦，可食期間が設定されると，製品の可食期間を決定するための日常の微生物学的検査は必要ない。可食期間が微生物学的活性により制限されるところでは，必要に応じた微生物学的試験が可食期間の予測を継続的に妥当であると検証するために有益であり，調査のための検査は取り扱いに明らかな過失（例：温度管理の不履行）のない可食期間について苦情のある時に妥当である。

12.3.2.5 最終製品

腸内細菌科菌群，大腸菌群及び糞便系大腸菌群は，GAPを使用して生産された生鮮野菜に通常見られるミクロフローラであり，従って，これらのグループは生野菜の衛生状態を反映しない。それ以上に，これらのグループいくつかの菌種は冷蔵条件下で発育するため，生鮮野菜及び最低限に加工された野菜の衛生状態や保管あるいは取り扱い状態の指標微生物として一般的に不十分である。低温発育性の蛍光色素産生 *Pseudomonas* 属菌は，生鮮カット野菜における主要な腐敗微生物であることから（Liao 2006, Barth et al. 2009），このグループの定期的な検査は製品が流通／販売システムに入った後の適切な可食期間を保証する助けになると思われる。通常，低温発育性の蛍光色素産生 *Pseudomonas* 属菌は，標準的な培養方法である Fluorescent Pseudomonas 寒天を使用して，<100 CFU/g であると予測される（McFeeters et al. 2001）。

それ以上のあらゆる抗微生物処理（例：加熱調理）をされずに摂食される可能性のある生鮮野菜及び生鮮カット野菜は，食物由来疾病のリスクの低いことを保証するのに必要な程度に，感染性病原微生物をなくすべきである。特異的に必要な管理レベルは，特定の野菜，その使用条件，及びその野菜と結び付く微生物学的ハザードにより異なる。一般的に，これらの製品は高いリスクの食品に分類される。特定の病原微生物の公衆衛生の重要性により，生鮮野菜及び生鮮カット野菜は，発育しない微生物については ICMSF のケース 8，11 及び 14，発育が可能な微生物ではケース 9，12 及び 15 として分類される。

生鮮野菜及び生鮮カット野菜の直接的検査は，そのロットの食品で問題になる入手可能な情報がない時に必要である。しかし，ほとんどの場合，認められる欠陥率（すなわち，1ロット中で汚染された野菜が占める割合）は，食品の1ロット中でも極めて低く，最終製品の検査は実践的ではないぐらいに低い。また，検査に要する時間から，短い可食期間の製品では検査が実用的でない。

製品の情報及びどのように加工され取り扱われるかがわかる時は，適切な指標微生物（例：糞便汚染の大腸菌）を使用する加工検証のための微生物学的検査が病原微生物検査よりも効果的と思われる。これは，加工不良になる前に改善措置をとることを可能にする工程管理の計画を立てる手段を提供する。また，中温性または低温性好気性集落数の同様な工程管理（ロットを横断した）検査も，主要な腐敗微生物の管理の維持を評価するのに有用と思われる。

このカテゴリーの野菜の多様性は，指標微生物のレベルが極めて幅広いため，特定の好気性集落数は推奨できない。例えば，根菜類（例：タマネギ，ハツカダイコンなど）は，きつく巻かれた葉

第 12 章　野菜及び野菜製品

野菜（例：キャベツ，レタスなど）の内部よりも高い細菌汚染が予測される。収穫時の気象条件も微生物汚染を変化させる（例：乾燥に対する雨）。特定の加工のベースラインは，これらの基準が特定の条件に関連するかを決定するために設定すべきである。生鮮野菜及び生鮮カット野菜における病原微生物のための日常的な最終製品検査は推奨されない。他のデータが汚染の可能性を示す時にのみ，病原微生物の検査は Table 12.5 に推奨されたサンプリングプランを使用する。他の EHEC 菌株について利用できる方法があれば，大腸菌 O157:H7 のサンプリングプランも適用される。

12.4　加熱調理済み野菜

伝統的に，インゲン，ジャガイモ，ブロッコリー，カボチャ類，トウモロコシなどの多くの野菜は，加熱調理済み食品として消費される（ICMSF 2005）。茹でる，蒸す，焼く，揚げるなどの様々な加熱調理方法が使用される。ある場合には，これらの野菜は商業用に調理され，冷蔵の調理済み製品として市販される。他の場合には，これらの野菜は飲食店あるいは家庭で調理され，冷蔵保存される。缶詰野菜製品は調理済みであるが，別途に検討する（12.6 項参照）。冷凍製品として流通される加熱調理済み野菜は 12.5 項で扱う。

加熱調理処理は，生野菜に存在するほとんどの微生物の増殖形の菌体を不活化するが，ほとんどの芽胞は不活化されない。加熱調理処理は，細菌を発育させるための野菜の能力に影響する生化学的及び組織的な変化を減少させる。加熱調理済み野菜の再汚染あるいは生残した細菌芽胞の発芽は，栄養分となり一層侵入しやすい箇所が増加し，さらに競合する微生物を排除するために，発育が可能になる。通常，加熱調理処理は野菜の酸素含有量と酸化還元電位を減少させ，嫌気性及び微好気性の菌種を発育させる可能性を増加させる。煮沸処理は，ノロウイルスや A 型肝炎ウイルスを不活化するために十分であると報告されているが（Koopmans & Duizer 2004），加熱時間と温度が緩慢な加熱調理処理は，これらのウイルスを完全に不活化するために十分ではないと思われる。

12.4.1　重要な微生物

加熱調理済み野菜のミクロフローラは，加熱調理処理段階で生残した微生物（主に芽胞形成菌），加熱調理後の環境から再汚染したあらゆる微生物，食品作業者の注意と衛生慣行，及び最終製品に添加されたその他の原材料の微生物学的生態を反映している。多様なグループの潜在的な病原微生物及び腐敗微生物が汚染する可能性がある。

12.4 加熱調理済み野菜

Table 12.5 生鮮野菜及び生鮮カット野菜（加熱調理せずに摂食される）の安全性と品質のための検査

	相対的重要性	有用な検査
極めて重要な原材料	低	初期の汚染は適正農業規範の実施に大きく依存する（12.2 項参照）。
加工中	高	抗菌剤の濃度をモニタリングすることは，洗浄水，水路水などからの交差汚染を防止するために推奨される。
	低	対応する農産物サンプル（加工の前後）の定期的な微生物学的検査は，これらの管理の効果を評価するために有用である。
加工処理環境	中	食品接触面及び加工処理環境の定期的な検査は，清浄化及び衛生プロトコールが十分であることを検証するために推奨される。可能性のある分析としては好気性集落数及び大腸菌である。 過去に鳥あるいは害獣の問題があった環境におけるサルモネラ属菌について環境検査を検討。 使用可能な可食期間中に発育が起こる可能性のある時は，冷蔵保管された生鮮カット野菜について，リステリア属菌あるいは *L. monocytogenes* について環境検査を検討。
可食期間	低	生鮮カット野菜の可食期間が微生物学的活性によって制限されていれば，加工技術に大きな変更があった後に可食期間を妥当性確認する。腐敗菌種の微生物学的分析を通じた定期的な検証はこの種の製品では有用であると思われる。
最終製品	中	日常検査は推奨されないが，内部規格あるいはそれより低い規格を使用して特定の指標についての定期的検査は，工程管理と傾向分析を検証するために有用と思われる。

		製品	微生物	分析方法[a]	ケース	サンプリングプラン及び限度 /g[b]			
						n	c	m	M
		生鮮カット野菜	大腸菌	ISO 7251	6	5	1	10^1	10^2

病原微生物の日常の微生物学的検査は推奨されない。他のデータが汚染の可能性を示す時にのみ病原微生物について検査。

		製品	微生物	分析方法[a]	ケース	サンプリングプラン及び限度 /25g[b]			
						n	c	m	M
	低	生鮮カット野菜	サルモネラ属菌	ISO 6579	12	20[b]	0	0	-
	低		大腸菌 O157:H7	ISO 16654	15	60[b]	0	0	-
	低		*L. monocytogenes*	ISO 11290-1	NA[d]	5[c]	0	0	-

[a] 代替法は，ISO 法に対して妥当性確認された時に使用可能である。
[b] これらのサンプリングプランの担保水準については付属 A を参照。
[c] それぞれ 25 g の分析単位（混合については 7.5.2 項を参照）。
[d] NA = 適用できない；*L. monocytogenes* を発育させる RTE 食品のコーデックス基準を使用。

第12章　野菜及び野菜製品

12.4.1.1　ハザードと管理

　特に懸念されるのは，特定の腸管内細菌（例：サルモネラ属菌，*Shigella*）及び飲食業に一般的に結びつくウイルス（例：ノロウイルス，A 型肝炎ウイルス）である。ボツリヌス菌芽胞の発芽後発育は，ポテトサラダ，ソテーにされたタマネギ及びレンコンに結びついた数少ない集団発生に関係している（ICMSF 2005, CDC 1984）。真空調理で加工された製品におけるたんぱく非分解のボツリヌス菌の発育の可能性は，本菌について潜在的な懸念材料であるが，実際にこれらの製品で起こった例はほとんどない。*L. monocytogenes* は，冷蔵されたそのまま摂食可能な食品中で発育するため懸念される潜在的な微生物であり，少なくとも 1 例の本菌による胃腸炎が加熱調理済み野菜，すなわちスイートコーン缶詰における発育と結びついた（Aureli et al. 2000）。この発症例は，リステリア属菌は缶詰処理工程で生残できないという理由から，汚染が調理中に起きたとして注意の必要性を示している。

　主な管理方法は，一貫したコールドチェーンを維持することである。低温性 *L. monocytogenes* 及びたんぱく非分解のボツリヌス菌でも，主な管理措置は製品を 1～4℃ に維持することである。保管，流通，市販あるいは使用中に，長期間の温度不適切の可能性のある箇所では，酸性化や抗菌剤のような追加防止策を検討する必要がある。

12.4.1.2　腐敗・変敗と管理

　加熱調理済み野菜の腐敗・変敗は，加熱調理後の微生物の再汚染及び加熱処理で生残した芽胞形成菌による。長期間の冷蔵は，好気性，通性嫌気性及び微好気性あるいは嫌気性菌（例：真空）について選択的に使用する包装システムにより影響される特定の属の菌種からなる低温性微生物（すなわち細菌，酵母，カビ）により腐敗・変敗が進む。管理されたガス包装を組み合わせた冷蔵は，生鮮野菜の腐敗・変敗の主要原因である低温性蛍光色素産生 *Pseudomonas* 属菌の発育を遅らせる。各種のバチラス属菌は，保管温度によっては殺菌済み野菜のピューレを劣化させる（Guinebretiere et al. 2001）。腐敗・変敗は主に 1～4℃ の温度に保つことで管理される。

12.4.2　微生物データ

　Table 12.6 は，加熱調理済み野菜に有用な検査を要約している。特定の推奨事項に関連する重要な詳細については本文を参照のこと。

12.4.2.1　極めて重要な原材料

　一般的に，加熱調理済み野菜製品の微生物学的品質と安全性は，生野菜及びその他の原材料とは，これらの原材料が加熱調理処理後に添加されない限り無関係である。可能性のある例外は，大量のレベルの芽胞形成細菌を含む野菜である。微生物学的検査は，許容できない腐敗・変敗の発生を調査する以外，利点は限定されている。

12.4.2.2 加工中

加工中の微生物学的検査は利点が限定されている。加熱調理工程の効果を妥当性確認するための微生物学的試験は，新製品が導入される時，あるいは技術または原材料に重大な変更がある時には望ましい。

12.4.2.3 加工処理環境

微生物の再汚染が主な汚染源であることから，加工処理環境と衛生規範の管理は特に重要である。微生物学的検査は衛生及び衛生プログラムを検証する効果的な手段となる。一般的に，好気性集落数，腸内細菌科菌群あるいは大腸菌のような指標微生物に焦点を当てる。通常，病原微生物の検査は $L.\ monocytogenes$ に限定されるが，その指標のリステリア属菌も同様に効果的である。

12.4.2.4 可食期間

加熱調理済み野菜の可食期間は，一連の微生物学的検査により決定される。これらは，流通，市販及び摂食の間に起こると考えられる条件を考慮すべきである。通常，この検査は，低温細菌の発育に焦点を当てる。場合によっては，$L.\ monocytogenes$ やたんぱく非分解のボツリヌス菌のような低温発育性の病原微生物による菌接種包装の研究を，病原微生物が腐敗・変敗の起こる前に高レベルの発育に達しないことを保証するために行うこともある。研究のための微生物の選択は，包装システム（例：好気性，真空，混合ガスなど），充填工程（例：高温充填，室温充填など），及びその他の条件（例：pH，水分活性，保存剤など）により異なる。

12.4.2.5 最終製品

加熱調理済み野菜と結びついた腐敗しやすい性質及び低い欠陥率は，最終製品の日常の微生物学的検査の有用性を制限する。最終製品検査は，食品の製造と流通システムに計画された管理の継続的効果を検証するために十分なサンプリング率に限定される。一般的に，好気性集落数，大腸菌あるいは腸内細菌科菌群のような特定の指標微生物のための製品の分析は有用であると思われる。判定基準の重要性におけるサンプリング箇所（生産後，冷却後，流通中，可食期間の最終など）を考慮しなければならない。例えば，小売り時点での低温発育性微生物のレベルは，最終包装の直後よりも高いと予測される。これは，選択された m 値と M 値に反映されている。冷蔵された加熱調理済み野菜が $L.\ monocytogenes$ と結びついた歴史がある例では，この病原微生物について最終製品の定期的な検査は，充填手順（例：高温充填）がこの懸念をなくすためにモニタリングされない限り，管理措置の効果を検証するために有益であると思われる。

12.5 冷凍野菜

冷凍処理は，生鮮野菜の多くの特徴を保った状態で，多くの野菜の長期間保存のための手段とな

第 12 章　野菜及び野菜製品

Table 12.6　加熱調理済み野菜の微生物学的安全性と品質のための検査

	相対的重要性	有用な検査
極めて重要な原材料	低	日常の微生物学的検査は利点が限定されている。
加工中	低	衛生プログラムや衛生規範を検証するための定期的検査。可能な指標としては，内部で作成された規格を使用して好気性集落数，大腸菌あるいは腸内細菌科菌群がある。
加工処理環境	低～高	再汚染の可能性がある場合，潜在的な *L. monocytogenes* の汚染箇所について衛生プログラムや衛生規範を検証するための定期的検査。リステリア属菌は指標微生物となる可能性がある。
可食期間	低	新たな生産ラインの開始前に微生物学的検査による妥当性確認，及加工技術に重要な変更があった後に再度の妥当性確認。可食期間に関する苦情の後の検証検査。
最終製品	低	日常の検査は推奨されない。指標の定期的検査は，工程管理と傾向分析を検証するために有用と思われる。

	製品	微生物	分析方法[a]	ケース	サンプリングプラン及び限度 /g[b]			
					n	c	m	M
低	加熱調理済み野菜	好気性集落数[c]	ISO 4833	3	5	1	10^4	10^5
低		腸内細菌科菌群[d]	ISO 21528-1	6	5	1	10	10^2

	製品	微生物	分析方法	ケース	サンプリングプラン及び限度 /25g[b]			
					n	c	m	M
低	発育可能な RTE 加熱調理済み野菜	リステリア属菌	ISO 11290-1	NA[e]	5[d]	0	0	–

特定の病原微生物についての日常の微生物学的検査は推奨されない。他のデータが汚染の可能性を示す時にのみ特定の病原微生物について検査。

	製品	微生物	分析方法	ケース	サンプリングプラン及び限度 /25g[b]			
					n	c	m	M
低	発育可能な RTE 加熱調理済み野菜	*L. monocytogenes*	ISO 11290-1	NA[e]	5[d]	0	0	–

[a] 代替法は，ISO 法に対して妥当性確認された時に使用可能である。
[b] これらのサンプリングプランの担保水準については付属 A を参照。
[c] 低温発育性微生物を発育させるために 20 ～ 28℃で培養。
[d] それぞれ 25 g の分析単位（混合については 7.5.2 項を参照）。
[e] NA ＝コーデックス基準の使用のために適用できない。

る。冷凍保存は微生物の発育を防止する。さらに，野菜の酵素システムを不活化するために一般的に必要とされるブランチング工程は，増殖形の細菌も 1 ～ 5 log 不活化する（ICMSF 2005）。冷凍処理は抗微生物処理と考えるべきではないが，各種の微生物，特にグラム陰性細菌を損傷させる。

　特に，温暖な地域では，冷凍用の野菜は季節的な作物として栽培され，収穫と加工処理の時期が極めて集中する。最も品質の高い製品を得るため，農場では 1 週間毎日収穫が続けられ，加工処理

ラインは長期間にわたって稼働する。高温で湿度の高い環境，及び野菜の材質からそのまま利用できる栄養分は，微生物の発育には極めて適した環境となっている。

12.5.1 重要な微生物

微生物の作用は，主に，ブランチング工程を生残できる微生物及びブランチング後の環境から汚染する微生物による。微生物の種類は多彩で，通常，乳酸菌，腸球菌及び芽胞形成菌のようなグラム陽性細菌を含む。冷凍野菜が解凍されると，微生物について考慮すべき問題は加熱調理済み野菜と同様である（12.4項を参照）。

12.5.1.1 ハザードと管理

一般的に，冷凍野菜は，食品由来病原微生物に関してリスクの存在は最低であるが，これはブランチングから冷凍処理までの衛生的取り扱いに依存する。$L.\ monocytogenes$ のようなグラム陽性の病原微生物は長期間の冷凍保存を生残することは可能であるが，サルモネラ属菌のようなグラム陰性の菌種はコールドショックに一層敏感である。原虫及び非原虫の寄生虫はいずれも，長期間の冷凍保存により不活化される。管理は，GAPの基で栽培された高品質の野菜，衛生的取り扱いと加工処理環境の維持，適切な時期の冷凍処理及び冷凍保存温度の維持によって達成される。

12.5.1.2 腐敗・変敗と管理

冷凍野菜の微生物学的腐敗・変敗は稀であるが，腐敗・変敗は製品が解凍されると直ちに進む。長期保存は-16℃以下で維持すべきである。低温発育性微生物の発育は，温度が0℃に達すると始まる。管理は，微生物学的ハザードについて，上記に確認されたと同じ要因を使用して達成される。

12.5.2 微生物データ

指標微生物を使用する微生物学的検査は，冷凍野菜製造の工程管理と衛生状態を検証するための一般的な企業習慣である。これは，長期の生産の持続があった時に特に有効である。$L.\ monocytogenes$ の制御を示すデータは，製品が解凍され，長期間冷蔵に置かれ，加熱調理せずに摂食される可能性があれば考慮することも必要である。Table 12.7は，冷凍野菜の微生物学的安全性と品質のために使用される検査の要約である。

12.5.2.1 極めて重要な原材料

日常の検査は推奨されないが，原材料は適正農業規範を使用して生産すべきである。

第 12 章　野菜及び野菜製品

12.5.2.2　加工中

ブランチングの温度と時間の定期的な検証は，品質上の欠陥を防ぎ，増殖形の細菌に関する管理の程度を保証するために適正と思われる。好気性集落数，腸内細菌科菌群，大腸菌のような指標微生物について，工程の様々な箇所（例：ブランチング後，脱水時，冷凍庫への入庫時と出庫時など）でのサンプルの検査は，傾向分析や工程管理の検証に有用である。実際のレベルは，その野菜や加工処理条件により異なり，従って，内部で作成された規格が必要であると思われる。通常，好気性集落数は＜ 10^4 ～ 10^5 CFU/g，腸内細菌科菌群は＜ 10^2 CFU/g，大腸菌は存在しない。

12.5.2.3　加工処理環境

環境の十分な微生物学的検査は，衛生プログラム及び衛生的取り扱いの効果を検証するために行うのが望ましい。腸内細菌科菌群はブランチング後に有用であると思われるが，この加熱処理段階の前では有用性は限定的である。糞便汚染について，可能性のある指標微生物は大腸菌である。リステリア属菌の検査は $L.\ monocytogenes$ の存在箇所の除去を定期的に検証する方法として使用できる。

12.5.2.4　可食期間

可食期間検査は冷凍野菜では適切でない。

12.5.2.5　最終製品

多くの冷凍野菜を加工処理するために費やされる作業時間の延長のため，最終製品の指標微生物検査は，全体の工程が意図するように機能し続けていることを検証するために有益である。加工中あるいは環境検査が糞便汚染やリステリア属菌の存在箇所に関連することを示す時は，腸管内病原微生物（例：サルモネラ属菌，腸管出血性大腸菌）あるいは $L.\ monocytogenes$ について一定期間の最終製品の検査は適正である。

12.6　缶詰野菜

缶詰は，長期間，野菜を安定的に保存可能とするための古くからある技術である。これは，野菜の商業的滅菌を達成するために熱処理を必要とする。缶詰食品についての更なる情報は，第 24 章を参照のこと。

12.7　乾燥野菜

野菜の脱水は豆，タマネギ，ニンニク，ジャガイモ，ニンジンなどのような野菜に使用される伝

12.7 乾燥野菜

統的な保存システムである。微生物を発育させないレベルに水分活性を減少させることで，本質的に長期保存可能な製品となる。乾燥後の製品の微生物学的安定性は，適切な容量の保存あるいは製品の包装処理による乾燥状態の維持に依存している。

Table 12.7 冷凍野菜の微生物学的安全性と品質のための検査

	相対的重要性	有用な検査
極めて重要な原材料	低	日常の検査は推奨されない。野菜は GAP を使用して栽培すべきである。
加工中	高	ブランチング後の衛生プログラムと衛生的取り扱いを検証するために加工中のサンプルを検査（本文参照）。認められる通常のレベル： ・好気性集落数：$< 10^4$ CFU/g ・腸内細菌科菌群：$< 10^2$ CFU/g ・大腸菌：存在しない
加工処理環境	高	潜在的な *L. monocytogenes* の存在箇所について衛生プログラムや衛生的取り扱いを検証するために定期的検査。リステリア属菌は指標微生物となる可能性がある。
可食期間	-	冷凍野菜では適切でない。
最終製品	-	工程管理と傾向分析を検証するために指標微生物を検査。その基準が超えれば，ロットの処分を決めるために病原微生物を検査。

相対的重要性	製品	微生物	分析方法[a]	ケース	サンプリングプラン及び限度 /g[b]			
					n	c	m	M
高	冷凍野菜	好気性集落数	ISO 4833	2	5	2	10^4	10^5
高		腸内細菌科菌群	ISO 21528-1	5	5	2	10	10^2
高		大腸菌[c]	ISO 16649-2	5	5	2	<10	-

日常の状態での病原微生物検査の相対的重要性は低い。指標微生物あるいは加工中の検査が予測レベルを超えれば，病原微生物検査の重要性は高くなる。指標の基準が超えれば，ロットの処分を決めるために病原微生物を検査。

相対的重要性	製品	微生物	分析方法	ケース	サンプリングプラン及び限度 /g[b]			
					n	c	m	M
低～高	冷凍野菜	*L. monocytogenes*	ISO 11290-2	NA[d]	5	0	$<10^2$	-

相対的重要性		微生物	分析方法	ケース	サンプリングプラン及び限度 /25g[b]			
					n	c	m	M
低～高		サルモネラ属菌	ISO 6579	11	10^e	0	0	-

[a] 代替法は，ISO 法に対して妥当性確認された時に使用可能である。
[b] これらのサンプリングプランの担保水準については付属 A を参照。
[c] m 値を超える大腸菌の検出は，GHP の基での生産中は通常存在しないので，病原微生物検査を始めるべきである。大腸菌が冷凍野菜では 10/g を超えて検出されることは稀なため，M 値は特定しない。
[d] NA＝コーデックス基準の使用のために適用できない。
[e] それぞれ 25 g の分析単位（混合については 7.5.2 項を参照）。

第 12 章　野菜及び野菜製品

12.7.1　重要な微生物

　これら製品のミクロフローラは，生野菜の一次生産と結び付いた微生物，及び乾燥前・後の加工処理と取り扱い中の汚染微生物からなる。乾燥前にブランチングが必要な野菜では，増殖形微生物のレベルは格段に減少すると思われる。一般的に，乾燥処理は微生物のレベルに与える影響は極めてわずかである。しかし，乾燥処理と乾燥保存は長期間の乾燥状態に耐性がある微生物を生残させる。乾燥製品は一般的に水を含んでおり，"wet spots" ができる高湿度状態あるいは温度変動下での保存は，製品を局所的に湿潤させる。最低 a_W 値以上に湿潤すると，微生物を発育させるような野菜では，ほとんどの微生物は発育を再開する。

12.7.1.1　ハザードと管理

　乾燥野菜の汚染微生物は多様であるが，これらの製品の長期間の保存は，セレウス菌，ボツリヌス菌及びウエルシュ菌のような病原菌種を含む芽胞形成菌の生残に有利である。ブランチングは，増殖形菌体のほとんどを死滅させるが，これらは適切な衛生的取り扱いが履行されなければ再び汚染する。従って，乾燥野菜が黄色ブドウ球菌，*L. monocytogenes* 及びサルモネラ属菌のような病原微生物に低レベルで汚染されていることもあるが，良く管理された工程ではほとんど見られない。主な管理措置は，良質な生原材料の選択，適切な箇所での十分なブランチング，目的とする a_W 値にするための適時の乾燥，乾燥状態を維持するための効果的な包装あるいは保存条件である。

12.7.1.2　腐敗・変敗と管理

　各種の潜在的腐敗微生物が乾燥野菜に存在し，乳酸菌が一般的である。特定の微生物プロファイルは個々の野菜の特徴及び栽培や保存の条件に依存する。ブランチングは増殖形菌体を減少させるが，芽胞は減少しない。乾燥野菜の細菌性の腐敗・変敗は一般的でないが，十分な湿潤があれば可能性はある。カビによる腐敗・変敗の方が可能性が高い。乾燥野菜中の微生物は，製品が高い湿度の食品中に原材料として使われる時，あるいは消費者や飲食店の作業者が野菜を乾燥から湿潤状態に戻した後に発育を再開する。腐敗微生物の制御は，病原微生物について上記したものと同じである。

12.7.2　微生物データ

　乾燥野菜の微生物学的データは，加工，原材料及び衛生プログラムの信頼を高めさせ，これによって，出荷のための日常検査の代わりに検証に焦点が当てられる。Table 12.8 は乾燥野菜製品について有用な検査を要約している。特定の推奨事項に関連する重要な詳細については本文を参照のこと。

12.7.2.1 極めて重要な原材料

乾燥野菜の品質と安全性は，主に使用する生野菜及び製造中の衛生的取り扱いの作用によるが，特にブランチングされない野菜についてこの傾向がある。検証のための微生物学的検査は，納入業者の信頼を確立するためには有益であり，適切な指標微生物の定期的検査は妥当と思われる。しかし，生原材料は腐敗しやすく，最終製品は腐敗しにくいため，最終製品の検証検査に焦点を当てるほうがより効果的であると思われる。検査を増やすことは，継続的に良質の原材料を提供する納入業者の能力に懸念があれば妥当である。

12.7.2.2 加工中

加工中の微生物学的検査は一般的に限られた価値しかなく，日常の検査は推奨されない。菌接種包装製品及び関連した試験が，ブランチング，脱水及び包装システムを検証するために必要であると思われる。

12.7.2.3 加工処理環境

乾燥野菜の汚染は，脱水前・後の衛生的取り扱いによるので，加工処理環境の定期的なサンプリングが衛生プログラム及び衛生規範の効果を検証するためには有用と思われる。

12.7.2.4 可食期間

微生物学的検査は，乾燥野菜では適切でない。

12.7.2.5 最終製品

乾燥野菜の腐敗しにくい性質は，製品の出荷前に結果を得るという観点から，最終製品の検査が妥当であるとしている。しかし，低いレベルの汚染であれば，一般的に日常の検査を必要としない。特定の製品あるいは特定の集団のための乾燥野菜の使用は，特定の病原微生物について検査を必要とすることがある。最終製品の定期的な検査は，工程管理の総合的な効果を検証する意味を持つといえる。最も効果的で特異的な指標微生物は，個々の製品で異なるが，乳酸菌，酵母とカビ及び芽胞形成細菌である。

12.8　発酵及び酸性化野菜

酸性化による野菜の保存は，世界の多くの地域において伝統的な製品に使用されている。また，最低限に加工された野菜の可食期間を延ばすためにも使用されている。ザワークラウト，キムチ及びピクルスは，発酵によって保存されるよく知られている野菜製品の例であるが，ビーツ，グリーントマト，ピーマンなどの多くのその他の野菜もこの方法で保存される。さらに，"fresh pack"ピクルスのようなある種の野菜は，酢とスパイスを直接添加して酸性化される。

第 12 章　　野菜及び野菜製品

Table 12.8　乾燥野菜の微生物学的安全性と品質のための検査

	相対的重要性	有用な検査
極めて重要な原材料	低	日常の検査は推奨されない。
加工中	低	日常の検査は推奨されない。
加工処理環境	中	内部で作成した規格を使用して衛生規範の効果を検証するため定期的検査。潜在的微生物には酵母，カビ，腸内細菌科菌群あるいはサルモネラ属菌がある。
可食期間	-	日常の検査は推奨されない。
最終製品	低	日常の検査は推奨されないが，特定の指標についての定期的な検査は，工程管理の検証及び傾向分析の実施のためには有用と思われる。特定の指標微生物とそのレベルは製品による。
	低	製造状態が汚染の可能性を示さないかぎり，日常の病原微生物の検査は推奨されない。

微生物	分析方法[a]	ケース	サンプリングプラン及び限度 /25g[b]			
			n	c	m	M
サルモネラ属菌	ISO 6579	11	10[c]	0	0	-

[a] 代替法は，ISO 法に対して妥当性確認された時に使用可能である。
[b] これらのサンプリングプランの担保水準については付属 A を参照。
[c] それぞれ 25 g の分析単位（混合については 7.5.2 項を参照）。

　特定の野菜の発酵は様々であるが，一般的な加工は，食塩の添加及び酸素量の制限である（ICMSF 2005）。この結果，炭水化物を発酵させ，pH を低下させる一連の乳酸菌（例：*Leuconostoc mesenteroides*, *Lactobacillus brevis*, *Pediococcus acidilactici*, *Lac. plantarum*, *P. pentosaceus*）の連続的な発育が起こる。

12.8.1　重要な微生物

　野菜の良好な発酵は，適切な連続した乳酸発酵に依存する。これは，発酵条件の適切な選択によって大いに管理される。

12.8.1.1　ハザードと管理

　適切に発酵や酸性化が行われれば，発酵した野菜の酸性度は，病原微生物の除去を保証するはずである。

12.8.1.2　腐敗・変敗と管理

　適切に発酵された野菜の腐敗・変敗に結び付く特異的な微生物は，食塩量，酸の種類と濃度及び酸素量のような要因に依存する。高い食塩量の塩蔵ピクルスは，酸性度が十分でないと，酵母，偏

性好塩菌及び大腸菌群によって劣化する傾向がある。ピクルスの軟化は，各種の酵母とバチラス属菌と結び付いている。

腐敗・変敗は，発酵工程の適切な管理及び最終製品の適切な冷蔵あるいは殺菌によって防止される（ICMSF 2005）。さらに，スタータ菌を十分な発酵工程を保証させるための補助として使用することが増えている。発酵あるいは酸性化された野菜のバッチ間で汚染が移らないように予防することが重要である。

12.8.2 微生物データ

一般的に，微生物学的検査は製品の欠陥の調査に限定される。一般的に，日常の検査は，発酵や酸性化工程が適切であることを決定あるいは測定する化学的特性（例：pH，滴定酸度，炭水化物レベル，食塩濃度）に限られる。Table 12.9 は発酵野菜及び酸性化野菜製品について有用な検査を要約している。特定の推奨事項に関連する重要な詳細については，本文を参照のこと。

12.8.2.1 極めて重要な原材料

生野菜の日常の微生物学的検査は推奨されない。他の原材料は，それらが汚染源でないことを保証するために定期的に評価する。例えば，再利用される塩水の使用は，特に過去に品質上の欠陥があれば，腐敗・変敗につながる可能性のある汚染源にならないことを保証するための十分な処理を必要とする。

12.8.2.2 加工中

加工中の作業の日常の微生物学的検査は一般的に推奨されない。十分な発酵は，化学的特性の検査を通じて，より効果的にモニタリングされる。スタータ菌の確認と効果の評価は，発酵能力の効果的な維持を保証するために十分な頻度で行うべきである。

12.8.2.3 加工処理環境

日常の微生物学的検査は推奨されないが，定期的な微生物学的検査は，衛生プログラムと衛生規範の継続的な効果を検証するために効果的である。

12.8.2.4 可食期間

可食期間の日常の検査は推奨されないが，保管されたサンプルの分析は，腐敗・変敗問題が許容できなければ有益であると思われる。

12.8.2.5 最終製品

最終製品の日常の分析は，過去に腐敗・変敗の問題がなければ推奨されない。

第 12 章　野菜及び野菜製品

Table 12.9　発酵野菜と酸性化野菜の微生物学的安全性と品質のための検査

	相対的重要性	有用な検査
極めて重要な原材料	低	日常の微生物学的検査は推奨されない。
加工中	低	日常の微生物学的検査は推奨されない。特定の化学的特性（例：pH，酸度（%））についての発酵状態をモニタリングすることは，工程管理を通じて，及び傾向分析のために重要である。
加工処理環境	低	衛生プログラム及び衛生規範の効果を検証するための十分な定期的な検査。
可食期間	低	日常の検査は推奨されない。
最終製品	低	日常の微生物学的検査は推奨されない。

12.9　発芽済み種子

　元々，多くのアジアの国々の料理の伝統的な一部であった発芽済み種子は，世界中で一般的なサラダ野菜となっている。これは，アルファルファ，ヒヨコマメ，ダイズ，レンズマメ，ハツカダイコン，ブロッコリー，モヤシ，コロハ，クレス，クローバー及びヒマワリのような広範囲の種類の植物の種である。あるものは，主に加熱調理後に摂食されるが（例：モヤシの発芽），多くは加熱調理せずに摂食される。1990 年代，多種類の発芽済み種子と結びついたいくつかの国規模及び国際的食品由来疾病の集団発生があり，これらの野菜が原因であるとして注目を集めた（NACMCF 1999）。

　発芽野菜の生産に使われる特異的な方法は，生産される種類によって異なる（ICMSF 2005）。一般的に，工程には，最初の種の浸水，定期的に散水して 20〜30℃で 3〜8 日間の栽培，種の殻を除去するための洗浄，脱水，包装及び冷蔵輸送がある。最適な発芽条件は細菌の発育を促し，一般的に生産後に行う抗微生物処理はない。

12.9.1　*重要な微生物*

　発芽済み種子は，ヒト及び植物の病原微生物を含む広範囲の種類の細菌を発育させ，湿度，温度及び栄養源の面において理想的な環境を提供する。発芽野菜の微生物汚染は，好気性集落数が 10^8〜10^9 CFU/g レベル，低温細菌が 10^7 CFU/g レベル，大腸菌群が 10^6〜10^7 CFU/g レベルに達する（ICMSF 2005, Palmai & Buchanan 2002a, 2002b）。*Klebsiella pneumoniae* 及び *Enterobacter aerogenes* は，モヤシから分離される優勢な大腸菌群である（Splittstoesser et al. 1983）。

12.9.1.1　ハザードと管理

　疫学的に，発芽野菜はサルモネラ症及び腸管出血性大腸菌（EHEC）感染の集団発生の原因とされており，最大の EHEC の集団発生記録がある（MHWJ 1997）。各種の種子の発芽は，実験的

12.9 発芽済み種子

に，サルモネラ属菌，*L. monocytogenes*，セレウス菌及びコレラ菌を含む各種の病原微生物を高レベルに発育させることが示されている。病原微生物の汚染源は様々であるが，いくつかの国際的な集団発生の疫学的調査では，種子の低レベルの汚染がサルモネラ属菌とEHECについて有力である可能性を示唆している。GAPによる種子の栽培，及び汚染物質についての種子のスクリーニングは汚染を防止する助けとなる。

ほとんどの野菜と異なり，発芽済み種子は環境的に管理された条件下で栽培され，一次生産の更なる管理が可能である。主な汚染管理は，適正衛生規範，種子の処理及び微生物学的検査の組み合わせである。超塩素処理水に事前浸水することが，一般的に種子の腸管内病原微生物のレベルを減少させるための方法である。通常，サルモネラ属菌と大腸菌の減少は $10^2 \sim 10^4$ CFU/g の範囲である。処理の効果は，一部分，病原細菌が種子の内部に侵入し，それらに対する抗菌剤の効果をなくす程度によって決まると考えられる。その他の抗菌剤も評価されているが，一般的に効果は高くない（Fett 2006）。より積極的な処理（例：放射線照射）も調査されているが，病原微生物を不活化するために効果的であるレベルで，種子の生存能力を低下させる傾向がある。搬入される種子の検査は，汚染の高いバッチを確認できるが，汚染が低いために相当多くの偽陰性結果が予想される。より良い結果は，発芽した種子あるいは使用後の灌漑用水を検査することで得られると考えられる。これらの検査が発芽工程の比較的初期で行われれば，その結果は汚染されたロットが商品中に入ることを防止するのに使用できる。種子の処理の実施，及び発芽中の種子あるいは使用済み灌漑用水の加工中の検査は，1990年代後半の発芽野菜と結びついた集団発生の減少の主要な貢献要因であることは明らかである。

発芽野菜の発芽後の洗浄処理は，病原微生物のレベルを減少させる助けとなるが，一般的に，これは抗菌剤が洗浄水に添加された時にも1～2 logの減少に限定される。その他の管理措置も，限定された成果しか得られていない。競合微生物の導入は，サルモネラ属菌（Fett 2006）及び *L. monocytogenes*（Palmai & Buchanan 2002a, 2002b）の発育を抑制することに限定的な成果が得られている。また，コリシン（Nandiwada et al. 2004）及びバクテリオファージ（Pao et al. 2004）による処理も調査されている。腸管内病原微生物の熱特性は，消費者により行われる熱湯（≥90℃）中に短時間ブランチングすることが，腸管内病原微生物の発芽野菜に存在する可能性を減少できることを示している（Fett 2006）。

12.9.1.2 腐敗・変敗と管理

発芽野菜の高い呼吸率から，酵素及び微生物による腐敗・変敗防止のために，収穫後の保管を冷蔵温度で行う必要がある。比較的少ないデータが発芽野菜の腐敗・変敗に利用できるが，それらは低温性蛍光色素産生 *Pseudomonas* spp. やカビの発育に有効であると思われる。腐敗・変敗の管理は，積極的な衛生プログラムと衛生規範の適用，製品の十分な脱水，及びコールドチェーンの維持により達成される。

第 12 章　野菜及び野菜製品

12.9.2　微生物データ

　一般的に効果的な発芽後の殺菌処理はないため，抗微生物処理には一般的な衛生管理及び場合によっては目的を絞った微生物データに高い信頼性を必要とする。Table 12.10 は発芽済み種子について有用な検査を要約している。特定の推奨事項に関連する重要な詳細については本文を参照のこと。

12.9.2.1　極めて重要な原材料

　サルモネラ属菌及び EHEC の汚染のない高品質の種子の使用は，発芽野菜の微生物学的安全性にとって重要な管理措置である。特に，過去に栽培地域で汚染の履歴がある時，これら病原微生物の存在を検査することは，汚染された種子を他の使用に転換するために役に立つと思われる。一般的な大腸菌の検査は，特定の病原微生物の検査の代替として使用される可能性があるが，その使用は，一般的な大腸菌と低い汚染度の 2 種類の病原微生物の間に明確な結びつきがない可能性のあることに重きを置く必要がある。これは，種子の流通業者レベルで最も効果的に行われ，低レベルの汚染を検出するために使用可能な方法の能力に懸念があれば，発芽しているサンプルが必要となることがある。病原微生物が存在しない承認済みの種子の入手は，発芽野菜企業にとっては大いに有益である。

12.9.2.2　加工中

　発芽済み種子または使用済みの灌漑用水のいずれかの加工中のサンプリングは，特定の病原微生物，特にサルモネラ属菌と EHEC の存在についてロットをスクリーニングするための有用な手段となる。これは，種子の納入業者に過去の履歴がほとんどないか，あるいは種子の衛生処理の効果に懸念がある時に特に有益である。ほとんどの種類の発芽済み種子には多彩で多量の微生物汚染があるため，腐敗微生物についての加工中の検査は推奨されない。

　微生物接種試験は，種子を消毒するために使用される処理の効果を妥当性確認し，定期的に検証するために妥当と思われる。

12.9.2.3　加工処理環境

　微生物学的汚染の管理は，加熱調理なしで摂食される発芽野菜の安全性を保証するために重要である。指標微生物（例：大腸菌）についての定期的な環境サンプリングは，衛生プログラム及び衛生規範の効果を検証するために使用できる。腸内細菌科菌群の検査は，発芽している種子に一般的に見られるため有用性は限られる可能性がある。リステリア属菌の環境検査は，*L. monocytogenes* の汚染箇所が懸念されれば妥当であると思われる。

12.9.2.4　可食期間

　可食期間を決定するための日常の検査は推奨されない。しかし，保存試験を行うためにサンプル

12.9 発芽済み種子

Table 12.10 発芽済み種子（発芽野菜）の微生物学的安全性と品質のための検査

	相対的重要性	有用な検査							
極めて重要な原材料	高	特に納入業者の信頼性が低ければ，サルモネラ属菌と大腸菌 O157:H7 について種子を検査。							
							サンプリングプラン及び限度 /25g[b]		
		製品	微生物	分析方法[a]	ケース	n	c	m	M
		種子	サルモネラ属菌	ISO 6579	12	20[c]	0	0	-
			大腸菌 O157:H7	ISO 16654	15	60[c]	0	0	-
加工中	高	加工中の使用済みの灌漑用水あるいは発芽済み未発達の種子のいずれかを検査。							
							サンプリングプラン及び限度 /100mL[b]		
						n	c	m	M
		使用済み灌漑用水	サルモネラ属菌	ISO 6579	12	5[d]	0	0	-
			大腸菌 O157:H7	ISO 16654	15	15[d]	0	0	-
							サンプリングプラン及び限度 /25g[b]		
						n	c	m	M
		発芽済み種子	サルモネラ属菌	ISO 6579	12	20[c]	0	0	-
			大腸菌 O157:H7	ISO 16654	15	60[c]	0	0	-
加工処理環境	中	日常の環境検査は推奨されない。大腸菌またはリステリア属菌の定期的検査は，衛生状態あるいは汚染が懸念されれば，モニタリングすることは適切であると思われる。広範囲の環境検査は汚染された発芽野菜の生産を管理された状態へ戻すことを保証するための対応の一部として行うべきである。							
可食期間	低	日常の検査は推奨されない。							
最終製品	低	日常の最終製品検査は推奨されないが，指標微生物（大腸菌またはリステリア属菌）の定期的検査は工程管理の検証や傾向分析の実行には有用であると思われる。その他のデータが汚染の可能性を示す時あるいは過去の経緯が不明の時にのみ病原微生物を検査。							

[a] 代替法は，ISO 法に対して妥当性確認された時に使用可能である。
[b] これらのサンプリングプランの担保水準については付属 A を参照。
[c] それぞれ 25 g の分析単位（混合については 7.5.2 項を参照）。
[d] それぞれ 100 mL の分析単位は，ケース 12 及び 15 について検査されたと同じ合計量に達するようにサンプル数を減少。

を保有することは，可食期間の決定前の適切性を定期的に確認するために妥当であると思われる。

12.9.2.5 最終製品

一般的に，発芽済み種子の極めて腐敗しやすい性質は，最終製品の日常の微生物学的検査の効果をなくしている。種子のロットの承認及び加工中の検査がより効果的である。しかし，大腸菌やリステリア属菌の最終製品の定期的検査は，衛生規範や発芽後の処理（例：最終洗浄）の全体的な効

第 12 章　野菜及び野菜製品

果を評価するために有益であると思われる。

12.10　マッシュルーム

　植物学的には真の植物ではないマッシュルームは，その特徴，加工処理技術及び消費者による使用が類似しているため，伝統的に野菜に分類されている。マッシュルームは菌糸形成の糸状菌の空気中で成長する子実体（有性生殖体）である。ほとんどの栽培されたマッシュルームは，担子菌亜界（sub-kingdom Basidiomycotina（例：ホワイトマッシュルーム（*Agarius bisporus*），シイタケ（*Lentinula edodes*），ヒラタケ（*Pleurotus ostreatus*）））に属し，商業的に取引されている子嚢菌亜界（sub-kingdom Ascomycotina（例：トリュフ（truffles），アミガサタケ（morels）））のいくつかの少数菌種も含まれる。マッシュルームは，通常，肥料（馬あるいは家禽）の干し草，トウモロコシの穂軸，ココアの種子の殻，醸造用穀類，干し草，綿実，及び水の混合物である分解された有機物で栽培される（Chikthimmah & Beelman 2006）。マッシュルームは，生のまま，乾燥済み，マリネ及び缶詰などの様々な形態で販売されている。これら後の3つの形態について懸念される問題や管理は，野菜製品のそれらのタイプについて上記されたその他の野菜と同様である（12.6，12.7及び12.8項を参照）。本項では，生鮮マッシュルーム及び最低限に加工されたマッシュルームについて検討する。

12.10.1　重要な微生物

　マッシュルームの栽培の詳細は種類により異なるが，一般的に商業用の栽培は，当初の発育基質の堆肥化，菌糸体スターター菌の接種，特定の条件下での培養，マッシュルームの収穫，及び収穫後の取り扱いと加工処理からなる。安全性と品質の両面における良好な生産は，栽培中の汚染管理による。

12.10.1.1　ハザードと管理

　生鮮マッシュルームと生鮮カットマッシュルーム及びマッシュルーム製品は，ボツリヌス菌，黄色ブドウ球菌，*Campylobacter jejuni*，*L. monocytogenes* 及びサルモネラ属菌を含む限られた種類の報告された微生物学的ハザードと結びついている。多くの病原細菌を発育させるマッシュルームの能力，及びマッシュルームの広範囲におよぶ取り扱いには，各種の病原性腸管内細菌の汚染に関連する一般的な懸念となる問題がある。

　発芽済み種子と同様に，通常，マッシュルームの商業的栽培は，一次生産の管理の増加に伴う環境の管理された条件下で行われる。生鮮マッシュルームは，細菌，酵母及びカビを発育させ，病原微生物の除去を保証するあらゆる収穫後の処理を受けず，生で消費されることが多いので，栽培の管理，傷付けないような注意深い取り扱い，衛生規範の厳しい遵守，及びコールドチェーンの維持

12.10 マッシュルーム

が製品の安全性を保証するために極めて重要である。発育基質の調製は特に重要である。一般的に，これは最初に15〜25日間，材料を好気的に堆肥化させる2段階の工程があり，この時の温度は微生物活性の結果として80℃の高さにまで達する（Chikthimmah & Beelman 2006）。基質は，その後更なる微生物作用と栄養素の転換のための大気を調整するために移動させる。この第2段階は，腐敗菌，ヒト病原微生物，雑草及び昆虫を不活化するために，少なくとも2時間，60〜63℃の殺菌段階を経て完了する（ICMSF 2005, Chikthimmah & Beelman 2006）。

プラスチックフィルム包装の使用と組み合わせた生鮮マッシュルームの呼吸速度が早いことから，冷蔵せずに長期間保管すると，生鮮マッシュルーム中のボツリヌス菌芽胞の発芽と発芽後発育の可能性が懸念される。好気的環境を維持するために十分に開放された包装処理が，芽胞の発芽を防止するために使用されるが，主な障害は冷蔵温度の厳しい管理である。缶詰マッシュルームと結びついたブドウ球菌エンテロトキシン中毒の例では，マッシュルーム及びマッシュルーム製品中の毒素の産生と不活化について，条件の実態調査が行われた。加工処理前のマッシュルームの保存のための塩水の使用は，冷蔵が十分に維持されていなければ，潜在的に黄色ブドウ球菌を発育させて毒素を産生させる（Bennett 私信）。また，*L. monocytogenes* の発育は塩水により促進されることがあり，リステリア症の散発例が塩水漬けのマッシュルームに起因した（Junttila & Brander 1989）。多数の処理が，腐敗微生物及び病原微生物の両方を管理するために調査されている。生鮮マッシュルームと生鮮カットマッシュルームに広く使用されている処理はない。その他の適用（例：冷凍，缶詰）のほとんどは，酵素的褐変を防ぐためにマッシュルームをブランチングして処理する必要がある。これらの処理は，増殖形微生物のレベルを減らす。

12.10.1.2 腐敗・変敗と管理

収穫後すぐのマッシュルームは，細菌，酵母及びカビからなる多様な微生物で汚染されている。好気性集落数は 10^6 から $> 10^7$ CFU/g の範囲で（Doores et al. 1986），酵母とカビは，それぞれ 10^6 及び 10^3 CFU/g の菌数が観察される（Chikthimmah & Beelman 2006）。優勢な細菌は蛍光色素産生 pseudomonad で，flavobacteria, chryseobacerium, coryneform 及び乳酸菌も存在する。マッシュルームの主要な腐敗・変敗は，糸状菌自体のチロシナーゼによる酵素的褐変である。*Pseudomonas* spp. や *Flavobacterium* spp. は 7.3〜8.4 log CFU/g のレベルに達し，酵母は 6.9〜8.0 log CFU/g のレベルに達する（Chikthimmah & Beelman 2006）。*Pseudomonas tolaasii, P. putida* 及び *P. fluorescens* は，ホワイトマッシュルームの腐敗・変敗において特に重要である。

腐敗微生物の汚染源は，栽培環境及び生産者であると見られる。品質管理の最初は，適切に堆肥化された発育基質の使用である（上記参照）。腐敗・変敗の発生は，栽培中の糸状菌に対する過剰な水の増加である。栽培中の腐敗微生物を制御するための一般的方法は，灌漑用水に対するカルシウム塩あるいは抗菌処理剤（例：二酸化塩素，電解酸化水，過酸化水素）の添加である。効果的な冷蔵の維持は腐敗・変敗を遅らせるために極めて重要であり，これは混合ガス包装（2.5〜5.0% の CO_2 及び 5〜10% の O_2）の適切な使用により，さらに遅らせることができる（Lopez-Briones et al. 1992）。腐敗・変敗を遅らせるために可能な収穫後の処理は，抗菌剤による洗浄，照射及びパル

第12章　野菜及び野菜製品

ス紫外線である（Chikthimmah et al. 2005, Chikthimmah & Beelman 2006）。

12.10.2　微生物データ

マッシュルームの微生物学的安全性と品質における主な管理は一次生産にあるので，ほとんどの有用な検査は，堆肥化の工程，衛生プログラム及び衛生規範の効果を保証することに焦点を当てる。

Table 12.11 は，マッシュルームについて有用な検査を要約している。特定の推奨事項に関連する重要な詳細については本文を参照のこと。

12.10.2.1　極めて重要な原材料

発育基質の管理は，最初の堆肥化及び菌糸の接種前の殺菌中に達成される時間と温度の日常の測定によりモニタリングすることが最善である。腸内細菌科菌群あるいはその他の指標微生物についての定期的なサンプリングは，これらの管理と再汚染防止の継続的な効果を検証するために有益である。芽胞形成細菌のレベルを調べるための定期的な検査は，芽胞の高いレベルが殺菌で生残していると懸念されれば有用と思われる。

12.10.2.2　加工中

日常の加工中の微生物学的検査は，環境や発育基質の管理が効果的に行われていれば，あまり有益でない。特定の微生物の調査のための検査は，品質が損なわれたり病原微生物の存在が観察される時に必要になると思われる。

12.10.2.3　加工処理環境

製品の安全性と品質は，衛生的な生産と加工処理環境の維持及び適正衛生規範に依存する。従って，これらのプログラムの効果を確認するための定期的な微生物学的検査は有用である。このことは，環境が無菌状態でないことにより複雑であり，好気性集落数や腸内細菌科菌群のような一般的な指標微生物の有用性を否定している。大腸菌は糞便汚染の指標微生物として一層効果的である。生鮮マッシュルーム及び生鮮カットマッシュルームは冷蔵された RTE 食品であるため，環境中のリステリア属菌の検査は有用である可能性がある。特定の微生物についての一層徹底した調査のための検査は，品質の欠陥に対する対応及び汚染箇所の特定のために必要と思われる。

12.10.2.4　可食期間

一般的に，可食期間の日常の検査は有用でない。可食期間の設定及び潜在的な腐敗微生物の特定についての微生物学的試験は，技術あるいは施設に大きな変更があった後には有益である。

Table 12.11 マッシュルームの微生物学的安全性と品質のための検査

	相対的重要性	有用な検査
極めて重要な原材料	中	日常の検査は推奨されない。発育基質の殺菌及び再汚染の管理の効果を検証するための定期的検査は，腸内細菌科菌群や芽胞形成細菌を使用して有益と思われる。
加工中	低	日常の検査は推奨されない。
加工処理環境	中	衛生プログラム及び衛生規範の効果を検証するための定期的検査には，大腸菌あるいはリステリア属菌の検査がある。
可食期間	低	日常の検査は推奨されない。
最終製品	低	微生物学的品質を評価するための日常の検査は推奨されない。継続的な工程管理や傾向分析のための指標微生物の定期的検査には，低温発育性蛍光色素産生 *Pseudomonas* spp.，リステリア属菌，酵母とカビ及び大腸菌について考慮するとよい。
	低	特定の病原微生物の日常の微生物学的検査は推奨されない。他のデータが汚染の可能性を示したり，生産条件及び過去の経緯が不明の時のみ特定の病原微生物について検査。

12.10.2.5 最終製品

生鮮マッシュルーム及び生鮮カットマッシュルームの極めて腐敗しやすい性質は，マッシュルームの日常の検査を困難にし，一般的に適切でない。これは，製品ロットの安全性について情報がないか，あるいは製造業者に懸念される履歴があれば有用であるにすぎない。しかし，特定の微生物指標についての最終製品の定期的検査は，食品安全と品質システム全体の実行を評価するために有益であると思われる。可能性のある指標微生物は，低温発育性蛍光色素産生 *Pseudomonas* spp.，リステリア属菌，大腸菌，酵母及びカビ数である。

文献

Aureli P, Fiorucci GC, Caroli D et al (2000) An outbreak of febrile gastroenteritis associated with corn contaminated by *Listeria monocytogenes*. N Engl J Med 342:1236-1241

Barth M, Hankison TR, Zhang H, Breidt F (2009) Microbiological spoilage of fruits and vegetables. In Sperber WH and Doyle M (eds) Compendium of the Microbiological Spoilage of Foods and Beverages. Springer Science+Business Media, New York

Bartz JA (2006) Internalization and infiltration. In: Sapers GM, Gorny JR and Yousef AE (eds) Microbiology of fruits and vegetables. CRC Press Taylor and Francis Group, Boca Raton

Blumenthal UJ, Mara DD, Peasey A et al (2000) Guidelines for microbiological quality of treated water used in agriculture: recommendations for revising WHO guidelines. Bull World Health Organ 78:1104-1116

CDC (Centers for Disease Control and Prevention) (1984) Foodborne botulism - Illinois. Morbid Mortal Weekly Rep 33:22-23

Chikthimmah N, Beelman RB (2006) Microbial spoilage of fresh mushrooms. In: Sapers GM, Gorny JR and Yousef AE (eds) Microbiology of fruits and vegetables. CRC Press Taylor and Francis Group, Boca Raton

Chikthimmah N, Laborde LF, Beelman RB (2005) Hydrogen peroxide and calcium chloride added to irrigation water as a strategy to reduce bacterial populations and improve quality of fresh mushrooms. J Food Sci

第 12 章　野菜及び野菜製品

70:M273-M278

Codex Alimentarius (2003) Code of hygienic practice for fresh fruits and vegetables (CAC/RCP 53-2003). Joint FAO/WHO Food Standards Program, FAO, Rome

Corbo MR, Del Nobile MA, Sinigaglia M (2006) A novel approach for calculating shelf life of minimally processed vegetables. Int J Food Microbiol 106:69-73

Doores S, Kramer M, Beelman R (1986) Evaluation and bacterial populations associated with fresh mushrooms (*Agarius bisporus*). In: Wuest PJ, Royse DJ, Beelman RB (eds) Proceedings of the international symposium on technical aspects of cultivating edible fungi. Pennsylvania State University, University Park

EPA (US Environmental Protection Agency/US Agency for International Development) (2004) Guidelines for water reuse. http://www.epa.gov/NRMRL/pubs/625r04108/625r04108.pdf. Accessed 20 October 2010

Fett WF (2006) Interventions to ensure the microbial safety of sprouts In: Sapers GM, Gorny JR and Yousef AE (eds) Microbiology of fruits and vegetables. CRC Press Taylor and Francis Group, Boca Raton

FAO/WHO (Food and Agriculture Organization/World Health Organization) (2008) Microbial hazards in fresh fruits and vegetables: microbial risk assessment series, Pre-publication version. Food and Agriculture Organization and World Health Organization. http://www.fao.org/ag/agn/agns/files/FFV_2007_Final.pdf. Accessed 19 October 2010

FDA (US Food and Drug Administration) (1998) Guide to minimize microbial food safety hazards for fresh fruits and vegetables. http://www.fda.gov/Food/GuidanceComplianceRegulatoryInformation/GuidanceDocuments/ProduceandPlanProducts/ucm064574.htm. Accessed 19 October 2010

FDA (2008) Guidance for Industry: Guide to Minimize Microbial Food Safety Hazards of Fresh-cut Fruits and Vegetables. http://www.fda.gov/Food/GuidanceComplianceRegulatoryInformation/GuidanceDocuments/ProduceandPlanProducts/ucm064458.htm. Accessed 20 October 2010

Gale P (2001) A review - development in microbiological risk assessment for drinking water. J Appl Microbiol 91:191-205

Gimenez M, Olarte C, Sanz S et al (2003) Relation between spoilage and microbiological quality in minimally processed artichoke packaged with different films. Food Microbiol 20:231-242

Guinebretiere M-H, Berge O, Normand P et al (2001) Identification of bacteria in pasteurized zucchini purees stored at different temperatures and comparison with those found in other pasteurized vegetables purees. Appl Environ Microbiol 67:4520-4530

Hamilton AJ, Stagnitti F, Primier R et al (2006) Quantitative microbial risk assessment models for consumption of raw vegetables irrigated with reclaimed water. Appl Environ Microbiol 72:3284-3290

ICMSF (International Commission on Microbiological Specifications for Foods) (2002) Microorganisms in foods 7: microbiological testing in food safety management. Kluwer Academic/Plenum Publishers, New York

ICMSF (2005) Vegetables and vegetable products. In: ICMSF, Microorganisms in foods 6: microbial ecology of food commodities, 2nd edn. Kluwer Academic/Plenum Publishers, New York

Junttila J, Brander M (1989) *Listeria monocytogenes* septicaemia associated with consumption of salted mushrooms. Scand J Infect Dis 21:339-342

Koopmans M, Duizer E (2004) Foodborne viruses: an emerging problem. Int J Food Microbiol 90(1):23-41

Liao C-H (2006) Bacterial soft rot. In: Sapers GM, Gorny JR, Yousef AE (eds) Microbiology of fruits and vegetables. CRC Press Taylor and Francis Group, Boca Raton

Lopez-Briones G, Baroquaux P, Chambroy Y et al (1992) Storage of common mushrooms under controlled atmosphere. Int J Food Sci Technol 27:493-505

McFeeters RF, Hankin L, Lacey GH (2001) Pectinolytic and pectolytic microorganisms. In: Pouch FP, Ito K (eds) Compendium of methods for the microbiological examination of foods, 4th edn. American Public Health Association, Washington

MHWJ (Ministry of Health and Welfare of Japan) (1997) Verocytotoxin producing *Escherichia coli* (enterohemorrhagic *E. coli*) infection, Japan, 1996-June 1997. Infect Agents Surveill Rep 18:1539-1549

Nandiwada LS, Schamberger GP, Schafer HW et al (2004) Characterization of an E2-type colicin and its application to treat alfalfa seeds to reduce *Escherichia coli* O157:H7. Int J Food Microbiol 93:267-279

NACMCF (US National Advisory Committee on Microbiological Criteria for Foods) (1998) Microbial safety evaluations and recommendations on fresh produce. Food Control 10:321-347

NACMCF (1999) Microbial safety evaluations and recommendations on sprouted seeds. Adapted May 28, 1999. US Food and Drug Administration http://www.fda.gov/food/foodsafety/product-specificinformation/

fruitsvegetablesjuices/ucm078789.htm. Accessed 19 October 2010

Palmai M, Buchanan RL (2002a) The effect of *Lactococcus lactis* on the growth characteristics of *Listeria monocytogenes* in alfalfa sprout broth. Acta Aliment 31:379-392

Palmai M, Buchanan RL (2002b) Growth of *Listeria monocytogenes* during germination of alfalfa sprouts. Food Microbiol 19:195-200

Pao S, Randolph SP, Westbrook EW et al (2004) Use of bacteriophages to control *Salmonella* in experimentally contaminated sprout seeds. J Food Sci 69:M127-M130

Splittstoesser DF, Queale DT, Andaloro BW (1983) The microbiology of vegetable sprouts during commercial production. J Food Safety 5:79-86

Steele M, Odumeru J (2004) Irrigation water as a source of foodborne pathogens on fruits and vegetables. J Food Prot 67: 2839-2849

Steele M, Mahdi A, Odumeru J (2005) Microbial assessment of irrigation water used for production of fruit and vegetables in Ontario, Canada. J Food Prot 68:1388-1392

Stine SW, Song I, Choi CY et al (2005) Application of microbial risk assessment to the development of standards for enteric pathogens in water used to irrigate fresh produce. J Food Prot 68:913-918

UF (United Fresh Produce Association) and NATTWG (North American Tomato Trade Work Group) (2008) Safety guidelines for the tomato supply chain, 2nd edn. http://www.unitedfresh.org/assets/tomato_metrics/Tomato_Guidelines_July08_Final.pdf. Accessed 2 May 2010

Western Growers Association (2010) Commodity specific guidelines for the production of lettuce and leafy greens. http://www.caleafygreens.ca.gov/food-safety-practices. Accessed 19 October 2010

WHO (World Health Organization) (1989) Health guidelines for the use of wastewater in agriculture and aquaculture. Report of a WHO scientific group. WHO Technical Rep Series, No. 778

WHO (2006) WHO guidelines for the safe use of wastewater, excreta, and greywater: volume 4, use of excreta and greywater in agriculture. http://whqlibdoc.who.int/publications/2006/9241546859_eng.pdf.html. Accessed 20 October 2010

第 13 章
果実及び果実製品

13.1 はじめに
13.2 一次生産
13.3 丸ごとの生鮮果実
13.4 生鮮カット果実,最小限に加工された果実
13.5 冷凍果実
13.6 缶詰果実
13.7 乾燥果実
13.8 トマト及びトマト製品
13.9 果実プリザーブ(preserve)
文献

第 13 章　果実及び果実製品

13.1　はじめに

　果実は，"種子を持つ植物の一部"と一般的に定義される。この定義には，柑橘類のような真果（true fruits），リンゴや西洋ナシのような偽果（false fruits），イチゴのような集合果（compound fruits）を含む。定義には，トマト，チリ，トウガラシ，ナス，オクラ，エンドウ豆やソラ豆などの豆類，カボチャ及びキュウリやメロンなどのウリ類も入るが，料理の目的から，これらの果実類の多くは野菜として分類される。本章の目的では，トマトやメロンは果実と考えるが，キュウリ，ナス，オクラ，豆類，カボチャ，チリ及びトウガラシは野菜またはスパイスのいずれかで扱う。

　ほとんどの果実は有機酸量が高く，従って低い pH である（ICMSF 2005）。しかし，メロンやドリアン（*Durio* spp.）のようないくつかの熱帯果実は pH は中性に近い。柑橘類及びイチゴの主な酸はクエン酸，ナシ及び核果（stone fruits）ではリンゴ酸，ブドウとスターフルーツ（carambola）では酒石酸及びリンゴ酸である。製品により pH が異なることから，ほとんどの果実について引用されている pH 値の解釈には注意が必要である。通常，果実の pH 値は果実そのものを均質化して決定し，搾ったジュースあるいは果肉の pH を決定する。これは，微生物が果実そのものに侵入した際に感じる微細な環境ではない。例えば，オレンジそのものでは，酸性の果汁はジュースサック（juice-sac）に入っており，周囲の組織の pH 値はほぼ中性である。多くの果実の酸度についての従来の解釈は，リンゴ，トマト及びオレンジによる研究で，無傷の果実あるいは傷のある果実中で病原性腸管内細菌の発育を示したことで修正された（Asplund & Nurmi 1991, Wei et al. 1995, Janisiewicz et al. 1999, Dingman 2000, Liao & Sapers 2000, Shi et al. 2007）。

　ほとんどの果実は低い pH ということから，細菌よりもカビ及び酵母の被害を受けやすい。この低い pH は，果実を基本にしたほとんどの製品が，微生物学的に安定であるためには殺菌だけを必要とすることを意味する。例外としては，キュウリ，メロン及びある種のトマトの変種がある。

　果実は，カット，缶詰，冷凍，天日乾燥あるいは脱水により加工され，また，濃縮あるいは水分の除去，または食塩や砂糖の添加により水分活性を低下させる。トマトの pH は，加工処理中に酸を加えることで 4.5 未満に低下させることができ，チリやドリアンでは，腐敗・変敗を遅らせるために低酸性缶詰加工をもはや必要としない微生物学的に安定した製品を製造するための酢漬けあるいは乳酸菌で発酵させることが多い。

　食品安全管理の原則に関連する果実及び果実製品の微生物生態と管理についての更なる情報について，読者は食品中の微生物　第6巻：食品微生物の生態（ICMSF 2005）及びその他の書籍（James 2006, Fan et al. 2009）を参照のこと。

13.2 一次生産

　栽培中の果実の微生物汚染は多様であり，栽培環境，種子の入手源，土壌改良材，灌漑用水源，宿主に適応した果実病原微生物，及び共生微生物を反映する。広範囲の様々な細菌，寄生虫，カビ，酵母及びウイルスが重要である。果実及び野菜の一次生産に関連する更なる詳細については12.2項を参照のこと。

　一般的に，ヒトの病原微生物は通常の果実の微生物汚染にはないが，一次生産の環境からの汚染を含むサプライチェーンのいずれかの地点で生じる汚染を示す。一次生産の環境は，灌漑用及び果実への散布剤用の水源，土壌及び土壌改良材（例：肥料，堆肥あるいは肥料液），動物（例：ほ乳類，鳥類，爬虫類，昆虫），生産及び収穫用器具と装置，ヒトによる取り扱い，及び風，流出水あるいは洪水による圃場や果実園に運ばれる可能性のあるハザードが存在すると思われる近隣地域が含まれる。

　ヒトの病原微生物は，ひとたび農業環境に持ち込まれると長期間存続可能である。例えば，北米で何年も発生が続いた *Cyclospora cayatenensis* の大発生は，ガテマラから輸入されたキイチゴのためであった。汚染源は検証されなかったが，農薬散布用の水が汚染源であることが極めて高い確率で疑われた（Herwaldt & Beach 1999）。

13.2.1　重要な微生物

13.2.1.1　ハザードと管理

　広範囲の潜在的な病原微生物が，一次生産の環境を汚染し，最終的には収穫された果実や野菜に伝播する可能性がある。これらの詳細な記述は12.2.1.1項に見ることができる。一次生産中の汚染を管理する主な手段は，適正農業規範（GAP）プログラムの実施であり，野菜に関する章（12.2.1.1項）に詳しく述べられている。

13.2.1.2　腐敗・変敗と管理

　果実の品質と腐敗・変敗は，いずれも栽培中に生じる微生物学的動きにより影響される。ほとんどの果実には，果実に感染して，製品の品質に外観上及び官能的な変化の原因となる広範囲の種類の果実の病原微生物が存在する可能性がある（ICMSF 2005）。摘み取られた果実の虫害は腐敗・変敗の可能性を増加させる。果実の病原微生物の主な管理は，抵抗性のある果実種の選択，効果的な輪作と土壌の消毒，虫害の管理及び収穫後の温度と呼吸速度の効果的な管理による。生きた組織である果実は，酵素的褐変，食感の劣化，微生物汚染及び望ましくない揮発成分の生産を生じるので，それらの可食期間を大幅に短縮させ，特に傷があれば短くなる。食用コーティングを，丸ごとの果実及び生鮮カット果実の保存状態を維持するために使用することができる（Olivas & Barbosa-Canovas 2005）。

第 13 章　果実及び果実製品

果実の低い pH と天然の酸性であることは，細菌の発育を抑制する。その結果，多くの果実では真菌が主要微生物であることが多い。しかし，市場病害の原因となるいくつかの重要な細菌があり，それは特に *Erwinia carotovora* による細菌性軟腐病である。果実に見られる主なカビには，腐敗・変敗を起こす真菌と無害性の真菌の両方がある。完全なリストを，*食品中の微生物　第 6 巻：食品微生物の生態* の Table 6.2 に見ることができる（ICMSF 2005）。果実に生じる酵母は，子嚢菌酵母と無子嚢菌酵母にほぼ均等に二分される。

13.2.2　微生物データ

果実の一次生産中の微生物学的汚染の管理を補助するために必要な微生物学的データは，主にヒトの病原微生物の侵入の可能性を最小にするための保証を提供することである。ヒトの病原微生物についての微生物学的検査は，灌漑用水の微生物学的品質の検証及び土壌改良材の評価の 2 つの分野で重要であることがほとんどである。追加的な調査の検査は，一次生産者が確認された汚染の源を特定しようと試みる場合に行うこともある。灌漑用水及び土壌改良材における詳細な考察については，微生物学的サンプリングプランの提案と併せて，第 12 章を参照されたい。

13.3　丸ごとの生鮮果実

一般的に，丸ごとの生鮮果実は最低限の加工や包装処理の後に市販され，冷却あるいは冷蔵されることもある。生鮮果実の一般的な加工処理段階には，洗浄，浸漬，ワックスがけ，あるいはカビに対する防腐剤をしみこませた紙での包装処理がある（ICMSF 2005）。

13.3.1　重要な微生物

生鮮果実と結び付いた微生物には，一次生産の結果として汚染された微生物（13.2 項参照）に加えて，収穫，包装，加工及び輸送の結果，汚染されたあらゆる微生物からなる。これには，農場作業者，収穫，加工，輸送用装置及び取り扱い者と関係する様々な種類の微生物が含まれる。トマト，マンゴ及びオレンジなどの多くの果実，特にメロンは，ヒトの病原微生物を含む細菌を発育させる。細菌と真菌の発育の制御は品質と安全性の両面で極めて重要である。交差汚染について多くの機会があり，特に加工途中で水路により移動する果実では多い。果実の微生物汚染は，熱水あるいは冷水洗浄，表面の殺菌（Annous et al. 2004），二酸化塩素ガス（Sy et al. 2005, Popa et al. 2007）及び消毒（Bastos et al. 2005）のような処理によってある程度（通常，1～2 log）減らすことができる。しかし，一般的に，これは果実表面の微生物に限られ，汚染の果実内部への侵入は表面の抗菌処理の効果を減少させる。従って，加工処理が果実内部組織への微生物の侵入を促進しな

いことを保証するように注意しなければならない。

13.3.1.1　ハザードと管理

　丸ごとの生鮮果実は，動物由来及びヒト由来の両方の各種微生物に起因する食中毒の集団発生や散発例と結び付いてきた。特に，サルモネラ属菌はメロン及びトマトによる多数の大規模な集団発生と，ノロウイルス及びA型肝炎のようなウイルスはイチゴやキイチゴと，またCyclosporaはキイチゴと結び付いてきた（ICMSF 2005）。疾病のリスクは，細菌を発育させるある種の丸ごとの果実（例：オレンジ，マンゴ，トマト，カンタロープメロン）の潜在的能力により，病原細菌の場合に増幅される可能性がある（Wade & Beuchat 2003, Eblen et al. 2004, Richards & Beuchat 2005）。特定のハザードと管理措置は，果実の種類と入手源，最初の加工処理の場所，加工処理の程度及び衛生プログラムによって異なる。ほとんどの場合，丸ごとの果実の加工処理中に微生物を不活化するステップはない。しかし，過酸化水素（Ukuku 2004），ナイシン/EDTA/乳酸ナトリウム/ソルビン酸カリウムの様々な組み合わせ（Ukuku & Fett 2004），乳酸（Alvarado-Casillas et al. 2007），及び表面の殺菌（Annous et al. 2004）の使用に関する研究では，メロンの表面におけるサルモネラ属菌の不活化に関して有望なことを示している。メロンが関与する集団発生のリスクを増加させると考えられる取り扱いには，メロンの土壌及び灌漑用水の汚染（Materon et al. 2007），カットされたメロンの室温での保管，カット前のメロンの皮の洗浄の欠陥及び殺虫剤の不適切な使用がある（Sivapalasingam et al. 2004）。

13.3.2　微生物データ

　生鮮果実の腐敗しやすい性質は，ヒトの病原微生物による製品の汚染頻度が低いこととの組み合わせにより，安全な製品とそうでない製品を区別する手段として微生物学的検査の使用は実用的ではない。しかし，微生物学的検査及び関連する分析は，工程管理，すなわち，既存の汚染を減らし，新たな汚染と交差汚染を防止するステップの効果を検証するための有益な手段となる（ICMSF 2002）。さらに，環境及び食品接触面に微生物学的検査を使用することは，衛生規範の客観的な測定となる。Table 13.1は生鮮果実について有用な検査を要約している。特定の推奨事項に関連する重要な詳細については本文を参照のこと。

13.3.2.1　極めて重要な原材料

　丸ごとの生鮮果実は唯一の原材料であることから，このカテゴリーの製品について極めて重要な副原材料はない。これら製品の品質と安全性は，果実の栽培中に起こることに大きく依存する。

13.3.2.2　加工中

　果実は，汚染のリスクを減少させる可能性のある加工対象もあるが（例：抗菌洗浄），これらの処理は病原微生物の除去を保証できない。それ以上に，これらの処理の効果は，適切な水温の維

第 13 章　果実及び果実製品

持,抗菌処理濃度,また多くの場合に,処理媒体のpH及び有機物の存在に大きく依存している。妥当性確認された後は,これらの手段の管理は,使用条件の化学的分析あるいは物理的分析を通じて,通常,モニタリングされる。

食品接触面及び一般的な環境衛生サンプリングに加えて,廃棄物投棄場あるいは洗浄槽の使用,水路やハイドロチラーによる施設内の搬送のような特定のステップがあり,そこにおける十分なレベルの抗菌剤についての輸送媒体のモニタリングは,交差汚染の管理に極めて重要である。通常,そのような分析は,化学的あるいは物理的分析である。加工中の条件に対する注意が不十分であると,食品安全上のリスクの増加や食品の品質の喪失につながる可能性がある。特に懸念されることは,加工中の生鮮果実で発育する能力のある病原細菌である。生鮮果実の物理的な損傷は細菌にとって栄養分を増加させ,侵入か所の原因となり,内部への侵入をもたらす。

Table 13.1 生鮮果実の微生物学的安全性と品質のための検査

	相対的重要性	有用な検査
極めて重要な原材料	低	GAPが生産中に守られていることをモニタリングまたは検証することは,更なる加工処理前の汚染リスクを最低にするために推奨される。栽培条件のガイダンスについては第12章を参照。
加工中	中	用水路,洗浄水などの抗菌剤レベルの定期的あるいは連続的検査が必要と思われる。しかし,通常は化学的あるいは物理的分析を使用して行われる。
加工処理環境	中	食品接触面及び加工処理環境の定期的検査は,十分な清浄化及び衛生プロトコールを検証するために,ある種の果実について適切と思われる。肉眼的な衛生検査が推奨される。
可食期間	低	検査は適切でない。
最終製品	低	特定の病原微生物について日常の検査は推奨されない。検査は,汚染の可能性を示す情報がある時,あるいは生産条件及び履歴が不明な時に妥当であると思われる。

製品	微生物	分析方法[a]	ケース	サンプリングプラン及び限度/25g[b]			
				n	c	m	M
生鮮果実	サルモネラ属菌	ISO 6579	11	10[c]	0	0	-
	大腸菌 O157:H7	ISO 16654	14	30[b]	0	0	-

[a] 代替法は,ISO法に対して妥当性確認された時に使用可能である。
[b] これらのサンプリングプランの担保水準については付属Aを参照。
[c] それぞれ25gの分析単位(混合については7.5.2項を参照)

13.3.2.3　加工処理環境

生鮮果実の加工処理環境は,多くの果実が圃場における収穫時,最初に,時には唯一の加工処理を受ける重要な局面である。それ以上に,ほとんどの包装作業は周囲の環境に曝され,あるいは極めて限られた環境管理である。これらの重要性には,通常,作業者の季節性及び彼らが受ける限ら

れた衛生教育が大きく影響することも考えられる。食品接触面及び包装施設環境の微生物学的検査は，清浄化作業及び衛生規範の効果を検証するための重要な手段として役立つ。一般的に，これは指標微生物（例：好気性平板菌数，腸内細菌科菌群）に限られる。しかし，ある場合には，特定の病原微生物の分析が潜在的な汚染源の評価に基づいて行われる可能性がある（例：過去に鳥あるいは害獣による懸念がある施設のサルモネラ属菌について環境をモニタリングすること）。

　指標微生物の検査による清浄化作業の微生物学的検証は，衛生プログラムの効果を保証するための効果的な手段である。そのサンプリングプランは，工程管理（ICMSF 2002）が傾向分析によってモニタリングでき，工程の不良が起こる前に改善措置が取れるように，管理の程度の定量的測定ができるように設計された時に最も効果的である。

13.3.2.4　可食期間

　丸ごとの生鮮果実の可食期間の設定は果実のタイプにより異なり，通常，生産と収穫時における条件，及びその後の流通，販売，摂食時の取り扱い中に予想される条件により決まる。

13.3.2.5　最終製品

　生鮮果実は，それ以上の微生物学的処理なしに摂食される可能性があるそのまま摂食可能な（RTE）食品であることから，食品由来疾病のリスクが低いことを保証するために必要な程度に病原微生物が存在しないことが望ましい。必要な管理について特定されるレベルは，特定される果実，その使用条件及びその果実と結び付く微生物学的ハザードに依存する。

　生鮮果実の直接的検査は，問題となる食品ロットに関する有益な情報が無い場合に必要と思われる。しかし，ほとんどの場合，観察される欠陥率（すなわち，汚染されたロット中の果実の割合）は，そのロット内においても最終製品検査が現実的ではない程度に低い。

　大腸菌は，生産システムのある箇所において糞便汚染の指標微生物となる可能性があるが，果実の糞便あるいは病原微生物汚染の良い指標微生物ではない。生鮮農産物の微生物学的レベルは工程管理の計画には有用ではない。生鮮農産物の総平板菌数は，商品あるいは発育の如何に関わらず，ロットによって，また品目によっても品質や安全性に影響はなく，5 log もの差がある。大腸菌群や大腸菌レベルの通常の菌数は低いが（例：3 log），当初の変動は工程の計画を立てるには極めて大きい。工程管理について微生物学的検査を使用するのであれば，検査は同じロットの農産物，すなわち取り扱い工程の開始時と工程終了時の菌数について実施される場合のみ有用であると思われる。

　製品及びそれがどのように加工され，取り扱われたかの情報が入手できる場合は，適切な指標微生物（例：糞便汚染についての大腸菌）を使用した工程の検証のための微生物学的検査は一層効果的であると思われ，工程不良に達する前に行われる改善措置を可能にする工程管理計画の手段を提供する。また，中温性あるいは低温性好気性平板菌数についての同様の工程管理（ロット間）検査も，主要な腐敗微生物の管理の維持を評価するために有用であると思われる。

13.4 生鮮カット果実，最小限に加工された果実

　生鮮カット果実には，RTE，事前にカットされた果実及びわずかに加工された果実がある。最低限に加工された冷蔵果実は，生鮮果実製品のような利便性のために，消費者の要求に適応しており，その一方で同時に，食品の安全性を保証し，栄養価と官能的品質を維持している。様々な生鮮カット果実に使用される通常の加工には，カット，スライス，千切り，皮むき，さいの目切り，芯抜き及び包装がある。また，予め調製された混合果実を作るために種類の違う生鮮カット果実を組み合わせているものもある。生鮮カット果実は，スーパーマーケット，食品販売店及びレストランで冷蔵保管されて販売され，あるいは多くの国では道ばたの果実売店で氷上で冷やして販売されている。

13.4.1 重要な微生物

13.4.1.1 ハザードと管理

　懸念される主な病原微生物は，サルモネラ属菌，大腸菌 O157:H7 及び *Listeria monocytogenes* で，これらの微生物は生鮮カット果実による食品由来疾病に関わってきた。これら微生物の生態と疫学に関する詳細は既に公表されている（Herwaldt et al. 1994, Ooi et al. 1997, Sewell & Farber 2001, CDC 2002, Johannessen et al. 2002, Sivapalasingam et al. 2004, ICMSF 2005, Bowen et al. 2006, Varma et al. 2007）。

　安全な生鮮カット果実の良好な生産には，先ずは高品質の果実が不可欠である。納入業者の承認プログラムは，GAP及び適切な取り扱いが食品安全の要求事項に対応することを保証するために，生鮮果実納入業者について作成されるべきである。受入れ後，果実は十分に洗浄し，その後，欠陥果実のレベルが低いことを保証するために検査することが望ましい。風で落ちた果実あるいは落下した果実は，生鮮カット製品の生産に使用すべきではない。

　カット前の果実の表面の効果的な清浄化，及び加工や包装処理による高度な衛生状態の維持は極めて重要である。通常，果実は，汚染された果実から汚染されていない果実への交差汚染を防止するために，塩素その他の抗菌剤を含む水でカット処理の前後で十分に洗浄する。次亜塩素酢酸，酸性亜塩素酸ナトリウム，ペルオキシ酢酸と混合過酸製品，過酸化水素，二酸化塩素，乳酸及び熱湯を含む多くの消毒剤は，各種の病原性腸管内細菌に対するそれらの効果について評価されているが（Pao & Brown 1998, Sapers et al. 1999, Liao & Sapers 2000, Pao et al. 2000, Wisniewsky et al. 2000, Fleischman et al. 2001, Du et al. 2002, Ukuku & Fett 2002, Bastos et al. 2005, Alvarado-Casillas et al. 2007），これらの処理は微生物の減少が通常 1～3 log の範囲と限られた効果である。使用されるシステムを妥当性確認することは，抗菌処理の効果における温度，有機物の存在などの重要性を理解する上で重要である。

　生鮮カット果実の作業における病原微生物を管理する一般的な手段には，カット製品と未カット

13.4 生鮮カット果実，最小限に加工された果実

製品の分離，製品が暴露されて汚染の対象となる製造環境の衛生管理，及び商品に適用可能である箇所では，表面汚染の減少と交差汚染の防止のための抗菌処理水による洗浄がある。通常，生鮮カット作業で低温が維持されれば（欧州で＜12℃，米国で＜4℃），加工処理環境におけるサルモネラ属菌や大腸菌 O157:H7 のような中温性病原微生物の汚染のリスクも減少する。

13.4.1.2 腐敗・変敗と管理

生鮮カット果実の腐敗・変敗のタイプと重要性は，製品の使用目的とコールドチェーンの適切性が反映される。路上の屋台では，製品の可食期間は2〜3時間しかなく，製品は一般的に冷蔵あるいは長期保存用包装されていないため腐敗・変敗は問題とならない。製品の可食期間が長くなるにつれ，生鮮カット果実の可食期間は適切な冷蔵の依存度を増す。可食期間が7〜14日の製品では，生鮮カット果実に懸念される微生物は2〜4℃で発育が可能な低温細菌であり，通常，20〜30℃の温度が至適発育である（Brackett 1994）。さらに，微生物による腐敗・変敗を遅らせ，果実の老化を遅らせるために，混合ガスと低温を組み合わせた混合ガス置換包装（MAP）が使用可能であり，例えば，リンゴの成熟を制御するためのエチレンの使用がある。微生物の発育は，包装中に存在する酸素と二酸化炭素の量によって影響を受ける（Day et al. 1990）。生鮮カット果実は活発に呼吸しているシステムであり，特定のガスの組み合わせは果実の代謝に悪影響を及ぼし，その結果，可食期間に影響することから，使用する MAP の選択に注意が必要である。腐敗・変敗と管理のさらに詳しいことについて，読者は ICMSF（2005）を参照されたい。

13.4.2 微生物データ

生鮮カット果実の腐敗しやすい性質は，ヒトの病原微生物による製品の汚染頻度が低いこととの組み合わせにより，安全な製品とそうでない製品を区別する手段として微生物学的検査の使用は実用的でない。しかし，微生物学的検査及び関連する分析は，工程管理の検証に有益な手段となる。すなわち，既存の汚染を減少させ，新たな汚染や交差汚染を防止するステップの効果である（ICMSF 2002）。さらに，環境及び食品接触面の微生物学的検査の使用は，衛生規範の客観的な測定を提供できる。Table 13.2 は生鮮カット果実について有用な検査を要約している。特定の推奨事項に関連する重要な詳細については本文を参照のこと。

13.4.2.1 極めて重要な原材料

添加される副原材料は生鮮カット果実にはなく，製品はそのまま販売される。生鮮カット果実の原材料ではないが，生産及び保管の過程で果実と接触する水と氷は，最低でも飲料水として地域の要求事項に適応していることが望ましい。

13.4.2.2 加工中

検査は適用されない。

第 13 章　果実及び果実製品

Table 13.2　生鮮カット果実の微生物学的安全性と品質のための検査

	相対的重要性	有用な検査
極めて重要な原材料	低	GAP が生産中に遵守されたことをモニタリングあるいは検証することは，その後の加工処理前の汚染リスクを最小にするために推奨される。栽培条件のガイダンスは第 12 章を参照。良好な品質の果実が生鮮カット果実の生産に使用されるべきである。
加工中	中	水の pH，あるいは水路，洗浄水などの抗菌剤レベルの定期的あるいは継続的検査は必要と思われる。
加工処理環境	中	化学的検査（例：ATP）に加えて，食品接触面及び加工処理環境の定期的検査は，十分な清浄化と衛生プロトコールを検証するために推奨される。可能性のある手法には，好気性集落数，総低温細菌あるいは酵母とカビがある。生鮮カット果実が暴露され，温度が微生物の最低発育温度よりも高い箇所の加工処理環境中のサルモネラ属菌，リステリア属菌あるいは L. monocytogenes の環境検査を検討。
可食期間	中	新たな製品タイプの製造開始前に微生物学的検査あるいは官能分析によって妥当性確認し，加工技術のあらゆる大きな変更後に再び妥当性確認。可食期間が微生物学的作用によって制限される時，腐敗菌種について微生物学的分析による定期的検証は効果的であると思われる。
最終製品	低	特定の病原微生物についての日常検査は推奨されない。汚染の可能性を示す情報が示される時は，検査が妥当であると思われる。

				サンプリングプラン及び限度 /25g[b]			
製品	微生物	分析方法[a]	ケース	n	c	m	M
生鮮カット果実, RTE	サルモネラ属菌	ISO 6579	12[c]	20[d]	0	0	-
発育可能な生鮮カット果実, RTE	L. monocytogenes	ISO 11290-1	-	5[d]	0	0	-

				サンプリングプラン及び限度 /g[b]			
製品	微生物	分析方法[a]	ケース	n	c	m	M
発育しない生鮮カット果実, RTE	L. monocytogenes	ISO 11290-2	-	5	0	10^2	-

[a] 代替法は，ISO 法に対して妥当性確認された時に使用可能である。
[b] これらのサンプリングプランの担保水準については付属 A を参照。
[c] 発育しない生鮮カット果実，例えば生鮮カットパイナップルについてはケース 11 を適用。
[d] それぞれ 25 g の分析単位（混合については 7.5.2 項を参照）。

13.4.2.3　加工処理環境

加工処理環境の微生物学的検査は，定着する可能性が適度にある病原微生物について適切である。例えば，サルモネラ属菌の検査は，本菌の最低発育温度以上に維持されている加工処理作業では妥当と考えられる。生鮮カット果実が L. monocytogenes に暴露される加工処理環境のモニタリ

ングは，冷蔵温度で発育可能な箇所では適切である。サンプリングの頻度はリスクに関連すべきであり，ラインと工場毎に特定する。環境のサンプリングは，最終製品の区域で，加工処理ラインに近い範囲に焦点を当てるのが望ましい。分子タイピングによる菌株の詳細な性状は，汚染源の追跡により，施設内の汚染箇所の特定に有益な情報を提供する可能性がある。また，好気性集落数の検査も，加工処理及び取り扱いの一般的な影響を決定するために有用であると思われる。ATP測定のような迅速法は，装置の衛生を評価するための有益な手段となる可能性がある。環境サンプリングプログラムの設定の詳細は，ICMSF（2002）及び第4章に提供されている。

13.4.2.4 可食期間

生鮮カット果実の通常の冷蔵可食期間は極めて短く，製造業者は長い可食期間の製品を目指している。しかし，可食期間の延長は，製品が劣化する前に高いレベルに病原微生物を発育させてしまう。これは，主に生鮮カットマンゴ（González-Aguilar et al. 2000），トマト（Das et al. 2006）及びメロン（Raybaudi-Massilia et al. 2008）のような例である。ヒトに病原性のある細菌での菌接種試験では，可食期間を延長させるシステムは，製品が腐敗・変敗する前に高いレベルに病原微生物を発育させてしまう有利さがあると思われる。その場合には，病原微生物の発育を管理するために第2の対策を設定する必要があると思われる。

腐敗・変敗の観点から，生鮮カット果実に懸念される微生物は，2〜4℃で発育可能な低温細菌及びカビである。生鮮カット果実の微生物学的可食期間を評価する日常の方法はない。また，現時点で，腐敗・変敗の真の微生物指標は，製品に明らかなカビの存在が見られること以外にない。従って，腐敗・変敗の官能的指標（例：味，感触，手触り）が，製品の可食期間を評価するために使用されている。生鮮カット果実の作業では，日付表示が製品の可食期間を反映していることを評価するための検査を行うようにすることであると思われる。このような検査は，製品が通常考えられる保管，流通及び店頭販売中に経験すると予測される1つまたはそれ以上の温度と期間で製品の代表的な包装を保管すること，及び適用される日付表示を含む期日に官能的評価を行うことである。さらに，企業は，小売レベルで製品の調査を行うことができる。官能的評価は，品質指標についての微生物学的検査で補強することができる（例：総菌数あるいは酵母／カビ）。

13.4.2.5 最終製品

腸管内病原微生物の存在は，主な食品安全の懸念事項であるが，上記のすべての可能性のある病原微生物の検査は推奨されない。栽培，収穫，輸送及び加工処理の衛生状態の指標微生物として大腸菌を使用することは適切であると思われる。腸内細菌科菌群，大腸菌群または'糞便系大腸菌群'は圃場や施設環境に自然に存在し，微生物に関わる安全性と品質を保証するために管理される対象と直接結び付かないこともあることから，効果的な指標ではない（ICMSF 2005）。

少数の国では，生鮮カット果実の微生物学的基準を作成している。EUでは，生鮮カット果実と野菜の微生物学的基準を発行している（EC 2005）。$L. monocytogenes$について，発育できないすべてのRTE食品では，流通段階レベルで $n = 5$, $c = 0$, $m = 10^2$ CFU/gである。$L. mono$-

第 13 章　果実及び果実製品

cytogenes が発育する可能性のある RTE 食品について，製造段階レベルで 5×25 g 中に存在しないという追加基準がある。また，5×25 g 中にサルモネラ属菌が存在しないというサルモネラ属菌の基準もある。サルモネラ属菌とリステリア属菌の基準に加えて，カット前の果実の大腸菌について，$n = 5$, $c = 2$, $m = 10^2$ CFU/g, $M = 10^3$ CFU/g という基準もある。*L.monocytogenes* についてのコーデックス委員会のガイドラインは，EU の規則とわずかに異なる（CAC 2009）。カナダの規則では，製品の可食期間が 10 日またはそれ以下であれば，*L.monocytogenes* について 10^2 CFU/g の活性レベルと規定している。

　大腸菌の基準は，栽培，収穫，輸送及び加工処理の衛生状態の指標微生物として適切と思われる。日常／モニタリングの場合と調査サンプリングの検査では，アプローチに違いがあるはずである。生鮮カット果実についての ICMSF の推奨限度を Table 13.2 に示す。

13.5　冷凍果実

　冷凍は大幅に可食期間を伸ばすことができ，多くの果実の長期保存によく使用されている。冷凍により保存される果実は，酵素を不活化するためにブランチングで前処理されることがある。これは，効果的に表面の増殖形の微生物を殺滅する。

13.5.1　重要な微生物

13.5.1.1　ハザードと管理

　集団発生の原因となった冷凍果実のハザードには，サルモネラ属菌，ノロウイルス及び A 型肝炎がある。*Salmonella* Typhi の冷凍マメイ（mamey）汚染は，米国内で 2 例の腸チフスの集団発生を起こしている（Katz et al. 2002, CDC, 2010）。冷凍イチゴは米国で A 型肝炎の集団発生に関与し（Ramsay & Upton 1989, CDC 1997），冷凍ラズベリーはフィンランド（Pönkä et al. 1999），フランス（Cotterelle et al. 2005），デンマーク（Falkenhorst et al. 2005）及びスウェーデン（Hjertqvist et al. 2006）でノロウイルスの集団発生と関連があった。管理は，品質の良い果実の入手，衛生規範と加工処理環境の維持，適当な時期の冷凍及び冷凍保存温度の維持によって達成される。

13.5.1.2　腐敗・変敗と管理

　冷凍果実の通常の汚染微生物は，主に真菌，特に酵母である。発育と腐敗・変敗は保管温度により影響され，部分的あるいは完全な解凍処理が，ガス生産による酵母腐敗を起こすことが多い。しかし，冷凍温度が適切に維持されれば，腐敗・変敗は一般的に微生物以外の要因である。冷凍される果実の微生物汚染は，十分な洗浄，明らかに痛んでいる果実の除去，傷付けないような注意深い取り扱い，取り扱い及び搬送装置の頻繁な清浄化と消毒，及び調製済み果実の迅速な冷凍処理によ

り最善に管理される。

時間と温度の管理は調製の前・中・後に，ならびに輸送，保管，販売中にも必要である。真菌，特に酵母は，製品の冷凍に使用される装置上で増殖する可能性がある。真菌の一部は冷凍処理により死滅あるいは損傷し，菌数は保管中にさらにゆっくりと減少する。提供された製品は，解凍後に適切に取り扱われれば，汚染はそれほど重要でない。

13.5.2 微生物データ

一般的に，管理措置としての微生物学的データの取得は冷凍果実では妥当でない。しかし，生原材料の微生物学的プロファイル及び衛生プログラムの効果を検証する目的の定期的検査は，安全性と品質に影響する可能性のある要因に対する継続的な注意を，もしもそれが維持されない恐れがあるならば，それを保証するために望ましい。*L. monocytogenes* の工程管理の検証検査は，製品が解凍され，その後に長時間冷蔵保管されることがあると予想され，製品が微生物を発育させる場合には考慮してもよい。Table 13.3 は冷凍果実について有用な検査を要約している。特定の推奨事項に関連する重要な詳細については本文を参照のこと。

13.5.2.1 極めて重要な原材料

冷凍果実の場合，砂糖が添加されることがある。水や氷が使用されれば，最低でも飲料水についての地域の要求事項に適応することが望ましい。

13.5.2.2 加工中

冷凍果実では，加工処理ラインの特定の検査は推奨されない。

13.5.2.3 加工処理環境

上記と同様に，特定の検査は推奨されないが，*L. monocytogenes* あるいは指標微生物の環境検査は，製品が解凍されて，その後に長時間冷蔵保管されると予想され，製品が微生物を発育させれば汚染の可能性をモニタリング可能である。

また，好気性集落数の検査は，加工処理及び取り扱いの一般的な影響を決定するためにも有用である。ATP 測定のような迅速法は，装置の衛生を評価するための有用な手段となる。

13.5.2.4 可食期間

冷凍果実の可食期間は数か月にもなる。-10℃以下の冷凍保存では，すべての微生物の発育を防止するが，微生物の不活化をもたらすとは限らない。冷凍果実の微生物による腐敗・変敗は問題とならない。腐敗・変敗の官能的指標（例：味，感触，手触り）だけが，製品の残りの可食期間を評価する現在の方法である。冷凍食品の作業では，それらの日付け表示の規範が，製品の官能による可食期間を反映するかどうかを評価するための検査を行うようにすることであると思われる。

第 13 章　　果実及び果実製品

Table 13.3　冷凍果実の微生物学的安全性と品質のための検査

	相対的重要性	有用な検査
極めて重要な原材料	低	・GAP は果実の生産に当たって遵守されるべきである。栽培条件のガイダンスは第 12 章を参照。 ・良好な品質の果実を冷凍果実の生産に使用すべきである。
加工中	低	推奨される特定の検査はない。可能性のある検査： ・好気性集落数は，工程管理，温度の欠陥の可能性，設備衛生の効果のモニタリングに使用可能である。 ・製品について，適切であれば定期的検査は検討可能であり，製品及び加工処理条件によって様々である。
加工処理環境	低	特定の検査は推奨されない。可能性のある検査： ・製品接触面の工程の衛生をモニタリングするための好気性集落数。
可食期間	−	適用できない。
最終製品	低	進行中の工程管理及び傾向分析について指標を検査。

				サンプリングプラン及び限度 /g[b]			
製品	微生物	分析方法[a]	ケース	n	c	m	M
冷凍果実	大腸菌	ISO 16649-2	5	5	2	10	10^2

| | 低 | 特定の病原微生物に対する日常の検査は推奨されない。検査は，汚染の可能性を示す情報がある時，あるいは生産条件及び履歴が不明な時に妥当であると思われる。 |

				サンプリングプラン及び限度 /g[b]			
製品	微生物	分析方法[a]	ケース	n	c	m	M
冷凍果実	サルモネラ属菌	ISO 6579	11	10[c]	0	0	−

[a] 代替法は，ISO 法に対して妥当性確認された時に使用可能である。
[b] これらのサンプリングプランの担保水準については付属 A を参照。
[c] それぞれ 25 g の分析単位（混合については 7.5.2 項を参照）。

13.5.2.5　最終製品

冷凍果実の日常の微生物学的検査は推奨されない。いくつかの国では，大腸菌群，カビ，酵母及び黄色ブドウ球菌が製品 10 g または 100 g 中に存在しないという一般的な衛生基準を推奨している。一般的な大腸菌について，ある国では製品 10 g 中に微生物がいないことを勧告している。病原微生物の微生物学的基準に関して，2，3 の国で製品 20 または 25 g 中にサルモネラ属菌が存在しないという基準があり，ある国では 25 g の中に *Shigella* spp. が存在しないことを基準としている。一般的には，通常，製品の汚染の生じることが極めて低い冷凍果実のような低リスク製品に微生物学的基準を定めることは意味をなさない。

13.6 缶詰果実

缶詰果実の情報については,第24章を参照されたい。

13.7 乾燥果実

果実の乾燥は,重要な保存方法のひとつであり,広範囲の製品が生産されている。乾燥処理は,収縮及び色,触感,味の変化により,果実の物理的及び生化学的形状を変化させる。水分活性が適切なレベルに減少すれば,乾燥製品は適切に包装されたものでは1年を超える可食期間を有する(Ratti & Mujumdar 2005)。アンズ,モモ,ナシ,バナナのような果実は,SO_2の添加後に乾燥され,ほとんどの微生物は除去される。しかし,乾燥プルーン,イチジク,ほとんどのつる性植物の果実はSO_2で加工されないため,乾性菌類による腐敗・変敗に影響されやすい(Pitt & Hocking 2009)。脱水された果実は,殺菌ステップを通さずにRTE製品(例:朝食用穀物,チョコレート,果実及びナッツとの混合物)に加えられることが多い。

13.7.1 重要な微生物

13.7.1.1 ハザードと管理

乾燥果実における病原細菌の生残は通常わずかで,2~3週間に限られる。販売まで比較的長期の保存期間は,この種の製品では普通さらにリスクを低くする。しかし,大腸菌O157:non-H7が,従来法で栽培された干しブドウの1サンプル及び有機的に栽培されたアンズの1サンプルから分離されている(Johannessen et al. 1999)。さらに,サルモネラ属菌が,南アフリカにおいて商業的に利用可能な高水分量の乾燥プルーンから分離されている(Witthuhn et al. 2005)。ほとんどの国では現在,ソルビン塩酸あるいは安息香酸エステルのような弱酸性の保存剤の添加を高水分量のプルーン,イチジク,その他類似製品に許可している。

毒性の *Aspergillus* spp. がイチジクに存在し,腐敗・変敗の原因となり,マイコトキシンを形成する。加工処理施設に搬入される乾燥イチジクのロットは,サンプルを採って水分量を分析し(水分量 ≤ 24% 及び a_W ≤ 0.65),BGYF(bright greenish yellow fluorescence)についてスクリーニングすべきである。アフラトキシンで汚染された乾燥イチジクは,長波長(360 nm)の紫外線下で蛍光を発するので(Steiner et al. 1988),ロットのアフラトキシン含有量を低くするために排除すべきである。現在,イチジク中のアフラトキシンの防止と減少についてコーデックス委員会の実施規範が存在する(Codex Alimentarius 2008)。つる性植物の乾燥果実中の *Aspergillus carbonarius*, *A.niger* 及び関連種の感染は一般的であり,オクラトキシンAが生じる可能性がある(Pitt & Hocking 2009)。

第 13 章　　果実及び果実製品

昆虫の群生の減少，病害の管理及び乾燥処理前の注意深い取り扱いによる果実の損傷の減少が重要である。一般的な管理措置は，装置の頻繁な十分な清浄化，天日乾燥あるいは脱水のいずれかによる低い a_W に迅速に乾燥，均一に乾燥させるためのドライヤー内における製品の適切な配置，乾燥された製品の衛生的取り扱い，及び水分の侵入を防ぐための乾燥された製品の保管である。水分の管理は，乾燥果実の再汚染のリスクを最低にするための重要な要因である。また，乾燥前に洗浄され，カットされた果実の保管時間は最小限にすべきである。適用可能であれば，ブランチング処理は汚染微生物を減らす。乾燥果実のために推奨される国際衛生規範があり（Codex Alimentarius 1969），すべての乾燥果実はそれに従うことが望ましい。Grocery Manufacturers Association は，すべての低水分食品におけるサルモネラ属菌の制御について実用的な情報を公表している（GMA 2009）。

13.7.1.2　腐敗・変敗と管理

SO_2 のような保存剤で処理されていない果実は，乾性菌類による腐敗・変敗を受けやすい。しかし，果実が適切に乾燥され保管されれば，損害の程度はわずかである。施設内の衛生が悪いと，包装中の乾燥果実の汚染につながる。特に，極めて好乾性の *Xeromyces bisporus* は a_W 0.70 〜 0.75 で極めて迅速に発育でき，コンベアーやその他の装置に蓄積し，果実に伝播後，すべてのその他の真菌に対して安全な製品の腐敗・変敗の原因となる（Pitt & Hocking 1982, 2009）。熟したイチジクは，常に種子腔内で酵母により汚染される（Miller & Phaff 1962）。乾燥イチジクの腐敗・変敗は，これらの汚染酵母が好乾性種がある時に生じることがある。部分的に調製された砂糖漬けパイナップルは，酵母の *Schizosaccharomyces pombe* の発育のために劣化することがある。加工処理と充填ライン及び装置の頻繁な注意深い清浄化は，真菌特に *X. bisporus* 及び乾性 *Chrysosporium* の蓄積を防ぐために必須である（Pitt & Hocking 2009）。また，虫害が乾燥果実製品の保存中にも起こる可能性がある。

13.7.2　微生物データ

乾燥果実の微生物学的データは，加工，原材料及び衛生プログラムの信頼性を提供し，そのためには，出荷のための日常検査ではなく検証に焦点を当てる。Table 13.4 は，乾燥果実製品に有用な検査を要約している。特定の推奨事項に関連する重要な詳細については本文を参照のこと。

13.7.2.1　極めて重要な原材料

乾燥果実の生産には極めて重要な副原材料はない。これら製品の品質と安全性は，乾燥前の果実の状態に大きく依存している。良好な品質で，傷のない果実を使用すべきである。カビのある果実は使用するべきではない。

Table 13.4 乾燥果実の微生物学的安全性と品質のための検査

	相対的重要性	有用な検査
極めて重要な原材料	低	GAP は果実の生産に当たって遵守されるべきである。栽培条件のガイダンスは第 12 章を参照。 良好な品質の果実を冷凍果実の生産に使用すべきである。
加工中	-	適用できない。
加工処理環境	中	・カビの問題が定期的に起こる施設では，真菌の胞子について環境のモニタリングを行うべきである。 ・衛生規範の効果的な適用を検証するための加工処理環境を定期的サンプリング。通常，これは製造装置が"管理下"にあることを基準として設定が必要である。可能性のある微生物は，酵母とカビ，腸内細菌科菌群あるいはサルモネラ属菌である。
可食期間	-	適用できない。
最終製品	低	特定の病原微生物の日常の検査は推奨されない。検査は，汚染の可能性を示す情報がある時，あるいは生産条件及び履歴が不明な時は妥当であると思われる。 進行中の工程管理及び傾向分析について指標を検査する。

製品	微生物	分析方法[a]	ケース	サンプリングプラン及び限度 /g[b]			
				n	c	m	M
乾燥果実	好気性集落数	ISO 4833	2	5	2	10^3	10^4
	大腸菌	ISO 16649-1 または -2	5	5	2	10^2	10^3

[a] 代替法は，ISO 法に対して妥当性確認された時に使用可能である。
[b] これらのサンプリングプランの担保水準については付属 A を参照。

13.7.2.2 加工中

検査は適用できない。

13.7.2.3 加工処理環境

病原微生物についての環境検査は推奨されない。環境の管理は，腐敗微生物，特に熱抵抗性真菌の胞子の汚染を防ぐために必要である。継続的な問題となっている施設では，環境のモニタリングを検討すべきである。

13.7.2.4 可食期間

乾燥果実は糸状菌の発育のために劣化することがある。微生物学的な可食期間検査はこれらの製品には適切でない。

13.7.2.5 最終製品

好気性集落数（ACC）は衛生及び工程管理の有用な測定値であるが，ACC は果実の種類及び発育や加工条件によって異なる。大腸菌群の存在は糞便汚染の有用な指標微生物ではないが，大腸菌の存在は懸念の原因を示す可能性がある。乾燥果実についての現在のコーデックス委員会の規格は 1969 年に作成され，微生物学的基準に関するあらゆる特定のガイダンスを提供していない。

13.8 トマト及びトマト製品

生鮮果実以外に，多くのトマト製品が，丸ごと，皮むきあるいはサイコロ状にカットして，果汁を添加または添加しないあるいはトマトピューレーのような缶詰食品；トマトジュースやトマトペーストのような濃縮トマト；トマトの粉末；サルサ（salsa），トマトソース（ケチャップ），スープ及びチリソースのような調製品としてある（ICMSF 2005）。本項では，生鮮トマトと生鮮カットトマトを扱う。缶詰トマト製品については，第 24 章を参照のこと。

13.8.1 重要な微生物

13.8.1.1 ハザードと管理

サルモネラ属菌は，トマトで主な懸念される病原微生物である。米国では，トマトと結び付いたサルモネラ症の多くの集団発生がある。1990 年から 2004 年の 14 年間に，推定で 60,000 人に及ぶ 9 例の集団発生が米国で発生している（CDC 2500）。2005 年から 2006 年では，レストランで生のトマトを摂食したことによる 4 例の大規模な州を越えたサルモネラ感染の集団発生が米国で発生した（Greene et al. 2008）。また，サイコロ状及び丸ごとのトマトは，20℃またはそれ以上でサルモネラ属菌を発育させる（Zhuang et al. 1995）。その結果，米国では，安全性について時間と温度管理が必要な潜在的に危害性がある食品として，カットトマトを考えている（FDA 2009）。さらに，大規模な複数のレストランのトマトと結び付いた *Shigella flexneri* 血清型 2a による集団発生が，2001 年に米国で発生している（Reller et al. 2006）。

カギとなる重要管理点には，包装室及び加工処理施設の水質の定期的交換と保守管理がある。水温は，果実への病原微生物の侵入を防ぐために，水に入れるトマトよりも約 6.6℃ 高い温度で維持すべきである。例えば，サルモネラ属菌は茎の跡や表皮の小さな割れ目を通して，あるいは植物体自体からトマトに入る可能性がある（Guo et al. 2001）。茎の付け根跡の多孔性は果肉の温度とともに増加し，果肉への侵入の可能性は夏期に最大となる。微生物は 12 ～ 21℃ で保管されたトマトの果肉と茎跡で発育することが示されている（Beuchat & Mann 2008）。また，果肉への侵入はトマトが洗浄タンクに深く沈められると圧力により生じる。サルモネラ属菌を表面接種したトマトを塩素処理水（200 mg/L）及びオゾン処理水（1 及び 2 mg/L）にそれぞれ 120 秒間及び 30 秒間浸す

13.8 トマト及びトマト製品

か，あるいは噴霧することで，菌数を 2 ～ 3 log 減少することができる（Chaidez et al. 2007）。洗浄液及び水路水への抗微生物処理の使用は国によって異なり，各地域の規定に従うべきである。

13.8.1.2 腐敗・変敗と管理

内部の pH が 4.0 ～ 4.5 であるトマトは，真菌及び細菌の市場病害により影響を受ける可能性がある。主な腐敗細菌は *Erwinia carotovora* subsp. *carotovora* であり，本菌は細菌性の軟化腐敗の原因となる。*Alternaria* はトマトの腐敗にとって重要である。腐敗・変敗に重要な他の真菌は，*Cladosporium herbarum*，*Botrytis cinerea*，*Rhizopus* spp. 及び *Geotrichum candidum* である。

13.8.2 微生物データ

トマト及びトマト製品の腐敗しやすい性質は，ヒトの病原微生物による製品の汚染頻度が低いこととの組み合わせにより，安全な製品とそうでない製品を区別する手段として日常の微生物学的検査の使用は実用的ではない。しかし，時々の微生物学的検査及び関連の分析は，工程管理の検証，すなわち，既存の汚染を減少させる，あるいは新たな汚染や交差汚染を防止するための工程の効果の検証に有益な手段となる（ICMSF 2002）。さらに，加工処理環境及び食品接触面の微生物学的検査の使用は，衛生プログラムや衛生規範の効果を検証する客観的手段を提供できる。

13.8.2.1 極めて重要な原材料

極めて重要な副原材料はない。

13.8.2.2 加工中

微生物学的検査は推奨されない。しかし，廃棄用タンクと水路水について，規定がある場合は，pH，水温及び抗菌剤レベルのモニタリングは推奨される。

13.8.2.3 加工処理環境

病原微生物についての微生物学的検査は推奨されない。より詳細な情報は，必要に応じて生鮮果実及び生鮮カット果実の章を参照のこと。

13.8.2.4 可食期間

微生物学的可食期間検査は，これらの製品では適切でない。

13.8.2.5 最終製品

日常の微生物学的検査は，サルモネラ属菌の汚染の可能性を示すデータがなければ，これらの製品に推奨されない。

13.9 果実プリザーブ（preserve）

　果実プリザーブとは，長期保存のために，加熱処理，酸性化，缶詰あるいは瓶詰めされた果実をいう。果実プリザーブの調製にはペクチンの使用がある。世界中に多様な果実プリザーブがあり，それらは甘味のあるものや風味のよい原材料から作ることができる。

13.9.1　重要な微生物

13.9.1.1　ハザードと管理
　通常，病原細菌は果実プリザーブとは関係しない。

13.9.1.2　腐敗・変敗と管理
　果実プリザーブは加熱処理した食品製品であり，腐敗・変敗要因は主に熱抵抗性真菌である。*Byssochlamys fulva*，*B. nivea*，*Talaromyces* spp. 及び *Neosartorya* spp. の子嚢胞子は土壌中に自然に存在しており，従って，イチゴ，パイナップル及びパッションフルーツのような土壌あるいは雨水のはね水と接触する果実は，汚染の可能性がより高い。従って，プリザーブを作るためには，それらの使用前に悪い品質の果実を良質な果実と選別すること，及び選別した果実をよく洗浄することが極めて重要である。さらに，加工処理環境の衛生状態が悪いと熱抵抗性子嚢胞子のレベルが高くなる可能性がある。

13.9.2　微生物データ

13.9.2.1　極めて重要な原材料
　極めて重要な副原材料はなく，生鮮果実の日常の微生物学的検査は推奨されない。

13.9.2.2　加工中
　果実プリザーブでは，特定の加工中の検査は推奨されない。

13.9.2.3　加工処理環境
　上記と同様に，特定の検査は推奨されないが，指標微生物は潜在的な汚染をモニタリングできる。また，好気性平板菌数の検査も，加工処理の一般的な影響を決定するために有用と思われる。ATP測定のような迅速法は装置の衛生状態を評価するための有用な手段となる。

13.9.2.4　可食期間
　果実プリザーブの可食期間は数か月にもなる。保存中の微生物による腐敗・変敗は，製品の外観

検査で評価できる。日常の微生物学的検査は推奨されない。

13.9.2.5　最終製品

このカテゴリーの製品は長期保存のために加熱加工されており，果実プリザーブの日常の微生物学的検査は，製品の病原微生物汚染が低リスク製品であることから推奨されない。

文献

Alvarado-Casillas S, Ibarra-Sanchez S, Rodriguez-Garcia O et al (2007) Comparison of rising and sanitizing procedures for reducing bacterial pathogens on fresh cantaloupes and bell peppers. J Food Prot 70(3):655-660

Annous BA, Burke A, Sites JE (2004) Surface pasteurization of whole fresh cantaloupes inoculated with *Salmonella Poona* or *Escherichia coli*. J Food Prot 67(9):1876-1885

Asplund K, Nurmi E (1991) The growth of salmonellae in tomatoes. Int J Food Microbiol 13(2):177-181

Bastos MSR, Soares NFF, Andrade NJ et al (2005) The effect of the association of sanitizers and surfactant in the microbiota of the Cantaloupe (*Cucumis melo* L.) melon surface. Food Control 16(4):369-373

Beuchat LR, Mann DA (2008) Survival and growth of acid-adapted and unadapted *Salmonella* in and on raw tomatoes as affected by variety, stage of ripeness, and storage temperature. J Food Prot 71:1572-1579

Bowen A, Fry A, Richards G et al (2006) Infections associated with cantaloupe consumption: a public health concern. Epidemiol Infect 134(4):675-685

Brackett RE (1994) Microbiological spoilage and pathogens in minimally processed refrigerated fruits and vegetables. In: Wiley R (ed) Minimally processed refrigerated fruits and vegetables. Chapman & Hall, New York

CDC (US Centers for Disease Control and Prevention) (1997) Hepatitis A associated with consumption of frozen strawberries - Michigan 1997. Morbidity Mortal Wkly Rep 46:288, 295

CDC (2002) Multistate outbreaks of *Salmonella* serotype Poona infections associated with eating cantaloupe from Mexico - United States and Canada, 2000-2002. Morbidity Mortal Wkly Rep 51(46):1044-1047

CDC (2005) Outbreaks of *Salmonella* infections associated with eating roma tomatoes - United States and Canada, 2004. Morbidity Mortal Wkly Rep 54(13):325-328

CDC (2010) Investigation update: multistate outbreak of human typhoid fever infections associated with frozen mamey fruit pulp. http://www.cdc.gov/salmonella/typhoidfever. Accessed 14 October 2010

Chaidez C, Lopez J, Vidales J et al (2007) Efficacy of chlorinated and ozonated water in reducing *Salmonella typhimurium* attached to tomato surfaces. Int J Environ Health Res 17(4):311-318

Codex Alimentarius (1969) Recommended international code of hygienic practice for dried fruits (CAC/RCP 3-1969). Joint FAO/WHO Food Standards Program, FAO, Rome

Codex Alimentarius (2008) Proposed Draft Code of Practice for the Prevention and Reduction of Aflatoxin Contamination in Dried Figs (N10-2007) at Step 5/8 (ALINORM 08/31/41 para. 163 and Appendix XI) Joint FAO/WHO Food Standards Program, FAO, Rome

Codex Alimentarius (2009) Annex II of the guidelines on the application of general principles of food hygiene to the control of *Listeria monocytogenes* in ready-to-eat foods (CAC/GL 61-2007), ftp://ftp.fao.org/codex/Alinorm09/al32_13e.pdf. Accessed 5 November 2010

Cotterelle B, Drougard C, Rolland J et al (2005) Outbreak of norovirus infection associated with the consumption of frozen raspberries, France, March 2005. Eurosurveillance 10(4):050428

Das E, Gurakan GC, Bayindirili A (2006) Effect of controlled atmosphere storage, modified atmosphere packaging and gaseous ozone treatment on the survival of *Salmonella* Enteritidis on cherry tomatoes. Food Microbiol 23(5):430-438

Day NB, Skura BJ, Powrie WD (1990) Modified atmosphere packaging of blueberries: microbiological changes. Can Inst Food Sci Technol J 23:59-65

第13章　果実及び果実製品

Dingman DW (2000) Growth of *Escherichia coli* O157:H7 in bruised apple (*Malus domestica*) tissue as influenced by cultivar, date of harvest, and source. Appl Environ Microbiol 66(3):1077-1083

Du J, Han Y, Linton RH (2002) Inactivation by chlorine dioxide gas on *Listeria monocytogenes* spotted onto different apple surfaces. Food Microbiol 19:481-490

EC (European Commission) (2005) Commission regulation (EC) no. 2073/2005 of 15 November 2005 on microbiological criteria for foodstuffs. Off J Eur Union L338:1-26

Eblen BS, Walderhaug MO, Edelson-Mammel S et al (2004) Potential for internalization, growth, and survival of *Salmonella* and *Escherichia coli* O157:H7 in oranges. J Food Prot. 67(8):1578-1584

Fan X, Niemira BA, Doona CJ et al (2009) Microbial safety of fresh produce. IFT Press. Wiley-Blackwell, Ames

Falkenhorst G, Krusell L, Lisby M et al (2005) Imported frozen raspberries cause a series of norovirus outbreaks in Denmark, 2005. Eurosurveillance 10(9):050922

FDA (US Food and Drug Administration) (2009) Food Code.2009. US Public Health Service, College Park, MD

Fleischman GJ, Bator C, Merker R et al (2001) Hot water immersion to eliminate *Escherichia coli* O157:H7 on the surface of whole apples: thermal effects and efficacy. J Food Prot 64(4):451-455

González-Aguilar GA, Wang CY, Buta JG (2000) Maintaining quality of fresh-cut mangoes using antibrowning agents and modified atmosphere packaging. J Agric Food Chem 48:4204-4208

Greene SK, Daly ER, Talbot EA et al (2008) Recurrent multistate outbreak of *Salmonella* Newport associated with tomatoes from contaminated fields, 2005. Epidemiol Infect 136:157-165

Grocery Manufacturers Association (2009) Control of *Salmonella* in low-moisture foods http://www.gmaonline.org/science/SalmonellaControlGuidance.pdf. Accessed 5 November 2010

Guo X, Chen J, Brackett RE et al (2001) Survival of salmonellae on and in tomato plants from the time of inoculation at flowering and early stages of fruit development through fruit ripening. Appl Environ Microbiol 67(10):4760-4764

Herwaldt BL, Lew JF, Moe CL et al (1994) Characterization of a variant strain of Norwalk virus from a food-borne outbreak of gastroenteritis on a cruise ship from Hawaii. J Clin Microbiol 32(4):861-866

Herwaldt BL, Beach MJ (1999) The return of Cyclospora in 1997: another outbreak of cyclosporiasis in North America associated with imported raspberries. Cyclospora Working Group. Ann Intern Med 130(3):210-220

Hjertqvist M, Johansson A, Svensson N et al (2006) Four outbreaks of norovirus gastroenteritis after consuming raspberries, Sweden, June-August 2006. Eurosurveilliance 11(9):060907

ICMSF (International Commission on Microbiological Specifications for Foods) (2002) Microorganisms in foods 7: microbiological testing in food safety management. Kluwer Academic/Plenum Publishers, New York

ICMSF (2005) Microorganisms in foods 6: microbial ecology of food commodities, 2nd edn. Kluwer Academic/Plenum Publishers, New York

Janisiewicz WJ, Conway WS, Brown MW et al (1999) Fate of *Escherichia coli* O157:H7 on fresh-cult apple tissue and its potential for transmission by fruit flies. Appl Environ Microbiol 65:1-5

James J (2006) Microbial hazard identification in fresh fruits and vegetables. Wiley, Hoboken

Johannessen GS, Kruse H, Torp M (1999) Occurrence of bacteria of hygienic interest in organically grown fruits and vegetables. In: Tuijtelaars ACJ, Samson RA, Rombouts FM, Notermans S (eds) Food microbiology and food safety into the next millennium. Proceedings of the 17th international conference of the international committee on food microbiology and hygiene, 13-17 September, 1999. Veldhoven

Johannessen GS, Loncarevic S, Kruse H (2002) Bacteriological analysis of fresh produce in Norway. Int J Food Microbiol 77(3):199-204

Katz DJ, Cruz MA, Trepka MJ et al (2002) An outbreak of typhoid fever in Florida associated with an imported frozen fruit. J Infect Dis 186(2):234-239

Liao CH, Sapers GM (2000) Attachment and growth of *Salmonella* Chester on apple fruits and in vivo response of attached bacteria to sanitizer treatments. J Food Prot 63(7):876-83

Materon LA, Martinez-Garcia M, McDonald V (2007) Identification of sources of microbial pathogens on cantaloupe rinds from pre-harvest operations. World J Microbiol Biotechnol 23:1281-1287

Miller MW and Phaff HJ (1962) Successive microbial populations in Calimyrna figs. Appl Microbiol 10(5):394-400

Ooi PL, Goh KT, Neo KS et al (1997) A shipyard outbreak of salmonellosis traced to contaminated fruits and vegetables. Ann Acad Med Singapore 26(5):539-543

Olivas GI, Barbosa-Cánovas GV (2005) Edible coatings for fresh-cut fruits. Crit Rev Food Sci Nutr 45:657-670

Pao S, Brown GE (1998) Reduction in microorganisms on citrus surfaces during packinghouse processing. J Food

Prot 61(7):903-6

Pao S, Davis CL, Kelsey DF (2000) Efficacy of alkaline washing for the decontamination of orange fruit surfaces inoculated with *Escherichia coli*. J Food Prot 63(7):961-4

Pitt JI, Hocking AD (1982) Food spoilage fungi. I. *Xeromyces bisporus* Fraser. CSIRO Food Res Q 42:1-6

Pitt JI, Hocking AD (2009) Fungi and food spoilage, 3rd edn., Springer, New York

Pönkä A, Maunula L, von Bonsdorff CH et al (1999) An outbreak of calicivirus associated with consumption of frozen raspberries. Epidemiol Infect 123(3):469-474

Popa I, Hanson EJ, Todd ECD et al (2007) Efficacy of chlorine dioxide gas sachets for enhancing the microbial quality and safety of blueberries. J Food Prot 70(9): 2084-2088

Ratti C, Mujumdar AS (2005) Drying of fruits. In: Barrett DM, Somogyi L, Ramaswamy H (eds) Processing fruits: science and technology, 2nd edn. CRC Press, Boca Raton

Ramsay CN, Upton PA (1989) Hepatitis A and frozen raspberries. Lancet 1(8628):43-44

Raybaudi-Massilia RM, Mosqueda-Melgar J, Martin-Belloso O (2008) Edible alginate-based coating as carrier of antimicrobials to improve shelf life and safety of fresh-cut melon. Int J Food Microbiol 121:313-327

Reller ME, Nelson JM, Molbak K et al (2006) A large, multiple-restaurant outbreak of infection with *Shigella flexneri* serotype 2a traced to tomatoes. Clin Infect. Dis 42(2):163-169

Richards GM, Beuchat LR (2005) Infection of cantaloupe rind with *Cladosporium cladosporioides* and *Penicillium expansum*, and associated migration of *Salmonella poona* into edible tissues. Int J Food Microbiol 103(1):1-10

Sapers GM, Miller RL, Mattrazzo AM (1999) Effectiveness of sanitizing agents in inactivating Escherichia coli in golden delicious apples. J Food Sci 64:734-736

Shi X, Namvar A, Kostrzynska M et al (2007) Persistence and growth of different Salmonella serovars pre- and postharvest tomatoes. J Food Prot 70(12):2725-2731

Sewell AM, Farber JM (2001) Foodborne outbreaks in Canada linked to produce. J Food Prot 64(11):1863-77

Sivapalasingam S, Friedman CR, Cohen L et al (2004) Fresh produce: a growing cause of outbreaks of foodborne illness in the United States, 1973 through 1997. J Food Prot 67(10):2342-2353

Steiner WE, Rieker RH, Battaglia R (1988) Aflatoxin contamination in dried figs: distribution and association with fluorescence. J Agric Food Chem 36:88-91

Sy KV, Murray MB, Harrison MD et al (2005) Evaluation of gaseous chlorine dioxide as a sanitizer for killing *Salmonella, Escherichia coli* O157:H7, *Listeria monocytogenes*, and yeasts and molds on fresh and fresh-cut produce. J Food Prot 68(6):1176-1187

Ukuku DO (2004) Effect of hydrogen peroxide treatment on microbial quality and appearance of whole and fresh-cut melons contaminated with *Salmonella* spp. Int J Food Microbiol 95(2):37-46

Ukuku DO, Fett W (2002) Behavior of *Listeria monocytogenes* inoculated on cantaloupe surfaces and efficacy of washing treatments to reduce transfer from rind to fresh-cut pieces. J Food Prot 65(6):924-930

Ukuku DO, Fett WF (2004) Effect of nisin in combination with EDTA, sodium lactate, and potassium sorbate for reducing *Salmonella* on whole and fresh-cut cantaloupe. J Food Prot 67(10):2143-2150

Varma JK, Samuel MC, Marcus, R et al (2007) *Listeria monocytogenes* infection from foods prepared in a commercial establishment: a case-control study of potential sources of sporadic illness in the United States. Clin Infect Dis 44, 521-528

Wade WN, Beuchat LR (2003) Metabiosis of proteolytic moulds and *Salmonella* in raw, ripe tomatoes. J Appl Microbiol 95(3):437-450

Wei CI, Huang TS, Kim JM et al (1995) Growth and survival of *Salmonella* Montevideo on tomatoes and disinfection with chlorinated water. J Food Prot 58:829-836

Wisniewsky MA, Glatz BA, Gleason ML et al (2000) Reduction of *Escherichia coli* O157:H7 counts on whole fresh apples by treatment with sanitizers. J Food Prot 63(6):703-708

Witthuhn RC, Engelbrecht S, Joubert E et al (2005) Microbial content of commercial South African high-moisture dried fruits. J Appl Microbiol 98(3):722-726

Zhuang RY, Beuchat LR, Angulo FJ (1995) Fate of *Salmonella montevideo* on and in raw tomatoes as affected by temperature and treatment with chlorine. Appl Environ Microbiol 61(6):2127-2131

第14章

スパイス，乾燥スープ及びアジアの調味料

14.1 はじめに
14.2 乾燥スパイス及びハーブ
14.3 乾燥混合スパイス及び野菜調味料
14.4 乾燥スープ及びグレービー
14.5 しょう油
14.6 魚とエビのソース（魚醤）及びペースト
文献

第 14 章　スパイス，乾燥スープ及びアジアの調味料

14.1　はじめに

　スパイス，乾燥スープ及びアジアの香辛料は，それらの生材料や加工処理の形態に関して様々な製品がある。この製品群は，1）乾燥スパイス及びハーブ，2）乾燥混合スパイス及び調味料，3）乾燥スープ及びグレービーミックス，4）しょう油及び 5）魚とエビのソース及びペーストからなる。乾燥スパイス及びハーブは，放射線照射や蒸気処理などの殺菌処理をするか，または処理しない非加熱のスパイスを乾燥して作る。混合スパイス及び調味料は殺菌処理をするか，または処理しないで作られ，キャリア（食塩，ブドウ糖，マルトデキストリンあるいはアラビアガム）を添加または無添加の乾燥スパイスを混ぜたもの，あるいはオレオレジンやスパイスの精油とキャリアの混合物である。乾燥スープ及びグレービーは，乾燥調味料に乾燥獣肉，家禽肉，海産食品，野菜，小麦粉，澱粉またはとろみ材，卵，砂糖などを加えた混合物である。しょう油は大豆で作られた調味料で，カビと食塩で発酵させる。魚醤及び魚のペーストは，高塩分で酵素と微生物により魚を加水分解させて作る。一般的に，これらの製品は，アジアの料理で調味料及び付け合わせとして使用される。

　これらの製品の製造に適用される様々な加工処理ステップ，及び最終製品のミクロフローラにおける影響の詳細が示されている（ICMSF 2005）。スパイス中の芽胞形成細菌数は，製品が加熱加工食品の原材料として使用される時に特に重要である。生鮮ハーブ及び生鮮冷凍ハーブは，野菜と類似した微生物生態及び加工処理を行っており，第 12 章「野菜と野菜製品」で扱われている。

14.2　乾燥スパイス及びハーブ

　このグループには，他の製造業者により原材料として使用されるか，あるいは消費者により直接的に使用される様々な乾燥製品がある。多くのタイプが出回っている中で，乾燥コショウは世界中で最も多く取引されているスパイスで，スパイス市場の 20% を占める（UNIDO & FAO, 2005）。乾燥スパイスには，根茎（例：ショウガ），樹皮（例：シナモン，桂皮），葉（例：バジル）及び種子（例：ナツメグ）がある。一般的に，乾燥製品の加工処理には，清浄化，選別，時には浸漬，スライスあるいは粉砕，乾燥及び場合によっては摩砕が含まれる。乾燥はキャビネット（トレイ）式乾燥機あるいは天日で数日間行われる。スパイスが小規模な農場で天日乾燥される時は，製造業者が汚染を最小限にするための食品安全規範を定めることが重要である。また，ある種の乾燥スパイスは摩砕の後，芽胞非形成菌を不活化するために，ガス処理，放射線照射あるいは蒸気処理のいずれかで処理される。エチレンオキシドについて健康への懸念が増加するにつれて，放射線照射と蒸気処理がスパイス中の微生物を減少するための技術として選択されるようになってきている。

14.2.1 重要な微生物

14.2.1.1 ハザードと管理

　セレウス菌，ウエルシュ菌及びボツリヌス菌のような病原微生物を含む芽胞形成細菌，及び大腸菌や腸内細菌科菌群のような非芽胞形成性の増殖形細菌が乾燥スパイスやハーブに見られる（ICMSF 2005）。ボツリヌス菌は，油中のガーリック及びマスタードのようなスパイスに関連した集団発生の原因物質として報告されている（ICMSF 2005）。しかし，スパイスと結び付いたセレウス菌やウエルシュ菌の集団発生は報告されていない。これらの病原微生物は乾燥処理で生存するが，低い a_W とスパイスの抑制特性のために，スパイス中の芽胞の発芽は容易には起こらないと思われる。

　スパイス中の高温性芽胞形成細菌の存在は，スパイスが缶詰の加工に使用される際に問題となる。黒コショウ中に平均 9.2×10^3 CFU/g の高温性芽胞形成細菌が報告されており（Richmond & Fields 1966），また，数種類の高温性の腐敗性バチラス属菌が，ターメリック，オニオンパウダー，ガーリックパウダー，マスタードのような他のスパイスからも分離されている。これらの細菌は，缶詰にされたスープでフラットサワー腐敗の原因となることが報告されている。しかし，それらは微生物を発育させない製品であれば問題とはならない。

　サルモネラ属菌は，様々なスパイスで発見されており（Guarino 1972, Satchell et al. 1989），パプリカパウダーをまぶしたポテトチップス（Lechmaker et al. 1995），生鮮シアントロ（Campbell et al. 2001）などと結び付いた集団発生の原因物質であった。最近では，イタリアンスタイルソーセージ中の汚染された赤コショウと黒コショウの使用と結び付いた S. Montevideo による集団発生が複数の州で報告されている（CDC, 2010）。パプリカは，1970 ～ 2003 年にサルモネラ汚染のために米国 FDA が回収した最も頻度の高いスパイスであった（Vij et al. 2006）。乾燥処理は菌数を減少させると思われるが，増殖形病原微生物を除去できない。18 菌株のサルモネラ属菌は，pH 4.0 ～ 9.0 のディスクモデル中での乾燥処理で生残することが報告された。ある菌株は，このモデルで 22 ～ 24 か月生残した（Hiramatsu et al. 2005）。ガス処理，放射線照射及び加熱は，品質特性と法的要求事項に応じて，ある種の製品（すべての製品ではない）の管理措置として使用されている（ICMSF 2005）。また，サルモネラ属菌は再汚染が生じれば，これら製品の多くで生残する。

　乾燥処理前後のカビの発育はマイコトキシン産生にいたる可能性がある。様々なスパイスが，低濃度のアフラトキシンを含むことが報告されている。最も感受性が高いのは，ナツメグと赤コショウである（ICMSF 2005）。Romagnoli et al. (2007) は，イタリアの市場で採集された 28 例のスパイスサンプルの 7% が 5 ～ 27 μg/kg のアフラトキシン B1 を含むが，28 例のハーブと 48 例のハーブ抽出液はアフラトキシンを含まないことを報告した。水分活性を 0.6 以下に下げるための適正な乾燥処理及び保管は，マイコトキシンの産生を防ぐために適切である（Muggeridge & Clay 2001）。

第 14 章　　スパイス，乾燥スープ及びアジアの調味料

14.2.1.2　腐敗・変敗と管理

　乾燥スパイス，ハーブあるいは調味料は，これら製品の低い水分活性から，腐敗・変敗の証拠はほとんど存在しない。しかし，生材料を不適切に取り扱えば，乾燥処理前に数種の腐敗カビを発育させる可能性がある。Banerjee & Sarkar（2002）は，インドで市販されている 27 タイプのスパイスの 97% にカビが含まれると報告している。乾燥処理はカビの初期汚染の減少には効果があると思われるが，腐敗・変敗の原因となる可能性のある芽胞形成細菌はそのまま残ると思われる。生材料と最終製品の適切な保管は，低い a_w を維持するために不可欠である。

14.2.2　微生物データ

　Table 14.1 は，乾燥スパイスのために有用な検査を要約している。特定の推奨事項に関連する重要な詳細については本文を参照のこと。

14.2.2.1　極めて重要な原材料

　乾燥スパイスやハーブは，別々に混ぜてあるいは食塩と混ぜて売られる。スパイスは，特に殺菌ステップが乾燥スパイスの生産中に適用されない時に，他の製品中で極めて重要な原材料となる。コーデックス委員会（1995）は，これら生材料の生産についての適正農業規範の概要を示している。

14.2.2.2　加工中

　乾燥処理の時間と温度のモニタリングは，乾燥スパイスの低い水分量を達成するために行われる。例えば，乾燥コショウで求められる水分量は 8～10% である。

14.2.2.3　加工処理環境

　一般的に，乾燥スパイス及びハーブは乾燥した加工処理環境にある。環境の衛生状況のモニタリングは，殺菌処理が再汚染を防止するために行われない時に望ましい。例えば，サルモネラ属菌についての環境サンプリングは，再汚染の可能性の警告として有益である。凝結の存在についての粉砕器の評価は，凝結の存在が腐敗・変敗あるいは潜在的に病原性のある細菌を発育させると思われるので重要である。サルモネラ属菌は，すべてのサンプルで分析すべきではない。環境サンプリングプログラムの設定についての詳細は，ICMSF（2005）及び第 4 章に提供されている。

14.2.2.4　可食期間

　微生物学的な可食期間の検査は，これら製品には適用できない。

14.2 乾燥スパイス及びハーブ

Table 14.1 乾燥スパイスの微生物学的安全性と品質のための検査

	相対的重要性	有用な検査
極めて重要な原材料	高	ハーブとスパイスは適正農業規範を用いて栽培すべきである。
加工中	低～中	乾燥処理の時間と温度をモニタリングする。 工程管理を検証するための腸内細菌科菌群及びサルモネラ属菌のモニタリングは，殺菌処理が加工中に行われる時に有用である。殺菌処理が行われる時に認められる通常のレベル： ・腸内細菌科菌群：$10 \sim 10^2$ CFU/g ・サルモネラ属菌：存在しない。
加工処理環境	低	加工処理環境の日常の検査は，殺菌処理のない工程では推奨されないが，衛生状態の維持は不可欠である。
	中	加工処理環境の定期的検査は，殺菌処理が再汚染の可能性を減少するために行われる時に，適切な清浄化と衛生状態を検証するために有用となる。通常に見られるレベル： ・サルモネラ属菌：存在しない。
可食期間	-	適用できない。
最終製品	中	病原微生物の日常検査は推奨されない。しかし，製造の状況，原材料の入手源，あるいは公衆衛生上の問題がある事件について疑問のある所では以下の検査が推奨される。

製品	微生物	分析方法[a]	ケース	サンプリングプラン及び限度 /25g[b]			
				n	c	m	M
直接消費用の乾燥スパイス	サルモネラ属菌	ISO 6579	11	10^c	0	0	-

[a] 代替法は，ISO 法に対して妥当性確認された時に使用可能である。
[b] これらのサンプリングプランの担保水準については付属 A を参照。
[c] それぞれ 25 g の分析単位（混合については 7.5.2 項を参照）

14.2.2.5 最終製品

ICMSF（1986）ではスパイスは原材料と考える。従って，サンプリングプラン及び適切な微生物学的基準は製品の使用目的に依存する。乾燥ハーブ及びスパイスが殺菌処理なしに消費される時は，25 g のサンプル中にサルモネラ属菌が存在しないことが不可欠である（Codex Alimentarius 1995）。天然の抑制物質が，ある種のスパイスに存在することから，特異的なサンプル調製が必要と思われる。Andrews & Hammack（2009）は，3 つの異なるグループのスパイスについて異なったサンプル調製を推奨している。すなわち，1）オールスパイス，シナモン，クローブ及びオレガノ，2）オニオンフレーク，オニオンパウダー，ガーリックフレーク，3）黒コショウ，白コショウ，セロリーシードまたはフレーク，チリパウダー，クミン，パプリカ，パセリーフレーク，ローズマリー，ゴマ，タイム及び野菜フレークである。

スパイスは，加熱加工される食品に原材料として使用される時は，高温性好気性芽胞形成細菌の菌数を評価すべきである。National Canners Association により推奨される澱粉及び砂糖の微生物

第14章　スパイス，乾燥スープ及びアジアの調味料

基準（NCA 1968）が目的に適していると考えられ，通常，原材料中の熱抵抗性の高温性芽胞の菌数は 10^2 CFU/g 以下であることが望ましい。Table 14.1 は，これら製品の検査について関連する重要性を示唆している。

14.3　乾燥混合スパイス及び野菜調味料

乾燥混合スパイス及び野菜調味料は，キャリア（ガム，ラスク，澱粉など）を添加または添加しない数種類のスパイスを混合するか，あるいは乾燥混合中にオレオレジンあるいは精油を添加したキャリアを混ぜて作る。殺菌ステップは，混合処理後に適用される場合とされない場合がある。製品の例には食肉用調味料，イタリアン調味料などがある。

14.3.1　重要な微生物

14.3.1.1　ハザードと管理

サルモネラ属菌が懸念されるハザードであるが，セレウス菌，ウエルシュ菌及びボツリヌス菌のような芽胞形成病原微生物も見られる。製品中に見られるハザードは，主に生材料から由来する。すなわち，上記の乾燥スパイス及び第15章で取り扱われている媒介物である。サルモネラ属菌の管理について，低水分食品のサルモネラ属菌の管理に関するガイドライン（GMA 2009）も参考にすること。

14.3.1.2　腐敗・変敗と管理

乾燥混合スパイスあるいは調味料の微生物による腐敗・変敗は，水分活性が低いために問題とならない。しかし，生材料の不適切な取り扱いは，いくつかの腐敗カビを発育させると思われる。生材料及び最終製品の適切な保存は低い a_w を維持するために不可欠である。

14.3.2　微生物データ

Table 14.2 は，乾燥混合スパイス及び野菜調味料について有用な検査を要約している。特定の推奨事項に関連する重要な詳細については本文を参照のこと。

14.3.2.1　極めて重要な原材料

乾燥混合スパイス及び調味料は乾燥スパイスから作られるが，これらの品質と安全性は混合前に適用される処理（殺菌ステップ）の有無によって決まる。ハザードの検査は，原材料の履歴が不明な時，あるいは製品の使用目的に関連するが，これは一般的には，仕様や顧客の要求のためである。製品が直接摂食される時，及び，殺菌工程が混合処理後に適用されない時は，原材料のサルモ

14.3 乾燥混合スパイス及び野菜調味料

Table 14.2 乾燥混合スパイス及び野菜調味料の微生物学的安全性と品質のための検査

	相対的 重要性	有用な検査
極めて重要な原材料	低～中	原材料の履歴が不明であり，殺菌処理が混合処理後に適用されない時は，サルモネラ属菌の検査が使用目的により有用となる可能性がある。
加工中	高	材料の検査に加えて追加情報を提供するための検査は，使用目的や調理法に関連して，凝結が起こる可能性のある時に有用である。認められる通常のレベル： ・腸内細菌科菌群：$10^2 \sim 10^3$ CFU/g ・サルモネラ属菌：存在しない。
加工処理環境	低～中	直接摂食される製品について，衛生指標とサルモネラ属菌の検査は有用である可能性がある。認められる通常のレベル： ・腸内細菌科菌群：$10^2 \sim 10^3$ CFU/g あるいはサンプル当たり ・サルモネラ属菌：存在しない。
可食期間	-	適切でない。
最終製品	中	製品あるいは納入業者の履歴が不明な時は，以下の検査が推奨される。

製品	微生物	分析方法[a]	ケース	サンプリングプラン及び限度/25g[b]			
				n	c	m	M
直接摂食される乾燥混合スパイス及び野菜調味料	サルモネラ属菌	ISO 6579	11	10^c	0	0	-

[a] 代替法は，ISO 法に対して妥当性確認された時に使用可能である。
[b] これらのサンプリングプランの担保水準については付属Aを参照。
[c] それぞれ 25 g の分析単位（混合については 7.5.2 項を参照）

ネラ属菌を検査することが望ましい。

14.3.2.2 加工中

加工中のサンプルの検査は，生材料検査に更に情報を提供できる。使用目的によっては，サルモネラ属菌の検査が有用である。

14.3.2.3 加工処理環境

加工処理環境の衛生モニタリングは，特に製品が直接摂食に使用されることを意図している時に，再汚染を防止するために有用である。

14.3.2.4 可食期間

微生物学的な可食期間検査は，これらの製品には適用できない。

14.3.2.5 最終製品

製品が直接摂食に使用することを意図している時は，サルモネラ属菌の検査が，特に製品の履歴

第14章　スパイス，乾燥スープ及びアジアの調味料

が不明な時に推奨される（Table 14.2）。

14.4　乾燥スープ及びグレービー

　乾燥スープ及びグレービーはブイヨンとコンソメを含み，脂肪，乾燥獣肉，家禽肉，海産食品，野菜，小麦粉，澱粉または他のとろみ材，卵，砂糖などを添加した乾燥調味料を混合して加工される。乾燥調味料は上記のように作られ，他の材料も，混合される前に，様々な乾燥（オーブン，真空オーブン，噴霧乾燥，凍結乾燥），凝塊形成，製粉，あるいは脂肪でのコーティングの処理が施される。製品は低い a_W（0.1～0.35）の粉あるいはペースト状で，摂食前に加熱調理が必要な場合と必要ない場合がある。

14.4.1　重要な微生物

14.4.1.1　ハザードと管理

　以前に検討したスパイス中に存在するハザードの他に，製品中に存在する可能性のある病原微生物は，使用される他の原材料による。各原材料と結び付くハザードは，第8章；第9章；第10章；第15章；第18章；第19章；第22章で検討されている。適切に乾燥された原材料は，病原微生物の発育にとって好ましくない低い a_W である。しかし，病原微生物の生残は可能であり，サルモネラ属菌が最も懸念される。

　乾燥スープ及びグレービーの製造には殺菌処理がないので，生材料が最終製品の品質と安全性を決めるのに極めて重要である。また，良好なGHPを通じて，加工処理後の汚染を防ぐことも重要である。サルモネラ属菌の管理について，読者は低水分食品におけるサルモネラ属菌の管理のガイドラインも参考とすること（GMA 2009）。

14.4.1.2　腐敗・変敗と管理

　乾燥スープ及びグレービーの腐敗・変敗は低い a_W のために一般的でない。高湿度の環境では，製品が湿気を帯びて，カビ汚染のリスクがある。この場合は，不浸透性の包装及び適切な保管が重要である。

14.4.2　微生物データ

　Table 14.3は，乾燥スープ及びグレービーに有用な検査を要約している。特定の推奨事項に関連する重要な詳細については本文を参照のこと。

14.4 乾燥スープ及びグレービー

Table 14.3 乾燥スープ及びグレービーの微生物学的安全性と品質のための検査

	相対的重要性	有用な検査
極めて重要な原材料	低~高	サルモネラ属菌の検査は，殺菌ステップのない原材料に適用する。
加工中	低	直線的な工程では，一般的に加工中の検査による利益はない。
加工処理環境	低	サルモネラ属菌及び腸内細菌科菌群について検査。通常のガイダンスレベル： ・腸内細菌科菌群：1 g あるいはサンプル当たり $10^2 \sim 10^3$ CFU ・サルモネラ属菌：存在しない。
可食期間	-	適用できない。
最終製品	低	継続的な工程管理及び傾向分析のため，指標について検査する。

製品	微生物	分析方法[a]	ケース	サンプリングプラン及び限度 /25g[b]			
				n	c	m	M
乾燥スープ及びグレービー	サルモネラ属菌	ISO 6579	10[c]	5[d]	0	0	-
			11	10[d]	0	0	-

[a] 代替法は，ISO 法に対して妥当性確認された時に使用可能である。
[b] これらのサンプリングプランの担保水準については付属 A を参照。
[c] 十分に煮沸されることを意図する。
[d] それぞれ 25 g の分析単位（混合については 7.5.2 項を参照）

14.4.2.1 極めて重要な原材料

スパイスに添加される乾燥獣肉，家禽肉，海産食品，卵，あるいは小麦粉は，特に乾燥工程が十分に管理されていない時に極めて重要な原材料である。納入業者の品質保証プログラムは，サルモネラ属菌のような病原微生物及びマイコトキシンの存在しないことを保証するために必要である。これは，乾燥スープあるいはグレービーが摂食前に加熱調理されない時に特に重要である。

14.4.2.2 加工中

乾燥スープ及びグレービーの製造は，混合と包装を含めて直線的な加工工程であり，中間製品の評価は適切でない。

14.4.2.3 加工処理環境

加工処理環境は，混合及び包装処理が再汚染を最低にするように作業することが極めて重要である。環境のサンプリングは，腸内細菌科菌群及びサルモネラ属菌の存在を評価するために行われる。腸内細菌科菌群は 1 g またはサンプル当たり $10^2 \sim 10^3$ CFU のレベルを目標とし，サルモネラ属菌は存在しないことが適当である。

14.4.2.4 可食期間

可食期間についての微生物学的品質の評価は適用できない。

第 14 章　スパイス，乾燥スープ及びアジアの調味料

14.4.2.5　最終製品

乾燥スープ及びグレービーは，長期保存可能な製品にするための低い水分量（＜7%）及び a_W（0.1 ～ 0.35）である。これらの製品は加熱調理したり，あるいはしないで摂食される。Table 14.3 は，これらの製品について行う検査の相対的重要性を示唆している。

14.5　しょう油

しょう油は，世界中で見られるが，東アジアと東南アジアの国々で一般的に生産される発酵された大豆の調味料である。ICMSF（2005）では，しょう油生産のタイプと加工処理ステップを要約している。日本で行われている産業としてのしょう油生産には，加熱調理した大豆と焙煎した小麦の混合；麹を生成するための *Aspergillus oryzae* あるいは *A. sojae* を使った発酵，乳酸菌（主に *Pediococcus halophilus*）及び酵母（*Zygosaccharomyces rouxii*）を加えた漬け水（もろみ）中での麹の発酵；生しょう油を生成するためのもろみの圧搾処理，殺菌及び瓶詰めの工程がある。伝統的な製造では，*Pediococcus* や酵母の添加なしに，それ以前のバッチから得たカビ菌株を使用する。混合しょう油は，加水分解された植物性たんぱく質あるいは化学的に加水分解された大豆をしょう油と混合することにより作られる。しょう油は pH が低く（種類によって 4.0 ～ 6.1），高い食塩量である。食塩量は，16 ～ 18%（日本のしょう油）から，ほとんどの他の地域では 10 ～ 23% と様々である。例外はインドネシアのしょう油で，食塩は 6 ～ 7% にすぎないが，40% の砂糖も含んでいる（National Standard Agency of Indonesia 1999）。

14.5.1　重要な微生物

14.5.1.1　ハザードと管理

しょう油の摂食による食品由来疾病の報告はない。しょう油製造の間に，麹発酵前の生材料の加熱処理，及び生しょう油の殺菌は，非芽胞形成病原細菌のほとんどを死滅させる。人工的に接種されたボツリヌス菌 A 型及び B 型はしょう油中で生残するが，30℃ で 3 か月間は発育しない（Steinkraus et al. 1983）。

A. sojae 及び *A. oryzae* は，しょう油製産における使用に安全な歴史を有している。製品の高い食塩量及び低い pH は，病原微生物の発育の抑制に寄与している。しかし，低い食塩量のしょう油（＜10%）では注意が必要である。衛生状態の維持が，環境や生材料からの汚染を防ぐために重要であり，このことは発酵工程に影響する。

14.5.1.2　腐敗・変敗と管理

しょう油の加工処理中には，腐敗・変敗を管理しなくてはならない。浸漬用の水は，芽胞形成のバチラス属菌の過剰な菌数を避けるために 2 ～ 3 時間毎に変える必要がある（Beuchat 1984）。汚

14.5 しょう油

染物質の存在は発酵工程の失敗となり，許容できない製品の品質につながる可能性がある。管理された温度と時間の加熱調理及び蒸煮した大豆の最高水分量62%は，腐敗・変敗を防止するために極めて重要である。殺菌後の再汚染は，特にカビや酵母により起こる可能性がある。1,000 mg / kgまでのp-ヒドロキシ安息香酸あるいはソルビン酸塩の適用が（Codex Alimentarius 2010），カビによる腐敗・変敗を減少させるために一般的に使用されている。インドネシアの甘いしょう油では，加熱前の生しょう油にパーム糖を添加することが，この保存料の必要性を減少させている。

14.5.2 微生物データ

Table 14.4 は，しょう油に有用な検査を要約している。特定の推奨事項に関連する重要な詳細については本文を参照のこと。

Table 14.4 しょう油の微生物学的安全性と品質のための検査

	相対的重要性	有用な検査
極めて重要な原材料	低	適用できない。
加工中	中	殺菌後の加工中サンプルについて，酵母あるいは好浸透圧酵母の検査。
加工処理環境	−	適用できない。
可食期間	−	適用できない。
最終製品	−	適用できない。

14.5.2.1 極めて重要な原材料

大豆の他に小麦粉あるいは割砕した小麦，水，食塩及び接種カビが，しょう油製造の原材料である。大豆及び小麦粉には，一般的に真菌が存在し，真菌は加熱調理中に容易に不活化される。食塩濃度は，桿菌のような好ましくない微生物の発育を防止するために不可欠である。

14.5.2.2 加工中
殺菌後の好浸透圧酵母の加工中の検査は，腐敗・変敗を管理するために推奨される。

14.5.2.3 加工処理環境
検査は適切でなく，衛生状態はGHPを通じて維持される。

14.5.2.4 可食期間
腐敗性の好浸透圧酵母の発育は，薄膜及び菌膜形成のようなしょう油の官能的品質に好ましくない影響を与える可能性がある。しかし，酵母の検査は可食期間では一般的に行われない。

第14章 スパイス，乾燥スープ及びアジアの調味料

14.5.2.5 最終製品

しょう油は加熱調理前に調味料として使用されるか，あるいはそのまま摂食可能な食品に添加される。甘いしょう油の場合は，高い食塩量（＞10%）あるいは高い糖量（＞10%）のため，日常の微生物学検査は推奨されない（Table 14.4）。

14.6 魚とエビのソース（魚醤）及びペースト

魚とエビのソース及びペーストは，東南アジアの国々で一般的に使用されている調味料あるいは薬味である。各地域で様々な製品があるが，一般的に，それらは高濃度の食塩の存在下で，天然に生じるプロテアーゼによる魚あるいはエビのたんぱく質の自己消化及び乳酸菌による製品である。伝統的に，魚醤は粗塩と生魚を様々な割合で混ぜ合わせ，その混合物をチューブ内で最低6か月寝かして作る。液体を集めて，さらに発酵させるか砂糖を加えてろ過し，その後殺菌したり，あるいはそのまま瓶詰めにする。魚とエビのペーストは，食塩と生魚あるいはエビを混合後に5～8時間天日干しして作る。部分的に乾燥した魚は細切し，チューブ中で嫌気的に7日間寝かす。その後，ペーストはさらに細かく切り天日干しして，チューブ中でさらに1か月間嫌気的に発酵させ，好みの食感と風味が得られるまで，この工程を繰り返す（ICMSF 2005）。マレーシア（*budu*, *belacan*），フィリピン（*patis*, *bagoong*）及びインドネシア（*bakassang*, *terasi*）における魚醤及びペーストの最終的な食塩量は，それぞれ13～15%，20～25%，19～25%である（Ijong & Ohta 1995）。

14.6.1 重要な微生物

14.6.1.1 ハザードと管理

生魚は，病原細菌，ウイルス，寄生虫，水生毒素及び生体アミンを含む様々なハザードを媒介する（ICMSF 2005）。食塩の添加は，*Leuconostoc mesenteroides* subsp. *mesenteroides* や *Lactobacillus plantarum* のような乳酸菌の発育を確実にするための最も重要な処理である。また，食塩濃度は殺菌処理が行われない時にも重要であり，従って食塩濃度を減少させることは注意しなければならない。Amano（1962）は，ボツリヌス菌E型中毒が食塩を減少させた発酵魚製品と結び付くことを報告している。天日干し中のハエからの汚染も問題であり，有害小動物管理は汚染を最低限にするために行うべきである。

14.6.1.2 腐敗・変敗と管理

これら製品の高い食塩濃度とそれによる低い a_W は，一般的に微生物の発育には適していない。しかし，中程度に好塩性であるバチラス属菌やブドウ球菌（Mabesa et al. 1986），及び *Halobacterium salinarum* の高度に好塩性である菌株は，これら製品の腐敗・変敗に結び付いてい

14.6 魚とエビのソース（魚醤）及びペースト

る。適切な調合，食塩濃度及び発酵工程がこの管理を可能にする。

14.6.2 微生物データ

Table 14.5 は，魚とエビのソース及びペーストに有用な検査を要約している。特定の推奨事項に関連する重要な詳細については本文を参照のこと。

Table 14.5　魚醤及びペーストの微生物学的安全性と品質のための検査

	相対的 重要性	有用な検査
極めて重要な原材料	中	魚の品質の外観検査及びヒスタミン検査が推奨される。
加工中	−	適用できない。
加工処理環境	−	適切でない。
最終製品	中	ヒスタミンの検査が適切と思われる（本文参照）。

14.6.2.1　極めて重要な原材料

主原材料である魚の品質は，製品の品質にとって重要である。腐敗・変敗した魚，特にニシン科，サバ科，サンマ科，アミキリ科及びシイラ科の魚は，最終製品に高濃度のヒスタミンを発生させる可能性があるため使用すべきでない（14.6.2.5 項参照）。食塩の品質と濃度は，乳酸発酵を生じるためには極めて重要である。製品によって濃度は異なるが，添加される食塩は，最終製品の食塩量が病原微生物と同時に好ましくない腐敗微生物を抑制するように設定すべきである。

14.6.2.2　加工中

加工中のサンプルは，製品の品質や安全性に関連しないため適切でないと思われる。

14.6.2.3　加工処理環境

環境中の腸内細菌科菌群，大腸菌群及びカビ／酵母のような衛生指標の定期的検査は，GHP の遵守を評価するために有用である。加工処理中の汚染は，発酵を阻害する好ましくない微生物の発生につながることがある。

14.6.2.4　可食期間

微生物学的可食期間検査は，これらの長期保存可能製品については適切でない。

14.6.2.5　最終製品

魚醤及び魚ペーストは，適切に包装されない時にカビ汚染のリスクがある長期保存可能製品であ

第14章　スパイス，乾燥スープ及びアジアの調味料

る。微生物についての日常検査は最終製品には推奨されない。GHP及びHACCPの適用が疑わしい場合は，ヒスタミンのためのサンプリングが，サバ科の魚種からの製品のロット許容性について考慮する。第10章における推奨事項と同様に，製品はMalle et al.（1996）及びDuflos et al.（1999）の方法を使用して100 mL当たりのヒスタミンは20 mgを超えないことが望ましい。

文献

Amano K (1962) The influence of fermentation on the nutritive value of fish with special reference to fermented fish products of South-East Asia. In: Heen H, Kreuzer R (eds) Fish in nutrition. Fishing News (Book) Ltd, London

Andrews WH, Hammack TS (2009) *Salmonella*. In: Bacteriological analytical manual on line. http://www.fda.gov/Food/ScienceResearch/LaboratoryMethods/BacteriologicalAnalyticalManualBAM/ucm070149.htm#Prep. Accessed 1 January 2010

Banerjee M, Sarkar PK (2002). Microbiological quality of some retail spices in India. Food Res Int 36:469-474

Beuchat LR (1984) Fermented soybean foods. Food Technol 64(6):66-70

Campbell JV, Moehle-Boetani, Reporter R et al (2001) An outbreak of *Salmonella* serotype Thompson associated with fresh cilantro. J Infect Dis 183:984-987

CDC (US Centers for Disease Control and Prevention) (2010) Investigation update: multistate outbreak of human Salmonella Montevideo infections, May 4, 2010, final update. http://www.cdc.gov/salmonella/montevideo/. Accessed 19 October 2010

Codex Alimentarius (1995) Code of hygienic practices for spices and dried aromatic plants (CAC/RCP 42-1995). Joint FAO/WHO Food Standards Program, FAO, Rome

Codex Alimentarius (2010) General standard for food additives (Codex Stan 192-1995). Joint FAO/WHO Food Standards Program, FAO, Rome

Duflos G, Dervin C, Malle P et al (1999) Relevance of matrix effect in determination of biogenic amines in plaice (Pleuronectes platessa) and whiting (Merlangus merlangus). J AOAC Int 82:1097-1101

GMA (Grocery Manufacturers Association) (2009) Control of *Salmonella* in low moisture foods. http://www.gmaonline.org/science/SalmonellaControlGuidance.pdf. Accessed 19 October 2010

Guarino PA (1972) Microbiology of spices, herbs and related materials. In Proceedings of the annual symposium on fungi in foods, Sect., Inst Food Technol, Rochester, NY

Hiramatsu R, Matsumoto M, Sakae K et al (2005) Ability of shiga toxin-producing *Escherichia coli* and *Salmonella* spp to survive in a desiccation model system and in dry foods. Appl Environ Microbiol 71(11):6657-6663

ICMSF (International Commission on Microbiological Specifications for Foods) (1986) Microorganisms in foods 2: sampling for microbiological analysis: principles and specific applications, 2nd edn. University of Toronto Press, Toronto

ICMSF (2005) Spices, dry soups and oriental flavorings. In: Microorganisms in foods 6: microbial ecology of food commodities, 2nd edn. Kluwer Academic/Plenum Publishers, New York

Ijong FG, Ohta Y (1995) Microflora and chemical assessment of an Indonesian traditional fermented fish sauce "bakassang". J Fac Appl Bio Sci 34:95-100

Lechmaker A, Bockemuhl J, Aleksic S (1995) Nation wide outbreak of human salmonellosis in Germany due to contaminated paprika and paprika-powdered potato chips. Epidemiol Infect 115:501-511

Mabesa RC, Lagtapon SC, Villaralvo MJA (1986) Characterization and identification of some halophilic bacteria in spoiled fish sauce. Philippine J Sci 115(4):329-334

Malle P, Valle M, Bouquelet S (1996) Assay of biogenic amines involved in fish decomposition. J AOAC Internat 79:43-49

Muggeridge M, Clay M (2001) Quality specifications for herbs and spices. In Peter KV (ed) Handbook of herbs and spices, volume 1. Woodhead Publishing Ltd, Cambridge

National Standard Agency of Indonesia (1999) Standard for soy sauce. SNI 01-3543-1999

NCA (National Canners Association) (1968) Laboratory manual for food canners and processors. AVI Pub. Co., Westport, Connecticut
Richmond B, Fields ML (1966) Distribution of thermophilic aerobic sporeforming bacteria in food ingredients. Appl Microbiol 14(4):623-626
Romagnoli B, Menna V, Gruppioni N et al (2007) Aflatoxins in spices, aromatic herbs, herb teas and medicinal plants marketed in Italy. Food Control. 18:697-701
Satchell FB, Bruce VR, Allen G et al (1989) Microbiological survey of selected imported spices and associated fecal pellet specimens. J Assoc Off Anal Chem 72:632-637
Steinkraus KH, Cullen EC, Pederson CS et al (1983) Handbook of indigenous fermented foods. Marcel Dekker, Inc, New York
UNIDO and FAO (United Nations Industrial Development Organization and Food and Agricultural Organization) (2005) Herbs, spices and essential oils: postharvest operations in developing countries. http://www.unido.org/fileadmin/user_media/Publications/Pub_free/Herbs_spices_and_essential_oils.pdf. Accessed 19 October 2010
Vij V, Ailes E, Wolyniak C et al (2006) Recalls of spices due to bacterial contamination monitored by the US Food and Drug Administration: the predominance of salmonellae. J Food Protect 69(1):233-237

第 15 章
穀類及び穀類製品

15.1 はじめに
15.2 乾燥した生穀粒及びそれらの穀粉と穀粉を基本とした混合物
15.3 生の冷凍及び冷蔵されたパン生地製品
15.4 乾燥穀類製品
15.5 焼成済みパン生地製品
15.6 詰め物のないパスタ及び麺類
15.7 加熱調理済み穀類
15.8 具材をトッピングした，または詰め物をしたパン生地製品

文献

第 15 章　穀類及び穀類製品

15.1　はじめに

　穀粒，穀粉，荒挽き（grits），あら粉（meal）のような穀類及び穀類製品は，ヒトの基本的な栄養源である。それらは世界中の多くの人々にとって食生活の主要部分であるため，ヒトによる摂食での安全性と品質は生産者と規制当局の両者の大きな懸念対象である。

　本章は，主な穀粒と穀粉及びそれらから作られる製品を対象とする。主な穀類は，小麦，米，トウモロコシ，大麦，オート麦，ライ麦，雑穀（millet）及びモロコシ（sorghum）を含む。パン，ロールパン，タコスのようなトウモロコシ粉とジャガイモ粉製品，及び pão de queiji（ブラジルのチーズ入りロールパン）のようなキャッサバ（manioc）粉製品も本章で扱う。二次的な製品は本章では対象としない。

　本章では，加工処理の特徴，原材料及び保管形態によって7つのグループに穀類製品を分ける。詳細な記述と食品例は下記の各グループの各節で示す：

・乾燥した生穀粒（米，小麦，トウモロコシ類，オート麦など），及びそれらの穀粉と粉混合物で，保管，輸送，取引され，加熱調理を意図したもの。
・生のパン生地製品で，冷凍あるいは冷蔵されているもの。
・朝食用穀類，スナック食品及びせんべい（rice cakes）などの乾燥穀類製品で，長期の可食期間のもの。
・多様な穀類及び塊茎の粉で作ったパン。パン生地を発酵後に高温で加熱し，多くの場合，酵母を含む。
・卵及びその他の原材料を含むパスタ及び麺類。
・そのままか湿潤させて摂食する米，小麦，オート麦のような加熱調理した穀類。

　ペストリー（pastry）及び様々な種類の原材料を加えた調理パン製品やだんご類を含む，上に具材を載せたあるいは中に具材を詰めた製品は，第26章で扱う。穀類及び穀類製品の微生物の生態及び管理措置は，既に詳細に記述されている（ICMSF 2005）。

15.2　乾燥した生穀粒及びそれらの穀粉と穀粉を基本とした混合物

　米，小麦，トウモロコシ，オート麦，大麦，ライ麦，雑穀，モロコシ及びその他の多くの作物が栽培され，世界中で摂食されている。温度と雨量が穀粒の育成に影響し，地域における食文化にも影響する。作物は収穫されて乾燥後，一部の穀粒は貯蔵され，出荷され，国際的に生穀粒として取引される。それ以外は製粉され，砂糖，食塩，重曹，ショートニングのような他の乾燥した原材料を加えて穀粉を基本とした混合物になる。

15.2 乾燥した生穀粒及びそれらの穀粉と穀粉を基本とした混合物

15.2.1 重要な微生物

15.2.1.1 ハザードと管理

　穀粒は良好な状態で収穫され，微生物の発育を防止する水分レベルに迅速に乾燥され，過剰な湿気の侵入を防ぐ状態で保管されていれば微生物学的リスクは低い。しかし，マイコトキシン産生真菌及び病原細菌の汚染が好ましくない条件下で起こる可能性がある。微生物の生態や毒素産生真菌の分布及びアフラトキシン，フモニシン，ニバレノール，デオキシニバレノール（DON）及びその他のトリコテセンのようなマイコトキシン，ならびにサルモネラ属菌についても既に述べた（ICMSF 2005）。汚染された穀粒から作られる穀粉及び穀粉を基本とした混合製品は同じ汚染物質を含んでいる。

　特定の条件下で，毒素産生真菌は収穫される前後に穀粒を汚染し，穀粒内で毒素を産生する可能性がある。穀類に見られるカビは気象条件に大きく影響される。産生されたマイコトキシンは，穀類に使用される加工処理や加熱調理では完全に減少せず，したがって管理されなければ世界中で最も一般的な健康問題の1つとなる可能性がある。

　作物中での真菌の発育を防止するために推奨される管理措置は，作物へのストレスが最も低い地域から穀粒を収穫すること，真菌の発育や害虫の侵入を肉眼的にチェックすること，及び作物を安全な水分含量に迅速に乾燥することである。また，貯蔵及び輸送中の湿度を低く保つことも凝結の原因となる急激な温度変化を避けるために必要である。有害生物管理実施規範が，生の穀粒及びそれらの穀粉における汚染を防止し，マイコトキシン産生の可能性を減少させるために必要である。燻蒸消毒，封印された貯蔵，大気の管理のような追加的管理措置も使用可能である。穀粒のマイコトキシン検査は，栽培及び収穫時にストレス状態にある作物では特に適切である。

　コーデックス委員会（2003）では，オクラトキシンA，ゼラレノン，フモニシン及びトリコテセンを含む穀類中のマイコトキシン汚染の防止と減少のための実施規範を採択した。総合管理プログラムでは，食品のマイコトキシン汚染と結びつくリスクを管理するためにHACCP原則を取り入れている（FAO 1999）。HACCP原則の実施は，各穀類作物の生産，取り扱い，保管及び加工処理における予防管理の適用を通してマイコトキシン汚染を最小にする。

　サルモネラ属菌は，穀粒や穀粉を時々汚染する可能性がある。製品中の水分分布が不均一で湿潤箇所（wet spot）ができると，サルモネラ属菌が発育可能になる。カビの発育を防止する環境下での穀粒や穀粉の貯蔵は，カビはサルモネラ属菌よりも遙かに低い水分活性で発育できるためサルモネラ属菌の発育も制御する。サルモネラ属菌は，乾燥した粉の中で何か月も生残可能である（Dack 1961）。乾燥条件下で温度が上昇した穀粒や穀粉の貯蔵は，製品，温度及び水分のレベルによって様々な程度で微生物量を減らすことが示されている（van Cauwen-berge et al. 1981）。温度を上昇させる貯蔵は，大量の乾燥製品中のサルモネラ属菌を殺滅するために商業的に使用されている。有害生物管理プログラムは，サルモネラ属菌の汚染を防止するために穀粒と穀粉の貯蔵に適切である。

　穀粒の製粉工程は，屑や殻を取り除くことで微生物の汚染を減少させることが可能と思われる

第 15 章　　穀類及び穀類製品

が，減少はそれほど大きくない。製粉前の穀粒の洗浄や漂白は，管理されていなければ微生物汚染に影響する可能性がある。

　穀粉や乾燥混合物のための乾燥製粉及び加工処理環境における装置に乾燥清浄法を用いることは，汚染箇所の定着を防止するために重要である。湿式清浄化で使用される水は，隙間や穴に溜まり腸管内病原微生物を発育させるが，洗浄するのは難しく，したがって湿式清浄化は推奨されない。サルモネラ属菌について穀粒及び穀粉の加工処理環境の検査は，潜在的な汚染場所の検出のために適切である（ICMSF 2005）。

15.2.1.2　腐敗・変敗と管理

　ある種の真菌と細菌は植物にとって病原性があり，作物病の原因となり，収穫した穀粒の腐敗・変敗につながる。真菌の発育は穀粒に対して直接的な被害だけではなく，物理的（自然発生の加熱による）被害，あるいは化学的（酵素あるいは脂肪酸の産生による）被害の原因になる可能性がある。穀粉の劣化は，不適切な収穫，加工処理及び貯蔵条件による温度の不適切と湿度管理の不備に原因する可能性がある。真菌及び細菌ハザードの管理措置は，腐敗・変敗を管理するためにも推奨される（ICMSF 2005）。

15.2.2　微生物データ

　Table 15.1 は，生乾燥穀粒，穀粉及び穀粉を基本とした混合物に有用な検査を要約している。特定の推奨事項に関連する重要な詳細については本文を参照のこと。

15.2.2.1　極めて重要な原材料

　生の穀粒は，穀粉及び乾燥混合物の生産のための重要な原材料である。生の穀粒は，トウモロコシ中のアフラトキシンやフモニシン，小麦中の DON やニバレノール，及び大麦とライ麦中のオクラトキシン A のようなマイコトキシンについて適切であることを，製粉する前に十分にスクリーニングすべきである。DON の存在は圃場で作物をモニターすること，及び穀物倉庫での重量の必要事項を穀粒検査に導入することで管理できる。これは，適正農業規範が検査よりもマイコトキシンを管理するためにどのようにして使用できるかの例である。また，ゼラレノン，トキシン T-2 及びアルテルナリオールのような他のマイコトキシンは，既に述べたように一部の地域からの穀粒においてモニタリングすべきである（ICMSF 2005）。コーデックス委員会は，生の小麦，大麦及びライ麦中のオクラトキシン A について 5 μg/kg の最高レベルを採択した（Codex Alimentarius 2008）。穀類中の他のマイコトキシンについては，コーデックス委員会の勧告はないが，国により各自の限度を採用している。

　砂糖，食塩，重曹及びショートニングのような乾燥混合物の原材料は，生の穀粒や穀粉と比較して，ヒトの健康について重大な懸念はない。粉末卵あるいは粉ミルクの原材料はサルモネラ属菌のリスクが存在する可能性があり，従ってサルモネラ属菌の検査は，特に納入業者について知識がな

15.2　乾燥した生穀粒及びそれらの穀粉と穀粉を基本とした混合物

い時に有用であると思われる。より詳しいガイダンスについては該当する章を参照のこと。

Table 15.1 乾燥した生穀粒及びそれらの穀粉と穀粉を基本とした混合物の微生物学的安全性と品質のための検査

	相対的重要性	有用な検査
極めて重要な原材料	高	真菌の発育，害虫の侵入及び湿潤箇所について外観検査。製粉前に，固有のマイコトキシンについて穀粒を検査： ・トウモロコシにおけるアフラトキシン及びフモニシン ・小麦におけるデオキシニバレノール及びニバレノール ・大麦及びライ麦におけるオクラトキシンA
加工中	中	穀粒中の水分量は，米：13%，小麦，トウモロコシ，大麦：11%，オート麦：10%以下であることが望ましい（ICMSF 2005）。 通常の作業中の工程の管理を検証するため，サルモネラ属菌について製品接触面の製品残渣を検査。通常のガイダンスレベル： ・サルモネラ属菌：存在しない。
加工処理環境	高	通常の作業中の工程の管理を検証するため，関連箇所におけるサルモネラ属菌について環境を検査。通常のガイダンスレベル： ・サルモネラ属菌：存在しない。
可食期間	–	適切でない。
最終製品	中	穀粒及び季節の懸念に応じて，固有のマイコトキシンについて最終製品を検査。病原微生物の検査は，GHP及びHACCPが上記の検査で効果的であることを確認する時に，通常の作業中には推奨されない。上記の検査あるいは工程の逸脱が安全性の問題の可能性を示す時，検査がサルモネラ属菌について推奨される。

	製品	微生物	分析方法[a]	ケース	サンプリングプラン及び限度/25g[b]			
					n	c	m	M
低	穀粉及び乾燥混合物	サルモネラ属菌	ISO 6579	10	5[c]	0	0	–

[a] 代替法は，ISO法に対して妥当性確認された時に使用可能である。
[b] これらのサンプリングプランの担保水準については付属Aを参照。
[c] それぞれ25gの分析単位（混合については7.5.2項を参照）

15.2.2.2　加工中

マイコトキシンについての穀粒，穀粉及び乾燥混合物の加工中検査は，微生物ハザードの程度が加工処理中に大きく変わる可能性がないため推奨されない。しかし，サルモネラ属菌について，定期的に加工中のサンプルを検査することは有用であり，サルモネラ属菌は存在すべきでない（GMA 2009）。上記のように，水への暴露はサルモネラ属菌の発育に好ましい微小環境を作る可能性がある。穀粉の水分は，ふるいの目にたまる塊の原因になることが多く，従って，ふるいの屑は有用なサンプリング箇所となる。また，ラインの残渣は，それらが長期間に製造された製品を表すことから，ある種のシステムでは有用なサンプルを提供する。

第 15 章　　穀類及び穀類製品

15.2.2.3　加工処理環境

穀粒と穀粉の保管と輸送の間の水分管理は，湿度のレベルが12%を超えると真菌の発育とマイコトキシンの産生が起こる可能性があることから極めて重要である（ICMSF 2005）。温度の変動は凝結の原因になる可能性があり，それにより穀粒や穀粉に湿潤か所（wet spot）ができ，収穫された穀粒に存在する真菌の発育につながる。

サルモネラ属菌は乾燥状態でも生存するため懸念対象となる（Richter et al. 1993）。加工処理環境及び装置におけるサルモネラ属菌は，製品汚染の原因になる可能性がある。環境のサルモネラ属菌検査は汚染箇所を識別するために有用である（GMA 2009）。

15.2.2.4　可食期間

微生物学的可食期間検査は，穀類の粒，穀粉及び乾燥混合物では，その低い a_w が増殖を抑制することから適切でない。

15.2.2.5　最終製品

マイコトキシンは生の穀粒において主要な懸念対象であり，従って適切な毒素についての日常検査が推奨される。アフラトキシンやオクラトキシンAについては，酵素結合抗体免疫測定法（ELISA法）及び蛍光分析のような迅速スクリーニング検査が汚染レベルの優れた指標となる。しかし，陽性サンプルの更なる分析は適切な方法論を使用して行うべきである（Scott 1995, Barug et al. 2006）。

環境及び加工中のサンプリングからの結果は，サルモネラ属菌が存在しないことを確認している限り，最終製品の検査は定期的な検証についてのみ考慮できる。しかし，環境サンプル中の病原微生物の存在は，その原因を識別するための調査サンプリングのきっかけにすべきである。この調査は，最終製品のサンプリングで補足されると思われる。これらの製品は摂食前に加熱調理する必要があるので，ケース10が適用可能である。また，Table 15.1 は，この製品群の他の工程について推奨される検査も要約する。

15.3　生の冷凍及び冷蔵されたパン生地製品

生のパン生地は，パン，クッキー，パスタ及び穀類製造における中間製品であり，穀粉，膨張剤及び最終製品により酪農製品，卵，甘味料，ナッツ，チョコレートなどを含む他の原材料と混合する。パン生地は調合されて，焼成まで冷蔵あるいは冷凍の形態で流通すると思われる。通常，これらの製品は，小売店，レストラン及び家庭で焼成あるいは蒸気処理により加熱調理されることを意図している。ある種のパン生地製品は，アイスクリームのような他の食品の原材料として使用される。

15.3 生の冷凍及び冷蔵されたパン生地製品

15.3.1 重要な微生物

15.3.1.1 ハザードと管理

　パン生地を十分に加熱調理するために使用される加熱処理（焼成または蒸気処理）は，増殖形細菌を殺菌するのに十分な温度に達する。商業的に流通されているパン生地製品は，通常，加熱調理されることを意図している。しかし，アイスクリーム用のクッキー生地のような，そのまま摂食する（RTE）食品への適用は，サルモネラ属菌が穀粒や穀粉を時々汚染することに特別な注意が必要である。RTE製品に組み込まれるパン生地は，穀粉も含めて増殖形病原微生物を殺菌するための処理をした原材料を使用して調製すべきである。高温での保管は，大量の乾燥製品中のサルモネラ属菌を殺菌するために商業的に使用されている。しかし，使用する加熱処理は伝統的な焼成製品製造のための穀粉の機能特性を損なう可能性があるため，このタイプの処理は当該製品に対して適切でないと思われる。

15.3.1.2 腐敗・変敗と管理

　冷凍パン生地製品は微生物による腐敗・変敗の対象とはならない。冷蔵されたパン生地及びその他の生のペストリー製品は，穀類組成中に存在する乳酸菌の発育の結果として酸敗することがある。そのような微生物は，パン生地を作るための穀粉中に発生し，パン生地を作る装置に高い菌数に発育する可能性がある。しかし，酸敗の可能性は調製と保管条件に左右され，特定の製品中で生存可能な乳酸菌数は実際の検査によってのみ決定できる。問題は，衛生設計及び加工での衛生に対する厳しい注意により避けられる。

15.3.2 微生物データ

　Table 15.2 は，生の冷凍及び冷蔵されたパン生地製品に有用な検査を要約している。特定の推奨事項に関連する重要な詳細については本文を参照のこと。

15.3.2.1 極めて重要な原材料

　そのまま摂食可能なことを意図する製品用の穀粉の検査は信頼性のある管理方法ではない。生のパン生地製品中の砂糖，食塩，重曹及びショートニングのような原材料は，生の穀粒や穀粉と比較して，ヒトの健康への大きな懸念はない。粉末卵あるいは粉ミルクの原材料は，サルモネラ属菌が存在する可能性があり，したがって，サルモネラ属菌の検査は特に納入業者の管理の知識がない時に有用である。更に詳しいガイダンスについては該当する章を参照のこと。

　マイコトキシンは原材料レベルで管理しなくてはならない（15.2.1.1 項参照）

15.3.2.2 加工中

　加工中の検査は，冷凍パン生地製品における使用は限られている。生のパン生地製品では，ライ

第 15 章　穀類及び穀類製品

Table 15.2　冷凍及び冷蔵されたパン生地製品の微生物学的安全性と品質のための検査

	相対的重要性	有用な検査
極めて重要な原材料	中	穀粉または生の穀粒の信頼度が低ければ，マイコトキシンを検査。 納入業者の信頼度が低ければ，サルモネラ属菌について汚染しやすい原材料を検査。
加工中	低〜中	加工中検査は製品によって異なる。本文参照。
加工処理環境	高	加工処理施設環境中のサルモネラ属菌について検査。通常のガイダンスレベル： ・サルモネラ属菌：存在しない。
可食期間	–	冷凍製品には適切でない。調製によっては，冷蔵製品では適切と思われる。本文参照。
最終製品		病原微生物検査は，GHP 及び HACCP が上記の検査で効果的であることが確認される時は，通常の作業中で推奨されない。上記の検査あるいは工程逸脱が安全性の問題の可能性を示す時に，サルモネラ属菌について検査。

	製品	微生物	分析方法[a]	ケース	サンプリングプラン及び限度 /25g[b]			
					n	c	m	M
低	生の加熱調理用パン生地製品	サルモネラ属菌	ISO 6579	10	5[c]	0	0	–
	生の RTE パン生地製品	サルモネラ属菌	ISO 6579	11	10[c]	0	0	–

[a] 代替法は，ISO 法に対して妥当性確認された時に使用可能である。
[b] これらのサンプリングプランの担保水準については付録 A を参照。
[c] それぞれ 25 g の分析単位（混合については 7.5.2 項を参照）

ンの残渣が衛生管理を検証するために有用なサンプルとなる。微生物学的方法が冷蔵パン生地中の乳酸菌について提案されている（Hesseltine et al. 1969）；しかし，関連する検査は，製品の調製と腐敗・変敗の可能性による。サルモネラ属菌についてのライン残渣の定期的サンプリングは，生のパン生地製品が環境からの汚染を受けないことを検証するために有用である。

15.3.2.3　加工処理環境

加工処理環境はサルモネラ属菌の汚染箇所となり，加工中の材料を汚染する可能性がある。加工処理環境のサルモネラ属菌についてのモニタリングは推奨される。

15.3.2.4　可食期間

可食期間の検査は冷凍パン生地製品には適切でない。微生物による腐敗・変敗の対象となる冷蔵パン生地製品では考慮してもよい。これらの多くは二酸化炭素を封入して包装される；そのため，カビは問題でない。しかし，乳酸菌の発育は過剰なガスの発生及び腐敗・変敗につながる。特定の検査方法が，製品及び予測される流通条件について開発されるべきである。

15.3.2.5 最終製品

環境及び加工中のサンプリングの結果，サルモネラ属菌が存在しないことが確認されていれば，最終製品の検査は定期的な検証のためにのみ考慮する。しかし，環境サンプル中の病原微生物の存在は，原因を特定するための調査サンプリングのきっかけとすべきである。この調査は，最終製品のサンプリングで補足可能である。これらの製品は，摂食前に加熱調理する必要があり，したがってケース10が適用可能である。また，Table 15.2 は，この製品群の他の工程で推奨される検査も要約している。

15.4 乾燥穀類製品

乾燥穀類製品は，朝食用穀類，オートミール，スナック菓子，せんべい及び乳児用穀類を含む。乳児用穀類は第25章「乳幼児用乾燥食品」で扱われている。乾燥製品は，穀粒をフレーク状及びパフ状にする間に加熱し，あるいは穀粉に水を加えた後に押し出して形成する間に加熱して作られる。通常，乾燥穀類製品は，それ以上加熱調理することなしに摂食される（RTE）が，ある種のものはミルクや熱湯を加えて加熱される。砂糖，食塩，スパイス，ビタミン，香料及び乾燥果実やナッツのような他の原材料が最終製品に加えられることもある。

15.4.1 重要な微生物

15.4.1.1 ハザードと管理

適正衛生規範が適切である時は重大なハザードは存在しない。しかし，サルモネラ属菌の集団発生が環境あるいは原材料の汚染のために乾燥穀類製品と結びついている。例えば，2件の *Salmonella* Agona の集団発生が，同じ製造施設で生産された朝食の穀類製品と関係していた。調査では，ある穀類工場の加工処理ラインが汚染源であることを示した（CDC 1998, 2008）。

マイコトキシンは原材料レベルで管理しなくてはならない（15.2.1.1項参照）。

15.4.1.2 腐敗・変敗と管理

低い水分活性のため，通常，微生物による腐敗・変敗の懸念はない。

15.4.2 微生物データ

Table 15.3 は，乾燥穀類製品に有用な検査を要約している。特定の推奨事項に関連する重要な詳細については本文を参照のこと。

第 15 章　　穀類及び穀類製品

Table 15.3　乾燥穀類製品の微生物学的安全性と品質のための検査

	相対的重要性	有用な検査
極めて重要な原材料	中	穀粉あるいは生の穀粒の信頼度が低ければ，マイコトキシンについて検査。 納入業者の信頼度が低ければ，サルモネラ属菌についてその後の殺菌処理の対象とならないナッツ，ココア及び汚染しやすい原材料を検査。
加工中	高	適切な製品残渣及びライン中のサンプルをサルモネラ属菌について検査。通常のガイダンスレベル： ・サルモネラ属菌：存在しない。
加工処理環境	高	加工処理施設環境中のサルモネラ属菌及び腸内細菌科菌群を検査。通常のガイダンスレベル： ・腸内細菌科菌群：$10^2 \sim 10^3$ CFU/g ・サルモネラ属菌：存在しない。
可食期間	−	適切でない。
最終製品	高	腸内細菌科菌群の検査は工程管理を検証するために推奨される。

				サンプリングプラン及び限度 /g[b]			
製品	微生物	分析方法[a]	ケース	n	c	m	M
乾燥穀類	腸内細菌科菌群	ISO 21528-2	2	5	2	10	10^2

低　病原微生物検査は，GHP 及び HACCP が上記の検査で効果的であることが確認される時は，通常の作業中で推奨されない。上記の検査あるいは工程の逸脱が安全性の問題の可能性を示す時に，サルモネラ属菌の検査が推奨される。

				サンプリングプラン及び限度 /25g[b]			
製品	微生物	分析方法[a]	ケース	n	c	m	M
乾燥穀類	サルモネラ属菌	ISO 6579	11	10^c	0	0	−

[a] 代替法は，ISO 法に対して妥当性確認された時に使用可能である。
[b] これらのサンプリングプランの担保水準については付属 A を参照。
[c] それぞれ 25 g の分析単位（混合については 7.5.2 項を参照）

15.4.2.1　極めて重要な原材料

生の穀粒中のマイコトキシンは加工処理後も残存するので，マイコトキシンの検査は納入業者により管理されなければ適用される。乾燥果実やナッツのような他の主要原材料を検査することは適切であると思われる。ほとんどの乾燥穀類製品はそのまま摂食されるので，サルモネラ汚染の履歴のあるナッツ，ココア及び他の原材料は，納入業者により管理されなければ検査するのが望ましい。

15.4.2.2　加工中

乾燥穀類製品と結びつく集団発生は，サルモネラ属菌について定期的な加工中の検査（例：ライン残渣）の有用性を示しており，サルモネラ属菌は存在すべきでない。

15.4.2.3 加工処理環境

加工処理環境はサルモネラ属菌の汚染場所となり，加工中の食品を汚染する可能性がある。サルモネラ属菌のための加工処理環境のモニタリングは推奨される。

15.4.2.4 可食期間

微生物学的な可食期間検査は，穀類の穀粒，穀粉及び乾燥混合物が低い a_w ということから適切でない。

15.4.2.5 最終製品

乾燥穀類について提案されている検査は Table 15.3 に示されている。環境及び加工中のモニタリングは，潜在的な問題を特定し是正することを目的として適切に設計されていれば，最終製品の検査よりも有用性が高いと考えられる。

15.5 焼成済みパン生地製品

パンは，小麦，トウモロコシ，大麦，オート麦，ライ麦，大豆，雑穀あるいはモロコシの穀粉でつくられ，高い温度で加熱（焼成）される。多くは，パン生地の酵母による発酵が焼成の前に行われる。その他の原材料には，水，砂糖，食塩，乳及び卵がある。また，ソーダクラッカー（soda cracker），天然酵母（sour dough）パン，パネットーネ（panettone），ナン（nan），ピタ（pita：中近東のパン），ポン・デ・ケイジョ（pão de queijo：ブラジルのチーズ入りロールパン）及びトルティーヤ（tortillas）もこの部類に含まれる。これらのパン類の組成と加工処理特性は，それらの微生物の生態と共に既に報告されている（ICMSF 2005）。パン生地製品の許容可能な形態と食感を得るために必要な温度は，増殖形菌体を不活化させるのに十分である。さらに，多くの文化により使用される焼成手順は焼成済み製品の表面を脱水し，表面での微生物の発育を防止する。アジアの文化では，時々パン生地製品に蒸気処理を行い，この結果，表面におけるある種の病原微生物の発育を可能とする水分活性となる。

15.5.1 重要な微生物

15.5.1.1 ハザードと管理

前項で述べたように，マイコトキシンが穀粉を製造するために使用される穀粒中で管理されていなければ懸念対象と思われる。明らかな例外は，トルティーヤを作るために使用する石灰処理されたトウモロコシがある。サルモネラ属菌及びセレウス菌が時おりパン生地中に見られることがあるが，パン生地が適切にパンの形成を行うために加熱されれば，ヒトの疾病の原因となることはない。

15.5.1.2 腐敗・変敗と管理

　カビは，焼成済みパン製品で長期間保管されると発育する。目に見えるカビの発育に必要な時間は，製品表皮（crust）の水分レベル，パン表面の初期汚染レベル，パン生地内に存在する可能性のある保存剤及び保管温度に左右される。焼成処理はパン生地中のカビは殺すが，焼成処理から包装までの環境が管理されていなければ汚染が起こる可能性がある。包装前の焼成済みパンの冷却処理は，凝結を防ぐために推奨される。冷却及び包装環境における乾燥と清潔な状態に保つことがパンの品質を保つには極めて重要である。

　穀粉に存在する可能性のあるロープ菌（*B. subtilis* 及び *B. licheniformis* のムコイド変異体）も，焼成処理工程で生残可能であることから湿気のあるパンでは懸念対象である。このような細菌を検査するために使用可能な方法はあるが，実際の焼成検査の実施は，特定の穀粉がロープを産生するかどうかを観察することによってパン製造に適しているかを決定するために，より適切であると思われる（ICMSF 1986）。また，ロープによる腐敗細菌は，不十分な清浄化と衛生の結果として，製パン環境に定着することもある。

15.5.2　微生物データ

　Table 15.4 は，焼成済みパン生地製品に有用な検査を要約している。特定の推奨事項に関連する重要な詳細については本文を参照のこと。

15.5.2.1　極めて重要な原材料

　焼成処理工程は，原材料中の増殖形細菌，酵母及びカビを不活化するのに十分である。従って，安全性の懸念（例：サルモネラ属菌）は，原材料が焼成処理後に添加されなければ最少である（例：グレーズ，卵液，ナッツのトッピング）。他の穀類を基本とした製品と同様，穀粉の製造に使用した穀粒中のマイコトキシンは，納入業者が管理すべきである。製品の特性はロープ形成が起こりやすければ，穀粉は低レベルのロープ菌芽胞についてスクリーニングするか，納入業者が管理すべきである。

15.5.2.2　加工中

　焼成済み製品のモニタリングは，製品及び作業計画により大きく異なる。多くの場合，焼成処理後の製品の暴露は極めて限られており，加工中のサンプリングは不適切と思われる。

15.5.2.3　加工処理環境

　空気ろ過及び衛生措置によるカビの管理は，包装後にカビの発育を許すような高い a_w を持つ多くの焼成済み製品のカビによる腐敗・変敗を早期に防止するために不可欠である。固定平板あるいはエアサンプラーの使用による空気のモニタリングは，腐敗・変敗に結び付くレベルの履歴を説明するのに有用である。これは，焼成済み製品は，包装内部の凝結を防ぐために包装前に冷却が必要

であることから，この方法は冷却及び包装区域では特に有用である。

サルモネラ属菌は穀粉及び乾燥した環境で長期間生残できることから，焼成後の環境中のサルモネラ属菌について定期的な調査を行うことが賢明である。パン製品の製造施設では，衛生のために乾燥清浄（dry cleaning）法を用いて乾燥状態を維持すべきである。環境サンプリングを行う時には，凝結，溜水及びその他のサルモネラ属菌の定着と発育に都合の良い高湿度条件のあらゆる区域に特別な注意をはらうべきである。例えば，凝結は冷凍機のトンネルの入り口に形成される可能性がある。

ロープによる腐敗・変敗が懸念されれば，装置の清浄度についての衛生指標微生物は適切である。

15.5.2.4　可食期間

製品の範囲が広いため，この製品群全体について一般的な推奨事項を決めることはできない。焼成済みパン生地製品の腐敗・変敗は文書化されており，従って，可食期間の検査は情報が品質及び使用期間表示に有益である時に行うべきである。ロープによる腐敗・変敗の傾向がある製品では，様々なバッチの穀粉を使った可食期間の検査をすることが賢明である。

15.5.2.5　最終製品

焼成済みパン製品の安全性は文書化されており，従って，これら製品の日常の検査は推奨されない（ICMSF 2005）。上記の検査あるいは加工の逸脱が安全性の問題の可能性を示す時，Table 15.4は推奨される検査を示している。

15.6　詰め物のないパスタ及び麺類

パスタ及び麺類は，小麦粉，セモリナ（semolina），そば粉，米粉あるいはこれらを組み合わせたものから作られた生のパン生地製品である。卵のような他の原材料が加えられることもある。水が加えられ，グルテンが抽出されるまで混合され，パン生地は好みの形に形成される。パン生地は，様々な形のパスタや麺に押し出され，ロールあるいはカットされ，通常は製品に左右される温度で乾燥される。十分に乾燥された製品は，常温で長期の可食期間を有する。また，混合ガス包装された新鮮なあるいは部分的に乾燥した冷蔵パスタ及び麺も商品化されている。トルテッリーニ（tortellini）やラビオリ（ravioli）のような詰め物をしたパスタは，第26章で述べる。

第15章　穀類及び穀類製品

Table 15.4 焼成済みパン生地製品の微生物学的安全性と品質のための検査

	相対的重要性	有用な検査
極めて重要な原材料	中	穀粉あるいは生の穀粒の信頼度が低ければ，マイコトキシンについて検査。焼成処理後に加えられるナッツ，卵液，乾燥乳製品及びその他の汚染を受けやすい原材料は，納入業者の信頼度が低ければ，サルモネラ属菌について検査。
加工中	中	適切な検査は，製品のタイプ及び影響される工程による。本文参照。
加工処理環境	高	カビによる腐敗・変敗を受けやすい製品の冷却及び包装区域のカビについて，大気を検査。装置の清浄化及び衛生手順の衛生モニタリングは適切である。必要に応じて（本文参照），加工処理施設環境のサルモネラ属菌について検査。通常のガイダンスレベル： ・サルモネラ属菌：存在しない。
可食期間	中	検査は製品，調製及び製品の使用目的による。一般的なガイダンスについては本文を参照。
最終製品	低	病原微生物の検査は，GHPとHACCPが上記の検査で効果的であることが確認されている時には通常の作業中に推奨されない。上記の検査あるいは加工の逸脱が安全性の問題の可能性を示す時は，以下のサンプリングプランが推奨される。

				サンプリングプラン及び限度/25g[b]			
製品	微生物	分析方法[a]	ケース	n	c	m	M
焼成済みRTEパン生地製品	サルモネラ属菌	ISO 6579	11	10[c]	0	0	-

[a] 代替法は，ISO法に対して妥当性確認された時に使用可能である。
[b] これらのサンプリングプランの担保水準については付属Aを参照。
[c] それぞれ25gの分析単位（混合については7.5.2項を参照）。

15.6.1　重要な微生物

15.6.1.1　ハザードと管理

マイコトキシンは，穀粉がマイコトキシン管理プログラムを持たない納入業者から入手されれば懸念対象となる。

細菌ハザードのうち，卵を使った原材料からのサルモネラ属菌汚染は懸念対象である。それらは，パスタの乾燥工程で生残でき，数か月間生存可能である（Rayman et al. 1979）。サルモネラ属菌の生残は，麺類が適切に加熱調理されなければ問題と思われる。

卵の存在は，パスタ内における黄色ブドウ球菌の発育とエンテロトキシン産生の可能性を増加させる。エンテロトキシンは乾燥パスタに残存し，煮沸水中で破壊されない。黄色ブドウ球菌のハザードは，ミキサーや押し出し形成機から製品残渣を清浄にすること，及びゆっくりした乾燥時間を避けることで管理できる。パスタの製造装置は，清浄が難しいミキサーハブや押し出し形成機のように幅が狭く複雑な形をしている。毎日の清浄化では，残渣の蓄積及び潜在的な汚染箇所の発生

15.6 詰め物のないパスタ及び麺類

を防止することが必要である。乾燥清浄法は，装置の手の届かない部分や環境における発育の可能性を減らすために使用すべきである。

穀粉は，生パスタ同士あるいは加工処理装置にパスタが固着するのを防ぐため使用される。加工処理ライン上の穀粉とパン生地の過剰な蓄積は，黄色ブドウ球菌，サルモネラ属菌及び腐敗細菌の発育場所を提供することになる。発育の程度は，パン生地の水分活性，製造温度及びその他の加工処理や調製要因に左右される。装置の基本的な衛生が重要である。

ボツリヌス菌は，冷蔵生パスタが本菌の発育を防止するように調製されず，適正温度に維持されていなければ懸念対象になると思われる。

15.6.1.2 腐敗・変敗と管理

腐敗・変敗は乾燥パスタ及び麺類では起こらない。生パスタは，冷蔵庫での保管が極めて長く保持されたり，あるいは混合ガス包装が破損した時に，酵母，カビ及び細菌の発育によって劣化することがある。

15.6.2 微生物データ

Table 15.5 は，詰め物のないパスタ及び麺類製品に有用な検査を要約している。特定の推奨事項に関連する重要な詳細については本文を参照のこと。

15.6.2.1 極めて重要な原材料

サルモネラ属菌は，穀粉及び卵の原材料には存在する可能性がある。殺菌された卵の使用はサルモネラ汚染の可能性を減少できる。

15.6.2.2 加工中

黄色ブドウ球菌の加工中サンプルのモニタリングは，特にミキサーハブの周囲及び製品が蓄積するその他の箇所で加工処理ラインの作業の時間の長さを決定するために有用である。乾燥工程は，黄色ブドウ球菌の許容できない増加を防ぐためにモニタリングする必要がある。また，好気性集落数も工程管理をモニタリングするために有用と思われる。

15.6.2.3 加工処理環境

適正衛生規範に加えて，温度と湿度のモニタリングはパスタ及び麺類の乾燥処理区域で特に重要である。サルモネラ属菌について環境サンプルのモニタリングは，汚染箇所を特定し是正するために有用である。

15.6.2.4 可食期間

乾燥パスタの可食期間検査は適切でないが，冷蔵パスタでは必要と思われる。生パスタの混合ガ

第15章　穀類及び穀類製品

Table 15.5　詰め物のないパスタと麺類の微生物学的安全性と品質のための検査

	相対的重要性	有用な検査
極めて重要な原材料	高	原材料の穀粉の信頼度が低ければ，マイコトキシンを検査。 納入業者の信頼度が低ければ，サルモネラ属菌について卵を検査（第22章参照）。
加工中	中	黄色ブドウ球菌について，特に製品が蓄積する部位で加工中の残渣を検査。通常の認められるレベル： ・好気性集落数：$-<10^6$ CFU/g ・黄色ブドウ球菌：$-<10^3$ CFU/g
加工処理環境	低	加工処理施設の環境中のサルモネラ属菌について検査。通常のガイダンスレベル： ・サルモネラ属菌：存在しない。
可食期間	－ 高	乾燥パスタに適用できない。 冷蔵パスタの可食期間は，適切な検査で設定すべきである。冷蔵パスタでは，製品の安全性と安定性において極めて重要と決定されれば，a_W，pH及び封入ガスの条件を調査。
最終製品	－	病原微生物の検査は，GHPとHACCPが上記の検査で効果的であることが確認される時には，通常の作業中は推奨されない。加工の逸脱あるいは検査が安全性の問題を示す時は，以下のサンプリングプランが推奨される。

	製品	微生物	分析方法[a]	ケース	サンプリングプラン及び限度/g[b]			
					n	c	m	M
低	パスタ及び麺類	黄色ブドウ球菌	ISO 6888-1	8	5	1	10^3	$10^{4\,c}$

					サンプリングプラン及び限度/25g[b]			
					n	c	m	M
低		サルモネラ属菌	ISO 6579	10	5^d	0	0	-

[a] 代替法は，ISO法に対して妥当性確認された時に使用可能である。
[b] これらのサンプリングプランの担保水準については付属Aを参照。
[c] 黄色ブドウ球菌エンテロトキシン検査は，菌数の代わり，あるいは菌数が限度を超えれば使用すると良い。
[d] それぞれ25 gの分析単位（混合については7.5.2項を参照）。

ス包装で懸念されるボツリヌス菌及びその他の病原微生物について，製品が暴露される時間と温度，製品のpHとa_Wの情報は，可食期間中の安全性を検証するために適切と思われる（ICMSF 2005）。

15.6.2.5　最終製品

上記のように，乾燥パスタと麺類はサルモネラ属菌及び黄色ブドウ球菌が存在する可能性がある。ICMSF（1986）では，乾燥パスタの検査でサルモネラ属菌についてケース10を，これらの製品は摂食前に加熱調理されるので，黄色ブドウ球菌についてケース8を提案している。$M = 10^4/g$

の限度が黄色ブドウ球菌について提案されている。黄色ブドウ球菌が 10^4 CFU/g を超える値でパスタ中に認められれば，エンテロトキシンは煮沸によって不活化されないので検査を検討してもよい。黄色ブドウ球菌は乾燥パスタの保管中に徐々に死滅する可能性があり，したがって，推奨されるサンプリングプランは製造後早い時期に適用することが望ましいと考えることが重要である。エンテロトキシンについて妥当性確認された検査方法は，以前のガイダンス（ICMSF 1986）で入手でき，疑わしい製品には考慮してもよい。

Table 15.5 は，パスタ及び麺類製品の微生物学的安全性と品質のために推奨される検査を示している。

15.7 加熱調理済み穀類

この製品群には，商業用に流通及び市販されている加熱調理された穀粒が含まれる。一部の穀粒は，限定的に乾燥処理と脱殻処理を行った原形のまま加熱調理される。アジアのほとんどの国々では，煮沸あるいは蒸煮した米を揚げたり，またはそのまま主食とする。また，小麦も煮沸後に摂食されるが，米のように他の穀類と通常混ぜて使われる。加熱調理したトウモロコシはこの製品群に含まれるが，スイートコーンは第 12 章で述べる。

煮沸あるいは蒸煮処理による穀粒の再水和により，細菌の発育が容易になるレベルに水分活性が増加する。通常，これらの製品は調理後すぐに摂食される。しかし，ある場合には，煮沸あるいは蒸煮した製品は，その後の使用や摂食のために調理されることがある。例えば，米は加熱調理され，単体であるいは他の原材料を加えて冷凍されることがある。長期保存可能な真空包装した再水和された米製品は，比較的最近開発された商品である。

15.7.1 重要な微生物

15.7.1.1 ハザードと管理

マイコトキシンの潜在的ハザードは以前に検討した。これらの製品は，加熱調理によって増殖形病原微生物が殺菌されるため，それらとの結びつきはほとんどない。しかし，芽胞形成菌の生残は懸念対象となる。多数のセレウス菌による食品由来疾病の発生が，煮沸した米あるいは2度揚げした米と関連している（Schiemann 1978, Shinagawa 1990, Granum & Baird-Parker 2000, Haque & Russell 2005）。*B. pumilus* により産生されたプミラシジン（pumilacidin）が，ノルウェーにおいて米と結びついた食中毒の原因として報告されている（From et al. 2007）。これらの事例は，加熱調理した米を数時間あるいは一晩室温に放置，あるいは冷蔵庫で大きな容器中に入れて十分に冷却されなかった結果である。これらの集団発生は，加熱調理済み製品について基準を設定するよりも，消費者教育，食品取り扱い者の教育・訓練及び製品についての情報の表示（例："調理後，後で食べるために保管する時は冷蔵してください"）によって防止できる。

第15章　穀類及び穀類製品

長期保存可能な真空包装された水和米製品の出現は，製品が芽胞形成菌を殺菌するための工程がないか，あるいは発育を防止するための調製がなければ，セレウス菌やボツリヌス菌が潜在的な懸念対象となる。

15.7.1.2　腐敗・変敗と管理

腐敗真菌や細菌は，加熱調理によって殺菌されるが，加熱調理済み穀類は，理想的な発育培地である。微生物ハザードに対する管理手順は，腐敗・変敗を管理するためにも有用である。

15.7.2　微生物データ

Table 15.6 は，加熱調理済み米について有用な検査を要約している。特定の推奨事項に関連する重要な詳細については本文を参照のこと。

15.7.2.1　極めて重要な原材料

生穀粒に由来するマイコトキシンは，これらの製品に適用される加工処理手順で残存する。穀粒は，これらのマイコトキシンが頻繁に見られる地域において，関連マイコトキシン（例：アフラトキシン，フモニシン，オクラトキシン A，DON 及びゼラレノン）について検査を行っている納入業者から調達すべきである。

15.7.2.2　加工中

加熱調理の間に増殖形微生物は不活化され，米中のセレウス菌数は減少するが，完全に排除されない可能性がある（Johnson et al. 1983）。従って，汚染箇所ができないことを確認するため，継続的な米の加熱調理作業について，セレウス菌を対象にライン残渣の定期的検査を行うことは有用と思われる。セレウス菌により産生される催吐毒素は熱抵抗性である。腸内細菌科菌群あるいは総生菌数の検査は，工程管理の有用な指標微生物となる。通常のレベルは，環境，工程及び製品によって様々である。

15.7.2.3　加工処理環境

加工処理環境は芽胞形成菌及びサルモネラ属菌の汚染箇所となり，包装前の環境に曝された食品を汚染する可能性がある。加工処理環境のモニタリングは場合によっては有用と思われる。

15.7.2.4　可食期間

通常，穀類製品は調理後すぐに摂食されるので可食期間検査は適切でない。しかし，常温で長い可食期間の真空包装製品が商品的に利用可能である。製品が微生物を殺菌するために加工されなければ，包装内部の水分活性，pH 及び気相はボツリヌス菌の発育の可能性を評価するために注意深く再調査すべきである。

Table15.6 加熱調理済み米の微生物学的安全性と品質のための検査

	相対的重要性	有用な検査
極めて重要な原材料	中	生の穀粒の信頼度が低ければ，マイコトキシンについて検査。
加工中	高	継続的な米の加熱調理では，工程管理を検証するため作業中にセレウス菌について製品残渣を検査。通常のガイダンスレベル： ・セレウス菌－＜ 10^2 CFU/g ・好気性集落数あるいは腸内細菌科菌群は工程管理の有用な指標と思われる。通常のレベルは，製品や工程に左右される。
加工処理環境	中	工程管理を検証するため，通常の作業中に関連箇所のサルモネラ属菌について検査。通常のガイダンスレベル： ・サルモネラ属菌：存在しない。
可食期間	低～高	加熱調理後すぐに摂食する製品では適切でない。 常温状態で保管される長い可食期間の製品では，安全性と安定性を検証するデータは不可欠であり，水分活性，pH 及び気相条件，及び加工処理パラメータを含むと思われる。
最終製品	高	発育抑制のための製品パラメータを検査することは，ボツリヌス加工を受けてない長期保存可能製品では不可欠である（本文参照）。
	低	病原微生物の検査は，GHP と HACCP が上記の検査で効果的であることが確認されている時の通常の作業中には推奨されない。上記の検査あるいは工程逸脱が懸念を示すか，あるいは過去の履歴が不明の米では，検査がセレウス菌ついて推奨される。

				サンプリングプラン及び限度/g[b]			
製品	微生物	分析方法[a]	ケース	n	c	m	M
米	セレウス菌	ISO 7932	8	5	1	10^3	10^4

[a] 代替法は，ISO 法に対して妥当性確認された時に使用可能である。
[b] これらのサンプリングプランの担保水準については付属 A を参照。

15.7.2.5 最終製品

ICMSF（1986）は，主な原材料として加熱調理済み米あるいはトウモロコシ粉を含むアントレー（entree）についてセレウス菌の基準を推奨している。トウモロコシ粉を基本とした製品とセレウス菌による集団発生の関連は，その推奨事項以来，具体化したことはないが，集団発生は加熱調理済み米と結びついた。米の冷却処理と保管中の時間と温度のモニタリングは，製品が時間がたった後で摂食される時の管理に適している。上記のように，加工中あるいは環境モニタリングは継続的な加工処理では有用と思われるが，時間と温度の管理が失われた可能性の結果，通常とは異なる環境あるいは工程中の結果，あるいは製品の入手先及び微生物管理レベルについて履歴がない場合に限り最終製品の検査を行う。病原微生物の発育を防止するために調製された長期保存可能製品では，関連する検査は（例：pH, a_W などが適している），製品の平衡状態が発育を抑制し続けていることを保証するために行うのが望ましい。

第15章　穀類及び穀類製品

15.8　具材をトッピングした，または詰め物をしたパン生地製品

　広範囲な様々な具材をトッピングした，または詰め物をして焼成あるいは加熱調理された穀類製品が以前に報告されており（ICMSF 2005），それらにはケーキ，パイ，タルト，ドーナッツ，甘いパン類，ピザ，ラザニア，ラビオリ，だんご，春巻き，包子，エンパナーダ，エンチラーダ及びその他の物がある。これらのある種の物は，世界中でまた一部の地域で一般的である。詰め物やトッピングには，食肉，魚，チーズ，クリーム，脂肪，ナッツ，野菜，果物及びそれらのペーストやジャムからの様々な原材料が含まれる。それらは事前に加熱調理済みの物もあるが，ある種の詰め物やトッピングは加熱調理せずにパン生地に加えられ，またパン生地と一緒に加熱調理される。これらの製品の検討については，第26章を参照のこと。

文献

Barug D, Bhatnagar D, van Egmond HP et al (2006) The mycotoxin factbook: food and feed topics. Wageningen Academic Publishers, Wageningen

CDC (US Centers for Disease Control and Prevention) (1998) Multistate outbreak of *Salmonella* serotype Agona infections linked to toasted oats cereal - United States, April-May 1998. Morbid Mortal Wkly Rep 47:462-464

CDC (2008) Investigation of outbreak of infections caused by *Salmonella* Agona. http://www.cdc.gov/salmonella/agona/. Accessed 2 January 2010

Codex Alimentarius (2003) Code of practice for prevention and reduction of mycotoxin contamination in cereals, including annexes on ochratoxin A, zearalenone, fumonisins and trichothecenes. (CAC/RCP 51-2003) Joint FAO/WHO Food Standards Program, FAO, Rome

Codex Alimentarius (2008) Draft maximum levels for ochratoxin A in raw wheat, barley and rye. Appendix VII, para112. Thirty-first session, Geneva, Switzerland. 30 June-4 July 2008. ALINORM 08/31/41. Joint FAO/WHO Food Standards Program, FAO, Rome

Dack GM (1961) Public health significance of flour bacteriology. Cereal Sci Today 6:9-10

FAO (Food Agriculture Organization) (1999) Preventing mycotoxin contamination. Food, Nutrition and Agriculture. No 23. Food and Nutrition Division, FAO, Rome

From C, Hormazabal V, Granum PE (2007) Food poisoning associated with pumilacidin-producing *Bacillus pumilus* in rice. Int J Food Microbiol 115:319-324

GMA (Grocery Manufacturers Association) (2009) Control of *Salmonella* in low moisture foods. http://www.gmaonline.org/science/SalmonellaControlGuidance.pdf. Accessed 10 July 2010

Granum PE, Baird-Parker TC (2000) *Bacillus* species. In Lund BM, Baird-Parker TC, Gould GW (eds) The microbiological safety and quality of food. Volume II. Aspen Publishers, Gaithersburg, MD

Haque A, Russell NJ (2005) Phenotypic and genotypic characterisation of *Bacillus cereus* isolates from Bangladeshi rice. Int J Food Microbiol 15:23-34

Hesseltine CW, Graves RR, Rogers R et al (1969) Aerobic and facultative microflora of fresh and spoiled refrigerated dough products. Appl Microbiol 18:848-853

ICMSF (International Commission on Microbiological Specifications for Food) (1986) Microorganisms in foods 2: sampling for microbiological analysis: principles and specific applications, 2nd edn. University of Toronto Press, Toronto

ICMSF (2005) Microorganisms in foods 6: microbial ecology of food commodities, 2nd edn. Kluwer Academic/

文献

Plenum Publishers, New York

Johnson KM, Nelson CL, Busta FF (1983) Influence of temperature on germination and growth of spores of emetic and diarrheal strains of *Bacillus cereus* in a broth medium and in rice. J Food Sci 48:287-289

Rayman MK, D' Aoust J-Y, Aris B et al (1979) Survival of microorganisms in stored pasta. J Food Protect 44:330-334

Richter KS, Dorneanu E, Eskridge KM et al (1993) Microbiological quality of flour. Cereal Foods World 38:367-369

Schiemann DA (1978) Occurrence of *Bacillus cereus* and the bacteriological quality of Chinese "take-out" foods. J Food Protect 41:450-454

Scott PM (1995) Mycotoxin methodology. Food Add Contam 12:395-403

Shinagawa K (1990) Analytical methods for *Bacillus cereus* and other *Bacillus* species. Int J Food Microbiol 10:125-141

Sperber WH, NAMA (North American Millers' Association Microbiology Working Group) (2007) Role of microbiological guidelines in the production and commercial use of milled cereal grains: a practical approach for the 21st century. J Food Protect 70:1041-1053

Van Cauwenberge JE, Bothast RJ, Kwolek WF (1981) Thermal inactivation of eight serotypes of *Salmonella* on dry corn flour. Appl Env Microbiol 42(4):688

第 16 章
ナッツ，脂肪種子，乾燥豆及びコーヒー

16.1 はじめに
16.2 ナッツ
16.3 脂肪種子
16.4 乾燥豆類
16.5 コーヒー
文献

第16章　ナッツ，脂肪種子，乾燥豆及びコーヒー

16.1　はじめに

　本章では，穀粒を4つのグループに分ける：1）ピーナッツ及びツリーナッツ（木になるナッツ）を含むナッツ類，2）ヤシの実，菜種あるいはキャノーラ，ゴマ，ヒマワリ，ベニバナ，綿実及びカカオ種子のような脂肪種子，3）大豆粉，豆乳，豆腐及びスフ（sufu）のような豆類及び豆類を基本とする製品を含む乾燥豆及び4）コーヒー豆とコーヒー飲料。本章では，適用可能な箇所で，生材料から最終製品に至る箇所で適用されるこれらの製品の安全性のための管理措置を検討する。これには，微生物学的及びマイコトキシン検査を含む。
　これらの製品は，生の状態から，主に乾燥処理（屋外あるいは乾燥機により）による最小限の加工まであるが，ある種のものは焙煎，蒸熱，湯通し（ブランチング），あるいは酸化プロピレンのような殺菌ガスで処理される。
　微生物の生態，これらの製品の製造に適用される加工処理ステップ，摂食前の通常の調理，及び最終製品の汚染微生物への影響やこれらグループの管理措置は，以前に詳細に記述されている（ICMSF 2005）。

16.2　ナッツ

　ナッツは，乾燥した1つの種子のある果実で，成熟時に種子を遊離するために開いてはじけない。通常，それらは固い外皮あるいは殻に入っている。本項では，ピーナッツ及びツリーナッツ（アーモンド，ヘーゼルナッツ，ピスタチオ，ココナッツ及びブラジルナッツ）のような大型のナッツを対象とする。ピーナッツは本来はナッツではなく，むしろ豆類であるが本項で扱う。

16.2.1　重要な微生物

16.2.1.1　ハザードと管理
　ナッツにおける主な微生物学的問題は毒素産生真菌の発育であり，圃場及び不適切な収穫や保管中にピーナッツやツリーナッツに感染して急速に発育し，マイコトキシンの産生という結果になる。アフラトキシンはナッツと結びついた最も関連性のあるハザードである。これらの毒素に対するヒトの急性及び慢性の影響が記録されている（CDC 2004a, ICMSF 2005, Groopman & Kensler 2005）。
　アフラトキシンは *Aspergillus flavus*, *A. parasiticu*, *A. nomius* 及び関連の菌種によって産生される。ピーナッツへの侵入はほとんど収穫前に起こり，主に渇水あるいは高温により誘発された植物ストレスによる（Sanders et al. 1981, Pitt 2006, Pitt & Hocking 2009）。収穫前の渇水によるストレスはアフラトキシン産生の原因となる主な要因である。問題は灌漑で最も効率的に解決できる

が，これは多くのピーナッツ生産地域において実際的な解決策ではない。アフラトキシン産生株と競合させるために，土壌に A. flavus あるいは A. parasiticus の毒素非産生株を適用すること（Dorner & Cole 2002, Cotty 2006, Pitt 2006），あるいは A. flavus の発育に抵抗するピーナッツの遺伝子型を開発すること（Asis et al. 2005, Xue et al. 2005, Robens 2006）が収穫前の予防策として考えられている。A. flavus 及び A. parasiticus は約 0.80 の水分活性で発育可能である（Pitt & Miscamble 1995）が，毒素産生は水分活性 0.85 以下に限られている。コーデックス委員会（2004）では，各ピーナッツ作物の生産，取り扱い，保管及び加工処理における予防管理の適用を通じて，ピーナッツにおけるアフラトキシン汚染の予防と減少のための実施規範を採択した。

ツリーナッツでは，真菌による感染がひび割れあるいは昆虫による損傷を受けたナッツで起こる。ナッツ中のアフラトキシン形成を減少するための手段は，虫害を最小限にすること，収穫後にできるだけ早く 0.65 以下の水分活性になるような水分量にナッツを殻から出して乾燥すること，及びナッツの輸送と保管の間の湿度と温度を管理するという手順である（ICMSF 2005）。

アーモンドでは，アフラトキシンの産生はクルミマダラメイガ（navel orange worm）による実の仁の部分の損傷が原因であり（Schatzki & Ong 2001），アーモンド中のアフラトキシン含有量はナッツの虫害の程度に関係する可能性がある。

ブラジルナッツは森林で採取される唯一の作物で，従って GAP は適用しない。アマゾンの環境の気象条件及び採取活動は管理が不可能であり，毒素産生真菌やアフラトキシン産生に直接または間接的な影響を及ぼす。

コーデックス委員会（1994, 2005）はツリーナッツの適正衛生規範を採用している。実施規範では，果樹園，農場における加工処理（殻や外皮から取り出す），及び商業的な殻割りや殻のままの作業について基本的な衛生要件を示し，それには湯通し，カット，製粉及び同様の製品を含んでいる。アフラトキシン以外のマイコトキシンは，ピーナッツやツリーナッツでの報告はほとんどない。アフラトキシン以外の毒素の管理は推奨されない。

サルモネラ属菌はナッツの追加的なハザードである（Danyluk et al. 2007）。一般的ではないが，サルモネラ症の集団発生がアーモンド（CDC 2004b, Isaacs et al. 2005）及びピーナッツ（Kirk et al. 2004）と関連していた。フォローアップ研究では，9,274 個の 100 g/サンプルの 0.87% でサルモネラ属菌が陽性であり，陽性アーモンドでは 100 g 当たりサルモネラ菌数は≤ 10 であった（Danyluk et al. 2007）。この研究ではサルモネラ属菌の存在と好気性集落数，大腸菌群数及び大腸菌レベルの間に相関性はみられなかったが，Feldsine et al.（2005）は指標微生物のモニタリングは有用である可能性を示唆した。ある研究ではサルモネラ属菌は果樹園で何年間も生残可能であることを示した（Uesugi et al. 2007）。

ナッツ中の増殖形微生物の存在は，収穫前，収穫中及び収穫後の複数の時点での汚染から，摂食時点まで病原微生物が生残した結果である可能性がある。増殖形微生物は，酸化プロピレン，蒸気及び放射線照射を含む多様な収穫後の処理により管理可能である（Danyluk et al. 2005, Sanchez-Bel et al. 2005, Du et al. 2007, Brandl et al. 2008）。これらの方法は，好ましくない官能特性をもたらす結果となることもあり，病原微生物の除去を保証するのに不十分であると思われるが，いく

第 16 章　ナッツ，脂肪種子，乾燥豆及びコーヒー

らかは減少すると考えられる。主な管理措置は，信頼できる納入業者の選択，不活化措置の効果の妥当性確認，及び加工処理ラインや環境からの収穫後の汚染を防ぐように設計された適切な GHP の実施に基づく。

　ヒトのサルモネラ症は，汚染されたナッツのためであり，ピーナッツバターによるものが報告されている（Scheil et al. 1998, CDC 2007）。ピーナッツの焙煎工程は CCP として管理されることが多いが，ピーナッツバターでは最終製品に CCP はない。ピーナッツバター中のサルモネラ属菌の加熱耐性は，バターについての殺菌処理では効果があるが，その効果はかなり不確実である（Burnett et al. 2000, Shachar & Yaron 2006）。装置と環境の湿度管理が，加工処理システム中のサルモネラ属菌やその他の病原細菌の発育のリスクを減少させるために必要である。

　伝統的に，ナッツの焙煎処理で企業が適用する条件は，望まれる品質パラメータを提供するように設計されているが，これは顧客により異なると思われる。2000 年代初期のナッツに関連した集団発生及び回収は，サルモネラ属菌のような腸管内病原微生物を効果的に排除することを，製造業者が自らの作業条件の能力を確認するために焙煎工程を妥当性確認する必要性を示している。サルモネラ属菌が焙煎されたピーナッツやピーナッツバターに検出される時，汚染源は焙煎処理後にあることが多い。従って，GHP が焙煎後のナッツの再汚染を防止するために不可欠である。

　さらに，マイコトキシンはピーナッツバターにおけるハザードであり，アフラトキシンの検査は加工処理前の色による選別とカビの生えたナッツの除去効果を保証する（ICMSF 2005）。

16.2.1.2　腐敗・変敗と管理

　ナッツは焙煎処理されるか，そのまま摂食される。不十分な乾燥処理と不適切な保管条件は真菌による腐敗・変敗につながる。低い水分活性で発育可能な好乾性真菌は，水分量と温度が乾燥処理，輸送あるいは貯蔵において適していれば発育する可能性がある。関連する真菌や細菌におけるナッツの焙煎処理の殺菌効果を示す正確な定量的データはない。また，カビの発育及びマイコトキシンの形成を防止するために概説された管理措置は，好乾性の腐敗性真菌及びほとんどの細菌の発育を制御することにも役立つ。

16.2.2　微生物データ

　Table 16.1 は，ナッツに有用な検査の要約である。特定の推奨事項に関連する重要な詳細については本文を参照のこと。

16.2.2.1　極めて重要な原材料

　生材料は GHP を使用している生産者から入手すべきであり，このことは，ブラジルナッツが森林から採取される時のように GAP が適用できない時も同様である。それ以上の加工処理のないナッツバターあるいは最終的な混合物に使用されるナッツは，GHP を使用している製造業者から入手することが望ましい。細菌についての生原材料の検査は，妥当性確認された工程で焙煎される

16.2 ナッツ

製品では推奨されない。すべての生原材料は，潜在的な交差汚染を防止するために，最終製品から十分に分離することが望ましい。

Table 16.1 ナッツの微生物学的安全性と品質のための検査

	相対的重要性	有用な検査
極めて重要な原材料	低	適正農業規範をナッツの生産に使用すべきである。
	中	納入業者の信頼度が低ければ，関連するマイコトキシンを検査。
	高	納入業者の信頼度が低ければ，サルモネラ属菌と指標微生物について，その後に殺菌処理を行わないナッツを検査。
加工中	低	生のピーナッツとツリーナッツについては，日常の微生物学的検査は推奨されない。
	高	選別の効果は，温度と水分量と同様に，モニタリングすることが生のナッツにおけるマイコトキシンの管理に重要である。
	高	その後の加工処理のためのピーナッツとツリーナッツ（アーモンド，ヘーゼルナッツ，ピスタチオ及びブラジルナッツ）中の総アフラトキシンを検査：15 μg/kg
加工処理環境	高	GHP のモニタリングは，工程の管理を検証するために通常の作業中に極めて重要である。内部規格が腸内細菌科菌群のような指標微生物について有用であると思われる。工程の管理を検証するために，通常の作業中の関連区域のサルモネラ属菌について環境を検査。通常のガイダンスレベル： ・サルモネラ属菌：存在しない。
可食期間	-	適用できない。
最終製品	高	総アフラトキシンについて検査。 ・そのまま摂食可能なアーモンド，ヘーゼルナッツ，ピスタチオ及びブラジルナッツ：10 μg/kg ・そのまま摂食可能なピーナッツ：15 μg/kg
	中	指標微生物の検査は以下の内部規格が有用と思われる。この製品群の多様性は，すべてに適用できる基準を推奨することはできない。
	低	病原微生物の検査は，GHP と HACCP が上記の検査で効果的であることが確認されている時は，通常の作業中では推奨されない。上記の検査あるいは工程の逸脱が安全性の問題の可能性を示す時は，サルモネラ属菌の検査が推奨される。

製品	微生物	分析方法[a]	ケース	サンプリングプラン及び限度 /25g[b]			
				n	c	m	M
そのまま摂食可能なツリーナッツ，ピーナッツ及びナッツバター	サルモネラ属菌	ISO 6579	11	10[c]	0	0	-

[a] 代替法は，ISO 法に対して妥当性確認された時に使用可能である。
[b] これらのサンプリングプランの担保水準については付属 A を参照。
[c] それぞれ 25 g の分析単位（混合については 7.5.2 項を参照）。

第16章　ナッツ，脂肪種子，乾燥豆及びコーヒー

16.2.2.2　加工中

ピーナッツは殻から出された後，色による選別が変色した仁（実）を取り除くために使用され，それは変色が主にカビの発育のためであることから，アフラトキシンを含む可能性が高い（Pitt & Hocking 2006）。ロットは，化学的及び免疫化学的方法によりアフラトキシンについてチェックすると良い（Krska & Weleig 2006）。

　焙煎処理，熱湯と乾熱処理，ガス及び蒸気処理のような加工は，サルモネラ属菌や他の腸管内病原微生物について，十分に致死的であることを妥当性確認すべきである。このような加工が使用される場合には，時間，温度などの極めて重要なパラメータをモニタリングすることが大切である。

16.2.2.3　加工処理環境

　装置や環境からの加工処理後の汚染を防止するために計画されたGHPのモニタリングは有用であると思われ，腸内細菌科菌群あるいは大腸菌が適切な指標微生物となる。サルモネラ属菌についての環境サンプリングは，乾燥作業で考慮する（第4章を参照）。

16.2.2.4　可食期間

　微生物学的な可食期間検査は乾燥ナッツには適切でない。微生物を発育させるような水分活性のナッツ由来の製品を調製するために水が加えられれば，可食期間の妥当性確認が必要と思われる。

16.2.2.5　最終製品

　多くの種類のツリーナッツが国際取引のため移動しており，細菌学的品質は一般的に許容できる（Eglezos et al. 2008）。この製品群の多様性は，すべてに適用可能な指標微生物の基準について推奨できないが，内部あるいは企業の特定したデータを使用した基準は有用と思われる。環境及び加工中のサンプリングから，サルモネラ属菌が存在しないことを確認する結果である限り，最終製品の検査は定期的な検証についてのみ考慮できる。しかし，環境サンプル中の病原微生物の存在は，その原因を特定するための調査サンプリングのきっかけにすべきである。この調査は，最終製品のサンプリングで補足されると思われる。Table 16.1は，この製品群の他の工程で推奨される検査を要約している。サルモネラ属菌は生残するが発育しないことから，ケース11がナッツに適用される。納入業者の履歴が不明であれば，検査が勧められる。

　マイコトキシンについての最終製品の検査は，製造業者及び政府により広く行われている（ICMSF 2005）。コーデックス委員会（2009b，2010）では，それ以上の加工処理を意図しているピーナッツ及びツリーナッツ（アーモンド，ヘーゼルナッツ，ピスタチオ及びブラジルナッツ）中の総アフラトキシンについて15 μg/kgの最高レベルを採用した。そのまま摂食可能なツリーナッツでは10 μg/kgのレベルを採用している（Codex Alimentarius 2009b, 2010）。そのまま摂食可能なピーナッツではコーデックスの限度はない。また，ナッツ中のマイコトキシンについての国内及び国際規格も設定されている（FAO 2004）。

16.3 脂肪種子

　種子は主に油脂生産のために栽培される。脂肪種子は，ヤシの実（*Elaeis guineensis*, *E.olifera* 及び交配種），菜種あるいはキャノーラ（*Brassica rapa*, *B. campestris*），ゴマ（*Sesamum indicum*），ヒマワリ（*Helianthus annuus*），ベニバナ（*Carthamus tinctorius*），綿実（Gossypium spp.），カカオ種子（*Theobroma cacao*）及び大豆（*Glycine max*）を含む（16.4項参照）。

　2つの製品，すなわち油脂とミール（ケーキ）は，脂肪種子を圧搾することにより得られる。ミールは動物飼料の原材料として一般的に使用されており，第11章で詳細に検討されている。ココアは，種子はココア豆で，圧搾ケーキはココア粉及びチョコレートに使用される（第17章を参照）。脂肪種子から得た油脂は，水分活性が低いため，微生物学的面では問題がなく本書では検討しない。

16.3.1 重要な微生物

16.3.1.1 ハザードと管理

　脂肪種子における主な微生物学的問題は，*A. flavus* の発育とその後のアフラトキシン産生である。高レベルのアフラトキシンが多様な脂肪種子に見られる（ICMSF 2005）。*A. flavus* は，虫害の結果，あるいは受粉のために昆虫を集める花の近くの綿植物体の腺を通して綿実に感染する（Klich et al. 1984）。綿実のミールは乳牛の一般的な飼料であり，アフラトキシンが存在すると乳に移行する可能性がある。このことは第23章で検討する。ヒマワリ，菜種及びその他の脂肪種子の圧搾物も一般的に動物飼料に使用される。

　また，アンモニア処理による脂肪種子中のアフラトキシンの解毒も報告されているが，アンモニア処理もその他のいかなる処理もせずに，商業的に広く使われている（ICMSF 2005）。

16.3.1.2 腐敗・変敗と管理

　低い水分活性で発育が可能な好乾性の真菌は，これらの菌種の発育に適した条件があれば，収穫後の脂肪種子を汚染する可能性がある。脂肪種子における真菌の発育の制御は，水分量を管理することで達成できる。

16.3.2 微生物データ

脂肪種子に関連する検査に利用可能な情報はほとんどない。関連情報に関しては，第11章及び第18章を参照のこと。

16.3.2.1 極めて重要な原材料

納入業者の信頼度が疑われる時，あるいは気象条件が問題の可能性を示す時に，アフラトキシンについてスクリーニングを行うことは賢明である。ハザード分析は検査の必要性を決定するために有用である。

16.3.2.2 加工中

推奨される適切な検査に利用可能な情報はない。

16.3.2.3 加工処理環境

推奨される適切な検査に利用可能な情報はない。

16.3.2.4 可食期間

微生物学的な可食期間検査は脂肪種子には適切でない。しかし，適切な時間，温度及び相対湿度は，真菌の発育及びその後に続くマイコトキシン産生の可能性を最小限にするために重要である。

16.3.2.5 最終製品

脂肪種子中のアフラトキシンは，圧搾処理中に油脂とミールの両方に分散するが，精製とアルカリ処理の間に油脂から効果的に除去される。脂肪種子について微生物学的検査は適切でない。

16.4 乾燥豆類

乾燥豆類は，豆類植物（マメ科）の種子である。本章で扱う乾燥豆類は，大豆及びその他の豆類を含む。大豆粉，豆乳，豆腐及びスフのような豆を基本とする製品も含まれる。その他のマメ科の植物は，第12章の野菜で扱い，ピーナッツは16.2項で扱う。

ほとんどの乾燥豆類は炭水化物が豊富で，油脂は少なく，微生物学的には穀類と類似している。しかし，大豆は油脂とたんぱく質を多く含み（それぞれ約20%及び40%），それらの微生物学は脂肪種子に近い（ICMSF 2005）。たんぱく質のほとんどは熱安定性であり，豆乳，豆腐，植物性たんぱく質，大豆粉及び大豆たんぱく質分離物のような大豆を基本とする製品の製造で高温加工処理が可能である。

16.4.1 重要な微生物

16.4.1.1 ハザードと管理

相対湿度65%以下の保存条件は，乾燥豆類に関連する微生物の問題の管理には十分である。サルモネラ属菌のような病原細菌の再汚染と発育は，その後の湿式加工処理中に起こる可能性があ

る。乾燥豆類及びその派生物の減少した水分活性は，ほとんどの細菌の発育を防止するが，それらを不活化しない。乾燥処理には一般的に加熱処理が含まれるが，乾燥処理中の製品の内部温度は水の蒸発のために 35 〜 49℃ を超えることはほとんどなく，十分な水分を含む内部組織中で，微生物の発育が乾燥処理中に起きる可能性がある。最終的な乾燥製品中では，一般的に水分活性は 0.65 以下で，ある種の好乾性真菌と酵母のみが増殖可能である。乾燥豆類における細菌は，これらの製品が煮沸処理あるいは他の加熱処理後に摂食する時には重大な問題とはならない。しかし，スープやディップ（dip）（例：ハマス（hummus））に調製された乾燥豆類は病原微生物を発育させると思われる。適切な管理点及び混合と再水和（浸漬）後のモニタリングは工程に依存する。

　大豆は，一般的に菌数は少ないが，腸内細菌科菌群を含む中温性の増殖形微生物，他に少数のバチラス属菌及びクロストリジウム属菌の芽胞で汚染されている（ICMSF 2005）。それ以上の加工処理では，微生物の発育に適した条件をつくる可能性がある水を含むが，加工には一般的にサルモネラ属菌のような増殖形細菌を殺す加熱処理が含まれる。大豆油の抽出には，ほとんどの微生物を取り除く溶剤（例：ヘキサン）を使用する。

　大豆の真菌性腐敗は一般的でなく，マイコトキシンの産生は稀である。低レベルのマイコトキシンが未加工の大豆に存在しても，大豆たんぱく質の製造中の抽出処理でそれらは除去される。

　ここで検討される大豆を基本とした製品は，大豆粉，豆乳，豆腐及びスフである。醤油は第 14 章で検討する。大豆レシチンはもう 1 つの主な原材料であるが，微生物学的問題は稀なため，ここでは取り扱わない。

　大豆粉は一般的に，食感の良い植物性たんぱく質を作るために，蒸煮処理をせずに脱脂及び脱溶解される。豆乳は豆を水に浸漬して混合後に大豆の泥漿からろ過された液体で，pH 7 前後である。豆乳の微生物学的特性は，大豆の品質，水，加工処理環境及び加熱加工により影響される。浸漬中は増殖形細菌が増殖する（ICMSF 2005）。

　豆腐は，豆乳を沸騰させて加熱処理し，たんぱく質を食塩で凝結させ，その後に押し固めて作る非発酵性の大豆製品である。豆腐は水分量が高く，微生物が発育しやすい。豆乳の沸騰処理は増殖形微生物群を排除するが，その後の加工処理と原材料は新たな汚染となる可能性がある。豆腐は，豆腐のまま，ハーブ漬け豆腐，豆腐パスタ，揚げ豆腐，豆腐バーガー，スフ及びその他の食品成分として販売され提供される。各々の微生物の安全性及び品質は，手指や装置とその表面との接触，及び添加される原材料と加工処理工程により影響を受ける。サルモネラ属菌，セレウス菌及び黄色ブドウ球菌が豆腐中に認めらるハザードである（ICMSF 2005）。

　スフ（sufu:furu）は，柔らかいクリームチーズに似た発酵した大豆の凝固物である。スフは，カビ（*Actinomucor*，*Mucor* 及び *Rhizopus*）あるいは細菌（ミクロコッカス属菌及びバチラス属菌）のスターター菌で処理し，食塩を加えてドレッシング混合物中で熟成させる。ほとんどのスフは 5 〜 15% の NaCl 及び 0.5 〜 7% のエタノールを含み，それらはほとんどの増殖形病原微生物とカビを抑制するが，小売店での室温保存は，生残している微生物や再汚染微生物の発育を可能にする（Han et al. 2001）。最終製品の pH は 5 〜 7.5 の範囲で保存中は変化しない。5 log CFU/g を超える細菌芽胞が最終製品のスフに検出され，セレウス菌は ≥ 5 log CFU/g のレベルに認められ，ウ

第 16 章　ナッツ，脂肪種子，乾燥豆及びコーヒー

エルシュ菌が 5 log CFU/g に検出されている（Han et al. 2001）。

16.4.1.2　腐敗・変敗と管理

　低い水分活性で発育可能な真菌は，汚染されたトラック，コンベヤー，袋，埃及び貯蔵施設から収穫後の乾燥豆類を汚染する可能性がある。最も一般的な好乾性の菌種は種子を発芽させない原因となる *Eurotium* spp., *Aspergillus penicillioides*, それに *A. restrictus* である（Pitt & Hocking 2009）。水分の存在，適した温度及び大気は真菌の発育を促進する。それ以上の加工処理は，微生物の発育を安定させる条件が作られる水を加える可能性があるが，加工には増殖形細菌を殺す加熱が一般的にあり，腐敗・変敗は報告が稀である。

16.4.2　微生物データ

　Table 16.2 は，乾燥豆類及び豆類を基本とした製品について有用な検査を要約している。特定の推奨事項に関連する重要な詳細については本文を参照のこと。

16.4.2.1　極めて重要な原材料

　生材料は GAP を使用している生産者から得ることが望ましい。それ以上の加工処理をしない最終的配合物に使用される乾燥豆類は，GHP を使用している製造業者から入手することが望ましい。
　水は豆乳や豆腐の製造において重要な原材料であり，適切な品質で，製品の微生物汚染を増やさないことが必要である。

16.4.2.2　加工中

　大豆の加工処理の最初のステップは油脂の抽出である。大豆たんぱく質のそれ以降の加工処理は水の添加であり，従って，微生物の汚染と発育の可能性がある。更なる加工処理は，芽胞非形成細菌にとって致死的である再度の加熱が一般的に行われる。加熱処理作業の適切性を検証するための指標微生物の使用は有用と思われるが，利用可能な情報は対応する通常のレベルを特定するために不十分である。

16.4.2.3　加工処理環境

　乾燥豆類のみを取り扱う施設では，環境モニタリングはあまり意味がない。しかし，装置や環境からの加工処理後の汚染を防止するために計画された GHP のモニタリングは，大豆製品を製造する施設，特にそのまま摂食可能な製品に使用される施設には極めて有用である。腸内細菌科菌群及び潜在的に好気性集落数は，内部で作成された規格に使用する適切な指標微生物と思われる。サルモネラ属菌についての環境サンプリングは，大豆たんぱく質の作業中に考慮されている（第 4 章を参照）。

Table 16.2 乾燥豆類及び豆類をベースとした製品の微生物学的安全性と品質のための検査

	相対的重要性	有用な検査
極めて重要な原材料	低	GAP が生産及び製造に使用される飲料水に適用されるべきである。
加工中	低	乾燥豆類では，日常の微生物学的検査は推奨されない。
	高	豆類を基本とする製品では，内部の規格を使用して工程管理と GHP の適切性を検証するための指標微生物を検査。
加工処理環境	低	乾燥豆類では，日常の環境モニタリングは推奨されない。
	高	豆類を基本とする製品では，加工処理施設環境のサルモネラ属菌について検査。通常のガイダンスレベル： ・指標微生物：内部の規格に適合。 ・サルモネラ属菌：存在しない。
可食期間	低	乾燥豆類には適用できない。
	高	高い水分量の豆類を基本とする製品では，可食期間は妥当性確認すべきである。
最終製品	中	進行中の工程管理及び傾向分析のために指標微生物を検査。 病原微生物の検査は，GHP 及び HACCP が上記の検査で効果的であることが確認される時は，通常の作業中に推奨されない。 上記の検査あるいは工程の逸脱が安全性の問題を示す時は，サルモネラ属菌の検査が推奨される。

	製品	微生物	分析方法[a]	ケース	サンプリングプラン及び限度 /25g[b]			
					n	c	m	M
低	豆粉，濃縮物及び分離物	サルモネラ属菌	ISO 6579	10	5[c]	0	0	-
低	当製品群の高い水分量の派生物	サルモネラ属菌	ISO 6579	12	20[c]	0	0	-

[a] 代替法は，ISO 法に対して妥当性確認された時に使用可能である。
[b] これらのサンプリングプランの担保水準については付属 A を参照。
[c] それぞれ 25 g の分析単位（混合については 7.5.2 項を参照）。

16.4.2.4 可食期間

微生物学的可食期間検査は，乾燥した製品には適切でない。乾燥製品が再び水和されると，可食期間の妥当性確認は推奨される。

16.4.2.5 最終製品

乾燥豆類では，汚染微生物は栽培と収穫の条件に大きく左右される。GMP のモニタリングでは腸内細菌科菌群の検査が示唆される。サルモネラ属菌について 2 階級のサンプリングプラン（ケース 10）が，菌数を減少させる加熱処理が後で行われる豆類をベースとした製品に推奨される（ICMSF 1986）。高い水分量の乾燥豆類の派生物ではサルモネラ属菌の増殖が起こると思われ，ケース 12 が推奨される（ICMSF 1986）。また，ケース 12 は，インスタント飲料のようなそのまま摂食可能な粉混合物に使用される大豆たんぱく質にも使用条件下での発育の可能性に応じて関連

第 16 章　ナッツ，脂肪種子，乾燥豆及びコーヒー

すると思われる。

16.5　コーヒー

　本項では，コーヒーをコーヒー豆とコーヒー飲料の 2 つのグループに分ける。コーヒーは，焙煎した豆を入れて作った飲料として，あるいは抽出したコーヒーを凍結乾燥あるいは噴霧乾燥して作ったインスタントコーヒーとして消費される。

16.5.1　重要な微生物

16.5.1.1　ハザードと管理

　コーヒー豆の最も重大なハザードはオクラトキシン A（OTA）である。OTA を産生する真菌は *A. ochraceus* と関連菌種（*A. westerdijkiae* 及び *A. steynii*），*A. carbonarius* 及び *A. niger* の少数の菌株である（Taniwaki et al. 2003, Frisvad et al. 2004）。毒性真菌によるコーヒーへの侵入の時点は，コーヒー中の OTA 形成にとって極めて重要である。

　コーヒーの実は，乾燥処理の当初 3 ～ 5 日間で実の外側の部分にカビを発育させて OTA 形成に十分な水分を含んでいる。コーヒーの実の天日干しは適切に行わないと OTA 形成につながる可能性がある。乾燥処理はオクラトキシン産生菌種の発生に最も適した時であり，その主な限度として，実が約 0.80 の不可欠の水分活性レベルを超えて乾燥するために必要な時間である。実の乾燥は，水分活性を 0.97 から 0.80 に低下させるために 4 日間を超えないことが望ましい。*A. ochraceus* は，0.80 の a_W，25°C の温度で OTA（0.15 μg/kg）をほとんど産生しないが，a_W 0.86 及び a_W 0.90 では，それぞれ 2,500 μg/kg 及び ＞ 7,000 μg/kg の OTA を産生した（Palacios-Cabrera et al. 2004）。

　コーヒー中の OTA 形成を減少あるいは防止するための一般的な対策は，収穫前及び収穫時の GAP の実施，及び収穫後及び貯蔵中の湿度と温度の管理である。コーデックス委員会（2009a）のコーヒー中のオクラトキシン A の予防と減少のための実施規範は，コーヒー豆におけるこのハザードを軽減するためのガイドラインを示している。

　コーヒーの焙煎処理は，極めて大きな割合で OTA を除去する。焙煎工程により，除去率は 62 ～ 98% である（Studer-Rhor et al. 1995, Ferraz et al. 2010）。世界中の小売り用の焙煎済み及び液体コーヒーにおける OTA の調査では，コーヒーが，安全基準内の摂取量であれば，飲食物中の OTA の主要感染源ではないことを示している。文献で報告された焙煎済み及び液体コーヒー中に見られる低いレベルの OTA 汚染は，この結論を裏付けている（Taniwaki 2006）。

　コーヒー製品について病原細菌に関わる問題の重要な証拠はない。

16.5.1.2 腐敗・変敗と管理

収穫されたコーヒーは，初期，中途及び終期の3ステップの乾燥処理が行われる。初期段階または収穫当初は高水分である。産物は不安定な状態にあり，腐敗・変敗は，競合微生物，酸素の制限，及びこの段階で極めて重要である乾燥時間の短縮により管理可能である。中途段階は，腐敗・変敗が時間の制限により管理されないだけでなく，最も安定性が低く予測が最も難しい段階である。中温性及び好乾性の腐敗微生物には，発育に十分な水分があるが，親水性の競合菌種にはない。コーヒーを回転あるいは攪拌させることが均一に乾燥させるには不可欠である。収穫が雨期あるいは高湿度の季節と重なる時は，乾燥処理を最も効果的に行う方法を採用しなくてはならない。終期または低湿度段階は乾燥処理の終了時に始まり，焙煎処理まで続く。製品は安定した状態にあり，管理には小分け前のコーヒー中に水分の再吸収や再分散を防ぐことが必要である。乾燥処理のある時点で製品が低水分に達すると菌の発育はない（Codex Alimentarius 2009a）。Pinkas et al.（2010）は，乾燥処理中の腐敗・変敗について，より詳細に示している。

16.5.2 微生物データ

Table 16.3 は，コーヒー製品について有用な検査を要約している。特定の推奨事項に関連する重要な詳細については本文を参照のこと。

Table 16.3 コーヒーの微生物学的安全性と品質のための検査

	相対的重要性	有用な検査
極めて重要な原材料	低	コーヒーについて極めて重要な副原材料はない。
加工中	-	日常の微生物学的検査は推奨されない。
加工処理環境	-	日常の微生物学的検査は推奨されない。
可食期間	-	適用できない。
最終製品	低	加工に対する信用性が低く，コーヒー豆について管理プログラムが設定されていなければ，国際規格に従ったOTAの検査を考慮する（本文参照）。

16.5.2.1 極めて重要な原材料

生材料はGAPを使用している生産者から得ることが望ましい。焙煎済みコーヒー，インスタントコーヒー，あるいはその他の最終製品に使用されるコーヒー豆は，GHPを使用している製造業者から入手することが望ましい。

16.5.2.2 加工中

焙煎処理は，生のコーヒーを180～250℃の温度で，5～15分間処理する加熱工程である。焙

第 16 章　ナッツ，脂肪種子，乾燥豆及びコーヒー

煎処理の条件は，意図する味，色，及びその他の最終製品に求められる官能特性を得られるよう選択される。微生物学的検査は推奨されない。

16.5.2.3　加工処理環境

微生物学的検査は推奨されない。

16.5.2.4　可食期間

微生物学的可食期間検査は乾燥した製品には適切でない。それ以上の加工処理前のコーヒー豆の貯蔵については上記を参照。

16.5.2.5　最終製品

コーヒー中のオクラトキシン A の国内及び国際規格が設定されている（FAO 2004）。コーヒーの微生物学的検査は推奨されない。

文献

Asis R, Barrionuevo DL, Giorda LM et al (2005) Aflatoxin production in six peanut (*Arachis hypogaea* L.) genotypes infected with *Aspergillus flavus* and *Aspergillus parasiticus*, isolated from peanut production areas of Cordoba, Argentina. J Agric Food Chem 53:9274-9280

Burnett SL, Gehm ER, Weissinger WR et al (2000) Survival of *Salmonella* in peanut butter and peanut butter spread. J Appl Microbiol 89:472-477

Brandl MT, Pan Z, Huynh S et al (2008) Reduction of *Salmonella* Enteritidis population sizes on almond kernels with infrared heat. J Food Prot 71:897-902

Codex Alimentarius (1994) Recommended international code of hygienic practice for tree nuts (CAC/RCP 6-1972) Joint FAO/WHO Food Standards Program, FAO, Rome

Codex Alimentarius (2004) Code of practice for the prevention and reduction of aflatoxin contamination in peanuts (CAC/RCP 55-2004). Joint FAO/WHO Food Standards Program, FAO, Rome

Codex Alimentarius (2005) Code of practice for the prevention and reduction of aflatoxin contamination in tree nuts (CAC/RCP 59-2005). Joint FAO/WHO Food Standards Program, FAO, Rome

Codex Alimentarius (2009a) Code of practice for the prevention and reduction of ochratoxin A contamination in coffee (CAC/RCP 69-2009). Joint FAO/WHO Food Standards Program, FAO, Rome

Codex Alimentarius (2009b) Codex general standard for contaminants and toxins in food and feed (CODEX STAN 193-1995). Joint FAO/WHO Food Standards Program, FAO, Rome

Codex Alimentarius (2010) Proposed draft maximum level for total aflatoxin in brazil nuts (ALINORM 10/33/41). Joint FAO/WHO Food Standards Program, FAO, Rome

CDC (Centers for Disease Control and Prevention) (2004a) Outbreak of aflatoxin poisonings - eastern and central provinces, Kenya, January-July 2004. Morbid Mortal Wkly Rep 53:790-793

CDC (2004b) Outbreak of *Salmonella* serotype Enteritidis infections associated with raw almonds - United States and Canada. Morbid Mortal Wkly Rep 53:484-487

CDC (2007) Multistate outbreak of *Salmonella* serotype Tennessee infections associated with peanut butter - United States, 2006-2007. Morbid Mortal Wkly Rep 56:521-524

CDC (2009) Multistate Outbreak of *Salmonella* Infections Associated with Peanut Butter and Peanut Butter-Containing Products - United States, 2008-2009. Morbid Mortal Wkly Rep 58:85-90

文献

Cotty PJ (2006) Biocompetitive exclusion of toxigenic fungi. In Barug D, Bhatnagar D, van Egmond HP, van der Kamp JW, van Osenbruggen WA and Visconti A (eds) The mycotoxin factbook food and feed topics. Wageningen Academic Publishers, The Netherlands

Danyluk MD, Uesugi AR, Harris LJ (2005) Survival of *Salmonella* Enteritidis PT30 on inoculated almonds after commercial fumigation with propylene oxide. J Food Prot 68:1613-1622

Danyluk MD, Jones TM, Abd SJ et al (2007) Prevalence and amounts of *Salmonella* found in raw California almonds. J Food Prot 70:820-827

Dorner JW, Cole RJ (2002) Effect of application of nontoxigenic strains of *Aspergillus flavus* and *A. parasiticus* on subsequent aflatoxin contamination of peanuts in storage. J Stored Products Res 38:329-339

Du W-X, Danyluk MD, Harris LJ (2007) Evaluation of cleaning treatments for almond-contact surfaces in hulling and shelling facilities. Food Prot Trends 27:678-683

Eglezos S, Huang B, Stuttard ED (2008) Bacteriological quality of preroasted peanut, almond, cashew, hazelnut, and Brazil nut kernels received into three Australian nut-processing facilities over a period of 3 years. J Food Prot 71:402-404

FAO (Food and Agriculture Organization) (2004) Worldwide regulations for mycotoxins in foods and feeds in 2003. FAO Food and Nutrition Paper 81. Food and Agriculture Organization, Rome, Italy

Feldsine PT, Lienau AH, Roa NH et al (2005) Enumeration of total coliforms and *E. coli* in foods by the SimPlate coliform and *E. coli* color indicator method and conventional culture methods: collaborative study. J Assoc Offic Analytic Chem Int 88:1318-1333

Ferraz MM, Farah A, Iamanaka B et al (2010) Kinetics of ochratoxin destruction during coffee roasting. Food Control 21:872-877

Frisvad JC, Frank JM, Houbraken JAMP et al (2004) New ochratoxin A producing species of *Aspergillus* section Circumdati. Studies in Mycology 50:23-43

Groopman JD, Kensler TW (2005) Role of metabolism and viruses in aflatoxin-induced liver cancer. Toxicol Appl Pharm 206:131-137

Han B-Z, Beumer RR, Rombouts FM et al (2001) A Chinese fermented soybean food. Int. J Food Microbiol 65:1-9

Isaacs S, Aramini J, Ciebin B et al (2005) An international outbreak of salmonellosis associated with raw almonds contaminated with a rare phage type of *Salmonella* Enteritidis. J Food Prot 68:191-198

ICMSF (International Commission on Microbiological Specifications for Foods) (1986) Microorganisms in foods 2: sampling for microbiological analysis: principles and specific applications, 2nd edn. University of Toronto Press, Toronto

ICMSF (2005) Microorganisms in foods 6: microbial ecology of food commodities, 2nd edn. Kluwer Academic/Plenum Publishers, New York

Klich MA, Thomas SH, Mellon JE (1984) Field studies on the mode of entry of *Aspergillus flavus* into cotton seeds. Mycologia 76:665-669

Kirk MD, Little CL, Lem M et al (2004) An outbreak due to peanuts in their shell caused by *Salmonella enterica* serotypes Stanley and Newport - sharing molecular information to solve international outbreaks. Epidemiol Infect 132:571-577

Krska R, Weleig E (2006) Mycotoxin analysis: an overview of classical, rapid and emerging techniques. In Barug D, Bhatnagar D, van Egmond HP, van der Kamp JW, van Osenbruggen WA and Visconti A (eds) The mycotoxin factbook food and feed topics. Wageningen Academic Publishers, The Netherlands

Palacios-Cabrera H, Taniwaki MH, Menezes HC et al (2004) The production of ochratoxin A by *Aspergillus ochraceus* in raw coffee at different equilibrium relative humidity and under alternating temperatures. Food Control 15:531-535

Pinkas JM, Battista K, Morille-Hinds T (2010) Microbiological spoilage of spices, nuts, cocoa, and coffee. In Sperber WH and Doyle MP (eds) Compendium of the microbiological spoilage of foods and beverages. Springer, New York

Pitt JI (2006) Fungal ecology and the occurrence of mycotoxins. In: Njapau H, Trujillo H, van Egmond HP et al (eds) Mycotoxins and phycotoxins: advances in determination, toxicology and exposure management. Wageningen Academic Publishers, Wageningen

Pitt JI, Hocking AD (2006) Mycotoxins in Australia: biocontrol of aflatoxin in peanuts. Mycopathol 162:233-243

Pitt JI, Hocking AD (2009) Fungi and food spoilage, 3rd edn. Springer-Verlag, New York

Pitt JI, Miscamble BF (1995) Water relations of *Aspergillus flavus* and closely related species. J Food Prot 58:86-90

第16章　ナッツ，脂肪種子，乾燥豆及びコーヒー

Robens J (2006) Research and regulatory priorities in the USA. In Barug D, Bhatnagar D, van Egmond HP, van der Kamp JW et al (eds) The mycotoxin factbook food and feed topics. Wageningen Academic Publishers, Wageningen

Sanders TH, Hill RA, Cole RJ et al (1981) Effect of droughts on occurrence of *Aspergillus flavus* in maturing peanuts. J Am Oil Chem Soc 58:966A-970A

Sanchez-Bel P, Martinez-Madrid MC, Egea I et al (2005) Oil quality and sensory evaluation of almond (*Prunus amygdalus*) stored after electron beam processing. J Agric Food Chem 53:2567-73

Schatzki TF, Ong MS (2001) Dependence of aflatoxin in almonds on the type and amount of insect damage. J Agric Food Chem 49:4513-4519

Scheil W, Cameron S, Dalton C et al (1998) A south Australian *Salmonella* Mbandaka outbreak investigation using a database to select controls. Aust NZ J Public Health 22:536-539

Shachar D, Yaron S (2006) Heat tolerance of *Salmonella enterica* serovars Agona, Enteritidis, and Typhimurium in peanut butter. J Food Prot 69:2687-2691

Studer-Rhor I, Dietrich DR, Schlatter J et al (1995) The occurrence of ochratoxin A in coffee. Food Chem Toxic 33:341-355

Taniwaki MH (2006) An update on ochratoxigenic fungi and ochratoxin A in coffee. In: Hocking AD, Pitt JI, Samson RA et al (eds) Advances in food mycology. Springer, New York

Taniwaki MH, Pitt JI, Teixeira AA et al (2003) The source of ochratoxin A in Brazilian coffee and its formation in relation to processing methods. Int J Food Microbiol 82(2):173-179

Uesugi AR, Danyluk MD, Mandrell RE et al (2007) Isolation of *Salmonella* Enteritidis phage type 30 from a single almond orchard over a 5-year period. J Food Prot 70:1784-1789

Xue HQ, Isleib TG, Payne GA et al (2005) Aflatoxin production in peanut lines selected to represent a range of linoleic acid concentrations. J Food Protect 68:126-132

第17章
ココア，チョコレート及び菓子類

17.1 はじめに
17.2 ココアパウダー，チョコレート
　　 及び菓子類

文献

第17章　ココア，チョコレート及び菓子類

17.1　はじめに

本章で検討する製品の製造に使用する生のココア豆は，複合的発酵工程を経て得られる（Schwan & Wheals 2004, Camu et al. 2008）。それらは，豆ごと，ニブ（nibs：砕いたココア豆）またはリキュール（liquor：液体）のいずれかの加工の1つを適用して焙煎される（ICMSF 2005）。ココアパウダーを得るために，焙煎したココアニブまたはリキュールが水とアルカリの存在下で加熱され，ココアバターを抽出するために圧搾される。圧搾されたケーキはその後に砕かれ，粉末を得るために粉砕される。チョコレートは，ココアリキュール，ココア塊，ココア圧搾ケーキ，あるいはココアパウダーを，各種の製品を得るためのココアバター，粉乳及びその他の原材料と共に混合して得られる均質な製品である。菓子類には，チョコレート菓子（例：棒状，塊状，及びボンボン）及び砂糖菓子（例：キャンディー，タフィー（toffee），ファッジ（fudge），フォンダン（fondant），ジェリー（jellie），及びパステル（pastille））のような各種の技術を用いて製造された極めて多くの製品がある。

これらの製品を製造するために適用される各種の加工処理ステップ，及び最終製品のミクロフローラに対するそれらの影響についての詳細が示されている（ICMSF 2005）。それらの組成の定義は，各種のコーデックス委員会の規格に含まれ，ココアパウダーでは105-1981（Codex Alimentarius 2001a），ココアバターでは86-1981（Codex Alimentarius 2001b），チョコレートでは87-1981（Codex Alimentarius 2003），及び各種菓子製品では142-1983または147-1985（Codex Alimentarius 1983, 1985）にある。

17.2　ココアパウダー，チョコレート及び菓子類

製品は類似した微生物学的ハザードを有することから，3つのすべての製品群を同時に検討し，必要に応じて相違点を強調する。

17.2.1　重要な微生物

17.2.1.1　ハザードと管理

サルモネラ属菌は，過去30〜35年に起こった集団発生に示されるように，これらの製品に関わる公衆衛生上重要な唯一の病原微生物である（ICMSF 2005）。集団発生の原因になった製品は，0.005 CFU/g〜23 CFU/gの範囲のレベルで汚染されていることが示されている（D'Aoust & Pivnick 1976, Greenwood & Hooper 1983, Hockin et al. 1989, Werber et al. 2005）。2009年の時点で，特定のリスク評価は，これらの製品について実施されていない。

サルモネラ属菌と他の腸内細菌科菌群に対する唯一の殺菌工程は焙煎である。従来，この加工処

17.2 ココアパウダー，チョコレート及び菓子類

理ステップは望ましい官能的品質にするために適用されており，従って，殺菌効果に関する極めて限られた定量的データはStobinska et al.（2006）によるものしか公表されていない。歴史的に，商業的な焙煎の実施は，微生物学的に安全な製品を提供することを証明している。さらに，現代の技術では多くの場合，焙煎と蒸気処理を組み合わせて芽胞形成菌を死滅させることができる。このため，10^6個を超える増殖形細菌の減少が期待される。

ココアパウダーの製造ではアルカリ化のステップが含まれ，水とアルカリを加えて85〜115℃で加熱処理する。これは，重要管理点（CCP）と考えられることが多く，その結果サルモネラ属菌のような増殖形微生物の＞10^6が死滅する。ココアパウダーに見られる優勢な汚染微生物はバチラス属菌の芽胞である。また，一部の芽胞形成微生物は，加工処理条件によっても死滅する可能性がある。

チョコレートの製造では，50〜80℃の温度範囲で精錬を行うことが，望ましい官能特性を発現させるために適用される。サルモネラ属菌のある程度の減少は報告されているが（Krapf & Gantenbein-Demarchi 2010），この工程は管理された殺菌工程とは考えられず，従ってCCPとして管理しない。菓子類の場合，焙煎（チョコレートをベースとする製品のため）及び加熱調理あるいは煮沸処理（砂糖をベースとする製品のため）が増殖形微生物を10^6個以上減少させる殺菌工程である。

ココアパウダー，チョコレート，菓子製品中の増殖形微生物の存在は，添加された原材料あるいは加工装置や環境から由来する加工後の汚染の結果である。したがって，管理措置は，原材料の信頼できる納入業者の選択，及びこのような加工処理後の汚染を防止するように設計された適切なGHPの実施に基づく。

ココア豆中のオクラトキシンの存在が報告されており（Bonvehi 2004, Amezqueta et al. 2005），オクラトキシンA産生カビの生態及びココアの加工処理中の産生が調査されている（Amezqueta et al. 2008, Mounjouenpou et al. 2008, Copetti et al. 2010）。しかし，オクラトキシンは脱殻工程で除去されるため重大なハザードとは考えられていない（Amezqueta et al. 2005）。限度の必要性が検討されており，最新データは適切な限度を有する規格であることを示していると思われる。

17.2.1.2 腐敗・変敗と管理

ココア及びチョコレートの腐敗・変敗は，水分の取り込みが好乾性カビを発育させるような極めて稀な場合に発生する。菓子類の場合，マジパン（marzipan），ファッジ（fudge）またはシロップのような中間水分活性（0.6またはそれ以上）の詰め物をした特定の砂糖やチョコレートキャンディーでは，好乾性の糸状菌による腐敗・変敗が発生する可能性がある（Thompson 2010）。しかし，上記したGHPの適用及びa_Wの管理以外に特定の管理措置はない。

17.2.2 微生物データ

Table 17.1はココアパウダー，チョコレート及び菓子製品について有用な検査を要約している。

第17章　ココア，チョコレート及び菓子類

特定の推奨事項に関連する重要な詳細については本文を参照のこと。

17.2.2.1　極めて重要な原材料

　原材料は乾燥混合作業でチョコレート及び菓子製品に添加され，その後の加熱処理はない。通常，ヘーゼルナッツ，アーモンド，ピーナッツ及びその他のナッツは添加前に焙煎され，焙煎処理はCCPと考えられる。ナッツ及びホエーや粉乳，ココナッツ，ココアパウダー，卵由来物，小麦粉，スパイス及びゼラチンのようなその他の原材料は，サルモネラ属菌の存在が高いリスクと考えられる（ICMSF 2005）。その後の加工処理中の殺菌ステップがないため，これらの原材料の微生物学的品質は最終製品に重要な影響を及ぼす。これは購買する際の仕様に反映されるべきである。納入業者は，原材料を製造する時に，適切な予防措置（GHP及びHACCP）を採用する必要がある。これらの原材料に関する適切な検査については，ICMSF（2005）及び本書の関連章を参照されたい。

17.2.2.2　加工中のサンプル

　ココアパウダーの加工中のサンプルの検査は，比較的単純な一方通行の加工処理ラインであり，中間製品の暴露が少ないため，限定された価値と思われる。しかし，特定の場合，プレスケーキあるいは粉末は官能性の理由から長期間保存される可能性があり，再汚染が発生していないことを検証するための検査が有用であると思われる。

　チョコレート及び菓子類の加工処理ラインはより複雑であり，磨砕，精錬，中間貯蔵，調合，充填，冷却及び硬化のような，いくつかの異なる作業を含む。これらの加工ステップのほとんどの部分は，一般的に水を含む二重壁構造の装置の使用であり，それは僅かな漏出によって汚染源になる可能性がある。貯蔵タンクのような中間工程におけるチョコレートの塊のサンプリング及び検査は，次の加工の前に実施される可能性がある。好気性集落数または腸内細菌科菌群の検査は，サルモネラ属菌を直接的に検査すると同様に，僅かな漏出，水の侵入あるいは接触面での発育でも問題を検出する助けになる。分析結果は，川下の加工処理ラインへの汚染の拡散を防ぐ上で役立つと思われるが，それらのラインは水の使用を避けるのが望ましいことから，通常，衛生的に清浄にすることが極めて困難である。

　サルモネラ属菌あるいは腸内細菌科菌群の存在または発育が起こる可能性があるため極めて重要な製品接触面の残留物の検査は，加工処理環境に由来する汚染を検出するために極めて有用である。ココアパウダーの磨砕，精錬または冷却トンネル（濃縮とそれによる発育の可能性）及び粉末の中間貯蔵（空気搬送中の汚染の可能性）のような工程では有益な情報が得られる。通常，残留物の剥離物は最も代表的なタイプのサンプルであるが，製品，拭き取りまたはスポンジは，その性質を考慮すると有用性が極めて低い。このようなサンプルの結果は，製品の直接汚染の可能性がある箇所では最終製品に適用する限度の範囲内であることが望ましい。

　＞0.6の水分活性の詰め物をした特定のチョコレートあるいは菓子製品については，好浸透性酵母及びカビの検査が，これらの微生物が発育可能であることから適切と思われる。上記または特定

17.2 ココアパウダー，チョコレート及び菓子類

の菓子の加工処理ラインに特化したものと同様のサンプリング箇所が使用できる。

Table 17.1 ココアパウダー，チョコレート，菓子類の微生物学的安全性及び品質についての検査

	相対的重要性	有用な検査
極めて重要な原材料	高	納入業者の信頼度が低ければ，サルモネラ属菌についてナッツ，粉乳，ココナッツ，卵，小麦粉，スパイス，ゼラチン及びその他の感受性原材料を検査。
加工中	中	衛生管理を実証するためにサルモネラ属菌，腸内細菌科菌群，ACCについて中間のココアパウダー製品を検査。水分活性＞0.6の製品では，好浸透性酵母及び好乾性カビを検査。通常の認められるレベル： ・サルモネラ属菌：存在しない ・腸内細菌科菌群：≤ 10 CFU/g ・好気性集落数（ACC）：内部の限度 ・好浸透性酵母及び好乾性カビ：≤ 10-10^2 CFU/g
	高	工程の管理を検証するために，作業中のサルモネラ属菌及び腸内細菌科菌群について製品の接触表面の製品残留物を検査。通常の認められるレベル： ・サルモネラ属菌：存在しない ・腸内細菌科菌群：≤ 10 CFU/g ・好気性集落数（ACC）：内部の限度
加工処理環境	高	工程の管理を検証するために，通常の作業中に関連区域におけるサルモネラ属菌及び腸内細菌科菌群について検査。通常の認められるレベル： ・サルモネラ属菌：存在しない ・腸内細菌科菌群：≤ 10^2-10^3 CFU/g またはサンプル当たり ・残留殺菌剤またはACCについて被覆された設備周囲中の水の検査。
可食期間	中	好浸透性酵母または好乾性カビを発育させる製品に適用。
最終製品	高	指標の検査は工程の管理の検証には不可欠である。

製品	微生物	分析方法[a]	ケース	サンプリングプラン及び限度 /g[b]			
				n	c	m	M
ココアパウダー	好気性集落数	ISO 4833	2	5	2	10^3	10^4
ココアパウダー，チョコレート，菓子類	腸内細菌科菌群	ISO 21528-1	2	5	2	10	10^2
菓子類	好浸透性酵母及び好乾性カビ	ISO 21527-2	2	5	2	10	10^2

低/高 サルモネラ検査は，効果的なGHPとHACCPが加工工程中及び環境検査により確認される時には推奨されない。履歴が不明か，あるいは工程の逸脱が安全性の問題の可能性を示す時には，サルモネラ属菌について検査。

製品	微生物	分析方法[a]	ケース	サンプリングプラン及び限度 /25g[b]			
				n	c	m	M
ココアパウダー，チョコレート，菓子類	サルモネラ属菌	ISO 6579	11	10^c	0	0	–

[a] 代替法は，ISO法に対して妥当性確認された時に使用可能である。
[b] これらのサンプリングプランの担保水準については付属Aを参照。
[c] それぞれ25 gの分析単位（混合については7.5.2項を参照）。

第 17 章　ココア，チョコレート及び菓子類

17.2.2.3　加工処理環境

加工処理環境からの腸内細菌科菌群及びサルモネラ属菌による汚染を避けるために，焙煎後に効果的な衛生管理措置を実施することが重要である。これらの措置の効果は，環境サンプルのサンプリングと検査を通じて実証するのが最善である。装置の下あるいは上に蓄積する残留物，特に暴露された製品に近い残留物が最も有用なサンプルであり，こすって採取するのが最善である。腸内細菌科菌群は衛生指標微生物として使用され，低い衛生レベル区域からの水分の存在あるいは粉塵の移入のような潜在的な問題をタイムリーに検出可能である。しかし，当該サンプル中のサルモネラ属菌の直接の検査を含めることも，特に病原微生物の重要な汚染源である生のココア豆を加工する施設で重要である。

閉鎖された加工処理環境では，低レベルの腸内細菌科菌群を標的とすべきであり，サルモネラ属菌はすべての分析サンプル中に存在しないことが望ましい。腸内細菌科菌群のレベルが $10^2 \sim 10^3$ CFU/g 以下は，通常乾燥した環境では達成可能であるが，限度は過去のデータに基づいて各工場で設定すべきである。環境のサンプリングプログラムの設定に関する詳細は ICMSF（2005）に，概要は第 4 章に示されている。

チョコレート塊における影響を考慮すると，微生物学的検査によって，あるいは水を処理する場合は残留殺菌剤の決定によって，間接的に二重壁システム内の水の微生物学的品質をモニタリングすることも重要である（第 21 章「水」を参照）。

17.2.2.4　可食期間

比較的高い水分活性（> 0.6）のために，カビまたは酵母による腐敗・変敗に感受性のある特定の製品を除き，微生物学的可食期間検査はこれらの製品に適切でない。

17.2.2.5　最終製品

1986 年に提示された推奨事項が引き続き適切である。ICMSF（1986）では受け入れ時のココア，チョコレート及び菓子製品の唯一の基準として，サルモネラ属菌には二階級プラン（$n = 10$, $c = 0$, $m = 0$）を提案した。好気性集落数または大腸菌群のような他のパラメータは安全性または安定性に対して考慮されなかった。

サルモネラ属菌について推奨されるサンプリングプランの達成は，標準偏差 0.8 を想定して，1 個/180 g（log 平均）及び 1 個/33 g（算術平均）である。これは，過去に集団発生の原因となったレベルで汚染されたロットの検出を可能にした。同等の基準は，カナダ，ニュージーランドなど，数か国の規制要件に含まれている。

環境と加工中サンプリングからの結果が，サルモネラ属菌が存在しないことを確認する限り，最終製品の検査は追加的検証と考えることができる。しかし，あらゆる環境または加工中サンプル中のサルモネラ属菌の存在は，原因を特定するための調査サンプリングのきっかけにすべきである。この調査は，最終製品の強化サンプリングで補われると思われる。環境サンプル，中間または最終製品中の腸内細菌科菌群または大腸菌群の検査は，加工後の汚染につながる防止措置における欠陥

を見つけるための有用な手段である。

　さらに，好気性菌集落数はココアパウダーにとって極めて良い指標である。$\leq 10^3$ CFU/g のレベルが正常と考えられ（Collins-Thompson et al. 1978, Payne et al. 1983），さらに高いレベルでは正常な GHP の逸脱を示す。しかし，チョコレートと菓子類の場合，レベルはココア豆の由来，焙煎条件及び製品組成によって異なることから，好気性菌集落数を使用する際は注意すべきである。例えば，ホワイトチョコレートは通常極めて低レベルであるが，ダークチョコレートは非常に高いレベルである。個々の製品について製造業者により設定された基準は有用な参考となり，加工処理ラインに沿った適切なサンプルのモニタリングは，水の侵入のような問題の可能性を示す有用な情報を提供する。マジパンあるいはシロップのような原材料を含む $a_W > 0.6$ の菓子製品については，好浸透性酵母及び好乾性カビのモニタリングを考慮すべきである。

　Table 17.1 は，指標微生物及びサルモネラ属菌について提案されたガイダンスを一覧にしている。指標微生物の限度 m 及び M はより厳密であり，製造業者の過去の内部データ（例：異なる原材料による異なる製品のタイプ）及び加工のタイプによって異なると思われる。より緩やかな限度の使用は，特に腸内細菌科菌群では，管理措置の効果を大きく減少させることを示している。

文献

Amezquéta S, Gonzalez-Peñas E, Murillo M et al (2005) Occurrence of ochratoxin A in cocoa beans: effect of shelling. Food Addit Contam 22:590–596

Amezquéta S, Gonzalez-Peñas E, Dachoupakan C et al (2008) OTA-producing fungi isolated from stored cocoa beans. Lett Appl Microbiol 47:197–201

Bonvehi JS (2004) Occurrence of ochratoxin A in cocoa products and chocolate. J Agric Food Chem 52:6347–6352

Camu N, de Winter T, Addo SK et al (2008) Fermentation of cocoa beans: influence of microbial activities on the flavour of chocolate. J Sci Food Agric 88:2288–2297

Codex Alimentarius (1983) Codex standard for composite and filled chocolate. Codex STAN 142-1983. Joint FAO/WHO Food Standards Program, FAO, Rome

Codex Alimentarius (1985) Codex standard for cocoa butter confectionery. Codex STAN 147-1985. Joint FAO/WHO Food Standards Program, FAO, Rome

Codex Alimentarius (2001a) Codex standard for cocoa powders (cocoas) and dry mixtures of cocoa and sugars. Codex STAN 105-1981, Rev. 1-2001. Joint FAO/WHO Food Standards Program, FAO, Rome

Codex Alimentarius (2001b) Codex standard for cocoa butter. Codex STAN 86-1981, Rev. 1-2001. Joint FAO/WHO Food Standards Program, FAO, Rome

Codex Alimentarius (2003) Codex standard for chocolate and chocolate products. Codex STAN 87-1981, Rev. 1-2003. Joint FAO/WHO Food Standards Program, FAO, Rome

Collins-Thompson DL, Weiss KF, Riedel GW et al (1978) Sampling plan and guidelines for domestic and imported cocoa from a Canadian national microbiological survey. Can Inst Food Sci Technol J 11:177–179

Copetti MV, Pereira JL, Iamanaka BT et al (2010) Ochratoxigenic fungi and ochratoxin A in cocoa during farm processing. Int J Food Microbiol 143:67–70

D'Aoust JY, Pivnick H (1976) Small infection doses of *Salmonella*. The Lancet i:866

Greenwood MH, Hooper WL (1983) Chocolate bars contaminated with *Salmonella napoli*: an infectivity study. Br Med J 26:139–144

Hockin JC, D'Aoust JY, Bowering D et al (1989) An international outbreak of *Salmonella nima* from imported chocolate. J Food Prot 52:51–54

第17章　ココア，チョコレート及び菓子類

ICMSF (International Commission on Microbiological Specifications for Foods) (1986) Microorganisms in Foods 2- sampling for microbiological analysis: principles and specific applications, 2nd edn. University of Toronto Press, Toronto

ICMSF (2005) Cocoa powder, chocolate and confectionery. In: ICMSF Microorganisms in Foods 6- microbial ecology of food commodities, 2nd edn. Kluwer Academic/Plenum, New York

Krapf T, Gantenbein-Demarchi C (2010) Thermal inactivation of Salmonella spp during conching. LWT Food Sci Technol 43:720-723

Mounjouenpou P, Gueule D, Fontana-Tachon A et al (2008) Filamentous fungi producing ochratoxin a during cocoa processing in Cameroon. Int J Food Microbiol 121:234-241

Payne WL, Duran AP, Lanier JM et al (1983) Microbiological quality of cocoa powder, dry instant chocolate drink mix, dry nondairy coffee creamer and frozen nondairy topping obtained of retail markets. J Food Protect 46:733-736

Schwan RF, Wheals AE (2004) The microbiology of cocoa fermentation and its role in chocolate quality. Crit Rev Food Sci Nutr 44:205-221

Stobinska H, Krysiak W, Nebesny E et al (2006) Effects of convective roasting conditions on critical safety of coco beans. Acta Agrophys 7:239-248

Thompson S (2010) Microbiological spoilage of high-sugar products. In: Sperber WH, Doyle MP (eds) Compendium of the microbiological spoilage of foods and beverages. Springer, New York

Werber D, Dreesman J, Feil F et al (2005) International outbreak of *Salmonella* Oranienburg due to German chocolate. BMC Infect Dis 5:7-16

第18章
油脂及び油脂性食品

18.1 はじめに
18.2 マヨネーズ及びドレッシング
18.3 マヨネーズベースのサラダ
18.4 マーガリン
18.5 減脂肪スプレッド
18.6 バター
18.7 連続水性スプレッド
18.8 その他
文献

第18章　油脂及び油脂性食品

18.1　はじめに

　油脂性製品の6つのカテゴリー，すなわちマヨネーズとドレッシング，マヨネーズベースのサラダ，マーガリン，低脂肪スプレッド，バター及び連続水相スプレッドがあり，それらの微生物の生態は以前にICMSF（2005）により検討されている。ほとんどの油脂及び脂肪をベースとした食品は，あるレベルの水分と無脂肪栄養素を含む。最終製品は脂肪連続水相脂肪系（例：バター及びマーガリン）または水連続油脂相水系（例：マヨネーズ及びドレッシング）のいずれかであると思われる。それらの物理的構造のために，通常，連続脂肪相製品は連続水相製品よりもはるかに安定している。連続水相製品では，安全性はpH及び酸味料のタイプとレベルに直接的に関係する。連続脂肪相製品の安全性は，主に，原材料の適切な加熱処理及びエマルジョンの安定性と構造に左右される。各カテゴリーの油脂及び脂肪をベースとした製品は，微生物の安定性をもたらす極めて低い水分量（例：バターオイル，ギー（ghee），バナスパチ（vanaspati），ココアバター代用品及びクッキングオイル）により特長付けられる。

　産業的に生産された油脂及び脂肪をベースとした製品は極めて良好な安全記録があり，それらが食品由来疾病に大きく関与することは示されていない。検疫時に最終製品の安全性をチェックするための微生物学的基準の使用は極めて限られた価値しかないが，微生物学的検査は特定の生産段階での工程管理の検証に有用と思われる。最終製品の安全性を評価するには，生材料の品質，衛生，工程管理及び製造作業におけるHACCPの適用が最も重要な考慮事項である。

18.2　マヨネーズ及びドレッシング

18.2.1　重要な微生物

18.2.1.1　ハザードと管理

　疫学的な問題は産業として製造された製品に関係しないが，自家製及びレストランで作られたマヨネーズやドレッシングは疾病事例に関係している。これらの連続水相製品について，管理すべき重要なハザードにはサルモネラ属菌及び*Listeria monocytogenes*がある。これら病原微生物のある種の菌株は，特定の酸味料に対して比較的酸耐性がある。重要な病原微生物の存在及び発育を管理するための戦略は以下のことを含む。

- 原材料の注意深い選択により最終製品の病原微生物の仕様を管理すること。
- 原材料管理が困難な場合は，最小の保持時間と温度で，最高pH（例：pH 4.5）と適切なレベルの酸味料（例：0.2%非解離酢酸）の組み合わせにより，安定した調製パラメータによって最終製品の病原微生物を不活化する。

・加熱加工処理を使用して，原材料は腐敗・変敗と病原微生物について管理し，衛生的な加工処理及び充填処理を完全にまたは部分的に加熱加工した製品に適用する。

すべての製品群について，選択した製品及び加工設計の適切性が妥当性確認されなければならず，適切な作業の実施が継続的に安全な製品を提供することを検証する必要がある。また，酢酸またはその他の有機酸の効果が温度で増加する傾向があることから，特に冷蔵製品について，製品温度は妥当性確認の一部として考慮しなければならない。

18.2.1.2 腐敗・変敗と管理

微生物による腐敗・変敗は，主に酸耐性酵母及び乳酸桿菌により生じる。カビによる腐敗・変敗は，ほとんどのカビが酸味料として使用されることが多い酢酸に対して限られた耐性であることから稀である。腐敗・変敗は，適切な安定した調製の選択，生材料及び加工処理環境からの汚染の防止，衛生的な包装及び適切な保存と流通（必要に応じて冷蔵）により管理できる。

18.2.2 微生物データ

18.2.2.1 極めて重要な原材料

卵，乳製品，ハーブ及びスパイスのような原材料は，重要なハザードで汚染される可能性がある。そのような原材料は汚染を除去すべきであり，できるだけ殺菌するか，あるいは適切な仕様の材料を提供できる納入業者から入手すべきである。ガイダンスについては，関連する章，例えば卵については第 22 章及びスパイスについては第 14 章を参照のこと。

18.2.2.2 加工中

感染性病原微生物の管理が重要なことから，中間製品を構成する単一または混合原材料は製造処理加工の一部として加熱処理することが最適である。これは，卵調理品の殺菌の繰り返し，澱粉層の加熱調理あるいは酢酸含有水相で可能である。加工処理条件に適応しているかの検証は，微生物学的検査ではなく，作業パラメータ（例：時間，温度）のモニタリングによる。

加熱処理は，このカテゴリーにおけるある種の製品または副成分には実施できない。そのような製品には，原材料の品質の信頼度，懸念される病原微生物を不活化する調製パラメータ（例：酸性化）及び工程管理が，適切に妥当性確認される時に，病原微生物を管理する効果的な手段である。

通常，包装材料には病原微生物や酸耐性腐敗微生物は存在せず，これは包装の納入業者と食品の製造業者間で使用される仕様に明記できる。汚染除去及び微生物学的検査は，低い頻度で実施されるか，あるいは製造では要求されない。

第 18 章　　油脂及び油脂性食品

18.2.2.3　加工処理環境

　適用される戦略によって（18.2.1.1 項参照），加工処理ラインの環境は重要なハザードあるいは腐敗微生物の潜在的汚染源と考えられる。加工ラインとその環境のレイアウトは手軽に清浄化し，生原材料から汚染除去済みの中間製品や最終製品への交差汚染を防止することが望ましい。不適切または不十分に清浄化された製造装置は酢酸抵抗性腐敗微生物の一般的な汚染源であることから，定置洗浄（CIP）に適した衛生的装置を製造に使用するのが最善である。手作業による清浄化は，CIP による清浄化が困難な装置に必要と思われる。加工処理ラインの清浄化及びその環境の清浄度の妥当性は，肉眼的観察及び物理的，化学的手段により評価するのが最善であるが，これらは拭き取り及び例えば好気性菌集落数（ACC）による加工衛生の指標微生物検査のような微生物検査により立証できる。物理的あるいは化学的手段が，ACC のような適切な衛生指標微生物に対する校正（calibration）により健全な衛生状態をどの程度反映するかを定めることは適切である。補助手段としての ACC の使用は，進行中の工程管理あるいは管理の喪失の可能性を示す助けにすることができる。どちらの状況であるかを示すかは，ライン装置の特徴，製造する製品及び生産環境によるので，工程処理ラインの試運転中に設定すべきである。また，大気の品質についても酵母やカビについてモニタリングすると良い。

　衛生効果のモニタリングに加えて，懸念される病原微生物あるいはこれら病原微生物の存在の指標について，施設環境をモニタリングすることは，特定の製品については適切と思われる。このカテゴリーには潜在的な製品に幅があることから，特定の推奨事項は可能でないが，必要な場合は，当該プログラムを設定するためのガイドラインが第 4 章の項にある。

18.2.2.4　可食期間

　多くの場合，マヨネーズ及びドレッシングは多用途製品であることから，腐敗微生物や病原微生物による再汚染が開封後に発生する可能性がある。開封前の期間は，"開封前可食期間"及び開封後の期間は"開封後可食期間"とされる。大部分の常温安定製品では，官能的品質が可食期間を制限している。必要な場合は，製品の可食期間の微生物学的限度は，潜在的腐敗微生物あるいは適切に選択された病原微生物を製品に接種することにより，製品開発時に設定できる。これらの検査は日常的に行う必要はないが，大きな変更が，酢酸のレベル，pH，食塩，含水量，保存料のレベルあるいは製造処理に適用される時には繰り返して考慮すること。

　製品の安定性が開封前可食期間中の冷蔵を必要とするところでは，微生物学的腐敗・変敗は貯蔵及び小売段階での温度の測定及び逸脱の是正により減少できる。多くの場合，冷蔵は微生物の発育の管理よりも製品の官能的変化を管理するための手段であるが，乳酸桿菌，酵母及びカビが，ある種の製品中の冷蔵下で徐々に発育する可能性がある。

　消費者用ラベル表示は，常温で開封した時の可食期間を制限するか，あるいは開封した時の可食期間中の冷蔵を知らせるべきである。

18.2 マヨネーズ及びドレッシング

Table 18.1 マヨネーズ及びドレッシングの微生物学的安全性及び品質のための検査

	相対的重要性	有用な検査
極めて重要な原材料	中	卵，乳製品，ハーブ及びスパイスのような生原材料は重要なハザードで汚染される可能性がある。このような原材料は汚染除去，できれば殺菌が望ましく，あるいは生産された製品について適切な仕様の材料を提供できる納入業者から入手すべきである（本文参照）。
加工中	中	適切な箇所で，殺菌の場合の作業パラメータはモニタリングが必要と思われる。日常の微生物学的検査は勧められない。
加工処理環境	中	適切な頻度で，化学的及び物理的手段により加工処理ライン及び加工処理環境の清浄化の効果を検証（本文参照）。
可食期間	低	検査は適用できない。消費者用ラベル表示は常温の開封時の可食期間に限定するか，あるいは開封時の可食期間中の冷蔵を助言すべきである。
最終製品	中	進行中の工程管理及び傾向分析を検証するために衛生指標に関する検査。感染因子の生残リスクが除去できない製品について，ACC及び腸内細菌科菌群を考慮。このリスクが除去できる箇所では，乳酸菌，酵母及びカビのみを考慮。

					サンプリングプラン及び限度 CFU/g[b]			
製品	微生物	分析方法[a]	ケース	n	c	m	M
感染因子が生残可能なマヨネーズ及びドレッシング	好気性集落数	ISO 4833	3	5	1	10^2	10^3
	腸内細菌科菌群	ISO 21528-2	5	5	2	10	10^2
感染因子が生残しないマヨネーズ及びドレッシング	乳酸菌	ISO 15214	5	5	2	10	10^2
	酵母及びカビ	ISO 21527-2	5	5	2	10	10^2

低〜高		日常の病原微生物検査は推奨されない。増殖形病原微生物の急速な死滅が保証できない箇所の卵含有製品について，その品質指標微生物や衛生指標微生物の結果が管理の喪失を示す時，サルモネラ属菌を検査。

				サンプリングプラン及び限度 CFU/25g[b]			
製品	微生物	分析方法[a]	ケース	n	c	m	M
マヨネーズ及びドレッシング	サルモネラ属菌	ISO 6579	11	10^c	0	0	-

[a] 代替法は，ISO法に対して妥当性確認された時に使用可能である。
[b] これらのサンプリングプランの担保水準については付属Aを参照。
[c] それぞれ25gの分析単位（混合については7.5.2項を参照）。

18.2.2.5 最終製品

製品の調製及び加工処理が管理下で行われたマヨネーズやドレッシングは，本質的に安全で安定していることから日常の微生物学的検査は推奨されない。微生物学的検査は，製品及び安全で安定した食品を提供するための加工設計を妥当性確認するために使用可能である。

pH，酸味料あるいは食塩レベルのような化学的製品特性の管理は，製品成分が仕様に適合して

第18章　油脂及び油脂性食品

いることを検証する最適の手段である。製品の組成または成分が，サルモネラ属菌のような感染因子によるリスクを減少または除去しない製品については，ACCまたは腸内細菌科菌群についての微生物学的検査を工程管理及び衛生を検証するために考慮する必要がある。このような感染因子の生残リスクがない箇所では，乳酸桿菌，酵母及びカビのみの検査で十分であると思われる（Table 18.1 参照）。例えば，ある種のマヨネーズにおいて，これらの基準は加熱処理が効果的であり，更なる加工処理，取り扱い及び包装時の再汚染が製造時に管理されていることを検証するために使用可能である。検証検査の頻度は，工程管理の信頼度が時の経過とともに高まるにつれて減らすことができる。規制担当者は，彼らが衛生及び安全性に関する適切な履歴がないロットが衛生的に製造されているか否かを決定するために，同じ基準を使用する可能性がある。

18.3　マヨネーズベースのサラダ

マヨネーズベースのサラダまたはドレッシングサラダは，各種食品（例：鶏肉，獣肉，卵，海産食品，ポテト，野菜，ハーブあるいは果実）とマヨネーズまたはドレッシングの非加熱処理の混合物を冷やして混合し，多くの成分（例：澱粉，砂糖，スパイス，有機酸，香味料及び着色料）を含むと思われる。複合食品（第26章を参照）の考慮事項は，この製品カテゴリーに適用する。このカテゴリーには多様な製品が含まれると思われることから，基準についての特定の推奨事項は，使用される特定の原材料により左右されるので可能でない。しかし，マヨネーズベースのサラダの検査についての考慮事項は以下に要約する。

18.3.1　重要な微生物

18.3.1.1　ハザードと管理

広範囲の微生物が，マヨネーズベースのサラダを作るために使用される原材料，工程及び環境から最終製品に取り込まれる。原材料の選択，最終製品の調製（例：pH，酸味料，食塩，保存料）及び衛生措置を製造処理中に考慮すべきハザードの数を最小限にするように適用し，これらのハザードの管理に適していることが重要である。一般的に，マヨネーズベースのサラダ及びドレッシングサラダは，比較的高い安定したpH値のために，適切に調製及び加工されたマヨネーズやドレッシングよりも腐敗・変敗しやすく，病原微生物が生残する。したがって，製品及び加工処理の設計では，適正規範及び最終製品の低温での輸送と保存に慎重な注意深さが必要である。

企業として生産されたマヨネーズベースのサラダが，重大な食品由来疾病の恐れが存在するという明確な疫学的証拠はない。食品サービス業で作られた製品は，サルモネラ属菌，*L. monocytogenes* 及び大腸菌 O157:H7 による事例に関係し，これらの菌は低温で生残可能であり，比較的酸耐性である。また，黄色ブドウ球菌も重要なハザードと考えられ，高いpHまたは低酸性の食品成分が事故の原因になっている。

18.3 マヨネーズベースのサラダ

18.3.1.2 腐敗・変敗と管理

微生物による腐敗・変敗は，酸耐性酵母及び乳酸桿菌によると思われる。低温処理は，感受性の高い製品の食品成分の腐敗・変敗を避けるために適用できる。含水原材料の添加または大きな食品片が存在する場合，計画した製品基準（すなわち，pH；酸味料，食塩及び保存料のレベル）の変更の原因にならないことを保証することが重要である。均質でない製品混合物は最終製品の脆弱性を増加させる。

18.3.2 微生物データ

Table 18.2 は，マヨネーズベースのサラダについて有用な検査を要約している。特定の推奨事項に関連する重要な詳細は本文を参照のこと。

18.3.2.1 極めて重要な原材料

原材料の選択は，腐敗微生物（すなわち，酸耐性酵母及び乳酸桿菌）の持ち込みを最低にし，病原微生物があらゆる追加的な汚染除去処理を受けない原材料に存在しないことを保証すべきである。獣肉及び鶏肉のような高いリスクの原材料は加熱調理すべきであり（それぞれ第 8 章及び第 9 章を参照），ハーブ及び野菜のような原材料はよく清浄化するか，あるいは消費者の安全性を保証するために除染することが望ましい（第 12 章を参照）。原材料は特定の仕様に適合するために選択可能である。使用水（第 21 章を参照）は飲料水の品質で，病原微生物及び酸耐性微生物が存在すべきでない。

Table 18.2　マヨネーズベースサラダの微生物学的安全性及び品質についての検査

	相対的重要性	有用な検査
極めて重要な原材料	中～高	特定の原材料の微生物学的検査の推奨事項については関連章を参照。
加工中	低	日常の微生物学的検査は推奨されない。
加工処理環境	中	化学的及び物理的手段または好気性菌集落数の検査により，開始前の清浄化の効果を検証するための加工処理設備をサンプリング。また，加工処理ライン環境の清浄度は適切な頻度で検証もすべきである（本文参照）。
可食期間	中	日常の可食期間検査は推奨されない。検査は新規の市販製品の可食期間の評価あるいは新規の包装システム設置時に有用と思われる。消費者用ラベル表示には開封後の可食期間では冷蔵が適していることを助言することが望ましい。
最終製品	中	進行中の工程管理を検証するための衛生指標微生物の検査及び原材料により傾向分析を考慮（本文参照）。日常の病原微生物検査は推奨されない。指標微生物に問題が認められる時は，製品及び原材料に関連する病原微生物検査を考慮する可能性がある（本文参照）。

18.3.2.2　加工中

原材料及び中間製品の保存条件は微生物の発育を最小限にするのが望ましい。時間及び温度は，適正保存規範の検証のためにモニタリングすべきである。必要な箇所では，カギとなる中間製品の基準を物理的及び化学的手段により検査するのが望ましい。

一般的に，包装材には病原微生物及び腐敗微生物は存在しないが，カビが発生する可能性がある。汚染の除去が感受性の高い製品の食品成分には適切と思われ，あるいは仕様が包装の納入業者と食品製造業者との間で使用できる。これは，製品開発時に決定すべきである。通常，微生物検査は生産時には必要でない。

18.3.2.3　加工処理環境

清浄化が不十分な装置は，腐敗微生物及び病原微生物の発生源となる可能性があることから，衛生的に設計された装置が重要である。これが不可能な時は，清浄化のための装置の頻繁かつ完全な分解処理を考慮すべきである。清浄化工程の妥当性は物理的及び化学的手段により評価するのが最善であり，可能性として微生物検査は補助的である。

加工処理ラインの環境は，病原微生物あるいは腐敗微生物の発生源であると思われる。加工ラインのレイアウトは清浄化を容易にさせ，交差汚染の可能性を最小限にすべきである。清浄化の効果は，物理的または化学的手段による，評価するのが最善であり，微生物学的検査により補助される。

18.3.2.4　可食期間

典型的なマヨネーズベースのサラダの冷蔵された可食期間は，腐敗微生物のレベル，pH，酸味保存料及び使用される原材料に応じて数日〜8か月までと多様である。温度は，必要な冷蔵温度が常に達成されていることを保証するために冷蔵チェーンでモニタリングすべきである。

日常の微生物検査は必要なく，有用ではないと思われる。しかし，選択された微生物学的検査は，製品及び工程の設計が意図された可食期間について安全かつ安定した食品製品を提供することを妥当性確認するために，製品開発時に適用される可能性がある。妥当性確認の検査には，可食期間の検査及び病原微生物接種試験が含まれる。妥当性確認の検査は日常的に作業中に実施する必要はないが，調製，製造加工または作業規模の大きな変更が適用される時には，繰り返し行うべきであると思われる。

18.3.2.5　最終製品

日常の最終製品検査は，最終製品の安全性が，上記したように製品及び製造処理環境における物理的及び化学的パラメータをモニタリングすることにより保証するのが最善であるということから推奨されない。限定的な微生物学的検査が，内部で開発した規格を使用した製造時の工程管理を検証するために使用可能である。特定の基準は，製品に使用される原材料及び加工処理に左右される。マヨネーズベースのサラダに使用される特定の原材料は，本来，指標微生物のレベルが極めて

高い可能性のあることを忘れてはならない。例えば，生の薄切り玉ねぎの ACC は $10^3 \sim 10^6$ CFU/g またはそれ以上の範囲と思われる（ICMSF 2005）。

あらゆる微生物学的検査の頻度は，生産工程が良好な管理下にあることがわかっている期間が長くなるに伴って大きく減らすことができる。大きな変更が導入される時は，検査が一時的に増加すると思われる。Table 18.2 はマヨネーズベースのサラダについての検査を要約している。

18.4 マーガリン

18.4.1 重要な微生物

18.4.1.1 ハザードと管理

マーガリンは，少なくとも 80% の脂肪と 20% 以下の水分を含む本質的に安定した水相脂肪系エマルジョンである。他の原材料では，乳化剤，酸味料，食塩，乳または乳製品，ビタミン，保存料，ハーブ及びスパイスを含むと思われる。マーガリンは極めて特殊な物理的原理により安定化している。微生物が発生する水相は，極小さな水滴として脂肪連続マトリクス中に分散し，これらの水滴が空間と栄養素の取り込みを制限することで微生物の発育を制限している。重要な微生物の管理は，主としてエマルジョンの安定性に左右されるが，原材料の微生物的品質，製品基準及び生産と包装時の衛生にも依存する。

安定したマーガリンの調製に関わる疾病の原因となる疫学的証拠はない。サルモネラ属菌のような病原微生物を管理するための製品及び加工設計の適切性は妥当性確認すべきである。マーガリンとバターとの混合は，最終製品の安定性における混合の影響を考慮する必要があり，バターに対して重要な潜在的ハザードである微生物を管理する必要がある。

18.4.1.2 腐敗・変敗と管理

マーガリンの微生物による腐敗・変敗は主としてカビにより，カビは脂肪を基盤として発育する可能性があり，保存料により影響されず，製品表面上に存在する凝縮水分を利用する。その他の重要な微生物は，脂肪分解酵母及びエマルジョンを不安定化させて製品の腐敗・変敗を起こす細菌である。

18.4.2 微生物データ

18.4.2.1 極めて重要な原材料

原材料の選択及び仕入では腐敗微生物の持ち込みを最小限にし，病原微生物はあらゆる追加的汚染除去処理を行わなくても原材料に存在しないことを保証すべきである。特に脂肪相に添加される極めて重要な原材料（例：水，ハーブ，スパイス，酪農製品）は，使用前に殺菌されたものが最良

第 18 章　油脂及び油脂性食品

である。原材料は適切な仕様に適合できる納入業者から仕入可能である。マーガリン製品に使用される原材料について，商取引で使用される仕様は，好気性集落数< 10^3 CFU/g，腸内細菌科菌群< 10 CFU/g，酵母< 10^2 CFU/g，カビ< 10 CFU/g，サルモネラ属菌は陰性 /25 g（$n = 5$），L. monocytogenes は陰性 /g（$n = 5$）である。マーガリンに使用される粉乳材料の通常の商取引の仕様は地域によって異なると思われるが，好気性集落数< 10^4 CFU/g，腸内細菌科菌群< 10^2 CFU/g，大腸菌群< 10 CFU/g，酵母及びカビ< 10^2 CFU/g，感染性病原微生物は存在しないことである。

18.4.2.2　加工中

　原材料及び原液，水相及び脂肪相混合物，その他の中間製品についての保存条件は，腐敗微生物の発育を最小限にし，環境から再汚染させないようにすべきである。時間及び温度のモニタリングとの組み合わせで良質な原材料の選択は，一般的に工程管理を検証するために十分である。物理的及び化学的手段により，原液及び中間製品のカギとなるパラメータ（例：pH，食塩濃度，酸味料または保存料）をチェックすることが望ましい。一般的に，原材料の原液あるいは水溶性原材料を含む水相は，プレエマルジョンとするために脂肪相との混合前に殺菌される。殺菌についての加工パラメータはモニタリングする必要があり，工程管理を保証するようにする。

　感受性の比較的高い調製品について，あるいは製造時の衛生で再汚染の可能性がある箇所では，微生物学的状態を生産時のいずれかの段階で検証するのが望ましい。例えば，これには，特に殺菌が実施されない時に，水相を形成するために使用する水の微生物量の定期的なモニタリングを含む可能性がある。プレエマルジョンは汚染が発生しても，微生物を管理するためのその後の加熱処理がないことから，工程管理の検証のための微生物検査についてカギとなる段階である。中間製品が高い温度（> 40℃）で保持されれば，高温性微生物の発育がモニタリング可能である。

　包装材には病原微生物及び腐敗細菌は存在しない。カビが発生する可能性がある。感受性のある製品の食品成分については汚染除去が適切であるか，あるいは仕様が包装納入業者と食品製造業者との間で使用できる。必要に応じて，包装処理時の大気の品質は注意深く管理する必要がある。これらのことに関しては製品開発時に決定すべきである。微生物検査は作業中に必要としない。

18.4.2.3　加工処理環境

　マーガリンの製造では，むしろ CIP により容易に清浄化して衛生的にすることができる。加工装置の清浄化の適正度は物理的及び化学的手段により評価するのが最善であり，微生物検査により補助される。加工処理装置は湿潤状態で清浄化され，衛生的にするが，作業環境は水の使用を制限することで，リステリア属菌の制御の助けになるので製造中はできるだけ乾燥状態を維持することが望ましい。

　加工処理ライン環境は，重要なハザードあるいは腐敗微生物の発生源であると思われる。加工ライン環境のレイアウトは容易に清浄化され，生原材料から汚染除去された中間または最終製品への交差汚染を防止すべきである。再生ボール紙はカビ胞子の発生源となる可能性がある。

18.4 マーガリン

18.4.2.4 可食期間

ほとんどのマーガリンは開封前可食期間は安定しており，常温で保管及び流通できるが，開封後可食期間は冷蔵保管が有効である。感受性のある食品成分については，製造直後に冷蔵が必要と思われ，冷蔵チェーンの温度をモニタリングする必要があり，逸脱がないようにする。日常の微生物検査は必要ない。保存は乾燥環境で，凝縮は避けることを保証することが不可欠である。

いずれかの微生物検査は，選択された製品及び加工設計が安全かつ安定した食品を提供することを妥当性確認するために製品開発中に適用される可能性がある。これに関連して考慮すべき検査は，可食期間検査及び病原微生物接種検査である。これらの検査は日常的に作業時に実施する必要はないが，それらは調製，製造工程あるいは作業規模に大きな変更が適用される時に再度行う必要があると思われる。

18.4.2.5 最終製品

製造全般を考えると，日常的に最終製品の安全性及び安定性の評価に微生物学的基準を使用することは勧められない。最終製品の安全性は，中間製品と製造環境，加工処理ライン及び最終製品のサンプルの物理的及び化学的パラメータをモニタリングすることにより保証するのが最善である。製造開始時に，エマルジョン特性の測定，例えば体積加重幾何平均径及び液滴粒度分布の幾何標準偏差の測定（Alderliesten 1990, 1991）あるいは顕微鏡により測定することが勧められる。

微生物学的検査は，製造工程が良好な管理下にある期間が長くなるに伴って頻度を徐々に減少させられる工程管理の検証のために使用する。大きな変更が導入される時には，このような検査は一時的に増加すると思われる。商取引で使用される最終製品の微生物学的限度の例は Table 18.3 に示す。特に，適正規範の遵守は，引用されたレベルよりも日常的に達成するために低いレベルを許容すべきである。加工や衛生管理の検証において，商取引で示される最終製品の微生物学的限度は，例として，好気性平板菌数 $< 10^4$ CFU/g，腸内細菌科菌群 $< 10^2$ CFU/g，酵母 $< 10^3$ CFU/g，カビ $< 10^2$ CFU/g，芽胞形成菌 $< 10^4$ CFU/g，黄色ブドウ球菌 $< 10^3$ CFU/g，サルモネラ属菌は陰性 /25 g，*L. monocytogenes* は陰性 /g である。

第 18 章　油脂及び油脂性食品

Table 18.3　マーガリン及び減脂肪スプレッドの微生物学的安全性及び品質についての検査

	相対的重要性	有用な検査
極めて重要な原材料	中	極めて重要な原材料（例：水，ハーブ／スパイス，乳製品など）は殺菌するのが最善である。原材料は特定の仕様に適合するように選択可能である（本文参照）。
加工中	低－マーガリン	日常の微生物学的検査は勧められない。エマルジョン特性及び加工基準（すなわち，pH，保存料及び／または有機酸レベル）は工程管理の検証のためにモニタリングすべきである。感受性のある食品成分については，プレエマルジョン及び水相に使用する水の微生物学的状態が検査可能である。
	中－減脂肪スプレッド	マーガリンの検査に加えて，加工基準は完全なエマルジョンの工程内での殺菌が適用される時にモニタリングするのが望ましい。包装のカビの汚染は，特に感受性のある製品については考慮する必要があると思われる。
加工処理環境	中	清浄化の効果は，加工開始前に，化学的及び物理的手段あるいは ACC の検査により検証できる。加工環境の清浄度は，ACC の検査により適切な頻度で検証できる。
可食期間	低	検査は適用できない。消費者用ラベル表示は，常温の開封後の可食期間に限定するか，あるいは開封後の可食期間の冷蔵を助言すべきである。
最終製品	中	進行中の工程管理及び傾向分析について指標微生物の検査，例えば，以下に示した衛生指標微生物についての微生物学的基準を使用する。

製品	微生物	分析方法[a]	ケース	サンプリングプラン及び限度 CFU/g[b]			
				n	c	m	M
マーガリン及び減脂肪スプレッド	好気性集落数	ISO 4833	3	5	1	10^2	10^3
	腸内細菌科菌群	ISO 21528-2	5	5	2	10	10^2

[a] 代替法は，ISO 法に対して妥当性確認された時に使用可能である。
[b] これらのサンプリングプランの担保水準については付属 A を参照。

18.5　減脂肪スプレッド

　マーガリン製品は 80% 以上の脂肪を含むが，減脂肪スプレッドは 20～80% の脂肪を含むと思われる。減脂肪スプレッドには，脂肪レベル，乳原材料の使用などに関連して様々な種類がある。

18.5.1　重要な微生物

18.5.1.1　ハザードと管理

　これらのスプレッドは真の水滴脂肪エマルジョンである限り，製品及び加工の安全性に関してマーガリンと同じ基準を適用するが，減脂肪スプレッドは一般的に微生物学的問題に対して，より脆弱である。特に，脂肪量が低下して水滴分散が進むに伴い一層脆弱なスプレッドになり，病原微

18.5 減脂肪スプレッド

生物が存在すれば，その発育を容易にする可能性が高まる。減脂肪スプレッド中の乳原材料の存在は，それらの脆弱性を増加させる可能性があり，安全な製品及び加工設計を設定する時に考慮が必要となる。脂肪20%以下のスプレッドは脂肪滴水エマルジョンであり，病原微生物の発育を容易にする可能性がある（18.6項参照）。

減脂肪スプレッドの重要な微生物の管理は，エマルジョンの安定性，原材料の微生物の質，製品基準及び製造と包装時の衛生のような要因の組み合わせによる。さらに，ソルビン酸や安息香酸のような保存料が使用されると思われる。pHレベルは<4.5が最良であり，このような低いレベルは乳たんぱく質の沈殿を引きおこす可能性があり，僅かに高いpHレベルを選択する必要がある。サルモネラ属菌や *L. monocytogenes* のような病原微生物を管理するために，製品及び加工設計の適切性を妥当性確認することが勧められる。

18.5.1.2 腐敗・変敗と管理

微生物による腐敗・変敗は，18.4.1.2項に示したように主にカビによる。その他の重要な微生物は，製品の調製／エマルジョンにより効果的に管理されず，エマルジョンを不安定にさせる可能性があるのは酵母及び細菌である。

18.5.2 微生物データ

18.5.2.1 極めて重要な原材料

製品の調製及びエマルジョンの脆弱性は，極めて重要な原材料を考慮する必要性を強く決定付けている。特に，原材料が殺菌のような汚染除去処理なしに使用される時は，注意深い選択及び調達により，腐敗微生物及び病原微生物が持ち込まれないことを保証することが望ましい。

極めて重要な原材料（例：水，増粘剤，乳製品）は使用前に殺菌するのが最良である。澱粉及びガムのような原材料の商取引で使用される仕様では，好気性平板菌数<10^4 CFU/g，腸内細菌科菌群<10^2 CFU/g，酵母及びカビ<500 CFU/g，セレウス菌<10^3 CFU/g，感染性病原微生物は存在しないことである。

18.5.2.2 加工中

原材料の原液あるいは各種水溶性原材料を含む水相は，プレエマルジョンとするために脂溶性原材料を含む脂肪相と混合する前に一般的に殺菌される。脆弱な食品成分は，完全なエマルジョンの段階で殺菌が必要と思われ，工程管理のパラメータ（時間／温度）を工程管理の検証のためにモニタリングする必要がある。原液及び中間製品のカギとなる製品基準（例：pH，酸味料，保存料）は，物理的及び化学的手段によりモニタリングする必要がある。

特に脆弱な食品成分について，あるいは，製造処理衛生が再汚染の可能性のある箇所では，微生物学的状態を製造時の適当な段階で検証するのが最善である。これは，例えば，水相の生成に使用される水の微生物量を定期的にモニタリングすることに関連する。

第 18 章　　油脂及び油脂性食品

　一般的に，包装材には病原微生物や腐敗微生物は存在しないが，カビは発生する可能性がある。感受性のある製品の食品成分については，汚染の除去が適切と思われ，あるいは適切な仕様が包装納入業者と食品製造業者間で合意可能である。必要な箇所では，包装時の大気の品質が注意深く管理されなければならない。これらの関連性は，製品の開発段階で決定すべきである。微生物検査は作業中に必要としない。

18.5.2.3　加工処理環境

　減脂肪スプレッドの加工処理環境についての検討事項及び要求事項は，18.4.2.3 項のマーガリンで述べたと同様である。

18.5.2.4　可食期間

　食品成分及びエマルジョンの特性に応じて，減脂肪スプレッドは未開封時の可食期間は安定していると思われ，常温で保管及び流通が可能である。しかし，ほとんどの食品成分／エマルジョンは開封後の可食期間では冷蔵が必要である。脆弱な製品は製造後は冷蔵が必要であり，この場合，冷蔵チェーンの温度をモニタリングする必要があり，逸脱がないようにする。日常の微生物検査は必要ない。貯蔵は乾燥環境で行い，凝縮しないことを保証することが不可欠である。

18.5.2.5　最終製品

　最終製品について，微生物学的基準を日常的に使用することは勧められない。適切な微生物学的基準の使用を含めて，選択された微生物学的検査が，安全性及び安定性について製品及び加工設計を妥当性確認するために製品開発時に適用可能である。ここで考慮すべき検査は，可食期間検査及び病原微生物接種検査である。これらの検査は，作業中日常的に実施する必要はないが，調製，製造工程あるいは作業規模に大きな変更が適用される時は再度行うことが望ましいと思われる。

　製造全般における最終製品の安全性は，中間製品，加工処理装置及び加工環境について，最終製品のサンプルと併せて物理的及び化学的パラメータをモニタリングすることにより検証するのが最善である。微生物学的検査は，進行中の工程管理を検証するために使用可能である。しかし，その頻度は，長期的に製造加工が良好に管理されていると見られれば漸減することができる。大きな変更がある時は，このような検査が一時的に強化されると思われる。商取引で使用される最終製品の微生物学的限度の例を Table 18.3 に示す。適正規範の遵守は，引用されたレベルよりも日常的に達成するために低いレベルを許容することが望ましい。仕様は国により様々であり，例えば米国では 10 CFU/g の大腸菌群を含み，また，オーストラリアでは $M = 1.5 \times 10^5$ CFU/g の好気性集落数を許容可能としている。

18.6 バター

18.6.1 重要な微生物

18.6.1.1 ハザードと管理

バターの重要なハザードは，バターに関連する集団発生の疫学に基づく *L. monocytogenes* 及び黄色ブドウ球菌である。その他のハザードはサルモネラ属菌及び大腸菌 O157:H7 を含む可能性があるが，これらをバターと結び付いた食品由来疾病に関連づける疫学的証拠は比較的少ない。

バター中の病原微生物を管理するための主な方法は，原材料の品質，ある種の原材料（例：乳あるいはクリーム）の殺菌，製造及び包装時の衛生，脂肪マトリックス中の水滴の大きさと分布（マーガリンに関して）及び食塩の存在である。バターでの保存料の使用は許可されていない場合が多い。冷蔵は開封後の可食期間で必要である。

18.6.1.2 腐敗・変敗と管理

バターの微生物による腐敗・変敗は主として酵母とカビにより発生し，時には細菌により発生する。これらは，包装前または包装時，あるいは使用中の衛生不良により発生すると思われる。冷蔵は，腐敗・変敗防止のために開封前及び開封後の可食期間の重要点であり，清潔な包装材の使用及び製品表面の凝縮物の形成の防止も重要である。

18.6.2 微生物データ

18.6.2.1 極めて重要な原材料

原材料の選択は，重要な病原微生物が原材料中に存在しないこと，及び腐敗微生物の持ち込みを最小限にすることを保証すべきである。バター製造に関係する工程は，微生物学的汚染を減少させ，あるいは除去するように設計されていない。クリームは極めて重要な原材料であり，感染性因子やその他の増殖形ミクロフローラを除去するために通常は殺菌されるが，それでもなお，細菌芽胞及びある種の熱抵抗性増殖形腐敗微生物を含む。ある種のバター製造加工では商業的に利用可能なスタータ菌を使用する。スタータ菌は汚染源になるべきでない。したがって，接種菌数は制限するのが望ましい。食塩，着色料及び中和剤のような原材料は，その製造方法の点から，一般的に微生物汚染はなく，化学薬品は食品等級の品質が望ましい。水が殺菌後のバター製造に使用される時（例：洗浄），その水は飲用適の品質が望ましい。納入業者から調達される原材料は，クリームを含めて，好気性集落数 $< 10^3$ CFU/g，腸内細菌科菌群 $< 10^2$ CFU/g，セレウス菌 $< 10^3$ CFU/g，感染性病原微生物が存在しないという適切な仕様を適応すべきである。

第18章　油脂及び油脂性食品

18.6.2.2　加工中

一般的に，工程管理の検証は，良質な原材料の選択及び中間製品の時間と温度のモニタリングにより実施可能である。原液のカギとなるパラメータ（例：規制により使用が許可される場合の食塩あるいは保存料のレベル）は，物理的及び化学的手段によりチェックすべきである。水分量，食塩分布及び水滴サイズ／分布は微生物学的安定性において重要であり，pHは発酵クリームバターの重要なパラメータである。検証プログラムには，これらの要因の測定を組み込み，傾向分析を含むべきである。カビの汚染を制限するために，包装段階でラミナーフローキャビネット（または他の大気の品質を管理する手段）が必要と思われる。製品（カビ）の腐敗・変敗は冷蔵温度での保管によりさらに制限される。微生物検査は作業時に必要ではない。製造時の水の使用は，$L.$ $monocytogenes$の環境リスクを管理するために厳しく制限するのが望ましい。

18.6.2.3　加工処理環境

衛生的な装置の使用は清浄化及び消毒のために重要であり，場合によっては装置は清浄化のために分解すべきである。加工開始時のサンプルは加工終了時のサンプルと同様に分析すべきである。清浄化及び消毒の効果は，物理的または化学的手段により評価するのが最善であり，微生物学的検査は補助的な役割を果たす。ボール紙包装材はカビ胞子の重要な発生源と思われ，特に再生ボール紙を使用する時はその可能性がある。製品表面の凝縮は避けるべきである。

18.6.2.4　可食期間

バターは，流通時の湿気を避けて保持すべきである。冷蔵されたバターの可食期間は，食塩のレベルあるいは規制により許可された場合の保存料の存在により3～9か月と様々である。保存温度はモニタリングすることが望ましい。

18.6.2.5　最終製品

微生物学的検査は，製品及び加工設計が安全かつ安定したバターを提供することを妥当性確認するために，製品の開発時に実施すると良い。これらの目的で適用される検査は，可食期間検査及び菌接種検査である。これらの検査は日常の製造時には実施しないが，調製あるいは製造工程に大きな変更がある時には再度行うべきである。菌接種検査のデータが入手できないか，あるいは製品の調製／構造が$L.$ $monocytogenes$や黄色ブドウ球菌のような微生物の発育を防止しないことを示す情報があれば，最終製品中のこれら微生物についての微生物学的基準が妥当であると思われる。この場合，$n = 5$, $c = 2$, $m = 10$, $M = 10$のケース5が黄色ブドウ球菌に適用可能であり，$n = 5$, $c = 0$, $m = 0$の2階級プランが$L.$ $monocytogenes$に適用できる。

最終製品について微生物学的検査は，製品の安全性及び安定性を日常的に評価する主要手段とは考えられない。安全性の評価は，中間製品，環境，加工処理ライン及び最終製品のサンプルにおける化学的及び物理的パラメータのモニタリングにより行うのが最善である。微生物学的検査は，ここでは工程管理を検証するための補助的役割を提供し，工程が良好な管理下にあることを示す結果

18.7 連続水性スプレッド

に基づいて減少できる。大きな変更が導入されるか，あるいは工程管理の失敗が不良品の製造につながれば，検査は工程が管理下に戻ることを検証するために一時的に増加可能である（Table 18.4）。

Table 18.4 バターの微生物学的安全性及び品質についての検査

	相対的重要性	有用な検査
極めて重要な原材料	中	極めて重要な原材料（例：クリーム，水）は，特定の仕様に適合するように，殺菌あるいは選択するのが最善である（本文参照）。
加工中	中	日常の微生物学的検査は勧められない。エマルジョンの特性及び加工基準（すなわち，pH，食塩濃度）は，工程管理の検証のためにモニタリングすべきである。感受性のある食品成分については，洗浄に使用する水の微生物学的状態が追加の検証手段として検査可能である。包装のカビ汚染は，特に感受性のある製品について考慮する必要があると思われる。
加工処理環境	中	清浄化の効果は加工開始前に，例えば化学的及び物理的手段または好気性集落数の検査により検証でき，加工環境の清浄度は適切な頻度で，例えば好気性集落数の検査により検証できる。
可食期間	低	検査は適用できない。消費者用ラベル表示は常温での開封後可食期間を制限するか，あるいは開封前及び開封後の可食期間中の冷蔵を知らせるべきである。
最終製品	中	進行中の工程管理及び傾向分析について指標を検査，例えば以下に示した衛生指標についての微生物学的基準を使用。

製品	微生物	分析方法[a]	ケース	サンプリングプラン及び限度 CFU/g[b]			
				n	c	m	M
バター	好気性集落数	ISO 4833	3	5	1	10^2	10^3
	腸内細菌科菌群	ISO 21528-2	5	5	2	10	10^2

[a] 代替法は，ISO法に対して妥当性確認された時に使用可能である。
[b] これらのサンプリングプランの担保水準については付属Aを参照。

18.7　連続水性スプレッド

　減脂肪スプレッドについて上記に概説した原則が，連続水性スプレッドにも当てはまる。これらの製品は，カビ，酵母及び細菌により生じる腐敗・変敗に対して，より脆弱であり，製品及び加工設計を妥当性確認するために，関連微生物で接種検査を実施すべきである。重点は物理的及び化学的措置に置くべきであり，必要に応じて，これらは減脂肪スプレッドに推奨されるように微生物学的検査で補助できる。これらの製品についてカギとなる考慮すべき点は開封後の可食期間を一層制限することであり，製品の保存及び輸送は冷蔵で行う必要がある。

18.8 その他

このグループには，バターオイル，ギー（ghee），バナスパチ（vanaspati），ココアバター代用脂，及びクッキングオイル（大豆，オリーブ，キャノーラ，綿実，ヒマワリ，その他の油脂）が含まれる。これらの製品は極めて低い水分量のため（＜0.5%）微生物を発育させない。湿潤条件下で保管される時，カビによる腐敗・変敗が製品表面に発生する可能性がある。また，感染性病原微生物の生残は原則的に可能である。しかし，これら製品の微生物学的検査は必要としない。

文献

Alderliesten M (1990) Mean particle diameters. part I: evaluation of definition systems. Part Part Syst Charact 7:233-241

Alderliesten, M. (1991) Mean particle diameters. part II: standardization of nomenclature. Part Part Syst Charact 8:237-241

ICMSF (International Commission on Microbiological Specifications for Foods) (2005) Microorganisms in foods 6: microbial ecology of food commodities. 2nd edn. Kluwer Academic & Plenum, New York

第19章
砂糖，シロップ及び蜂蜜

19.1 はじめに
19.2 ショ糖及びテンサイ糖
19.3 シロップ（糖蜜）
19.4 蜂蜜
文献

第 19 章　砂糖，シロップ及び蜂蜜

19.1　はじめに

　以前に，ICMSF（2005）は*食品の微生物シリーズ 6：食品の微生物の生態*で，砂糖，シロップ及び蜂蜜の微生物の生態を検討した。これらの製品は，本来低い水分活性であることから，食品安全の問題との結び付きはほとんどない。原材料として使用される時に，特定の製品において腐敗・変敗が懸念される可能性がある。このことは，本書の関連章及び ICMSF（2005）で検討する。

19.2　ショ糖及びテンサイ糖

　砂糖は，サトウキビ（*Saccharum officinalis*）またはサトウダイコン（*Beta vulgaris*）から得られる。それは，結晶及び液状の形態の両方で販売されている。ショ糖は自然界に最も広く分布する砂糖である。デキストロース（グルコース：ブドウ糖），フラクトース（果糖），ラクトース（乳糖），マンニトール，ソルビトール及びキシリトールのようなその他の糖類もまた重要な経済的役割を果たす。糖類の仕様はコーデックス規格 212-1999（Codex Alimentarius 2001b）に示されている。

19.2.1　重要な微生物

19.2.1.1　ハザードと管理
　乾燥した精製糖は安全な製品であり，食品由来の集団発生とは結び付かない。加工処理により，生材料中に存在する増殖形微生物は死滅する。ボツリヌス菌は生砂糖及び糖蜜に検出されているが，精製糖では検出されない（Nakano et al 1992）。

19.2.1.2　腐敗・変敗と管理
　ショ糖中の微生物腐敗を起こす微生物の汚染率は，気候条件，糖含量，浸出液の pH 及び昆虫，霜，その他の原因によるサトウキビの損傷に左右される。好乾性カビは主な懸念微生物であり，高レベルでの発育は，酸，デキストラン及び粘液形成のためにショ糖の収量を減少させる。ショ糖含量の損失は，収穫から粉砕までの時間を最小限にしない限り防げないと思われる。デキストランは，加工液の粘性を増加させ，その結果として加工処理が遅くなることから，加工処理上の問題を引き起こす多糖類である。これはまた装置にも損傷を与え，清浄化の頻度を増やすことが必要となる。また，生砂糖の精製は，最終製品の微生物学的品質にも影響を及ぼす（ICMSF 2005）。
　腐敗・変敗に関連する多くの微生物がテンサイ糖に見られ，ビートに付着している土壌に由来する。70℃以上，理想的には 75℃の温度でのテンサイ糖の加工処理は，芽胞形成高温性細菌の発育を防止する。糖蜜では，好浸透性酵母が主な懸念微生物であり，この酵母は保管時に腐敗・変敗の

19.2 ショ糖及びテンサイ糖

原因となる可能性があるが，それらの発育は水分活性（a_w）に依存する。砂糖の a_w は 0.575 〜 0.825 と様々であるが，腐敗・変敗は 0.65 以下の a_w レベルでは起こらない。糖蜜における発育の間に，転化糖のフラクトース成分が代謝され，水及び酸が産生される。a_w の増加と pH の低下は，好浸透性酵母の発育及びショ糖の転化糖への加水分解に有利である。少数の好浸透性酵母は砂糖の転化を引き起こす転化酵素を産生する。好ましい条件下では，酵母の発育はバルク保存及び輸送中にも持続し，菌数は $10^7 \sim 10^8$ CFU/g に達する可能性があり，最終製品の官能的特性に影響を及ぼす。しかし，最大菌数に達した後，生菌数は大幅に減少する可能性がある。サトウキビ糖の加工処理時の一連の作業はミクロフローラに影響する。

a_w を <0.65 に管理すれば，腐敗微生物がこれらの製品中で発育しないことが保証される。GHP の適用以外に特定の管理措置はない。特定の製品や加工のための原材料として使用される以外は，微生物学的検査は乾燥した砂糖あるいは糖蜜には推奨しない。

19.2.2 微生物データ

19.2.2.1 極めて重要な原材料

砂糖の生産において，極めて重要な副原材料はない。

19.2.2.2 加工中

加工処理及び取り扱い時の GHP に対する遵守の検証には，衛生指標微生物の検査が行われる可能性がある。

19.2.2.3 加工処理環境

加工処理環境のデータには環境サンプルを含む。この検査の目的は，環境が清浄かつ管理下にあることをチェックすることである。

19.2.2.4 可食期間

微生物の発育は，乾燥した砂糖は長期安定であることから適切でない。

19.2.2.5 最終製品

サトウキビ及びビート糖の微生物学的基準は，ほとんど，適用（テーブルシュガー，焼成された食品のコーティングに使用される砂糖）について推奨されない。しかし，砂糖中の耐熱性芽胞は，特定の缶詰製品及び清涼飲料の製造業者にとって懸念事項である（ICMSF 2005）。企業は，第 24 章に特定された基準を適用しているという長い歴史がある。

後に微生物の減少ステップ（例：加熱）を実施しない食品中の原材料として使用される砂糖については，最終製品（例：チョコレート，乳児用調製品）が規定の基準を満たすことを保証するために検査が必要と思われる。このような適用では，砂糖のサンプリングプランの厳密性が，食品と結

第 19 章　砂糖，シロップ及び蜂蜜

び付く相対的なリスクを反映することが望ましい。例えば，乳児用調製粉乳に添加される砂糖のサンプリングプランは，チョコレートに添加される砂糖のプランよりも厳密であると思われる。サンプリングプランは購入者と納入業者間の合意として購買仕様に明記すべきである。さらに，GHPの検証について一層厳密な要求事項は，砂糖が比較的感受性のある食品に使用される時に，特定の懸念に対処するために必要と思われる。

19.3　シロップ（糖蜜）

　グルコースシロップは，澱粉またはイヌリンから得られた栄養糖類の精製した濃縮液である。グルコースシロップは，デキストロース当量20% m/m 以上（無水ベースでD-グルコースとして示す）及び全固形分70% m/m 以上である。重要性が高まりつつある甘味料は，グルコースシロップのフラクトースへの酵素変換により生成される高フラクトースコーンシロップである。グルコースシロップの仕様は，コーデックス規格212-1999（Codex Alimentarius 2001b）に示されている。

19.3.1　重要な微生物

19.3.1.1　ハザードと管理
　シロップ及び液糖製品は，食品由来疾病の集団発生には関連づけられていない。トウモロコシシロップ中のボツリヌス菌の存在に関する報告がいくつかあるが（ICMSF 2005），低い a_W のために発育は起こらない。

19.3.1.2　腐敗・変敗と管理
　糖含量により，シロップは a_W が 0.70～0.85 の範囲である。a_W の違いは，高い a_W 領域では好浸透性酵母を発育させて腐敗・変敗を引き起こす可能性がある。
　a_W を＜0.65 に管理すると腐敗微生物は製品中で発育しないことが保証される。その他の管理には，GHP の適用による再汚染の防止，貯蔵タンク内の濃縮と別の原因による a_W 増加の防止，及び貯蔵タンク内でのエアフィルターと紫外線ランプの使用がある。微生物学的検査は，腐敗・変敗しやすい食品中の原材料として使用されなければシロップには推奨されない（例：長期保存可能飲料）。

19.3.2　微生物データ

19.3.2.1　極めて重要な原材料
　シロップの製造において極めて重要な副原材料はない。

19.3.2.2　加工中

　液糖は，脱色工程後に濃縮あるいは精製糖を水に溶解して生成した精製糖である。通常の糖量は 66 〜 76°Brix である。液糖とシロップのいずれも，好浸透性酵母による再汚染が保存及び輸送中に発生する可能性がある。

　加工処理及び取り扱い時の GHP 遵守の検証には，衛生指標微生物の検査が実施されると思われる。高温性腐敗細菌，好乾性カビ及び芽胞形成菌は，これらの微生物が缶詰及び瓶詰食品で重要である時にシロップについて検査すべきである。

19.3.2.3　加工処理環境

　一般的に，加工処理環境のサンプリングはシロップ生産施設では実施されない。

19.3.2.4　可食期間

　微生物の発育は，液糖及びシロップが a_W ＜ 0.65 で長期保存可能であることから可食期間と関連しない。

19.3.2.5　最終製品

　一般的に，液糖及びシロップの微生物学的基準は推奨されない。糖液中の高温性芽胞は，特定の缶詰製品及び清涼飲料の製造業者にとって懸念される（ICMSF 2005）。第 24 章を参照のこと。

19.4　蜂蜜

　蜂蜜は，顕花植物の花蜜，植物の分泌物あるいは植物吸汁昆虫の排泄物から優先的にミツバチにより産生される天然物質である。ミツバチにより集められた物質は蜂巣中で変化し熟成する。蜂蜜は，ラベルに明記されない限り添加物を含むべきでない。その組成は，花蜜及びその他の物質に由来する植物のタイプにより大きく異なる。糖量（フルクトース及びグルコース）は 60 g/100 g 以下でなく，ショ糖量は 5 g/100 g を超えないことが望ましい。蜂蜜の仕様はコーデックス規格 12-1981（Codex Alimentarius 2001a）に示されている。

19.4.1　重要な微生物

19.4.1.1　ハザードと管理

　4 つの要因が，蜂蜜の微生物学的安全性及び安定性に関係している。それらは，低い a_W，低い pH，過酸化水素及びその他の不明な抗菌物質である（TGA 1998, Taormina et al 2001）。

　ボツリヌス菌芽胞は，様々な由来の蜂蜜サンプルの 7 〜 16% から分離されている（ICMSF 2005）。ボツリヌス菌芽胞によるミツバチ巣箱内の蜂蜜の汚染を防止できる実際的な手順はない。

第 19 章　　砂糖，シロップ及び蜂蜜

芽胞は，蜂蜜中で長期間，加工処理や貯蔵で生残する。汚染頻度の増加は，巣箱内の死んだミツバチや蛹の中での発育及び芽胞形成に関連すると思われる（Nakano et al. 1994）。

蜂蜜は，乳児ボツリヌス症のリスク要因と認められる唯一の食品である。蜂蜜の摂食による乳児ボツリヌス症は，多くの国で報告されている（CDC 1984, Fenicia et al. 1993, Centorbi et al. 1999, Jung & Ottosson 2001, Thomasse et al. 2005, van der Vorst et al. 2006）。乳児ボツリヌス症は 12 か月未満で発症し，症例の 95% が生後 6 か月で発症している。世界保健機関及び米国疾病予防管理センターは，それぞれ，蜂蜜を 6 か月齢及び 12 か月齢以下の乳児に与えるべきでないと勧告している（WHO 2002, CDC 2008）。1 歳までの乳児用の商業的に製造される食品成分に原材料として添加される蜂蜜は，ボツリヌス芽胞を破壊するために熱処理しなければならない。

その他の食品の原材料として使用する蜂蜜がボツリヌス症に関係するという結果の報告はない。ボツリヌス菌についての蜂蜜の検査は管理措置として推奨されない。

19.4.1.2　腐敗・変敗と管理

蜂蜜の加工処理において重要な微生物は，蜂蜜の特性に適応する微生物である（すなわち，高い糖含量，低酸性及び天然に生じる抗菌物質の存在）。微生物量は一般的に低く，菌数は < 10^2 CFU/g であり，例外的に 10^3 CFU/g あるいは 10^4 CFU/g のことがある。商業的に重要なミクロフローラは好浸透性酵母であり，これは a_W が異常に高いと，発酵を引き起こす可能性がある（Snowdown and Cliver 1996, ICMSF 2005）。

GHP の適用及び許容限度内の a_W または水分量の確保以外に特定の管理措置はない（Codex Alimentarius 2001a）。

19.4.2　微生物データ

19.4.2.1　極めて重要な原材料

蜂蜜の製造における極めて重要な副原材料はない。

19.4.2.2　加工中

ミツバチの巣から採集した時点の蜂蜜は，水分量は約 17% であり，これは約 0.60 の a_W に相当する。好浸透性酵母の発育のための最低 a_W は 0.65 である。採集後の蜂蜜に結晶化を制御のために行う加熱処理は，a_W の低下により生じた熱抵抗性の増加にもかかわらず微生物の減少ステップとなる。この加熱ステップは殺芽胞性ではない。GHP の適用以外に特定の管理措置はない。

19.4.2.3　加工処理環境

加工処理環境のサンプリングは，蜂蜜を採集し，加工処理するための施設において実施されない。

19.4.2.4　可食期間

低い a_W（< 0.65）は好浸透性酵母の発育を防止する。蜂蜜は長期保存可能である。

19.4.2.5　最終製品

微生物学的基準は蜂蜜には推奨されない。

文献

Codex Alimentarius (2001a) Codex standard for honey (Codex Stan 12-1981) Joint FAO/WHO Food Standards Program, FAO, Rome

Codex Alimentarius (2001b) Codex standard for sugars (Codex Stan 212-1999). Joint FAO/WHO Food Standards Program, FAO, Rome

CDC (Centers for Disease Control and Prevention) (1984) Infant botulism - Massachusetts. Morbid Mortal Wkly Rep 33:165-166

CDC (2010) Botulism. http://www.cdc.gov/nczved/divisions/dfbmd/diseases/botulism/. Accessed 5 May 2011

Centorbi HJ, Aliendro OE, Demo NO et al (1999) First case of infant botulism associated with honey feeding in Argentina. Anaerobe 5(3):181-183

Fenicia L, Ferrini AM, Aureli P et al (1993) A case of infant botulism associated with honey feeding in Italy. Eur J Epidemiol 9(6):671-673

ICMSF (International Commission on Microbiological Specifications for Foods) (2005) Microorganisms in foods 6: microbial ecology of food commodities, 2nd edn. Kluwer Academic/Plenum, New York

Jung A, Ottosson J (2001) Infantile botulism caused by honey. Ugeskr Laeger 163(2):169

Nakano H, Kizaki H, Sakaguchi G (1994) Multiplication of *Clostridium botulinum* in dead honey-bees and bee pupae, a likely source of heavy contamination of honey. Int J Food Microbiol 21(3):247-252

Nakano H, Yoshikuni Y, Hashimoto H et al (1992) Detection of *Clostridium botulinum* in natural sweetening. Int J Food Microbiol 16(2):117-121

Snowdown JA, Cliver DO (1996) Microorganism in honey. Int J Food Microbiol 31:1-26

TGA (Therapeutic Goods Administration) (1998) Honey, scientific report. Office of Complementary Medicines, Australian Government. http://www.tga.gov.au/docs/pdf/cmec/honeysr.pdf. Accessed 8 November 2010

Taormina PJ, Niemira BA, Beuchat LR (2001) Int J Food Microbiol 69:217-225

Thomasse Y, Arends JP, van der Heide PA et al (2005) Three infants with constipation and muscular weakness: infantile botulism. Ned Tijdschr Geneeskd 149(15):826-831

WHO (World Health Organization) (2002) Botulism, fact sheet 270, modified August 2002. http://www.who.int/mediacentre/factsheets/fs270/en/. Accessed 8 November 2010

van der Vorst MM, Jamal W, Rotimi VO et al (2006) Infant botulism due to consumption of contaminated commercially prepared honey, first report from the Arabian Gulf States. Med Princ Pract 15(6):456-458

第20章

ノンアルコール飲料

20.1 はじめに
20.2 清涼飲料水
20.3 果汁及び関連製品
20.4 茶をベースとする飲料
20.5 ココナッツミルク，ココナッツクリーム及びココナッツ水
20.6 野菜ジュース
文献

第20章　ノンアルコール飲料

20.1　はじめに

　本章で取り上げるノンアルコール飲料は，清涼飲料水，果汁，濃縮物，野菜ジュース，ココナッツミルク，ココナッツ水及び茶をベースとした飲料である。ノンアルコール飲料の微生物の生態及び管理の更なる情報については，食品の微生物6：食品微生物の生態（ICMSF 2005）が参考になる。本章では，これら製品の生材料から最終製品に至るまでに適用されると思われる安全性及び腐敗・変敗についての各種の管理措置を検討する。これには微生物学的検査を含むと思われる。

20.2　清涼飲料水

　清涼飲料水は炭酸製品及び非炭酸製品を含む。清涼飲料水中に含まれる通常の原材料の他に，果汁，果肉あるいは果皮エキスを含む可能性もある。炭酸清涼飲料水は清涼飲料水市場の約50%を占めており，炭酸ガスを吸収することにより（炭酸化）作られ，通常は殺菌されないノンアルコール飲料である。非炭酸飲料は多くは果実ベースであり，炭酸ガスを含まず，通常は加熱処理するか，あるいは化学的に腐敗微生物を管理するために保存される（Fujikawa 1997, Ashurst 2005, ICMSF 2005）。また，電解質飲料としても知られているスポーツドリンクを本項でも取り上げる。通常，これらは炭水化物及び主要電解質であるナトリウム及びカリウムを含むが，多くはビタミン及びその他の原材料で強化されている（Shirreffs 2003, FSANZ 2010, SIPA 2010）。

20.2.1　重要な微生物

20.2.1.1　ハザードと管理
　本製品カテゴリーは，製品及び製造に使用される加工処理方法の性質から，重要な微生物学的ハザードはない。それらの製造に使用される各種原材料の初期の微生物汚染は，少数の病原微生物あるいは外来性汚染物質を含む可能性があるが，製品の調製及び適正衛生規範（GHP）により重要なハザードを管理する。さらに，大部分の非炭酸清涼飲料水は殺菌を行い，酵素を不活化するだけでなく，あらゆる関連病原微生物を死滅させる。加熱処理されない炭酸清涼飲料水は，重要な微生物ハザードのない原材料から通常製造されて最終製品は保存される。
　病原微生物あるいはそれらの指標微生物についての検査は，清涼飲料水には推奨されない。

20.2.1.2　腐敗・変敗と管理
　清涼飲料水に関連する微生物学的腐敗・変敗は深刻な経済上の問題となる可能性があるが，公衆衛生上の問題になることは稀である。ほとんどの腐敗・変敗は，多くの清涼飲料水が作られる果実のようなものからの不良な品質の生材料の使用と関連する。細菌及び酵母は，調製，殺菌あるいは

許可された保存料の適切なレベルの使用により管理可能である（ICMSF 2005）。通常，炭酸コーラ飲料は健全であり，稀に微生物による腐敗・変敗が生じるが（Di Giacomo & Gallagher 2001），非炭酸製品はこれらの保存技術にも生残可能である主に熱抵抗性真菌，保存料抵抗性酵母及び高温性好酸性芽胞形成細菌のために腐敗・変敗する可能性がある。酵母は，それらの高い酸耐性，嫌気的発育能及びこれら製品中の発酵性糖の存在のために，清涼飲料水企業における腐敗・変敗の主原因を占める。発見された酵母の種類は，*Zygossaccharomyces*, *Brettanomyces*, *Saccharomyces*, *Candida*, *Torulopsis*, *Pichia*, *Hansenula* 及び *Rhodotorula* である。保存料抵抗性の高い *Zygosaccharomyces* は最も重要な腐敗酵母であり，*Z. bailii* は清涼飲料水に最も分布している腐敗酵母として報告されている（Pitt & Hocking 2009）。この菌種は最大許容レベルの保存料の存在下でも発育できる。この酵母による腐敗・変敗では，顕著な異臭，異味，肉眼的沈殿物，炭酸ガス産生による包装内圧の増加及び包装損傷という結果になる。*Brettanomyces* spp. は安息香酸及びソルビン酸に感受性があるが，炭酸化には強く抵抗する。これらの酵母は，少ない保存料及び保存料無添加のいずれのダイエット飲料，フレーバー入り炭酸水及び砂糖入り製品の腐敗・変敗に関連している。*B. naardenensis* は清涼飲料水の腐敗・変敗と最も一般的に関連する。

ほとんどの細菌は，本製品カテゴリーの高い酸性環境では発育せず，増殖形菌体は急速に不活化される。しかし，少数は耐酸性で低いpHで発育でき，最も顕著なのは *Gluconobacter* 及び *Acetobacter* である。これら両菌属は偏性好気性で非炭酸飲料で懸念されている。これらの微生物は，ガス非透過性包装や上部空間を最小にすることで制限される（Stratford et al. 2000, DiGiacomo & Gallagher 2001, Wareing & Davenport 2005）。

カビの胞子は炭酸飲料中で生残できるが，酸素不足及び二酸化炭素の保護効果のために発育できない。しかし，炭酸化が不完全な包装により損なわれると，カビは腐敗・変敗を引き起こす。清涼飲料水環境に見られる一般的な真菌は，*Aspergillus*, *Penicillium*, *Rhizopus* 及び *Fusarium* である（Pitt & Hocking 2009）。殺菌した非炭酸飲料では，熱抵抗性カビが20.3.1.2項で検討された果汁に見られるものと同様に問題になる可能性がある。

清涼飲料水中の人工香味料や着色料のような合成原材料，及び天然甘味料や香味油を含む清涼飲料水は，通常，酵母の発育に適した窒素源が不足しており劣化は稀である。しかし，果汁，茶あるいはその他の窒素化合物を含む清涼飲料水は，特に微生物による腐敗・変敗に感受性がある（ICMSF 2005）。

GHPの適用は感受性製品の腐敗・変敗の管理に不可欠である。特に，衛生的に設計された装置の使用，装置の適切な清浄化と消毒及び施設の衛生に対する厳密な注意は極めて重要である。これらの製品の適切な安定化もICMSF（2005）に述べたように推奨される。

20.2.2 微生物データ

Table 20.1は清涼飲料水について有用な検査を要約している。特定の推奨事項に関連する重要な詳細については本文を参照のこと。

第20章　ノンアルコール飲料

Table 20.1　清涼飲料水の微生物学的安全性及び品質についての検査

	相対的重要性	有用な検査
極めて重要な原材料	中	納入業者の信頼性が低い時は，腐敗微生物について砂糖及びシロップを検査（本文参照）。
	低	水質が問題であれば，指標について水を検査。
加工中	-	なし。
加工処理環境	中	微生物学的に感受性のある製品では，衛生の効果を検証するために，酵母及びその他の適用可能な微生物について衛生洗浄水を検査（本文参照）。
可食期間	-	適用できない。
最終製品	-	適用できない。

20.2.2.1　極めて重要な原材料

　水は清涼飲料水製造において重要な原材料であり，適切な品質であり，製品の微生物汚染を増加させてはならない。*Cryptosporidium parvum* は水の重要なハザードであるが，数多くの有効な処理，すなわち，イオン交換または逆浸透法，濾過（砂または炭素を通す）または適量の塩素による汚染除去，UV処理またはオゾンが利用可能である（ICMSF 2005）。大腸菌または耐熱性大腸菌群は微生物の品質の検証に有用であり，これらの微生物の検査は給水の適切性が問題となっている時に有用と思われる（第21章を参照）。

　清涼飲料水に添加する乾燥砂糖及び糖シロップの微生物学的品質は痛みやすい製品には重要であり，原材料の仕様あるいは検査を通じて評価するのが望ましい。米国の飲料製造企業により長年使用されている瓶詰業者規格には以下のものがある（Smittle & Erickson 2001）。

- 乾燥グラニュー糖—好気性集落数 < 200 CFU/10g；酵母 < 10 CFU/10g；カビ < 10 CFU/10g
- 乾燥砂糖換算量（DSE）10 g中の液糖または糖シロップ—好気性集落数 < 100 CFU；酵母 < 10 CFU；カビ < 10 CFU

20.2.2.2　加工中

　加工処理条件の管理は，これらの製品の適切な安定化には不可欠であることから，以下の条件を適切にモニタリングすることが望ましい（ICMSF 2005）。

- 適用可能であれば，殺菌処理の温度（または同等の非加熱方法）
- 微生物により腐敗・変敗する生材料の保管温度
- 瓶，缶，ガラス製広口瓶，またはその他の包装材の密閉の完全性
- 包装材の適切な清浄化及び汚染除去，特に返却瓶を再生または再利用する時

20.2.2.3 加工処理環境

腐敗酵母や細菌の最も重要な汚染源は瓶詰施設の環境及び装置である。微生物汚染の多くは混合器及び充填機通過以降のすべての装置から生じる。したがって，衛生は微生物による腐敗・変敗しやすい清涼飲料水の健全な生産において重要な要因であり，サンプリングは衛生プログラムの効果を検証することに焦点を当てる。衛生洗浄水サンプルの収集は，特に充填時に，製造中の製品の流れを示すことから有用である。通常に見られる酵母レベルは，感受性製品では< 15 CFU/100 mL，コーラでは< 100 CFU/100 mL である（DiGiacomo & Gallagher 2001）。また，混合ポンプ，タンク，カーボネーターなどのような他の箇所からの衛生洗浄水サンプルは，特に品質に懸念がある時や新製品が導入された時に採取も可能である。拭き取りサンプルは，洗浄水サンプリングが実際的でなければ採用できる。清涼飲料水企業で使用される微生物学的検査の標準的方法は，低レベルの酵母，細菌及びカビの検出に有用であるという理由から膜濾過法である。検出法は，総酵母数について適切な培地を取り入れるべきである。腐敗・変敗問題が発生する時には，*Zygosaccharomyces bailii* 及び *Brettanomyces* spp. のような保存料抵抗性酵母の菌数測定が適切と思われる（Pitt & Hocking 2009）。

120バルブ充填機について，衛生洗浄水中の酵母の3階級法サンプリングプランの例が DiGiacomo & Gallagher（2001）により検討された。すなわち，微生物学的に感受性のある製品では $n = 30$, $c = 3$, $m = 15$ CFU/100 mL, $M = 50$ CFU/100 mL であった。これは，充填機のバルブの25%の無作為サンプリングに基づいていた。同様のプログラムは，腐敗・変敗に対する製品の感受性，腐敗・変敗問題の履歴及びその他の要因に応じて，特定の適用について設定可能である。製品及び使用可能な加工のばらつきから汎用規格は推奨されない。

20.2.2.4 可食期間

製品の性質及び製造に使用される加工処理方法を考慮すると，微生物学的な可食期間の検査はこれらの製品には適切とは考えられない。

20.2.2.5 最終製品

日常の検査は，GHP，加工処理法及び加工処理環境の衛生モニタリングが重要な健康ハザード及び腐敗・変敗の懸念を管理することから推奨されない。

20.3　果汁及び関連製品

本項に含まれる代表的な製品は，果汁，濃縮果汁，フルーツネクターとコーディアル（cordial）及び果実ピューレである。果汁は，傷みがなく適切に熟した果実の可食部から得られる非発酵液であり，濃縮果汁は水が物理的に除去された果汁である。フルーツネクター及びコーディアルは，1種またはそれ以上の果実から調製された非発酵性の果肉入り飲料で，甘味料及びそ

第20章　ノンアルコール飲料

の他の原材料が添加されることもある。果実のピューレは，果汁を除去せずに丸ごとあるいは皮をむいた果実の可食部を適切に加工処理して得られる非発酵製品である。果汁及び関連製品は加熱処理を行ったり，行わないものもある。安定化させる非加熱処理には ICMSF（2005）に記載されている静水圧を含む。

20.3.1　重要な微生物

20.3.1.1　ハザードと管理

　果実表面または表面下に存在するあらゆる微生物が，果汁及び濃縮物を潜在的に汚染する可能性がある。ICMSF（2005）は，汚染された果汁の摂取により発生した多くの集団発生を一覧にしている。

　生鮮果実及びそれらの果汁における糸状菌の発育は，パツリン及びオクラトキシン A のようなマイコトキシンを形成させる可能性がある。パツリンは，主にリンゴ及び西洋ナシ果汁に見られ，*Penicillium*，*Aspergillus* 及び *Byssochlamys* により産生され，このうち *P. expansum* は最も一般的に見られる菌種である（ICMSF 2005）。オクラトキシン A は，ブドウ果汁に見られることがあり，*Aspergillus carbonarius* あるいは *A. niger* 及び関連の菌種により産生される（Varga & Kozakiewicz 2006）。

　果汁中のマイコトキシンの管理は可能である。適切な品質の生材料の使用は，加工製品中のマイコトキシンの存在を最小限にする。収穫前及び収穫後のいずれにおいても，適正農業規範（GAP）は果実の汚染レベルを可能な限り低く保つために必要である。製造施設では，製品ラインから傷んで肉眼的に損傷がある果実の物理的除去，初期の水処理工程及び果実の≦8℃での冷蔵保存が極めて重要である（ICMSF 2005）。コーデックス委員会の実施規範は，リンゴ果汁及び関連製品におけるパツリンを除去するためのガイドラインを提示している（Codex Alimentarius 2003a）。

　生鮮果汁は，1990年代に深刻な食中毒の集団発生及び死亡事故の発生源と認識された。未殺菌果汁は，サルモネラ属菌及び大腸菌 O157:H7 や *Cryptosporidium parvum* のような他の病原微生物と結びついた集団発生に関与している（ICMSF 2005）。落下果実（"風で落下"）または損傷果実の使用は避ける必要があり，第13章で検討された生の果実に推奨される管理措置に従うべきである。FDA（2004）は，果汁について懸念されるハザードの累積 5-log_{10} の減少を最低基準として要求している。ICMSF（2005）は，この減少を達成するための有用な加工処理戦略について述べている。トマト，メロン及びオレンジのような低酸性濃度の未殺菌果汁については，多くの病原細菌の発育を防止するための追加策として冷蔵が必要である。

　果汁中の病原微生物の微生物学的検査は推奨されないが，指標微生物の検査は加工処理時に有用と思われる。

20.3 果汁及び関連製品

20.3.1.2 腐敗・変敗と管理

　微生物学的腐敗・変敗は，果汁が作られる果実に低品質の生材料を使用することと結び付く頻度が高い。果実に自然発生する細菌及び真菌は，一般的に殺菌あるいは適切なレベルの保存料の使用により管理される。しかし，熱抵抗性真菌，保存料抵抗性酵母及び酸依存性の耐熱性細菌である *Alicyclobacillu* は，これらの保存技術でも生残する可能性がある（ICMSF 2005）。製品及び本製品カテゴリーで使用される可能性のある加工は様々なため，生材料における特定の微生物について基準を推奨することは不可能である。しかし，製品が作られる元の果実の品質及び健全性は，腐敗・変敗を管理するために重要である。加工処理前の生鮮果実の汚染を可能な限り低くするためのGAPやGHPの使用は，従来の殺菌温度が *Alicyclobacillus* 胞子の存在レベルを実質的に減少できないと思われることから，*Alicyclobacillus* による腐敗・変敗リスクを最小限にするために不可欠である。また，過度に長時間の加工は，これらが製品の官能特性を損なう可能性があることからも実際的ではない。殺菌後の果汁の冷蔵は腐敗・変敗を管理するためにも有用である。

　ほとんどの果実について，約70～75℃の温度での殺菌が，大部分の酵素，酵母及び一般の汚染真菌の分生子を不活化するために有効である。しかし，子嚢胞子を産生する真菌は，このような加工でも生残し，腐敗・変敗を引き起こす。*Byssochlamys fulva* 及び *B. nivea* は，缶詰または瓶詰のイチゴ，パッションフルーツ入り混合ジュース及びゲル状果実のベビーフードに腐敗・変敗を引き起こすことが報告されている。また，*Paecilomyces* は *Byssochlamys* の無性世代（すなわち無性胞子（分生子））として，中温性，耐熱性及び高温性の特性があり，このような製品に存在する可能性がある（Houbraken et al. 2006）。例えば，*P. varioti* は *B. spectabilis* の無性世代として果汁の腐敗・変敗を引き起こしている（Houbraken et al. 2008）。各種果汁から分離されるその他の熱抵抗性真菌は，*Neosartorya fischeri*, *Talaromyces trachyspermus*, *T. macrosporus*, *T. bacillisporus* 及び *Eupenicillium* である（Hocking & Pitt 1984）。熱抵抗性カビについて日常的にスクリーニングすべき生材料は，ブドウ，パッションフルーツ，パイナップル及びマンゴー果汁や果肉，イチゴやその他のベリー類，即ち土壌と直接接触する可能性あるいは雨滴を受けることのある生材料である（Pitt & Hocking 2009）。

20.3.2 微生物データ

　Table 20.2は，果汁及び関連製品に有用な検査を要約している。特定の推奨事項に関連する重要な詳細については本文を参照のこと。

20.3.2.1 極めて重要な原材料

　水は果汁製造処理において重要な原材料であり，適切な品質であることが必要である（第21章を参照）。

第 20 章　ノンアルコール飲料

Table 20.2　果汁及び関連製品の微生物学的安全性及び品質についての検査

	相対的重要性	有用な検査
極めて重要な原材料	低	水質が問題になっていれば，指標微生物について水を検査。
加工中	高	充填前に一般の大腸菌について未殺菌果汁サンプルを検査。
加工処理環境	中	本製品の最も重要な微生物は *Zygosaccharomyces bailii* 及び *Brettanomyces* spp. のような保存料抵抗性酵母である。衛生の効果を検証するために，酵母及び他の適用可能な微生物について衛生洗浄水を検査（本文参照）。
可食期間		適切でない（本文参照）。
最終製品		長期保存可能な製品には適切でない。冷蔵製品については，充填機のサンプリングが上記のように実施される時，検査は推奨されない。

20.3.2.2　加工中

　清涼飲料水で検討された工程管理措置は，果汁及び関連製品にも適切である（20.2.2.2 項を参照）。殺菌のような高温処理が大腸菌 O157:H7 を管理するために使用される箇所では，時間及び温度のモニタリングが不可欠である。様々な組み合わせが FDA より提案されている（2004）。

　腸管内病原微生物の指標として，一般の大腸菌についての微生物学的検査は，食中毒事例が未殺菌果汁と結び付いてきたという理由から，これら製品に推奨される。

20.3.2.3　加工処理環境

　酵母及びカビの環境汚染は，以前に清涼飲料水で検討したように，果汁の管理の重要な要因である。不適切な製造施設の衛生も果汁による集団発生と結び付いてきた（ICMSF 2005）。したがって，ライン，充填機及び殺菌機より下流の冷却メーター（使用する場合）の清浄化に対する細心の注意が製品の再汚染を防止するために不可欠である。これには，温熱ならびに化学的消毒が含まれる。このような加工は保存料未使用の製品に不可欠であり，あらゆる発酵性酵母の汚染が腐敗・変敗につながる。20.2.2.3 項の清涼飲料水について述べた酵母やカビの検査のサンプリングプランが適用可能である。

20.3.2.4　可食期間

　未殺菌果汁の可食期間は，酵素活性及び多数の微生物が存在するために短い。これらの果汁は，通常は新鮮な圧搾果実から得られ，24 時間以内に小売業者に納品される。これらの果汁は，わずか数日の極めて限られた期間であることから，冷蔵で保存しなければならない（British Soft Drinks Association 2010）。

　殺菌果汁の可食期間は，処理の程度が異なることから未殺菌果汁よりも長い。通常，日持ちする高温充填果汁は 6～9 か月間保持され，未開封では冷蔵不要であるが，日持ちしない殺菌製品では 2～6 週間の可食期間で，通常は要冷蔵である（British Soft Drinks Association 2010）。いずれの場合も，日常の微生物学的検査は推奨されず，上記と同様に GHP 及び加工処理パラメータの実施

20.4 茶をベースとする飲料

と定期的モニタリングに細心の注意を払う。

20.3.2.5 最終製品

広範な加熱処理を行うという理由から，製品の検査は，缶入りあるいは高温充填果汁，ピューレ及びネクターでは推奨されない。例外として，必要があれば，マイコトキシンの存在についてサンプリングを行う。果汁の製造に使用されるリンゴの品質を評価するために企業が使用しているマーカーはパツリンである。50 μg/kg（還元果汁）を超えるレベルは，製品を製造するために高い割合で不健全なリンゴの使用を示す可能性がある（Pitt & Hocking 2009）。

殺菌製品の最終製品検査は検証に使用できる。好気性集落数，酵母やカビ数あるいは直接顕微鏡検査のような，いくつかの伝統的方法が考えられる（ICMSF 2005）。*Alicyclobacillus* の場合，K-寒天を使用する方法及び平板塗抹前に胞子の発芽を確実にするための加熱ショック処理が最も有効であることが明らかにされている（Orr & Beuchat 2000, Walls & Chuyate 2000）。日常の果汁分析には，サンプルの希釈は一般的に必要ない。しかし，サンプルの希釈は，濃縮果汁，ピューレ及びネクターには推奨される。

米国 FDA（2004）は，未殺菌柑橘類果汁の加工業者に対して，損傷がなく，果汁を調製するために木から摘み取った果実を使用すれば，5-D 病原微生物減少要件の一部を達成するため，果実表面の汚染除去に複数の方法を使用することを許可している。5-D 病原微生物減少は，最初の果実の摘み分けと清浄化後に開始し，単一の施設で実施しなければならない。一般の大腸菌及び大腸菌の生物型Ⅰについて最終製品の検査が要求事項の1つである。両タイプの大腸菌は果汁中に存在してはならない（＜1 CFU/20 mL）。生産された果汁の 3785 L（1000 gal）当たり1サンプル 20 mL を分析しなければならない。1週間当たり＜3785 L の生産量では，1週間に1サンプルが分析されなければならない。7つの連続サンプルのうち2サンプルが大腸菌陽性の時は加工は不適切と考えられる。

20.4 茶をベースとする飲料

そのまま飲める茶をベースとする飲料は，直接の茶葉抽出から生産された比較的未調製製品のものから，わずかに甘味をつけて，レモンあるいは他の果実で風味付けされているもの，インスタント茶固形物とレモン果汁から作られる炭酸清涼飲料として，低い pH で弱酸で保存されるものまで多岐にわたる。それらの多様性のために，これらの製品は広範囲の微生物学的感受性を示す。本項では商業的に調製され，流通される液体茶飲料を対象とし，直接提供前に調製する茶は扱わない。

第20章　ノンアルコール飲料

20.4.1　重要な微生物

20.4.1.1　ハザードと管理

　茶をベースとする飲料（ハーブティーを含む）は極めて多様であり，全製品について適当な重要なハザード及び管理の単純な要約をすることはできない。しかし，マイコトキシンのフモニシン B_1 及びフモニシン B_2 が特定のハーブティー及びトルコで通常消費されている薬用植物に見つかっている（Omurtag & Yazicioglu 2004）。

　茶作物はGAPの下で栽培すべきであり，茶の生産はGHPの下で実施するのが望ましい。単一の茶をベースとする飲料については，殺菌及び加工後の再汚染を避けることが重要な安全性の懸念を防止する。したがって，微生物学的検査は推奨されない。しかし，果汁の添加は上記の果汁で検討された管理の使用が必要と思われ，乳や大豆たんぱく質のようなたんぱく源の添加では，第24章で述べるように，ボツリヌス菌の管理の妥当性確認が必要である。

20.4.1.2　腐敗・変敗と管理

　生茶の 1.9×10^8 CFU/g と同程度に高い好気性集落数が特定のハーブティーで報告されており（Wilson et al. 2004），茶の木（*Camellia sinensis*）の加工された乾燥茶葉は，加工処理後の取り扱い及び保存時に微生物汚染を受けやすい。茶は腐敗・変敗問題の可能性を最小限にするためにGHP下で生産すべきである。茶のガンマ線照射は，許可されている国で使用があると思われる。照射線量5 kGy が有効と報告されている（Mishra et al. 2006）。

20.4.2　微生物データ

20.4.2.1　極めて重要な原材料

　通常の原材料は，茶，果汁，甘味料及び茶に添加できるたんぱく源，並びに茶を作る水である。使用される特定の原材料については適切な章を参照のこと。

20.4.2.2　加工中

　加工中の微生物学的検査は推奨されない。

20.4.2.3　加工処理環境

　茶をベースとする飲料は，清涼飲料水の製造処理について使用されると同じラインで加工されることが多い。したがって，20.2.2.3項で述べた検査の推奨事項が適用できる。酵母及びカビによる空気由来の汚染は管理のための重要な要因である。粉塵や昆虫のような主要な媒介物は施設環境に微生物を持ち込む可能性がある。したがって，施設の衛生は製品の安定性の管理における主要な要因である。

20.4.2.4 可食期間

茶をベースとする飲料は一般的に長期保存可能であることから，微生物学的可食期間検査は推奨されない。

20.4.2.5 最終製品

長期保存可能な茶をベースとする飲料の微生物学的検査は推奨されない。

20.5　ココナッツミルク，ココナッツクリーム及びココナッツ水

　ココナッツミルク，ココナッツクリーム及びココナッツ水は，ココヤシ（*Cocus nucifera L.*）から分離した胚乳（カーネル：kernel）から得られる製品である。ココナッツミルクは粉砕したココナッツ胚乳を水で希釈したエマルジョンである。水成ココナッツ製品のコーデックス委員会（Codex Alimentarius Commission（2003b））規格では，各種ココナッツ製品（ライト，レギュラー，クリーム及び濃縮クリーム）について規格を示し，これらの製品は一般的には加熱殺菌，商業的滅菌または長期保存可能製品にするための超高温（UHT）加工により処理されると規定している。ココナッツ水はココナッツの胚乳である。それは，果実の熟成に伴い果肉へと変化した白色の乳状液体である。本製品は殺菌または高温で処理するのが望ましい。

20.5.1　重要な微生物

20.5.1.1 ハザードと管理

　食品由来疾病の媒体としてのココナッツミルク，ココナッツクリームあるいはココナッツ水について入手できる情報はほとんどないが，ココナッツでは過去にサルモネラ属菌の問題がある。また，生鮮冷凍ココナッツミルクもコレラ菌 O1 の集団発生に関係した（CDC 1991）。通常，これらのハザードを管理して長期保存可能にするための加工が使用される（第 24 章を参照）。

20.5.1.2 腐敗・変敗と管理

　ココナッツミルク，ココナッツクリーム及びココナッツ水の腐敗・変敗に関する情報はほとんどなく，ほとんどの製品が加熱処理により長期保存可能であることを考慮すると，腐敗・変敗は妥当な可食期間内に生じる可能性は低い。高い水分活性，中性の pH 及びこれらの製品中の有効たんぱく質は，加熱加工処理が使用されなければ，それらを腐敗・変敗しやすくなる。GHP 条件下でのこれらの製品の製造が，加熱処理前の汚染を最小限にするために必要である。

第20章　ノンアルコール飲料

20.5.2　微生物データ

20.5.2.1　極めて重要な原材料
生材料以外に極めて重要な原材料はない。

20.5.2.2　加工中
加工の時間及び温度のモニタリングは不可欠である。加工中のサンプリングは，微生物学的検査のために推奨されない。

20.5.2.3　加工処理環境
加工処理環境の検査は，長期保存可能な製品には適切でない。

20.5.2.4　可食期間
長期の可食期間が，それらを長期保存可能とするために使用される高温加工により予想される。可食期間の微生物学的検査は推奨されない。

20.5.2.5　最終製品
微生物学的検査は長期保存可能な製品には適切でない（第24章を参照）

20.6　野菜ジュース

野菜ジュースは，緩やかに加熱処理される低い酸度の殺菌済み冷蔵製品であり，添加物や保存料を含まない。これらの特性は，特定の病原微生物による汚染に感受性を高くすると思われ，温度を誤ると，病原微生物の発育，ある場合には毒素を生成する結果になる可能性がある。また，野菜ジュースは加熱処理された長期保存可能な製品ともなる。本章では冷蔵された野菜ジュースのみを考察する。長期保存可能な製品に関連する推奨事項については第24章を参照のこと。

20.6.1　重要な微生物

20.6.1.1　ハザードと管理
第12章では，野菜及び野菜製品に関連する重要なハザードについて情報を提供した。生鮮野菜の汚染は，その後に生産される野菜ジュースの安全性に大きく影響する可能性がある。2006年に，冷蔵ニンジンジュースと結び付いた4例のボツリヌス症が米国で，また2例がカナダで発生した。関連した製品は殺菌されていたが，たんぱく質分解性（最も熱抵抗性のタイプ）ボツリヌス菌の芽胞を除去する温度に加熱されていなかった。製品のその後の検査では，ジュース中にボツリヌス毒

20.6 野菜ジュース

素の存在を示した。たんぱく質分解性ボツリヌス菌の芽胞は，極めて不適切な温度条件下でのみ発育して毒素を生成することから，重要な管理措置は製品を4℃以下で冷蔵保持することである（Guinebretiere et al. 2001, FDA 2007）。また，pH＜4.6での酸性化は，不適切な条件下でのボツリヌス菌の発育を防止するための管理措置として考慮されることもある。

20.6.1.2 腐敗・変敗と管理

多くの微生物学的問題は，ジュースが作られる野菜のような生材料の品質不良の理由から生じる。収穫前及び収穫後のGAPの適用は，野菜の初期汚染を最小限にするために有用であると思われる。GHP下での，これら製品の製造は加熱処理前の製品の更なる汚染を防止するために必要である。野菜に常在する細菌及び真菌は殺菌で死滅するにもかかわらず，バチラス属菌及びクロストリジウム属菌のようなある種の芽胞形成菌は，製品中で生残可能である。殺菌後の再汚染は避けるべきであり，加工処理後の4℃以下での冷蔵が発育を防止するために不可欠である（Guinebretiere et al. 2001）。

20.6.2 微生物データ

20.6.2.1 極めて重要な原材料

水は果汁の製造処理において重要な原材料であり，適切な水質でなければならない（第21章を参照）

20.6.2.2 加工中

炭酸飲料，果汁及び関連製品で検討された工程管理のモニタリングは，野菜ジュースにも適切である（20.2.2.2項を参照）。製品に適用される高温処理は，時間，温度及びその他の管理のモニタリングを必要とする。ジュースは流通時あるいは消費者により冷蔵せずに保管される場合があるため，ボツリヌス菌の発育及び毒素産生が起こらないことを保証するには，すべてのボツリヌス菌芽胞について妥当性確認された管理措置をHACCPに組み込むべきである。これには，pH≦4.6にジュースを酸性化，ジュースの高温処理あるいは保存料の添加のような，多くの妥当性確認された処理方法により達成可能である（FDA 2007）。加工中の微生物学的サンプリングは推奨されないが，HACCPプランの部分としてpHレベルのモニタリングは，これが管理措置であれば強い推奨事項である。

20.6.2.3 加工処理環境

清涼飲料水，果汁及び茶については，特に充填機のような加工処理後の装置の衛生が重要である。上記のように，衛生洗浄水サンプルの採集は適切な検査のために推奨される（20.2.2.3項を参照）。野菜ジュースは中性のpHである可能性があることから，好気性集落数は酵母やカビ数よりも有用か，あるいは酵母及びカビ数に加えることも有用であると思われる。また，管理措置には，

第20章　ノンアルコール飲料

ボツリヌス菌芽胞によるジュースの加工後の汚染のあらゆるリスクを最小限にするために，容器密閉（プラスチック製のふた，ホイルシール）の性能の検査も含めることが望ましい。

20.6.2.4　可食期間

微生物学的検査は推奨されない。

20.6.2.5　最終製品

最終製品のサンプリング及び殺菌製品の検査は信頼性のある管理にはならないが，温度を上げて培養後に微生物学的に検査またはガス産生を調べたサンプルは傾向分析には有用と思われる。微生物学的菌数測定は検証の目的のために使用される可能性があり，そこではHACCPプログラムが適切である。いくつかの従来の方法，例えば好気性集落数，酵母やカビ数あるいは直接顕微鏡検査が考えられる（ICMSF 2005）。基準は製品及び加工処理条件に左右され，したがって，特定の推奨事項は作れない。

文献

Ashurst P (2005) Introduction. In: Ashurst PR (ed) Chemistry and technology of soft drinks and fruit juices, 2nd edn. Blackwell Publishers Ltd, United Kingdom

British Soft Drinks Association (2010) Fruit juice. http://www.britishsoftdrinks.com/Default.aspx?page=394. Accessed 8 November 2010

Codex Alimentarius (2003a) Code of practice for the prevention and reduction of patulin contamination in apple juice and apple juice ingredients in other beverages (CAC/RCP 50-2003). Joint FAO/WHO Food Standards Program, FAO, Rome

Codex Alimentarius (2003b) Codex standard for aqueous coconut products - coconut milk and coconut cream (Codex Stan 240-2003). Joint FAO/WHO Food Standards Program, FAO, Rome

CDC (Centers for Disease Control and Prevention) (1991) Cholera associated with imported coconut milk - Maryland 1991. Morbid Mortal Wkly Rep 40(49):844-845

DiGiacomo R, Gallagher P (2001) Soft drinks. In: Downes FP, Ito K (eds) Compendium of methods for the microbiological examination of foods, 4th edn. American Public Health Association, Washington

FSANZ (Food Standards Australia New Zealand) (2010) Electrolyte Drinks (Sports Drinks). http://www.australianbeverages.org/scripts/cgiip.exe/WService=ASP0002/ccms.r?PageId=10080. Accessed 8 November 2010

FDA (US Food and Drug Administration). (2004) Guidance for industry: juice HACCP hazards and control guidance, 1st edn. http://www.fda.gov/Food/GuidanceComplianceRegulatoryInformation/GuidanceDocuments/Juice/ucm072557.htm. Accessed 8 November 2010

FDA (2007) Guidance for industry: refrigerated carrot juice and other refrigerated low-acid juices. http://www.fda.gov/Food/GuidanceComplianceRegulatoryInformation/GuidanceDocuments/Juice/ucm072481.htm. Accessed 8 November 2010

Fujikawa H (1997) Mathematical Models for Thermal Death of Microorganisms. J Antibact Antifung Agents Jpn 25(9):519-534

Guinebretiere M, Berge O, Normand P et al (2001) Identification of bacteria in pasteurized zucchini purees stored at different temperatures and comparison with those found in other pasteurized vegetable purees. Appl Environ Microbiol 67(10):4520-4530

Hocking AD, Pitt JI (1984) Food spoilage fungi, II: heat resistant fungi. CSIRO Food Res Q 44:73-82

Houbraken J, Samson RA, Frisvad JC (2006) *Byssochlamys*: significance of heat resistance and mycotoxin production. Adv Exper Med Biol 571:211-224

Houbraken J, Varga E, Rico-Munoz S et al (2008) Sexual reproduction as the cause of heat resistance in the food spoilage fungus *Byssochlamys spectabilis* (anamorph *Paecilomyces variotii*). Appl Environ Microbiol 74:1613-1619

ICMSF (International Commission on Microbiological Specifications for Foods) (2005) Soft drinks, fruit juices, concentrates, and fruit preserves. In: ICMSF. Microorganisms in foods 6: microbial ecology of food commodities, 2nd edn. Kluwer Academic/Plenum Publishers, New York

Mishra BB, Gautam S, Sharma A (2006) Microbial decontamination of tea (*Camellia sinensis*) by gamma radiation. J Food Sci 71:M151-M156

Omurtag GZ, Yazicioglu D (2004) Determination of fumonisins B1 and B2 in herbal tea and medicinal plants in Turkey by high-performance liquid chromatography. J Food Prot 67(8):1782-1786

Orr RV, Beuchat LR (2000) Efficacy of disinfectants in killing spores of *Alicyclobacillus acidoterrestris* and performance of media for supporting colony development by survivors. J Food Prot 63(8):1117-1122

Pitt JI, Hocking AD (2009) Fungi and food spoilage, 3rd edn. Springer Science and Business Media, New York

Smittle RB, Erickson JP (2001) Sweeteners and starches. In: Downes FP, Ito K (eds) Compendium of methods for the microbiological examination of foods, 4th edn. American Public Health Association, Washington

Shirreffs SM (2003) The Optimal Sports Drink. Schweiz Z Sportmed Sporttraumatologie 51(1):25-29

SIPA (2010) Juice, tea, isotonics. http://www.sipa.it/en/products/bottle-manufacturing-containers/juices-tea-isotonics. Accessed 9 November 2010

Stratford M, Hoffman PD, Cole MB (2000) Fruit juices, fruit drinks and soft drinks. In: Lund BM, Baird-Parker AC, Gould G.W (eds) The microbiological safety and quality of food, Volume 2. Aspen Publishers, Maryland

Varga J, Kozakiewicz Z (2006) Ochratoxin A in grapes and grape-derived products. Trends Food Sci Technol 17:72-81

Walls I, Chuyate R (2000) Isolation of *Alicyclobacillus acidoterrestris* from fruit juices. J AOAC Int 83(5):1115-1120

Wareing P, Davenport RR (2005) Microbiology of soft drinks and fruit juices. In: Ashurst PR (ed) Chemistry and technology of soft drinks and fruit juices, 2nd edn. Blackwell Publishers Ltd, United Kingdom

Wilson C, Dettenkofer M, Jonas D et al (2004) Pathogen growth in herbal teas in clinical settings: a possible source of nosocomial infection? Am J Infect Control 32(2):117-119

第 21 章
水

21.1 はじめに
21.2 飲料水
21.3 加工水または生産水
21.4 容器入り水
文献

第21章　水

21.1　はじめに

　水は飲料水として直接的または食品成分として間接的に，ヒトの栄養の一部として不可欠である。水は生命にとって不可欠であるのみならず，疾病の最も重要な媒介物の1つでもある。

　原水に適用される物理化学的処理の主な目的の1つは病原微生物を除去し，安全な飲料水及び加工処理水を得ることである。適切な品質の水の生産は，需要の増加ならびに環境汚染の増加ということもあって困難になりつつある。

　灌漑用水は，第12章で検討する。

21.2　飲料水

　WHOは，水質を管理するパラメータとその値を定義する飲料水の水質ガイドラインを1979年に設定した。これ以降，パラメータ及び関連する限度は定期的に見直されており，それはWHOのウェブサイト（2009）に掲載されている。また，飲料水の水質は多数の国内あるいは国際的規制及びガイドラインにも定義されている。

　この問題についての最初の発表（Gale 1996）以降，一般論あるいは特定の病原微生物や寄生虫に焦点を当てた両面から，飲料水の安全性に関連するいくつかのリスク評価が実施されている（Gale 2003, Hoornstra & Hartog 2003, Percival et al. 2004, WHO 2008, Mena & Gerba 2009）。水のガイドラインのいくつかは，リスク管理アプローチを通じて変化してきている。その結果，処理終了時の汚染濃度の評価に重点が置かれなくなっている。むしろ，主な焦点は主要管理点での加工が達成されるかに置かれるようになっている。

21.2.1　重要な微生物

21.2.1.1　ハザードと管理

　飲料水の生産に使用する原水の微生物汚染はその源に左右され，その源は河川，湖や貯水池からの地表水，あるいは湧水，井戸や掘削孔からの地下水である。未処理の地表水には，潜在的に病原細菌（例：*Campylobacter jejuni*，腸管出血性大腸菌，サルモネラ属菌，*Shigella* spp.，コレラ菌，*Yersinia enterocolitica*），ウイルス（例：A型肝炎ウイルス，小型球形ウイルス（SRSV）），寄生虫（例：*Entamoeba histolitica*, *Giardia intestinalis*, *Cyclospora cayatenensis*, *Cryptosporidium parvum*）あるいは蠕虫が存在する可能性がある。病原微生物のタイプ，それらの汚染率とレベルは、地表水のタイプ，地域とともに環境や気候条件により様々である。詳細はICMSF（2005）及びWHO（2009）に示されている。

　通常，地下水は当初の微生物学的水質が極めて良好であり，時には追加的処理を行わずに飲料水

の定義に適合する。他の場合には，水源は環境条件を通して，あるいは採取中に上記の病原微生物に汚染される可能性がある。

微生物汚染は，通常複合されたステップとして適用される原水の一次処理により減少できる。前処理は水源によって異なり，貯水，凝固，凝集及び浄化ならびに各種濾過が含まれる。このような前処理は，微生物汚染を減少させる可能性があるが，残りのあらゆる病原微生物を不活化するためにその後の殺菌を実施することが必要である。通常，塩素及びクロラミン，二酸化塩素，臭素，オゾンのような殺菌剤あるいはUVが使用される。

飲料水は給水中に病原微生物に再汚染される可能性がある。腸管内病原微生物，ウイルスあるいは寄生虫に関連する多数の集団発生が報告されている。再汚染による集団発生例には，Rooney et al.（2004），Schuster et al.（2005），Karanis et al.（2007），September et al.（2007），La Rosa et al.（2008），Reynolds et al.（2008）の報告がある。給水システム後の発育を防止するための殺菌剤の残留レベルを維持すること，あるいは，病原微生物の汚染を防止するための給水システムの完全性を確保することにより，再汚染を管理または最小限にすることができる。

21.2.1.2 腐敗・変敗と管理

腐敗・変敗は主に水の官能的劣化のためであり，通常，*Streptomyces* spp.，カビ及びグラム陰性細菌のような微生物の発育により生じる。このような腐敗・変敗は，既に記述されているが（Zaitlin & Watson 2006, Boleda et al. 2007, Krishnani et al. 2008），一般的に主要な問題ではない。

21.2.2 微生物データ

Table 21.1 は飲料水について有用な検査を要約している。特定の推奨事項に関連する重要な詳細については本文を参照のこと。

21.2.2.1 極めて重要な原材料

飲料水では関係ない。

21.2.2.2 処理中

給水システムの中間の貯水を含めて，各時点におけるサンプリングと検査は，水が消費者に届く前に再汚染を検出することができる。水中の残留殺菌活性のモニタリングは（使用される殺菌剤のタイプによる），残留レベルについて迅速な情報を提供する。これは，検証のための衛生指標微生物または病原微生物の微生物学的分析によって補完できる。

飲料水の性質を考慮すると，処理中と最終の水製品サンプルとの違いはほとんどない。

第21章　水

Table 21.1　飲料水の微生物学的安全性及び品質についての検査

	相対的重要性	有用な検査
極めて重要な原材料	−	飲料水では関係ない。
処理中	高	残留殺菌剤について水を検査（適切な箇所あるいは使用される殺菌剤による）。通常のレベルは 0.2〜0.5 ppm，または地域の規制に従う。
	中	検証（多くの場合規定されている）のために，大腸菌またはその他の適切な指標微生物について給水システムの飲料水を検査。通常，特定の病原微生物の検査は調査のためにのみ行う。ガイダンスレベルについては最終の水製品を参照。調査サンプリングは，異味または異臭の発生源を決定するために実施すると良い。
処理環境	低	飲料水には適切でない。
飲用適期間	低	飲料水には適切でない。
最終の水製品	高	指標微生物の検査は処理後及び給水時の処理管理の検証に不可欠である。

製品	微生物	分析方法[a]	ケース	サンプリングプラン及び限度 /100 mL[b]			
				n	c	m	M
飲料水	大腸菌（または使用されていれば他の衛生指標微生物）	ISO 9308-1	NA	1	0	0	−

| | 低 | 病原微生物の検査は管理工程の検証には推奨されず，衛生指標微生物が陽性結果の場合にのみに適用される。このため，特定のサンプリングプランは提示しない。 |

NA は適用できない。
[a] 代替法は，ISO 法に対して妥当性確認された時に使用可能である。
[b] これらのサンプリングプランの担保水準については付属 A を参照。

21.2.2.3　処理環境

飲料水には適切でない。

21.2.2.4　飲用適期間

飲料水には適切でない。

21.2.2.5　最終の水製品

飲料水供給の微生物的安全性を保証することは，給水当局または給水者（民間水源の場合）の責任である。糞便汚染の指標微生物として，大腸菌に関する水の定期的モニタリングは当局または民間企業により実施される。腸球菌，総生菌数あるいは総大腸菌群や糞便系大腸菌群のような指標微生物は，地域または国の法律に従って追加して使用され，サルモネラ属菌あるいは寄生虫のような病原微生物の検査は問題が発見された時に実施される。

多くの規格では，微生物学的要件は平均値または 90％ として示されている。このような規格は定義された期間以上に採取されたそれぞれのサンプルの傾向を示している。

適切な箇所での残留殺菌剤の分析は，最終の水製品の病原微生物検査よりもはるかに有用であり，したがって推奨される。

21.3　加工水または生産水

水は食品生産に主要な役割を果たし，原材料としてあるいは加工処理中に使用される。以下の3つの状況が加工処理中に区分される。

1. 野菜及び果実の洗浄，運搬及び湯通し；家禽またはと殺処理された動物の湯漬け，清浄化及び冷却；氷中の魚及び食肉；チーズあるいはバターの製造時の特定成分除去のための洗浄；製品の切断及びコンベアーベルトの潤滑性の増強のような作業中の直接接触。
2. 洗浄後，排水が不十分な装置からの間接的接触。
3. 通常は食品との接触を意図しない水との偶発的接触。例えば，レトルト容器の冷却水，閉鎖熱交換システム内の水循環，噴霧及び濃縮。

加工水または生産水は飲料水の水質である必要があり，したがって，それらは当局または民間企業から飲料水として購入されるか，あるいは前項で述べたように食品製造業者により直接処理される。しかし，特定の適用，例えば加熱処理による野菜または果実の洗浄については，菌数の高い水でも良いと思われ，これは最終の水製品の健全性に影響しない。この場合，再生水の使用を考慮することが適切であり，飲料水の相当量の節約となる。一方，特定の物理・化学的要件を満たす水は，電気透析，イオン交換，濾過，または逆浸透を要する特定の製品のために原材料として必要であり，それは適切な方法で管理しないと水の微生物学的品質に影響する可能性がある。

21.3.1　重要な微生物

21.3.1.1　ハザードと管理
加工及び生産水のハザードと管理は飲料水と同じである（21.2.1.1項を参照）。

21.3.1.2　腐敗・変敗と管理
加工及び生産水の腐敗・変敗と管理は飲料水と同じである（21.2.1.2項を参照）。

21.3.2　微生物データ

Table 21.2 は，加工処理及び生産水について有用な検査を要約している。特定の推奨事項に関連する重要な詳細については本文を参照のこと。

第21章　水

Table 21.2 加工処理及び生産水の微生物学的安全性及び品質についての検査

	相対的重要性	有用な検査
極めて重要な原材料	低	給水された水は給水システムの処理中サンプルとして考えることができる。
処理中	高 中	適切な箇所及び使用する殺菌剤に応じて，残留殺菌剤について水を検査。 最終の水製品の基準を用いて検証のために大腸菌群またはその他の適切な指標微生物について給水システムの飲料水を検査。 追加処理を行う（殺菌段階を含む）野菜，果実などの洗浄または輸送に使用する水について，高レベルの指標微生物または病原微生物の散発的な存在も認められる可能性がある。 多数の微生物学的パラメータについて加工処理施設で使用される水の分析が，年間最低のサンプル数について，検証のために規制当局から要求される可能性がある。 異味または異臭について，発生源を検出するための調査サンプリングが有用である。
処理環境	−	加工または生産水には適切でない。
飲用適期間	−	加工または生産水には適切でない。
最終の水製品	中	指標微生物の検査は，処理後（適用される場合）及び給水システムや閉鎖システムにおいて工程管理を検証するために不可欠である。

製品	微生物	分析方法[a]	ケース	サンプリングプラン及び限度/100 mL[b]			
				n	c	m	M
加工水	大腸菌群	ISO 9308-1	NA	1	0	0	−

	低	病原微生物の検査は管理工程の検証には推奨されず，衛生指標微生物が陽性の結果の場合の調査に適用するのみである。このため，特定のサンプリングプランは提供されない。

NA は適用できない。
[a] 代替法は，ISO 法に対して妥当性確認された時に使用可能である。
[b] これらのサンプリングプランの担保水準については付属 A を参照。

21.3.2.1　極めて重要な原材料

水は加工及び生産水の唯一の原材料である（21.3.2.2 項を参照）。

21.3.2.2　処理中

残留殺菌剤に関する購入した飲料水のモニタリングは，施設に給水された時点，及び最も遠い時点を含めた給水システムの各時点に関連する。これは，問題の迅速な検出，及び必要な時に追加的な殺菌剤処理のような改善措置の実施を可能にする。通常，微生物学的検査は検証として定期的にのみ実施される。加工あるいは生産水について，最も使用頻度が高い衛生指標微生物は大腸菌群である。しかし，大腸菌，糞便系大腸菌群または腸球菌が，状況，製造される製品のタイプまたは給水システムに応じて使用される可能性がある。

しかし，殺菌剤を存在しない場合は，特別に処理された水または個々の閉鎖回路中の水について

検査頻度の増加が推奨される。

21.3.2.3　処理環境
処理環境のサンプリングは加工処理及び生産水には適切でない。

21.3.2.4　飲用適期間
飲用適期間検査は加工処理及び生産水には適切でない。

21.3.2.5　最終の水製品
処理中サンプルの考慮事項は加工または生産水の最終の水製品に適用できるが，サンプルは使用時に採取する（例：乾燥原材料の再構成や再水和のための原材料として使用）。

21.4　容器入り水

2タイプのボトルドウォーター，すなわち，湧水またはミネラルウォーターとその他のボトルドウォーターについて考える。湧水及びミネラル（天然）ウォーターは，掘削孔または湧水のような地下水源から採取され，国または国際機関が定義する組成の要件を満たさなければならない。欧州では"天然"の表示は，鉄，マンガン及び硫黄化合物の析出のような限定的処理にのみ許可されるが，ボトリング前の抗細菌処理は許可されない（EC 2009）。

ボトルドウォーターは，湧水や井戸または給水システムからの飲料水から得られる。このような水は，炭酸化，蒸留及びイオン化などのボトリング前の異なるタイプの処理が行われる。濾過，UV処理またはオゾン処理のような抗細菌処理も許可されている。

規制を含む各種カテゴリーの水の全般的なレビューはDege（2005）により公表されている。

21.4.1　重要な微生物

21.4.1.1　ハザードと管理
サルモネラ属菌，*Campylobacter* spp. あるいはウイルスのような病原微生物が，ボトルドウォーターの調査で時折見つかっている。ヒトの疾病の散発例は，サルモネラ属菌（Palmera-Suarez et al. 2007）あるいは *Pseudomonas aeruginosa*（Eckmans et al. 2008）に起因する例として報告されているが，これらの製品が集団発生と結び付くことは稀であり（ICMSF 2005），いくつかの例でも決定的な結び付きは示されていない。

病原微生物が存在しないことは，天然水の水源からボトリングまでのGHPの適用，及びボトリング前の再汚染の適切な処理と防止により保証される。しかし，水由来疾病の原因としての *P. aeruginosa* の役割はまだ不確かであり，ある公衆衛生当局では関連の指標微生物と考えられてお

第21章 水

り，他の機関では病原微生物と考えられている。

21.4.1.2 腐敗・変敗と管理

病原微生物の管理措置は，腐敗・変敗を防止することにも有効であり，肉眼的あるいは感覚的逸脱を引き起こすカビや *Streptomyces* spp. の目に見える発育の極めて稀な例が示されている。

21.4.2 微生物データ

21.4.2.1 極めて重要な原材料

天然のミネラルウォーターでは，水源からくみ上げた水が唯一の原材料であり，微生物学的要件が規制されている。ボトルドウォーターでは，水そのものを極めて重要な原材料と考えることができるが，通常，オゾン処理あるいはUV処理のような殺菌処理がボトルドウォーターの製造に適用される。

21.4.2.2 処理中

従属栄養菌数のような一般的衛生指標微生物あるいは大腸菌または大腸菌群のような特定の指標微生物のサンプリング及び検査が通常定期的に実施される。サンプリング箇所の選択は，処理ラインの設計及び中間貯蔵タンク，貯水槽から充填までの距離などの要因の存在により左右される。ポンプ，パイプ及び貯蔵や調整タンクのような装置の水接触面に蓄積するバイオフィルムからの再汚染が存在しないことを評価することが特に重要である。サルモネラ属菌または *P. aeruginosa* の検査はサーベイランスとしても実施されると思われるが，指標微生物よりも頻度は極めて低い。

21.4.2.3 処理環境

処理環境のサンプリングは容器入り水には適切でない。

21.4.2.4 飲用適期間

飲用適期間の検査は容器入り水には適切でない。

21.4.2.5 最終の水製品

ナチュラルミネラルウォーターの衛生実施規範（Codex Alimentarius 1985）は，検査に関して2段階アプローチを示した。すなわち，最初の試験は250 mLの1サンプルについて，次いで，最初の逸脱の程度に応じて4サンプルによる第2の試験を行う。ナチュラルミネラルウォーター衛生実施規範の改訂は，この規範を食品衛生の一般原則（Codex Alimentarium1969）と調和させ，ナチュラルミネラルウォーターに関するコーデックス規格（Codex Alimentarius 1981）との矛盾を除くために2010年に開始された。Table 21.3に要約された基準は，病原微生物による潜在的再汚染に対する厳格な管理を示すために，*P. aeruginosa* を含めたいくつかの指標微生物の存在しない

21.4 容器入り水

ことを規定する提案基準（Codex Alimentarius 2010）を反映している。天然の湧水またはミネラルウォーターについての従属栄養菌数の検査は，その後の貯蔵及び給水時に自然に微生物汚染が発生すると思われることから，処理中及び充填の 12 時間以内の源水においてのみ有用である。

　微生物学的要件の点から，ボトル入り／容器入り飲料水（ナチュラルミネラルウォーター以外）のための一般規格及び推奨衛生実施規範（Codex Alimentarius 2001a, 2001b）は，飲料水のためのWHO ガイドラインの適用を参照している。国内規制または国家的規制は WHO ガイドラインと一致するか，あるいはより厳しい基準または追加パラメータを採用している。詳細は Table 21.1 を参照のこと。

Table 21.3　ナチュラルミネラルウォーターの微生物学的安全性及び品質についての検査

	相対的重要性	有用な検査
極めて重要な原材料	高	従属栄養平板菌数（22℃及び 37℃）及び衛生指標微生物の検査は，貯水槽の衛生状態について有益な情報を提供する。100 CFU/mL（22℃）及び 20 CFU/mL（37℃）のレベルが限度として使用される。
処理中	高	給水ラインのレイアウト及び複雑性により，従属栄養平板菌数の検査は，給水ラインの衛生状態を評価し，特にバイオフィルムの蓄積を検出するために実施される。目標レベルは上記の通り。
処理環境	−	適切でない。
飲用適期間	−	適切でない。
最終の水製品	高	指標微生物の検査は，水源から充填までの加工の管理を検証するために不可欠である。

製品	微生物	分析方法[a]	ケース	サンプリングプラン及び限度 /250 mL[b]			
				n	c	m	M
ナチュラルミネラルウォーター	大腸菌	ISO 9308-1	NA[c]	5[d]	0	0	−
	大腸菌群	ISO 9308-1	NA	5[d]	0	0	−
	腸球菌	ISO 7899-2	NA	5[d]	0	0	−
	P. aeruginosa	ISO 16266	NA	5[d]	0	0	−
	芽胞形成，亜硫酸還元嫌気性菌	ISO 6461-2	NA	5[d]	0	0	−

製品	微生物	分析方法	ケース	サンプリングプラン及び限度 /mL[b]			
				n	c	m	M
	従属栄養平板菌数／好気性集落数[b]	ISO 4833	NA	5	0	10^2	−

[a] 代替法は，ISO 法に対して妥当性確認された時に使用可能である。
[b] これらのサンプリングプランの担保水準については付属 A を参照。
[c] NA = 2010 年に提示されたコーデックス規格（Codex Alimentarius 2010）の使用のため適用できない。
[d] 分析単位は各 250 mL
[e] 水源では，生産時またはボトリング後 12 時間以内

第21章 水

文献

Boleda MR, Diaz A, Marti J et al (2007) A review of taste and odour events in Barcelona's drinking water area (1990-2004). Water Sci Technol 55:217-221
Codex Alimentarius (1981) Codex standard for natural mineral waters (Codex STAN 108-1991) Joint FAO/WHO Food Standards Program, FAO, Rome
Codex Alimentarius (1985) Recommended international code of hygienic practice for the collecting, processing and marketing of natural mineral waters (CAC/RCP 33-1985) Joint FAO/WHO Food Standards Program, FAO, Rome
Codex Alimentarius (2001a) General standard for bottled/packaged drinking waters (other than natural mineral waters) (Codex STAN 227-2001). Joint FAO/WHO Food Standards Program, FAO, Rome
Codex Alimentarius (2001b) Recommended code of hygienic practice for bottled/packaged drinking waters (other than natural mineral waters) (CAC/RCP 48-2001). Joint FAO/WHO Food Standards Program, FAO, Rome
Codex Alimentarius (2010) Proposed draft revision of the recommended international Code of Hygienic Practices for collecting, processing and marketing of natural mineral waters (at step 3) CX/FH/10/42/6. Joint FAO/WHO Food Standards Program, FAO, Rome
Dege NJ (2005) Categories of bottled water. Chapter 3. In: Senior D, Dege N (eds) Technology of bottled water, 2nd edn. Wiley-Blackwell, New York
EC (European Community) (2009) Directive 2009/54/EC of the European Parliament and of the council of 18 June 2009 on the exploitation and marketing of natural mineral waters. Off J Eur Union L164:45-58
Eckmanns T, Oppert M, Martin M et al (2008) An outbreak of hospital-acquired *Pseudomonas aeruginosa* infection caused by contaminated bottled water in intensive care units. Clin Microbiol Inf 14:454-458
Gale P (1996) Developments in microbiological risk assessment models for drinking water - a short review. J Appl Bacteriol 81:403-410
Gale P (2003) Developing risk assessments of waterborne microbial contaminations. Chapter 16. In: Mara D, Horan N (eds) Handbook of Water and Wastewater Microbiology Academic Press, London and San Diego
Hoornstra E, Hartog B (2003) A quantitative risk assessment on *Cryptosporidium* in food and water. In: G. Duffy (ed) Report presented at *Cryptosporidium parvum* in Food and Water. Dublin National Food Centre, Teagasc, Ireland
ICMSF (International Commission on Microbiological Specifications for Foods) (2005) Microorganisms in foods 6: microbial ecology of food commodities, 2nd edn. Kluwer Academic/Plenum Publishers, New York
Karanis P, Kourenti C, Smith H (2007) Waterborne transmission of protozoan parasites: a worldwide review of outbreaks and lessons learnt. J Water Health 5:1-38
Krishnani KK, Ravichandran P, Ayyappan S (2008) Microbially derived off-flavor from geosmin and 2-methylisoborneol: sources and remediation. Rev Environ Contamin Toxicol 194:1-27
La Rosa G, Pourshaban M, Iaconelli M et al (2008) Recreational and drinking waters as a source of norovirus gastroenteritis outbreaks: a review and update. Env Biotechnol 4:15-24
Mena KD, Gerba CP (2009) Risk assessment of *Pseudomonas aeruginosa* in water. Rev Environ Contam Toxicol 201:71-115
Palmer-Suárez R, García P, García A et al (2007) *Salmonella* Kottbus outbreak in infants in Gran Canaria (Spain) caused by bottled water. August-November 2006. Euro Surveill 12:292-293
Percival S, Chalmers R, Embrey M et al (2004) Risk assessment and drinking water. In: Microbiology of Waterborne Diseases. Elsevier Ltd, London
Reynolds KA, Mena KD, Gerba CP (2008) Risk of waterborne illness via drinking water in the United States. Rev Environ Contam Toxicol 192:117-158
Rooney RM, Bartram JK, Craer EH et al (2004) A review of outbreaks of waterborne disease associated with ships: evidence for risk management. Public Health Rep 119:435-442
Schuster CJ, Aramini JJ, Ellis AG et al (2005) Infectious disease outbreaks related to drinking water. Can J Public Health 56:254-258
September SM, Els FA, Venter SN et al (2007) Prevalence of bacterial pathogens in biofilms of drinking water

distribution systems. J Water Health 5:219-227

WHO (World Health Organization) (2008) Guidelines for drinking water quality. 3rd edn. Volume 1 - Recommendations. WHO, Geneva

WHO (2009) Plan of work for the rolling revision of the WHO Guidelines for Drinking-water Quality http://www.who.int/water_sanitation_health/gdwqrevision/en/index.html. Accessed 8 November 2010

Zaitlin B, Watson SB (2006) *Actinomycetes* in relation to taste and odour in drinking water: myths, tenets and truths. Water Res 40:1741-1753

第22章
卵及び卵製品

22.1　はじめに
22.2　一次生産
22.3　殻付き卵
22.4　液卵及び凍結卵
22.5　乾燥卵
22.6　加熱調理済み卵製品
文献

第22章　卵及び卵製品

22.1　はじめに

　卵及び卵製品は大きな商品グループであり，卵としてあるいは多くのさらに加工された製品の原材料として消費される。本章は，主として国産鶏からの卵及び卵製品の安全性と品質に関連する適切な検査を含む。しかし，その検討事項は，アヒルのような他の種類からの卵にも同様に適用できる。卵は大部分は殻付き卵として市販され，また殺菌済み卵製品（液状，凍結または乾燥；全卵，卵白または卵黄）及び十分に加熱調理された卵製品（冷蔵または冷凍）がある。鳥卵及び卵製品は食品由来疾病の集団発生と結び付き，そのいくつかは極めて大規模な事例である（Ayres et al. 2009, EFSA 2007, Lynch et al. 2006）。また，アヒル卵も食品由来疾病の集団発生と結び付いている（HPSC 2010）。サルモネラ属菌は，米国（Ayres et al. 2009）及び欧州（EFSA 2007）において，卵由来の食品由来疾病に関わる最も一般的な病因因子である。対照的に，食品由来疾病に関連する家禽が一般的原因である *Campylobacter* は，卵製品との結び付きは稀である（Ayres et al. 2009, EFSA 2007, Lynch et al. 2006）。

　通常，卵製品は，加熱調理あるいはサルモネラ属菌が死滅するように処理される食品として使用される。しかし，施設に搬入される汚染された卵原材料は，他の食品製品を汚染する潜在的ハザードとなる。卵製品は，家庭や外食のいずれにおいても，従来の殻付き卵の代替品として頻繁に使用されている。加熱調理が不十分な時のメレンゲパイ，ムース，エッグノッグあるいは乾燥ダイエットミックスのような製品は，サルモネラ属菌が生残しているか，または殺菌後に再汚染する可能性がある潜在的なハザードとなる。

　卵及び卵製品の微生物の生態及び管理に関する詳細な情報については，*食品の微生物6：食品微生物の生態*（ICMSF 2005）を参照のこと。一次生産から消費の時点に至るまで，管理措置を適正な公衆衛生健康保護水準を達成するために使用することが望ましい。適正農業規範及び衛生製造規範は，一次生産，殻付き卵の加工処理及び卵製品の加工処理に当たって実施することが望ましい。卵及び卵製品の衛生規範，衛生的原則とHACCP，及び大量の食品と半包装食品の輸送について，国際規格中でガイダンスが示されている（それぞれ，Codex Alimentarius 2007, 2003, 2001）。

22.2　一次生産

　卵は，経卵巣感染または経卵殻感染の主に2つの経路によりサルモネラ属菌に汚染される。産卵鳥群におけるサルモネラ属菌の予防には，孵化場の供給鳥群から産卵鳥群自体に至る検査あるいは管理措置の適用を必要とする。重要な管理措置には，鳥群飼育管理，農場の衛生，汚染鳥群の除去，ワクチン接種，競合排除法及び鳥群間の施設の消毒のような適切な農場での措置を含む（Codex Alimentarius 2007）。多くの管理プログラムには，感染鳥群を特定するための産卵環境（羽毛，粉塵）の微生物学的検査を含むが，このアプローチの効果及び陽性鳥群が特定された場合

に取るべき措置については国際的合意は得られていない。国及び地域のプログラムが，卵の経卵巣感染について第一に懸念される *Salmonella* Enteritidis（SE）の検出及び除去のために実施されている。陽性鳥群は根絶させるか，あるいは SE 疾病に関連する卵が問題となっている地域では，生産されたすべての卵は加工処理及び殺菌に回される。ある地域では，殻付き卵が貴重なたんぱく源であることから，地域及び家庭での使用のためのこのような規範の必要性は，慎重に評価されなければならない。

22.3 殻付き卵

22.3.1 重要な微生物

22.3.1.1 ハザードと管理

　サルモネラ属菌は第 1 に懸念される病原微生物であり，特に SE は経卵巣及び経卵殻汚染の両方の管理が必要である。管理は，農場規範，集卵後及び輸送時の卵の冷却，殻付き卵の破卵の市場からの除去，卵表面の自由水及び温度変化による凝結の回避，ならびに許可されている地域での殺菌剤による卵の洗浄から構成される。洗浄は微生物を含む残屑の除去のための重要なステップであり，適切な卵の殺菌及び破卵の検査が可能となる。洗浄時には，微生物を殺菌剤から保護し，卵の内部に到達させる可能性のある卵殻の細孔構造に微生物が侵入する機会を最小限にするために，洗浄水温度を卵内部温度より高くすることが重要である。通常，洗浄水の pH は殺菌前の卵の清浄化工程を容易にする 10 以上である。殻付き卵を 7℃またはそれ以下に冷却することは，一部の国の要求事項である。しかし，多くの国では冷蔵は容易に利用できるものではなく，卵は常温で流通されている。卵を 7℃またはそれ以下に冷却することはサルモネラ属菌の発育を防止するが，その生残も延長させる。さらに，コールドチェーンが壊れると，サルモネラ属菌による卵内への侵入を容易にする凝結のリスクを増加させる。このことは，卵の冷却の利益と反対の結果における定量的評価の推奨事項へと繋がっている（EFSA 2009）。集卵前の農場及び流通や追加的加工処理前での保管は，適切な相対湿度の 70 〜 85%RH 以下にすべきである。

　Campylobacter jejuni は卵殻から容易に通過できず，経卵巣移行が発生することは示されていない。さらに，カンピロバクター属菌は卵表面では容易に生残しないため，菌の検査は卵の安全性においてほとんど重要性はない。

　殻付き卵全体は，サルモネラ属菌を管理し，安全性を高めるために殻付きで殺菌する可能性がある。しかし，このことは，殺菌温度がうまく管理されない限り，ケーキやメレンゲについて卵白の泡立ての目的に使用する卵の機能特性を変化させる可能性がある。

　黄色ブドウ球菌のエンテロトキシンは，主に孵卵器で孵化しなかった卵，すなわち孵卵器内に残された未受精卵に時々発見されている。これらの卵は高温で保持されることから，卵内で黄色ブドウ球菌エンテロトキシンの産生と結び付くリスクがある。孵卵器の中で孵化しなかった卵は，食卓

第22章　卵及び卵製品

卵あるいは割卵後保存するために使用すべきではない。FDA，USDA及びEUは，孵化を目的とするあらゆる卵の食用使用を禁止している。卵の冷蔵は多くの国で要求されていないことから，黄色ブドウ球菌エンテロトキシン産生は，孵化しなかった卵に加えて，品質の低い卵（破卵及びひび割れ卵）のリスクであると思われる。殻付き卵における黄色ブドウ球菌エンテロトキシンの分布率は低いことから検査は必要ないが，破卵は商業目的で殻付き卵として使用すべきでない。黄色ブドウ球菌エンテロトキシンが熱安定性であることから，これらの使用は卵製品の更なる加工処理には望ましくない。

22.3.1.2　腐敗・変敗と管理

殻付き卵の保管からの移動時及び移動直後の腐敗・変敗の主な原因は，蛍光性シュードモナス属菌である。シュードモナス属菌に加えて，限られた種類の他の細菌が殻付き卵の一次侵入者となる可能性がある。例として，*Alcaligenes*，*Proteus*，*Flavobacterium*及び*Citrobacter*属の菌である。腐敗・変敗についての管理措置は，卵殻通過及び発育を管理することに基づいている。

保護表皮を除去する洗浄後の衛生条件下で，食用油を使用して卵に塗布することは，品質を維持し，卵への微生物の通過を遅らせるために使用可能である。冷蔵が一般的でなく，卵の生産に季節的な変動があるため，市場での一定供給を確保するために，数か月にわたる殻付き卵の貯蔵を必要とする国では，殻の油塗布の要件が考慮される可能性がある。

22.3.2　微生物データ

Table 22.1は，殻付き卵製品について有用な検査を要約している。特定の推奨事項に関連する重要な詳細は本文を参照のこと。

22.3.2.1　極めて重要な原材料

殻付き卵として市販される卵は，SE陰性鳥群からであることが望ましい（Sheenan & van Oort 2006）。一次生産で述べたように，SEの検査はSE管理には極めて重要である。SE陰性鳥群を維持するために，飼料はサルモネラ属菌を管理する方法で生産しなければならない。サルモネラ属菌の管理方法には，熱処理，殺菌剤の使用またはその他の方法が含まれる可能性がある。検査は，飼料納入業者に特別な履歴があれば，検証には有用であると思われる。追加情報については，第11章を参照のこと。

22.3.2.2　加工中

卵の洗浄処理は，必ずしもすべての国においては認められていない作業である。例えば，鳥卵の洗浄処理はEUでは禁止されている。しかし，洗浄処理が許可されるところでは，企業は卵の洗浄水に使用される殺菌剤が有効レベルに残留していることを保証するために，殺菌剤のレベルをモニタリングするのが望ましい。使用される殺菌剤は，地域の規制を遵守していなければならず，塩

素，次亜塩素酸カルシウム，四級アンモニウム化合物，ヨウ素などを含むと思われる（ICMSF 2005）。通常，規制には卵洗浄について登録及び特定用途の指示を必要とする。これらの指示は，使用制限及び殺菌剤濃度について検査するための適切な方法を示すべきである。洗浄水の温度は，卵の温度より 5.5℃を超える高いことを保証することをモニタリングすべきである（Board 1980）。洗浄水の温度の推奨事項は様々であり，卵の温度またはそれより 11℃高い可能性がある（EFSA 2005）。また，pH 10 以上の洗浄水が，卵殻の清浄化工程の重要な要素であることも考慮することが望ましい。

　腸内細菌科菌群は，特に水が再利用されている場合や抗菌処理が許可されていない場合，卵洗浄水について工程管理の有用な指標微生物であると思われる。節水のために，水の再使用への注目が高まるにつれて，様々な規範が作成されてくると思われる。指標微生物の通常のレベルは，使用される工程に応じて異なる。

　検卵，あるいは殻付き卵のひび割れの観察は重要なモニタリング手順である。卵のひび割れは病原微生物及び腐敗微生物を殻付き卵中に侵入させる。破卵は殻付き卵の流通経路から除去することが望ましい。

Table 22.1 殻付き卵の微生物学的安全性及び品質についての検査

	相対的重要性	有用な検査
一次生産	中	国または地域の規制当局により採用された手順を用いた SE 及びその他のサルモネラ属菌について産卵鳥群のモニタリング。
極めて重要な原材料	低	殻付き卵における副原材料はないが，飼料の入手先を考慮すべきである（本文参照）。
加工中	中	殺菌剤レベル及び卵洗浄水の温度や pH のような関連する物理的パラメータの定期的または継続的モニタリング（本文参照）。 洗浄水が再利用されていれば，指標微生物について検査も可能。 新鮮な卵の冷蔵及び保存中に温度をモニタリング。
加工処理環境	低	指標微生物は，衛生及び一般的な衛生状況を検証するために有用と思われる（本文参照）。
可食期間	低	適切でない。
最終製品	低	施設レベルにおける定期的検査，あるいは傾向をモニタリングするため，及び経時的に管理プログラムの妥当性の検証のために情報を提供するための国内調査。

22.3.2.3　加工処理環境

　総集落数または腸内細菌科菌群は，衛生及び一般的な衛生状況を検証するために有用と思われる。得られるレベルは，サンプルの採取か所によって異なる可能性があり，内部で作成したガイドラインと比較すべきである。

第22章　卵及び卵製品

22.3.2.4　可食期間
殻付き卵の可食期間検査は通常は実施しない。

22.3.2.5　最終製品
サルモネラ属菌について殻付き卵の日常の微生物学的検査は，汚染の頻度とレベルが低いために推奨されない。しかし，検査は，傾向をモニタリングし，経時的に管理プログラムの妥当性の検証のための情報を提供する国内調査には有用と思われる。

22.4　液卵及び凍結卵

殻付き卵は，液卵製品を生産するために殻を分離する。卵は，受け入れ，洗浄，すすぎ，殺菌を経て，割卵前に不良卵を特定し除去するために明かりに透かして検卵される。液卵は全卵として均質化するか，あるいは卵白と卵黄に分離される。全卵または分離卵は，殻片を除去するために濾過し，殺菌前に冷却する。殺菌の時間と温度は製品によって異なる。殺菌後，すべての液卵製品は冷却し，コンテナあるいはタンカーに充填し，冷蔵または冷凍で出荷される。冷却後，液卵は冷蔵状態で保存され，十分に加熱調理される卵製品の生産に使用されることもある。食塩，砂糖，あるいは酸味料が，さらに加工処理を行う液卵に添加されることもある。

22.4.1　重要な微生物

22.4.1.1　ハザードと管理
液卵の製造に使用する卵には，サルモネラ陽性鳥群からの卵が含まれる可能性があるが，適切な殺菌が，液卵における最も重要な病原微生物であるSEを含むサルモネラ属菌を不活化する。しかし，液卵製品の加熱処理は，卵たんぱく質の熱凝固に制限されて，サルモネラ属菌が時々分離される。例えば，全液卵及び卵白液のサンプル100 g中のサルモネラ属菌の検出は，1995～2008年に0.3%及び0.6%であった（USDA/FSIS 2009）。また，*Listeria monocytogenes* も同様の生残を示し，冷蔵時の殺菌全液卵で発育する可能性がある。USDAにおける2001～2003年のベースライン調査の結果では，*L. monocytogenes* のレベルは全卵及び卵黄に2%以下の発生率で，通常1/g以下のレベルであることが分かった。*L. monocytogenes* は卵白液では発見されなかった。現在の疫学的データでは，液卵製品が食品由来リステリア症の重要な原因であることは示されていない。

殺菌液卵の包装区域から未殺菌製品区域を分けるような適切な施設の設計は，交差汚染を管理するために極めて重要である。卵が既に清浄である以外，割卵作業の直前に洗浄すべきである。これは，交差汚染を防止するために割卵作業とは別室で実施するのが望ましい。各国が要求する液卵の殺菌温度と時間は実際に様々であり，加工基準はサルモネラ属菌の4～＞6D減少の範囲である。また，殺菌前に液卵に添加される原材料も時間／温度の要件を変化させると思われる。加工は，こ

22.4 液卵及び凍結卵

のような製品について妥当性確認しなければならない。

液卵製品は割卵及び殺菌後に7℃に急冷することが望ましい。その代わりに冷凍が適用できる。交差汚染を防止するための厳格な手順は，殺菌され，冷却された液卵を包装前に保持する保存タンクに送るパイプの接続手順を含めて，殺菌室内で使用すべきである。

22.4.1.2 腐敗・変敗と管理

割卵時の汚染微生物は，主に殻表面及び時には卵内の微生物である。殺菌は，生の卵白及び全卵で発育する *Pseudomonas*，*Acinetobacter* 及び *Enterobacter* spp. のような微生物を死滅させる。加工で生残可能な腐敗微生物には，製品が不適切な温度であれば発育可能なミクロコッカス属菌，ブドウ球菌，バチラス属菌，腸球菌及びカタラーゼ陰性桿菌のような中温性微生物が含まれる。これらの微生物の一部（すなわち，ミクロコッカス属菌，乳酸菌及びある種のバチラス属菌）は，冷蔵で発育して製品を劣化させる可能性がある。殺菌後及び包装時の適正衛生規範は，冷蔵液卵製品の腐敗・変敗を管理するために不可欠である。可食期間を延長するための凍結処理は，腐敗・変敗の懸念を減少させる。無菌包装システムとこの概念に基づくシステムは，適正衛生規範を伴う管理のための最善の手段である。

22.4.2 微生物データ

Table 22.2 は，液卵及び凍結卵製品に有用な検査を要約している。特定の推奨事項に関連する重要な詳細については本文を参照のこと。

22.4.2.1 極めて重要な原材料

多くの原材料が，殺菌前の液卵製品に添加される可能性がある。原材料は主に以下の6カテゴリーに分類できる。

1. ガム及び澱粉のようなテクスチャー付与材
2. クエン酸及びリン酸塩のような酸性化剤
3. バター風味のようなフレーバー
4. ビタミン及びミネラルのような滋養強壮剤
5. 食塩または砂糖のような保存料
6. クエン酸トリエチルのような卵白の起泡助剤

原材料の添加がサルモネラ属菌のレベルを増加させ，あるいは殺菌効果に影響する可能性があるので，殺菌時のサルモネラ属菌の生残に結び付く微生物リスクを，把握することが望ましい。

第22章　卵及び卵製品

Table 22.2 殺菌液卵，凍結卵，乾燥卵及び加熱調理済み卵製品の微生物学的安全性及び品質についての検査

	相対的重要性	有用な検査
極めて重要な原材料	中	加熱調理済み卵製品に使用される原材料に関連することがある（本文参照）。
加工中	高	殺菌パラメータのモニタリングは不可欠である。
	中	加工中のサンプルの検査は，加工処理の衛生と効果を検証するために使用できる。殺菌後に認められる通常のレベル： ・好気性集落数 $< 5 \times 10^2$ CFU/g ・腸内細菌科菌群 < 10 CFU/g
加工処理環境	高	サルモネラ属菌の環境モニタリングは，加工された製品が包装前に暴露される箇所で適切である。これは，特に乾燥製品に適している。通常のガイダンスレベル： ・サルモネラ属菌 – 存在しない
	高	加熱調理済み製品が包装前に暴露される箇所の製造時の広範囲の区域からスポンジサンプルを採取。認められる通常のレベル： ・リステリア属菌 – 存在しない
	中	指標微生物の検査は，施設衛生及び個人衛生状況を検証するために，液体の加熱調理済み製品に有用である。通常のレベルについては本文参照。
可食期間	低	可食期間検査は，凍結あるいは乾燥卵製品には適切でない。
	高	冷蔵された液体の加熱調理済み卵製品の可食期間は，予想される保存及び流通条件を用いて評価すべきである（本文参照）。
最終製品	中	管理の検証について指標微生物を検査。

製品	微生物	分析方法[a]	ケース	サンプリングプラン及び限度 /g[b]			
				n	c	m	M
殺菌液卵，凍結卵，乾燥卵または加熱調理済み卵	好気性集落数[c]	ISO 4833	2	5	2	10^3	10^4
	腸内細菌科菌群	ISO 21528-2	5	5	2	10	10^2

データが汚染の可能性を示す時か，あるいは製造条件及び履歴が不明の時に検査

製品	微生物	分析方法[a]	ケース	サンプリングプラン及び限度 /25g[b]			
				n	c	m	M
殺菌液卵，凍結卵，乾燥卵または加熱調理済み卵製品	サルモネラ属菌	ISO 6579	10	5^d	0	0	–
			12	20^d	0	0	–
加熱調理済み卵製品： - 発育あり	L. monocytogenes	ISO 11290-1	NA[e]	5^c	0	0	–
- 発育なし	L. monocytogenes	ISO 11290-2	NA	5	0	10^2	–

[a] 代替法は，ISO法に対して妥当性確認された時に使用可能である。
[b] これらのサンプリングプランの担保水準については付属Aを参照。
[c] 好気性集落数は卵白には推奨しない。
[d] それぞれ25gの分析単位（混合については7.5.2項を参照）。
[e] NA＝コーデックス規格使用のため適用できない。
[f] 加熱調理される製品はケース10，不適切な可能性があるRTE適用にはケース12。

22.4 液卵及び凍結卵

22.4.2.2 加工中

殺菌工程の時間及び温度のモニタリングは極めて重要である。再生工程（すなわち，熱い殺菌液が金属板の反対側で冷たい生卵を温めるために使用される）で設計された殺菌装置は，圧力が装置の未殺菌液側よりも殺菌済み液側で高いことを維持すべきである。また，殺菌前後の温度管理も重要である。加工工程中のサンプルは，管理措置が有効であることを確認するために有用であると思われる。このようなサンプルは，工程中の濾過器及び充填作業前の製品からの代表サンプルを含む。殺菌前の破卵では，通常の好気性集落数は $10^2 \sim 10^5$ CFU/g の範囲であると思われ，10^6 CFU/g を超える菌数では衛生問題あるいは卵の品質問題を示す（Stadelman & Cotterill 1995）。サンプリング頻度は製造施設の状況に適応させる必要があり，サンプルはシステムが管理下にあり，かつ最終製品の基準が満たされることを検証するように選択すべきである。工程管理及び傾向分析の使用は，サルモネラ属菌及び腸内細菌科菌群のような指標微生物について，最終製品と同じ微生物学的要件を満たすために推奨される。α-アミラーゼ活性試験は，卵が64℃以上の温度で2.5分間加工される箇所の殺菌を検証するために有用であると思われる。これらの限度以下の時間／温度では，アミラーゼは変性しないことからこの検査は価値がない。

22.4.2.3 加工処理環境

加工処理装置には，破卵器具，パイプ，ポンプ，熱交換器，濾過器，バケツ，撹拌機，及び貯蔵タンクを含む。装置衛生の検証が適用される。サルモネラ属菌についての環境モニタリングは，加工後の汚染につながる可能性のある潜在的汚染箇所を特定するために殺菌後区域で有用である。

22.4.2.4 可食期間

可食期間は，不適切な可能性のあることが当然であることを前提として，流通及び保存条件を考慮した適切な腐敗微生物検査を用いて設定することが望ましい。

22.4.2.5 最終製品

有効な GHP 及び HACCP の適用は，サルモネラ属菌や腐敗微生物の管理及び再汚染の防止のために不可欠である。製造条件が不明であるか，あるいは GHP と HACCP の確実な適用に問題があれば，指標微生物（例：腸内細菌科菌群）やサルモネラ属菌の検査が適切である。推奨事項は Table 22.2 に示す。

ICMSF（1986）は，液卵及び凍結卵製品について好気性集落数，大腸菌群及びサルモネラ属菌の基準を提案した。製造の場合，好気性集落数は生産された製品の一般的な品質と併せて殺菌工程の妥当性を検証するための情報を提供すると思われる。好気性集落数は，D群連鎖球菌の発育が脱糖時に発生する可能性があることから乾燥用の卵白には推奨されない。これらの細菌は，サルモネラ属菌のような懸念される微生物よりも熱抵抗性があり，卵白のpHで発育する。本書では，腸内細菌科菌群は殺菌時に不活化すべき広範な微生物群を代表することから，大腸菌群検査に置き換えている。

第 22 章 卵及び卵製品

殺菌済み卵製品は，施設環境（例：病院，長期ケア施設）で使用されることから，より厳密なサンプリングプランを，その市場を目的とした製品について考慮することが望ましい。

欧州では，卵製品及び生卵含有のそのまま摂食可能な（RTE）食品は，食品安全基準の条件として，サルモネラ属菌について $n = 5$, $c = 0$, $m = 25$ g に存在しないとし，工程衛生基準は腸内細菌科菌群について $n = 5$, $c = 2$, $m = 10/g$, $M = 10^2/g$ としている（EC 2005）。サンプリングプランのサンプリング単位は，食品産業事業者が効果的な HACCP に基づく手順を実施している履歴文書を示せば減らせる可能性がある。殺菌済み卵製品の USDA/FSIS（2009）の標準的方法では，サルモネラ属菌の存在について，卵製品 100 g を検査する（$n = 4$, $c = 0$, $m = 25$ g に存在しない）。

22.5 乾燥卵

液卵製品の乾燥には 3 つの方法が広く使用されている：すなわち，噴霧乾燥，パンまたはドラム乾燥（加熱面で乾燥），あるいは凍結乾燥である。乾燥前のグルコースの除去は乾燥卵の安定性を向上させる。殺菌または未殺菌液卵が最初の材料として使用される可能性があり，未殺菌の場合，乾燥後の高温保存がサルモネラ属菌を死滅させるために使用される。しかし，この管理措置は品質及び機能特性を低下させるため，特定の乾燥卵製品にのみ可能である。

22.5.1 重要な微生物

22.5.1.1 ハザードと管理

サルモネラ属菌は，最終包装された乾燥製品に時々存在する可能性がある。可能であれば，加工処理施設の高いリスクと低いリスクの区域を分けるために適切な設計が行われることが望ましい。管理措置には，適切な装置（亀裂，割れ目及びくぼみのない不浸透性材）；装置の衛生と適切な加工衛生；加工処理と包装時の再汚染防止；乾燥製品，生産環境及び保存環境の維持を含む。高温保存（例：55℃で 7 日間）はサルモネラ属菌のレベルを減少させると思われ，その減少は保存中の水分レベル，温度及び時間に影響される。乾燥卵製品は，サルモネラ属菌に致死的な加工を受けないその他の製品に使用される可能性がある。したがって，サルモネラ属菌の管理は，乾燥卵がそのような製品の原材料として使用される時には重要である。The Grocery Manufacture's Association は乾燥環境におけるサルモネラ属菌の管理についてガイダンスを提供している（GMA 2009）。

22.5.1.2 腐敗・変敗と管理

腐敗細菌が生残する可能性があるが，乾燥製品中で時間の経過と共に徐々に死滅する。加工処理及び保存時の乾燥状態の維持が不可欠である。

22.5 乾燥卵

22.5.2 微生物データ

Table 22.2 は，乾燥卵製品について有用な検査を要約している。特定の推奨事項に関連する重要な詳細については本文を参照のこと。

22.5.2.1 極めて重要な原材料
乾燥卵では極めて重要な副原材料はない。

22.5.2.2 加工中
時間と温度のモニタリングは，包装後に加熱殺菌する製品には不可欠である。加工中のサンプルは，特に乾燥と充填の間で，管理措置が有効であることを確認するために重要な役割を果たす。通常のサンプルは，製造された最初の乾燥製品及び残留物または塊が発生する箇所のサンプルである。サンプリング頻度は施設の条件に適応させることが必要である。サンプルはシステムが管理下にあり，最終製品基準が満たされていることを検証するために選択すべきである。工程管理及び傾向分析の使用が推奨される。

22.5.2.3 加工処理環境
装置衛生の検証は，乾燥卵の加工処理において重要である。また，加工処理環境及び保存／輸送容器内の凝結と水分を最小限にするためにも管理を確立すべきである。最終製品中のサルモネラ属菌あるいは腸内細菌科菌群の主な原因は加工処理環境からの再汚染である。したがって，環境サンプルは汚染防止措置の効果の検証にカギとなる役割を果たす。サルモネラ属菌及び腸内細菌科菌群の検査は，GHP 有効性を示すために使用できる。

22.5.2.4 可食期間
乾燥卵は，長期保存可能であることから，可食期間の検査は適切でない。

22.5.2.5 最終製品
乾燥卵の最終製品検査の推奨事項は，液卵及び凍結卵製品と同様である（上記参照）。好気性集落数は，D 群連鎖球菌の発育が脱糖時に発生する可能性があるため乾燥卵白には推奨されない。これらの細菌は，サルモネラ属菌のような懸念となる微生物よりも熱抵抗性があり，卵白の pH で発育する。サルモネラ属菌の日常のサンプリングは，卵製品による集団発生の歴史から製造業者には推奨される。腸内細菌科菌群は工程管理の有用な指標微生物である。

殺菌済み卵製品は施設環境（病院，長期ケア施設）で使用されることから，より厳密なサンプリングプランが，その市場を目的とした製品について考慮されることが望ましい。

第22章　卵及び卵製品

22.6　加熱調理済み卵製品

　2011年現在，大量の卵製品が液体あるいは乾燥形態で販売されているが，オムレツ，卵パテ，フレンチトースト，スクランブルエッグ及び固い加熱調理卵のような十分に加熱調理された卵の市場は拡大しつつある。これらの製品は傷みやすく，冷蔵または冷凍保存されなければならない。

22.6.1　重要な微生物

22.6.1.1　ハザードと管理

　サルモネラ属菌及び *L. monocytogenes* は加熱調理済み卵製品で考慮すべき主要ハザードである。2001〜2003年に米国農務省（USDA）により，生の液卵中のリステリア属菌の基準となるレベルが，*L. monocytogenes* を含む全卵及び卵黄サンプルのわずか2％を用いて規定された。レベルは通常＜1 CFU/gの範囲であり，すべての結果は4 log MPN/g以下であった（USDA-FSIS 2003）。*L. monocytogenes* は採取したあらゆる液卵白サンプルに認められなかった。リステリア属菌は，卵製品が凍結状態で維持されれば発育できない。

　サルモネラ属菌は，割卵または加工処理前に殻付き卵の冷蔵を必要としない国々で特に懸念される主要ハザードである。生の液卵中のサルモネラ属菌の基準となるレベルは，2001〜2003年にUSDAにより規定された。サルモネラ属菌は，採取された生の全液卵サンプルの70％以上に未検出から5 log MPN/gの範囲のレベルで認められた（USDA-FSIS 2003）。サルモネラ属菌は全液卵及び卵黄でよく発育するが，製品を約7℃以下に維持すれば増殖できない。

　サルモネラ属菌及び *L. monocytogenes* は，HACCPプランを通じて管理された妥当性確認された加熱調理手順を用いて制御する。再汚染は食品衛生の一般原則（Codex Alimentarius 2003）の適用を通じて管理する。また，*L. monocytogenes* の再汚染は，環境モニタリングによる検証を含めたリステリア管理のために設計されたコーデックス委員会の手順の効果的な適用を通じて管理する（Codex Alimentarius 2007）。

　加熱調理済み卵製品中のクロストリジウム属菌のような潜在的芽胞形成菌の汚染に関連する情報はほとんどないが，ハザードが特定された箇所では，加熱調理済み食肉中での芽胞形成菌の発育を管理するために使用される手順が加熱調理済み卵にも適用される。

22.6.1.2　腐敗・変敗と管理

　加熱調理済み卵製品の腐敗・変敗は，保存温度，微生物の菌数とタイプ，調製品の一部として使用される原材料，及び最終製品包装のタイプのような多数の要因に左右される。好気的包装では，腐敗・変敗はシュードモナス属菌，セラチア属菌，酵母，カビ及び卵加工処理施設で見られるその他の微生物により発生する。また，酵母及びカビは，高酸性の塩水とともに包装された加熱調理された卵を十分に腐敗・変敗させる。低pHの塩水で包装された卵では腐敗微生物の発育が緩慢であ

るが，pH は時間の経過と共に卵によって通常中和され，腐敗細菌の発育を許容する。管理は，装置衛生，個人衛生及びその他の加熱調理後の腐敗微生物の再汚染を防止するための前提条件プログラムに関連する手順を実施することにより達成するのが最善である。冷却，剥皮及び包装時の衛生規範の管理が，十分に加熱調理された卵については必要である。

22.6.2 微生物データ

Table 22.2 は，加熱調理済み卵製品について有用な検査を要約している。特定の推奨事項に関連する重要な詳細は本文を参照のこと。

22.6.2.1 極めて重要な原材料

加熱調理済み卵製品中の卵以外の原材料は，原材料が加熱調理または他の致死的加工後の加熱調理済み卵製品に添加される場合を除いても，重要な病原微生物または腐敗微生物汚染の発生源となることは稀である。ある種の原材料（例：ナイシン，安息香酸エステル，ソルビン酸塩，クエン酸，酢酸）は，*L. monocytogenes* あるいは他のグラム陽性微生物の腐敗・変敗及び発育速度を減少できる。

22.6.2.2 加工中

加工中のサンプルは，加熱調理を CCP と設定する際の時間／温度条件の妥当性確認のため，及び設定された加熱調理システムの変更後の管理を検証するために推奨される。また，加工中のサンプルは問題の調査の時にも有用である。サルモネラ属菌の日常のサンプリングは，この病原微生物に結び付くリスクが GHP と HACCP を通じて最善の管理がなされていれば推奨されない。

22.6.2.3 加工処理環境

環境検査は *L. monocytogenes* の管理に焦点を当てて行う。それは長く冷蔵された可食期間で，本菌を発育させる製品において重大な懸念となるからである。また，リステリア属菌の管理も腐敗微生物及びサルモネラ属菌を効果的に管理できる。

最も懸念されるのは，次のことから 10 日間以上冷蔵された可食期間の製品である。すなわち，1) 通常の保存／流通時に *L. monocytogenes* を発育させる，2) 妥当性確認された発育抑制因子がない，3) 最終包装後に抗リステリア処理がない，及び 4) リステリア症に感受性のある消費者を対象としていることである。サンプリングの頻度及び範囲は，企業で見られる生産場所に特有の公衆衛生問題の履歴を反映することが望ましい。

製品との接触面，間接接触面及び環境区域（例：床，排水溝），ならびに最終包装前の加熱調理後のサンプリングを行うことが推奨される（Codex Alimentarius 2007）。広い区域からのスポンジサンプルは，製造時に採取すべきである。最終包装後に妥当性確認され，抗リステリア処理された製品については，環境サンプリングの効果は疑わしい。

第22章　卵及び卵製品

　一部の加工業者は，リステリア属菌の重要な管理が達成された後に，環境のリステリア属菌のモニタリングですべてのサンプリング場所が極めて低い陽性である時に，一般的なミクロフローラの変化をモニタリングする手段として指標微生物検査を使用している。このように，指標微生物の使用は，このようなプログラムが有意義であるとしてリステリア属菌の管理と直接結び付けるべきである。

　加工処理環境における腐敗微生物の管理とモニタリングは，加熱調理済み食肉の加工処理のものと同様のアプローチを用いて行うのが最善である。拭き取りまたはスポンジサンプルは，清浄化及び衛生処理の効果を検証するために作業開始前に採取できる。好気性集落数の分析は一般的な方法である。完全に清浄及び消毒された食品接触表面の通常の好気性集落数は＜ 10^2 CFU/㎠である。それよりも高い菌数が製造時に見られる。

22.6.2.4　可食期間

　最終製品の可食期間は，管理された温度での製品の保存及び官能評価を，予定の可食最終日前，当日及び期限後の包装を含めて選択された間隔で微生物学的分析と併せて妥当性確認できる。加熱調理済み卵製品については，通常，許容できない官能特性が微生物による腐敗・変敗を観察する前に見られる。したがって，官能分析は加熱調理済み卵製品の可食期間の設定において第一に推奨される。可食期間の妥当性確認は，予想される保存条件ならびにラベルの保存要件を併せて実施することが推奨される。それに加え，可食期間の検証は，製品が一貫して包装に記載された可食最終日を満たしていることを自信を持って反映する頻度で実施すべきである。

　L. monocytogenes の発育が包装に記載された可食最終日以内で発生しないことの妥当性確認は，ある地域では重要である（Scott et al. 2005）。

22.6.2.5　最終製品

　進行中の管理及び傾向分析のために指標微生物（例：好気性集落数，腸内細菌科菌群）について検査することが推奨される。加熱調理済み卵製品では，通常，好気性集落数は＜ 10^3 CFU/g，腸内細菌科菌群数は＜ 10 CFU/g である。

　加工業者は，サルモネラ属菌や *L. monocytogenes* を除去するために妥当性確認された HACCP プランを適用し，また，加工処理環境中の微生物からの再汚染を防止するための効果的な GHP を適用することが望ましい。GHP 及び HACCP の確実な適用に問題があれば，サルモネラ属菌や *L. monocytogenes* についてのサンプリングが適切と思われる。*L. monocytogenes* による汚染の可能性（例：食品接触面が陽性）の証拠が示される時，食品サンプリングを考慮すべきである。

　Table 22.2 のサルモネラ属菌のサンプリングプランは，サルモネラ属菌が流通及び保存の通常の条件下では発育しない食品についてのものである（すなわち，ケース11）。*L. monocytogenes* のサンプリングプランは，*L.monocytogenes* の管理を食品衛生の一般原則に従い，また適切な環境モニタリングプログラム（Codex 2007）により製造されたそのまま摂食可能な食品についてのものである。*L. monocytogenes* を発育させない製品について，提示したサンプリングプランでは，標準

偏差 0.25 log CFU/g で幾何平均濃度 93 CFU/g を含む多くの食品が検出され，10^2 CFU/g を超えるすべての5つのサンプルに基づき排除することを 95% 信頼度で示す．このようなロットは，サンプルの 55% が 10^2 CFU/g 以下で，45% が 10^2 CFU/g 以上であるが，このロットの全サンプルの 0.002% のみが 10^3 CFU/g 以上である可能性がある．

　最終製品の病原微生物検査基準が満たされない時に行う通常の措置は，1) 影響するロットをヒトの消費用としない，2) ヒトの消費用に出荷された場合は当該製品を回収する，3) 不良が生じた原因を特定して是正する，及び 4) 進行中の改善措置の効果を検証することである．加工衛生基準（EC 2005）では，改善措置が欧州食品法を遵守して加工工程の衛生を維持するために必要とする以上の基準汚染値を規定している．

文献

Ayers LT, Williams IT, Gray S et al (2009) Surveillance for foodborne disease outbreaks - United States 2006. Morbidity Mortal Wkly Rep 58(22):609-615

Board RG (1980) The avian eggshell: a resistance network. J Appl Bacteriol 48:303-313

Codex Alimentarius (2001) Code of hygienic practice for the transport of foods in bulk and semi-packed food (CAC/RCP 47-2001). Joint FAO/WHO Food Standards Program, FAO, Rome

Codex Alimentarius (2003) Recommended international code of practice - general principles of food hygiene (CAC/RCP 1-1969). Joint FAO/WHO Food Standards Program, FAO, Rome

Codex Alimentarius (2007) Recommended international code of hygienic practice for eggs and egg products (CAC/RCP 15-1976). Joint FAO/WHO Food Standards Program, FAO, Rome

EC (European Commission) (2005) Commission regulation (EC) no. 2073/2005 of 15 November 2005 on microbiological criteria for foodstuffs. Off. J. Eur. Union L338:1-26

EFSA (European Food Safety Authority) (2005) Microbiological risks on washing of table eggs, EFSA J 2005:269

EFSA (European Food Safety Authority) (2007) The community summary report on trends and sources of zoonoses, zoonotic agents, antimicrobial resistance and foodborne outbreaks in the European Union in 2005, EFSA J 2006:94.

EFSA (2009) Scientific opinion of the panel on biological hazards on a request from the European Commission on special measures to reduce the risk for consumers through *Salmonella* in table eggs - e.g. cooling of table eggs. EFSA J 957:1-29. http://www.efsa.europa.eu/EFSA/efsa_locale-1178620753812_1211902325412.htm. Accessed 8 November 2010

FAO/WHO (Food and Agriculture Organization/World Health Organization) (2002) Risk assessments of *Salmonella* in eggs and broiler chickens. Microbiological Risk Assessment Series 1. ISBN 92-5-104873-8. http://www.fao.org/docrep/005/Y4393E/Y4393E00.htm. Accessed 8 November 2010

GMA (Grocery Manufacturers Association) (2009) Control of *Salmonella* in low moisture foods. http://www.gmaonline.org/science/SalmonellaControlGuidance.pdf. Accessed 8 November 2010

HPSC (Health Protection Surveillance Centre) (2010) Update on a nationwide *Salmonella* Typhimurium DT8 outbreak associated with duck eggs, Epi-Insight 11(10). http://ndsc.newsweaver.ie/epiinsight/ja0297u2h4u3xr2ilfu0iz. Accessed 8 November 2010

ICMSF (International Commission on Microbiological Specifications for Foods) (1986) Microorganisms in foods 2: sampling for microbiological analysis: principles and specific applications, 2nd edn. University of Toronto Press, Toronto

ICMSF (2005) Eggs and egg products. In: ICMSF Microorganisms in foods 6: microbial ecology of food commodities, 2nd edn. Kluwer Academic/Plenum Publishers, New York

Lynch M, Painter J, Woodruff R et al (2006) Surveillance for foodborne-disease outbreaks - United States 1998-

第22章　卵及び卵製品

2002. Morbidity Mortal Wkly Rep 55(SS10):1-34

Scott VN, Swanson KMJ, Freier TA et al (2005) Guidelines for conducting *Listeria monocytogenes* challenge testing of foods. Food Prot Trends 25:818-825

Sheenan R, van Oort R (2006) *Salmonella* control: protecting eggs and people. World Poult 22(9):2-4

Stadelman WJ, Cotterill OJ (eds) (1995) Egg science and technology 4th edn. pg 257, Haworth Press, Binghamton

USDA/FSIS (US Department of Agriculture/Food Safety Inspection Service) (2009) FSIS microbiological testing program for pasteurized egg products, 1995-2008. http://origin-www.fsis.usda.gov/Science/Sal_Pasteurized_Egg_Products/index.asp#table1. Accessed 21 November 2010

第 23 章
乳及び乳製品

23.1　はじめに
23.2　直接飲用する生乳
23.3　加工済み液状乳
23.4　クリーム
23.5　濃縮乳
23.6　乾燥乳製品
23.7　アイスクリーム及び類似製品
23.8　発酵乳
23.9　チーズ
文献

第23章　乳及び乳製品

23.1　はじめに

　本章は，乳牛から得られた乳で製造された広範囲の製品をまとめている。それらは，広範囲の様々な技術及び加工処理条件を用いて製造されており，液状乳，粉乳及びチーズやその他の発酵乳のような伝統的な製品を含む一連の製品である。ヒツジ，ヤギ，水牛，ラクダあるいはウマのようなその他の動物から得られた乳については，ICMSF（2005）で見ることができるので参照されたい。そこでは，各種の加工処理技術及び最終製品中の微生物による製品への影響も検討している。

　コーデックス委員会（2004）は，乳及び乳製品について衛生実施規範を設定し，いくつかの製品の定義，すなわち，無糖練乳（Codex Alimentarius 1971a），加糖練乳（Codex Alimentarius 1971b），ホエイチーズ（Codex Alimentarius 1971c），クリーム及び調製クリーム（Codex Alimentarius 1976），チーズ（Codex Alimentarius 1978），乳及びクリームパウダー（Codex Alimentarius 1999a）について定めてきた。乳製品に使用されるすべての定義の詳細な一覧は*酪農用語の使用のための一般規格*（Codex Alimentarius 1999b）で見ることができる。液状乳またはクリームのようなその他の製品は，通常は地方の規制に基づき区別されている。アイスクリーム及びアイスミルクは，凍結または一部凍結状態での消費を目的とした調製乳製品である。

23.2　直接飲用する生乳

　生乳は，動物自体に由来する多くの微生物を含んでいる。初期の微生物汚染のレベルと構成は，乳房疾病を含む動物の健康状態，乳房の糞便汚染，乳における抗菌システム，及び疾病動物を処置するために使用される抑制物質または動物用医薬品のような要因に影響される。

　それ以上の二次的な汚染は，環境（敷きわら，搾乳機，大気など）ならびに乳の取り扱い者から由来する。これらの各種要因の詳細は，ICMSF（2005）で見ることができる。

23.2.1　重要な微生物

　Brucella spp. 及び *Mycobacterium bovis* のような重要な人獣共通因子は，家畜から根絶されており，もはや深刻な要因にはなっていない。サルモネラ属菌，ベロ毒素産生性及び腸管出血性大腸菌（EHEC），カンピロバクター属菌，*Listeria monocytogenes*，黄色ブドウ球菌，連鎖球菌，エルシニア属菌及び *Coxiella burnetii* は最もよく見られる病原微生物であり，いくつかの出版物がこの問題について発表されている（Jayarao et al. 2006, Oliver et al. 2005, 2009, LeJeune & Rajala-Schultz 2009）。

　乳酸菌，ミクロコッカス属菌，バチラス属菌，腸内細菌科菌群，シュードモナス属菌，*Mycobacterium avium* subsp., *paratuberculosis*（ヨーネ病）などの多くのその他微生物も，生乳

の初期微生物汚染の一部である。認められる構成及びレベルは，牛群の健康状態及び集乳時の衛生状況に左右される（Chambers 2005, Hantsis-Zacharov & Halpern 2007, Aly et al. 2010）。病原微生物及び共生微生物の詳細は ICMSF（2005）に見ることができる。

23.2.1.1 ハザードと管理

病原微生物は生乳に存在する可能性があるが，適切な衛生プログラムで初期の汚染の管理が実施されていれば低レベルを維持できる。このようなプログラムには以下が含まれる。

- 乳房炎管理プログラム
- 農場管理及び飼料を含む環境規定
- 搾乳機及び搾乳手順衛生プログラム
- 農場冷却プログラム

微生物汚染における生乳の取り扱いの影響は，ICMSF（2005），Verdier-Metz et al.（2009），Rysanek et al.（2009）及び Srairi et al.（2009）により詳細に述べられている。

生乳中の病原微生物や腐敗微生物の減少は可能であるが，完全に除去できず，発育は容易に生じる可能性がある。このため，生乳の可食期間は冷蔵時であっても限られる。多くの国において，直接消費される生乳の販売は，公衆衛生への潜在的リスクのために制限されているか，あるいは完全に禁止されている。生乳の販売が許可されているところでは，通常は農場で直接販売されるか，あるいは地元または地域の組織を通して販売される。このような生乳の商業化では特定の要求事項に従い，認定された牛由来のものでなければならない。認定には，動物飼育に関する厳格な規則，動物の健康状態の定期的監視，頻繁かつ広範な乳の微生物学的検査，及び製品の最終期限を示したラベル表示に関する規定を含む。

マイコトキシン，特にアフラトキシン B 及びアフラトキシン G は，汚染飼料を通じて反芻動物に摂取され，アフラトキシン M_1 として乳中に排出される可能性があり，世界各地における関連するハザードである（Elgerbi et al. 2004, Coffey et al. 2009, Prandini et al. 2009）。管理措置の詳細は，第11章で示す。

23.2.1.2 腐敗・変敗と管理

腐敗・変敗は，生乳中に存在する広範囲の微生物によって生じ，生乳に多くの望ましくない官能的及び物理的変化を示してきた。詳細については ICMSF（2005）及び Ledenbach & Marshall（2009）を参照のこと。

腐敗・変敗の管理は，生乳の冷蔵及び更なる加工処理前の保存期間の短縮により達成される。

第23章　乳及び乳製品

23.2.2 微生物データ

Table23.1 は，生での消費を意図した生乳の有用な検査を要約している。特定の推奨事項に関連する重要な詳細については本文を参照のこと。

Table 23.1　生での消費を意図した生乳の微生物学的安全性及び品質についての検査

	相対的重要性	有用な検査
極めて重要な原材料	低	乳自体以外の追加原材料はない。乳は健康な牛からが望ましい。
加工中	高	慢性疾病動物を生産から除外し，疾病動物（例：乳房炎）からの生乳汚染を防止するための動物の健康の定期的検査。農場検査の通常のガイダンスレベルは以下の通り： ・動物当たりの体細胞数 $< 3 \times 10^5 \sim 5 \times 10^5$ /mL 及び乳房炎因子の未検出 ・動物にサルモネラ属菌が存在せず，*Coxiella burnetii* が血清学的に陰性 ・その他の因子は，特定地域の病原微生物の関連性に応じて使用することがある。
加工処理環境	低	加工処理環境の検査は限定的に使用し，装置の衛生状態をモニタリングする可能性がある以外は推奨しない。
可食期間	低	生乳の極めて短い可食期間のため，可食期間検査は有用でない。
最終製品	高	指標微生物の検査は搾乳及び取り扱い時の衛生管理措置を検証するために使用できる（傾向分析）。好気性集落数の検査は乳価を決定するために頻繁に実施し，通常特定のサンプリングプランはない（例：毎日または定期的に1サンプル／納入業者）。

製品	微生物	分析方法[a]	ケース	サンプリングプラン及び限度 /mL[b]			
				n	c	m	M
生乳	好気性集落数	ISO 4833	2	5	2	2×10^4	5×10^4
	腸内細菌科菌群	ISO 21528	6	5	1	10	10^2
	黄色ブドウ球菌	ISO 6888	7	5	2	10	10^2

		これらの限度は，先進国と特定の開発途上国で見られる最高の衛生条件下で製造された乳に適切である。著しく高いレベルがサプライチェーンにおいて好ましくない衛生及び温度条件の地域で観察される可能性がある。このような条件下では，限度は状況の改善に応じて調整すべきである。
	低	殺菌ステップのある生乳中のサルモネラ属菌及びその他の病原微生物の検査は推奨されない。

[a] 代替法は，ISO法に対して妥当性確認された時に使用可能である。
[b] これらのサンプリングプランの担保水準については付属Aを参照。

23.2.2.1　極めて重要な原材料

生乳自体が唯一の原材料である。牛における適切な健康状態のモニタリング及び維持が適切である。

23.2.2.2.2 加工中

日常の微生物学的検査は推奨されない。乳は，牛群の健康状態をモニタリングするために検査すべきである。ガイダンスについては Table 23.1 を参照のこと。

23.2.2.2.3 加工処理環境

装置の衛生状態は，ATP のような迅速検査を用いて始動前にモニタリングするとよい。日常の微生物学的検査は推奨されない。

23.2.2.2.4 可食期間

微生物学的可食期間検査は，可食期間が短いことから，これらの製品には適切でない。

23.2.2.2.5 最終製品

通常，最終製品の検査は，乳の品質及び乳価を決定するために実施される。高い好気性中温菌数は搾乳とその後の取り扱いにおける衛生状態の不良を示し，したがって，通常は納入業者に対して乳価の減額が課せられる。

直接消費用の生乳については，例えばドイツのように，厳格要求事項と管理措置が当局により規定されている（Anonymous 2007）。また，規定された微生物基準に対する病原微生物の定期的検査が，公衆衛生で懸念される微生物全体の管理を示すことを含むこともある。通常，特定の基準は，生乳が地方あるいは地域においてのみ取引されることから，国または地方当局により規定される。これらの基準は疫学的状況によって様々である。このため，特定の基準は Table 23.1 には示さない。

23.3 加工済み液状乳

加工済み液状乳は，生乳の初期微生物汚染を減少するために加熱処理を行って製造される。それは，フレーバー及びビタミンのような追加原材料を含むことがあり，還元粉乳から製造することもできる。各種の加熱処理には，サーミゼイションのような緩やかな処理から殺菌のような中等度の処理，滅菌または UHT 処理のようなより強い処理までの範囲がある（ICMSF 2005, Goff & Griffiths 2006）。通常，処理の強度は液状乳の意図する可食期間及び保存条件に関連し，冷蔵での短期間の可食期間から，常温での長期間の可食期間までの範囲がある。

23.3.1 重要な微生物

23.3.1.1 ハザードと管理

低レベルの増殖形及び芽胞形成病原微生物が生乳に存在する可能性があり，レベルと発生率は

第23章　乳及び乳製品

23.2項に要約したいくつかの要因に左右される。

温度57～68℃で30秒間の範囲のサーミゼイションは，増殖形微生物を約3～4 log減少させる。しかし，それは病原微生物全体を十分に管理するのではなく，通常，さらに加工される前の限られた期間，生乳の可食期間を延長するためにのみに適用される。

殺菌は増殖形病原微生物を死滅させ，冷蔵での流通及び保存時の製品の可食期間を延長させるために適用される。それには，低温で長時間（LTLT，62～65℃で30～32分）または高温で短時間（HTST，≧71℃で≧15秒）の処理を含むことがある。条件は頻繁に調整され，したがって国により異なる可能性がある。例えば，米国では実際に使用されるHTST温度は80℃に近い。

滅菌及びUHT処理は，密閉容器内でバッチ工程として，あるいは連続的に次の無菌充填とともに実施される。条件は，滅菌のために120℃で10～30分，及びUHTでは≧135℃で数秒と，幅がある。このような加工では，商業的無菌性であり，常温で長い可食期間の製品を製造する。ミクロ濾過のような，その他の技術は本書では考慮しない。

一般的に，風味付け及び風味付けしない殺菌乳中のサルモネラ属菌や*L. monocytogenes*のような病原微生物の存在による散発的集団発生は，加工後の汚染のためであることが示されている（ICMSF 2005, CDC 2008）。殺菌乳は，そのまま摂食可能な食品における*L. monocytogenes*のリスク評価に含まれ，製品中での発育能に関わらず，1食当たりのリスクは低いと考えられる（FAO/WHO 2004a, b）。

23.3.1.2　腐敗・変敗と管理

23.3.1.1項にも記載した殺菌条件では，増殖形細菌を除去し，冷蔵製品について芽胞形成低温性腐敗微生物を減少させる。長期保存可能な製品について同項で検討された加工では，中温性または高温性芽胞形成腐敗微生物も除去する。上記に示したように，加工処理後の汚染は腐敗・変敗の懸念に結び付くことから，殺菌に加えて衛生について厳密な管理が不可欠である。

23.3.2　微生物データ

Table 23.2は，加工済み液状乳製品の微生物学的安全性及び品質について有用な検査を要約している。特定の推奨事項に関連する重要な詳細については本文を参照のこと。

23.3.2.1　極めて重要な原材料

生乳は液状乳の製造に使用される主要原材料である。しかし，いくつかの国では，還元工程で粉乳を使用することが一般的である。ココアパウダー，砂糖，果実濃縮物，増粘剤及びフレーバーのようなその他の原材料が，殺菌または滅菌の風味付け製品を製造するために添加されることがある。これらの原材料に関連する微生物は，ICMSF（2005）及び本書の該当する章に記載されている。そのような原材料の添加は，製品の安全性に影響せず，増殖形微生物（病原微生物あるいは指標微生物）の検査は一般に限定された使用である。通常，検査は原材料がGHPに従って製造され

Table 23.2 加工済み液状乳製品の微生物学的安全性及び品質についての検査

	相対的重要性	有用な検査
極めて重要な原材料	低	増殖形病原微生物または指標微生物の検査は，原材料がGHPを適用して製造されていることを検証するためにのみ有用である。
	中	滅菌またはUHT製品では，中温性あるいは高温性芽胞形成菌の検査が，極めて重要な原材料及び特に適用された加熱処理が基準の最低に近ければ有用である。通常の企業の規格は $10 \sim 10^2$ CFU/g である。
加工中	低	日常の加工中検査は推奨されない。潜在的汚染源を特定することは問題を解決するために重要である。このような調査サンプリングには，平板熱交換機，充填機及び中間保存タンクのような加工処理ラインの必須工程を含めることが望ましい。
加工処理環境	低	増殖形の芽胞形成病原微生物または腐敗微生物について，環境の日常の検査は推奨されない。しかし，潜在的汚染源（例：濾過ユニット，充填チャンバの区域あるいは充填機自体）を特定することは，問題を解決するために有用である。
可食期間	中	可食期間を長くした冷蔵製品（＞17日間）について，可食期間検査は潜在的問題を特定するために有用と思われる（本文参照）。
最終製品	低／高	低度の殺菌製品，高度の滅菌またはUHT製品については，ラインの性能及び主要な逸脱の検出を評価するための検査及び傾向分析が推奨される。

製品	微生物	分析方法[a]	ケース	サンプリングプラン及び限度 /mL[b]			
				n	c	m	M
低温殺菌乳[c]	腸内細菌科菌群	ISO 21528	5	5	2	<1	5
滅菌またはUHT製品	腐敗微生物の存在／非存在を検査	30℃と55℃で培養（もし，できれば）それぞれ10〜14日，5〜7日培養	サンプルの定数は製品の種類に応じてバッチの最大100％まで（本文参照）	破壊的方法及び非破壊的方法			

[a] 代替法は，ISO法に対して妥当性確認された時に使用可能である。
[b] これらのサンプリングプランの担保水準については付属Aを参照。
[c] EC（2005）

ていることを確認するのみに実施され，したがって定期的な検証としてのみであり，ロットの許容のためではない。

　滅菌またはUHT製品に使用される原材料中の芽胞形成菌の存在は適切な考慮事項である。粉乳，ココアパウダーあるいは増粘剤のような特定原材料は，高度に熱抵抗性のある芽胞の発生源である可能性があり，したがって，これら原材料の選択は製品の商業的無菌性を保証するために極めて重要と考えられる。高い芽胞数の存在は，腐敗・変敗の問題を引き起こす可能性があり，この問題は加工処理条件の調整により，あるいは芽胞の最大レベルを超えないことを保証するための微生

第23章　乳及び乳製品

物仕様の設定を通じて克服できる。通常の仕様は，加工処理条件により，中温性あるいは高温性芽胞について $10 \sim 10^2$ CFU/g の限度を含む。

23.3.2.2　加工中

この種の製品については，中間製品及び必須ステップの残留物のサンプルはいずれも日常的に採取しない。しかし，調査サンプリングでは腐敗・変敗率の増加のような問題について重要である。加工処理ラインあるいは清浄化手順の脆弱性に関する徹底的な調査には，調整タンクや保存タンク，シール，ポンプ，バルブクラスター，平板熱交換器あるいは充填ヘッドのような各ポイントでの微生物学的サンプリング及び検査が含まれることがある。

23.3.2.3　加工処理環境

加工処理環境の検査は日常的には推奨しない。

23.3.2.4　可食期間

微生物学的可食期間の検査は，商業的無菌の長期保存可能な製品には適切でない。しかし，意図された可食期間及び特定の市場での流通使用パターンにより，冷蔵された製品について検査は適切と思われる。例えば，HTST 乳の可食期間検査は米国で広く使用されており，乳の可食期間は通常＞17日で，21～30日の幅がある。腐敗・変敗及び潜在的病原微生物の発育リスクは，競合する微生物の低いレベルのために，これらの長期の可食期間の製品では増加する可能性がある。Mosely Keeping Quality 検査は，可食期間を評価するために使用される1つの方法であるが，（Wehr & Frank 2004），長期間冷蔵の可食期間に適用される時に，より迅速な他の検査が考慮される可能性もある（Richter & Vedamuthu 2001）。

23.3.2.5　最終製品

通常，病原微生物についての最終製品検査は，それらの短い可食期間のために冷蔵された殺菌製品については実施しない。中温性好気性菌，グラム陰性菌または腸内細菌科菌群のような増殖形指標微生物の検査は，殺菌条件の効果あるいは製造処理終了時の再汚染管理の検証として役立てることができる。国または地域特有の規格は EC（2005）の例を参照のこと。

性能の良いラインで製造された滅菌製品または UHT 製品については，サンプリング及び検査は個々のロットでの使用に限定される。しかし，UHT 製品では，始動または機械停止のような時及び包装ロールの変更などの時に，長時間にわたる加工処理ラインの性能を決定するために，無作為に選択された製品単位の培養が頻繁に行われる。このようなサンプリング及び検査は，高い腐敗・変敗率につながる可能性のある大きな問題を検出すると思われる。通常，培養は流通時の商業的無菌を検証するために30℃で実施されるが，例えば製品が熱帯地方で流通される場合などには，その他の温度が適切と思われる。短期間（5～7日）に55℃で限られたサンプル数の培養が，モニタリングのため，あるいは地域の規制要件を満たすために頻繁に行われており，低い培養温度よりも

無菌性が不十分であることをより迅速に検出する。

培養のサンプリング領域は，限られた単位数から，液状の乳児用調製乳のような感受性の高い製品の生産の100%までと様々である。通常，培養後の検査はpHの決定，ATP測定，あるいは従来の微生物学的検査のような破壊的方法，あるいは真空検査または粘性変化の測定のような非破壊的方法を組み合わせることにより行われる。このような培養結果は，経時的なラインの全体的機能を評価するために，累積傾向分析のような統計的手法を用いて実施することが重要である。

23.4 クリーム

クリームは乳の高脂肪分画であり，通常遠心分離機内での脱脂により得られる。分類は規制要件により異なり，通常はハーフクリーム（12％）からダブルクリーム（48％及び53％）の脂肪量に基づく。製品カテゴリーは23.3項に記載のものと同様である。

23.4.1 重要な微生物

23.4.1.1 ハザードと管理

未加工のクリームの微生物汚染の構成は，生乳のものと極めて類似するが，適用される脱脂工程が脂肪相中の微生物の濃度に影響すると思われる。したがって，低レベルの病原微生物が未加工のクリーム中に存在する可能性もある。

高脂肪量と微生物における保護効果のために，適用される加熱処理は，通常は液状乳に対するよりも厳しい（すなわち，いくらか高い温度あるいは長時間）。

23.4.1.2 腐敗・変敗と管理

生クリームの品質は製造に使用する乳の品質に左右されるが，微生物汚染は基本的に同じである。

23.4.2 微生物データ

クリーム製品を製造するための微生物学及び工程は液状乳と同様であることから，更なる詳細は23.3.2項を参照のこと。

第23章　乳及び乳製品

23.5　濃縮乳

　濃縮乳は，生乳あるいは粉乳を還元した乳のいずれかから加工される。これらは3つの主なグループに分けられる：すなわち，⑴濃縮乳及び無糖練乳，⑵加糖練乳及び⑶逆浸透法，ミクロ濾過法または限外濾過法で得られる残余物である。これらの製品は水分量が低く，それらの微生物安定性は，滅菌処理，または低いpHあるいは水分活性を約0.83～0.85まで低下させるための砂糖の添加のような追加的ハードルと緩やかな加熱処理の組み合わせを通じて担保水準がなされる。

23.5.1　重要な微生物

23.5.1.1　ハザードと管理
　23.3.1項の殺菌乳及び滅菌乳についての同じコメントが濃縮乳に当てはまり，一番の懸念は加工後の汚染を管理することである。水分活性が約0.85の加糖練乳において，発育可能な唯一の病原微生物は黄色ブドウ球菌である。しかし，未開封の包装単位における嫌気的条件下では発育及びエンテロトキシン形成は抑制される。

23.5.1.2　腐敗・変敗と管理
　濃縮乳及び無糖練乳は微生物の発育に有利な培地であり，腐敗・変敗の問題は，通常殺菌または滅菌／UHT乳で観察されるものと同じである。加糖練乳では，浸透圧耐性ミクロコッカス属菌あるいは好乾性真菌のみが発育して腐敗・変敗を引き起こす。
　管理は，いずれの場合も，加熱処理後の汚染を防止するためのGHPの適用を通じて達成される。

23.5.2　微生物データ

　Table 23.3は，濃縮乳製品について有用な検査を要約している。特定の推奨事項に関連する重要な詳細は本文を参照のこと。

23.5.2.1　極めて重要な原材料
　還元工程において乾燥乳製品から製造しなければ，通常，無糖練乳は原材料の添加なしに新鮮な乳から製造される。加糖練乳の極めて重要な原材料は，砂糖の適切な結晶化を管理するために加熱処理後に添加されるシーディング用の乳糖である。通常，好浸透性酵母のレベルに関する要件は原材料仕様に含まれる。ココアパウダー，フレーバーあるいは果実濃縮物のような原材料が濃縮乳に添加されるならば23.3.2.1項に記載したと同様のアプローチが推奨される。

Table 23.3 濃縮乳の微生物学的安全性及び品質についての検査

	相対的重要性	有用な検査
極めて重要な原材料	低	腸内細菌科菌群のような衛生指標微生物の検査は，原材料がGHP下で製造されていることを検証するためにのみ有用である。 芽胞形成菌の検査は滅菌済み無糖練乳に有用と思われ，このような場合，10～10^2 CFU/gの限度が通常の企業規格である。
加工中	低～高	無糖練乳の日常の加工中検査は推奨されないが，潜在的発生源を特定することは問題を解決するために有用である。 加糖練乳では好浸透性酵母や好乾性カビまたはミクロコッカス属菌についてのサンプルの検査が有用であり，製造単位ごとに（培養後）存在しないことを目標にすべきである。
加工処理環境	低	増殖形や芽胞形成病原微生物または腐敗微生物について，環境の日常の検査は推奨されないが，潜在的汚染源を特定することは問題を解決するために有用である。
可食期間	低～中	可食期間を経過後に好乾性カビによる腐敗・変敗の検出について，混合ガス（カビの発育を抑制）で包装された加糖練乳以外には適用できない。
最終製品	高	最終製品の培養後に，滅菌済み無糖練乳製品及び加糖練乳について（事前に定義された単位数または生産のパーセンテージ），ラインの機能及び大きな逸脱の検出を評価するための検査及び傾向分析が有用である。 加糖練乳について，製品の水分活性で発育可能であれば，好乾性真菌または黄色ブドウ球菌について検査を行う。

製品	微生物	分析方法	サンプリングプラン及び限度
滅菌済み無糖練乳	腐敗微生物の存在／非存在検査	30℃と55℃で培養（もし，できれば）破壊的と非破壊的方法	サンプル／バッチの固定数またはパーセント（本文参照）
加糖練乳	カビと黄色ブドウ球菌の存在／非存在	それぞれ25℃と37℃で培養	サンプル／バッチの固定数またはパーセント（本文参照）

23.5.2.2 加工中

無糖練乳については，日常の加工中サンプリングは推奨されない。加熱処理にもかかわらず滅菌製品ではない加糖練乳については，シーディング及び結晶化のタンクあるいは充填機のような必須ステップでの中間製品のサンプリングが，起こりうる衛生問題に関する情報を提供するために有用である。通常，サンプルは25℃及び37℃で数日間培養し，酵母やカビまたはミクロコッカス属菌の存在について検査する。

23.5.2.3 加工処理環境

検査は濃縮乳の加工処理環境には推奨しない。

23.5.2.4 可食期間

通常，可食期間の検査は濃縮乳製品には適切でない。例外は，混合ガス包装された加糖練乳中の好乾性カビについての検査であり，このカビは製造後長期間経過後（通常数週間及び数か月）にのみ発生する可能性がある。これらの結果は，モニタリング目的及び傾向分析においてのみ有用である。

23.5.2.5 最終製品

通常，濃縮乳や無糖練乳は，滅菌及び UHT 製品と同様の方法で取り扱われる（23.4.2.5 項を参照）。加糖練乳について，サンプルは，通常，37℃で約 3 日間及び 25℃で約 5 日間培養し，それぞれ真菌またはミクロコッカス属菌，特に黄色ブドウ球菌の存在について検査する（Table 23.3 を参照）。

23.6 乾燥乳製品

全乳，脱脂乳，ホエイ，バターミルク，チーズ及びクリームを含む多くの乳製品は，噴霧またはローラー乾燥のような適切な技術を用いて乾燥されることがある。乾燥乳製品は還元後に直接消費される可能性もあるが，より一般的には，パン，チョコレートや菓子類，料理用製品，動物飼料，あるいは UHT や無糖練乳のような液状製品を製造するために組み直して加工するなど多くの製品の原材料として使用される。乳児用調製乳は第 25 章を参照のこと。

23.6.1 重要な微生物

23.6.1.1 ハザードと管理

疫学データは，サルモネラ属菌が乾燥乳製品製造時に特に管理する必要がある唯一の重要なハザードであることを示唆している。黄色ブドウ球菌またはセレウス菌のようなその他のハザードあるいは予め形成されたブドウ球菌エンテロトキシンの存在は，通常，極めて低レベルで散発的にしか存在しないか，あるいは GHP の独立して起こる主な欠陥の結果として生じる。低レベル（＜10^2 CFU/g）の黄色ブドウ球菌またはセレウス菌は，製品が還元後及び消費前の取り扱いを誤らない限り，ヒトの健康へのリスクを示さない。誤った取り扱い（保持時間及び温度）が発育及び毒素形成を可能にすると思われる。

Cronobacter spp. は乳児用調製乳において懸念され，第 25 章で扱われる。ICMSF では，乳児用調製乳以外の乾燥乳製品について，実施されたあらゆる特定のリスク評価を認識していない。

23.6.1.2 腐敗・変敗と管理

乾燥製品の極めて低い水分活性のために（a_W = 0.3～0.4）腐敗・変敗は関係ない。

23.6.2　微生物データ

Table 23.4 は，乾燥乳製品について有用な検査を要約している。特定の推奨事項に関連する重要な詳細については本文を参照のこと。

23.6.2.1　極めて重要な原材料

製造される製品に応じて，カゼイン塩，ホエイパウダーとその他の乳由来物，ビタミン，微量元素とミネラルあるいはレシチンのような原材料が加工処理中に添加される可能性がある。乳由来物のような特定の原材料は，サルモネラ属菌の存在の歴史が知られており，したがって高リスクの原材料と考えられる。加熱処理前に添加される原材料は問題を示さないが，殺菌段階後に添加されるこれら（通常"乾燥混合原材料"と呼ばれる）はリスクを示すことから，最終製品と同じ微生物学的要件を満たすことが必要である。

受入れ時に，サルモネラ属菌及び腸内細菌科菌群のような指標微生物について，乾燥混合原材料のサンプリング及び検査は推奨されるが，このこと単独ではこれらの安全性を保証できない。したがって通常，サンプリング及び検査体制はリスクのレベル及び納入業者の信頼度により採用する（第6章を参照）。特に高リスクの原材料については，納入業者の慎重な選択，必要性とそれらの理由の明確な伝達，すべての必要な管理措置と検証が実施されていることを保証するための監査は，原材料が要件を遵守することを保証する重要な要素である。

通常，後で加熱処理を行う湿潤した混合原材料の検査は，製品がGHP下で製造されていることを検証するためにのみ行い，そのことにより施設内へのサルモネラ属菌の侵入リスクを最小限にする。

23.6.2.2　加工中

通常，中間製品の直接の検査は推奨されない。しかし，加工中のサンプルは管理措置が効果的であることを立証して確認するために重要な役割を果たす。そのようなサンプリングプランには，乾燥段階後から充填作業までに採取した代表的サンプルを含む必要がある。通常のサンプルは，最初に製造された粉末，最初に充填された製品，及び残留物または塊の蓄積が生じる可能性のある製品接触面からのサンプルであり，このサンプルは製品接触面の凝結の存在及びその結果としての微細環境での微生物の発育の可能性を示すことができる。そのサンプリング箇所は，乾燥機の後工程／冷却機の後工程あるいは中間製品の回転式ステーションからの篩い分け機末端及び充填機である。更なる詳細は，第4章に示す。

サンプリング頻度は，施設内の状況に適応させる必要があるが，このようなサンプルは最終製品と同じ微生物学的要件，すなわちサルモネラ属菌及び腸内細菌科菌群のような指標微生物のいずれに関しても満たさなければならない。

第23章　乳及び乳製品

Table 23.4 乾燥乳製品の微生物学的安全性及び品質についての検査

	相対的重要性	有用な検査
極めて重要な原材料	高	極めて重要な乾燥混合原材料の安全性を保証するために，当該製品について良好な納入業者との関係を築く。そのような原材料の要件は，その遵守を保証するために最終製品の要件と同等であることが必要である。納入業者の信頼度に応じて，検査は許容のために，あるいはモニタリングとして実施。
加工中	高	サルモネラ属菌及び腸内細菌科菌群について，極めて重要な作業での製品残留物及び中間製品を検査。通常のガイダンスレベル： ・腸内細菌科菌群－最終製品と同じ要件 ・サルモネラ属菌－全サンプルに存在しない
加工処理環境	高	関連区域においてサルモネラ属菌及び腸内細菌科菌群について検査。通常のガイダンスレベル： ・腸内細菌科菌群－ ≦ 100 CFU/g またはサンプル ・サルモネラ属菌－存在しない
可食期間	低	乾燥製品には適用できない。
最終製品	高	進行中工程管理及び傾向分析について指標微生物の検査。好気性集落数が一貫してかなり低ければ，内部の限度はそれに基づき調整することが望ましい。

製品	微生物	分析方法[a]	ケース	サンプリングプラン及び限度 /g[b]			
				n	c	m	M
乾燥粉乳	好気性集落数	ISO 4833	2	5	2	10^4	10^5
	腸内細菌科菌群[c]	ISO 21528	5	5	2	< 3	9.8

	低 / 高	加工中及び環境の結果が陰性結果を示す時，通常，検証のための少数サンプルの検査で十分である。しかし，ロット許容のためのサルモネラ属菌についての最終製品検査は，環境データが汚染の可能性を示す時，あるいは管理措置の効果が機能していないと思われる時（例：組み立て，湿式洗浄），適切である。

製品	微生物	分析方法[a]	ケース	サンプリングプラン及び限度 /25g[b]			
				n	c	m	M
乾燥粉乳	サルモネラ属菌	ISO 6785	12	20^d	0	0	

[a] 代替法は，ISO 法に対して妥当性確認された時に使用可能である。
[b] これらのサンプリングプランの担保水準については付属 A を参照。
[c] 最確数（MPN）
[d] それぞれ 25 g の分析単位（混合については 7.5.2 項を参照）。

23.6.2.3　加工処理環境

　最終製品におけるサルモネラ属菌の存在あるいは腸内細菌科菌群レベルの増加の主な原因は加工処理環境からの再汚染であることから，環境サンプルのサンプリング及び検査は防止措置の効果を検証することに重要な役割を果たす。検査は，関連の病原微生物であるサルモネラ属菌及び GHPの効果の指標としての腸内細菌科菌群の両方について行う。腸内細菌科菌群単独の検査は，低レベルでは病原微生物の存在しないことを必ずしも保証するわけではないので適切ではないことに留意

すべきである。

23.6.2.4　可食期間

可食期間検査は低い水分活性が発育を防止することから乾燥製品には適切でない。

23.6.2.5　最終製品

　ICMSF（1986）は，製品の受け入れ時の粉乳について，正常または高いリスク集団のいずれかに対して異なる2階級プランを提案した。さらに，3階級プランでは，これら製品について好気性集落数及び大腸菌群を提案した。加工処理条件の知識がなくても，この提案は妥当である。しかし，乾燥粉乳の最終用途は不明のことが多いことを考慮して，通常は最も厳しい基準が標準的に適用されている。

　現在は，腸内細菌科菌群が指標微生物として選択され，各種規制で使用されており，例えばEC（2005）では過去20～30年間に実施された管理措置の向上を反映したより厳しい限度とともに使用している。本書では，大腸菌群の代わりに腸内細菌科菌群の基準を取り入れているが，ある地域では乳製品の指標菌として大腸菌群の長い歴史があることから，依然としてこの菌群を使用している可能性があることを認めている。

　粉乳以外の乾燥乳原材料についての要求事項は，これらが他の製品の原材料として使用され，また加熱処理が実施されるか，あるいは最終製品の要件が異なるために，それほど厳格ではないことがある。

　加工中及び環境サンプルにより統合サンプリングプランを適用する製造業者は，サルモネラ属菌についての低レベルの最終製品検査を唯一の検証として実施する。加工中または環境サンプルのいずれかの陽性結果は，最終製品の汚染リスクの増加を示しており，サンプリング方法の変更を考えるべきである。例えば，規制要件に準拠して検査を増加する，あるいは，製品の遵守を示すために発売目的として20×25 gにすることが適切と思われる。用途に応じて，例えば感受性消費者用の設計には代わりに60×25 gの検査が考慮されることもある。

23.7　アイスクリーム及び類似製品

　アイスクリームは，使用される主な原材料により主要な4カテゴリーに分けることができる：(1)乳製品のみから作られるアイスクリーム，(2)植物性油脂を含むアイスクリーム，(3)果汁，乳及び無脂乳固形分を含むシャーベットアイスクリーム，(4)水，砂糖，果汁または濃縮物から造られる氷菓。各種製品の組成は，国際法または国内法で規定されている。企業として生産されるアイスクリームのみを取り上げる。

第 23 章　乳及び乳製品

23.7.1　重要な微生物

23.7.1.1　ハザードと管理

大部分の集団発生は，生原材料（例：卵），不適切な加熱調理，感染した取り扱い者あるいは清浄不十分な汚染された装置で調製された自家製及び職人によるアイスクリームに関連している。企業として製造されるアイスクリームでは，サルモネラ属菌による集団発生がある。疫学的関連は示されていないが，L. monocytogenes の存在が幾度か回収につながっている。アイスクリームは，そのまま摂食可能な食品中の L. monocytogenes についてリスク評価され，アイスクリームによるリステリア症のリスクは極めて低いと結論付けられた（FAO/WHO, 2004a, b）。各国の規制の要求事項では，この微生物に対する考慮が必要と思われる。

生のアイスクリームミックスに存在する可能性がある増殖形病原微生物は，殺菌段階で容易に死滅させることができる。加工処理条件は，アイスクリームミックスの組成，特に高脂肪または全固形分を考慮して，クリームに適用されるものと普通は同様である。通常，最終製品中に存在する病原微生物は，加工処理環境あるいは汚染された原材料の添加による殺菌後の汚染によるものである。

23.7.1.2　腐敗・変敗と管理

本製品の凍結状態は微生物学的腐敗・変敗を防止する。

23.7.2　微生物データ

Table 23.5 は，アイスクリーム及び類似製品について有用な検査を要約している。特定の推奨事項に関連する重要な詳細については本文を参照のこと。

23.7.2.1　極めて重要な原材料

基本的なアイスクリームミックスは殺菌されるが，果実，ナッツ類，クッキー，チョコレートチップまたはチョコレートコーティングのような原材料は加熱工程後に添加されることがある。このような原材料に結び付く重要なハザードはサルモネラ属菌である。これらの原材料の微生物学的品質は，最終製品のものと同等でなければならない。このため，23.6.2.1 項に記載のものと同じアプローチを，納入業者の選択及びサンプリングと検査手順に関して適用する。

23.7.2.2　加工中

加工処理ラインに沿って不可欠な工程で採取されたサンプルは，加熱処理後の再汚染を管理するための防止措置の効果を判定することに重要な役割を果たす。通常，サンプルは充填時または硬化トンネル後に混合及び熟成タンクから採取される。特定の状況下で発育の可能性がある箇所の残留物または縮結点の形成に特別な注意を払う必要がある。

23.7 アイスクリーム及び類似製品

腸内細菌科菌群についての加工中サンプルの検査では，GHPの遵守に関連する情報が得られ，10 CFU/g を超えるレベルは熟成タンクの不十分な清浄化または再加工処理時の不十分な措置のような衛生措置の欠陥を示す。

Table 23.5 アイスクリームの微生物学的安全性及び品質についての検査

	相対的重要性	有用な検査
極めて重要な原材料	高	極めて重要な乾燥混合原材料の安全性を保証するために，当該原材料の納入業者との良好な関係を築くことが重要である。そのような原材料の要件は，遵守を保証するために最終製品の要件（以下参照）と同等であるべである。納入業者の信頼度に応じて，検査は許容のためか，あるいはモニタリングとして実施する。
加工中	高	日常の加工中検査は，加工の不可欠な段階で推奨される。腸内細菌科菌群の検査は加工処理ラインの衛生状態について重要な情報を提供し，最終製品に設定されたレベルを超えるレベルではサルモネラ属菌についての検査を必要とすべきである。
加工処理環境	低	規制要件が存在する場合，*L. monocytogenes* についての環境サンプルの検査（採取サンプル中に存在しない）が推奨される。 リステリア属菌は衛生指標微生物として使用できる－存在しないことを確実に目標とし，10 CFU/g までの低いレベルは許容可能であるが，経時的に観察された傾向に応じて解釈することが必要である。 腸内細菌科菌群の検査は，乾燥状態が維持された区域以外では推奨されない（示唆される目標値：$10^2 \sim 10^3$ CFU/g）。
可食期間	−	適用できない。
最終製品	高	腸内細菌科菌群の検査は，加工処理ラインの衛生状態について重要な情報を提供する。高いレベルでは，病原微生物についての調査的サンプリングが必要になる可能性がある。サルモネラ属菌の検査は，加工中及び環境の結果が逸脱がないことを示している限り検証用に限定できる。

	製品	微生物	分析方法[a]	ケース	サンプリングプラン及び限度/g[b]			
					n	c	m	M
高	アイスクリーム及び類似製品	腸内細菌科菌群	ISO 21528-2	2	5	2	10	10^2

					サンプリングプラン及び限度/25g[b]			
					n	c	m	M
低		サルモネラ属菌	ISO 6785	11	10^c	0	0	−

[a] 代替法は，ISO法に対して妥当性確認された時に使用可能である。
[b] これらのサンプリングプランの担保水準については付属Aを参照。
[c] それぞれ 25 g の分析単位（混合については 7.5.2 項を参照のこと。）

23.7.2.3 加工処理環境

環境のサンプリングプランでは，加工処理ラインの汚染に関わる可能性のある区域あるいは衛生

管理措置の効果を検証するための暴露製品を含めることが重要である。そのような加工処理環境での湿度及び温度を考慮すると，*L. monocytogenes* を含むリステリア属菌の潜在的汚染箇所が存在する可能性がある。したがって，*L. monocytogenes* について規制要件が存在する時は，サンプリング及び検査プログラムは，通常，これら微生物に焦点を合わせる。リステリア属菌の高レベルで広範囲の発生の検出は効果的でない管理措置を示しており，その措置に対応することが望ましい。

23.7.2.4 可食期間

微生物学的な可食期間の検査は冷凍製品には適切でない。

23.7.2.5 最終製品

腸内細菌科菌群は，ラインの乾燥部位の衛生状態を検出するための効果的で簡易な手段であり，高いレベル（＞10 または 10^2 CFU/g）はサルモネラ属菌の存在リスクの増加を示し，したがって，最終製品における本菌の検査が必要になる。*L. monocytogenes* について規制要件が存在する国では，基準に対する検査が実施でき，その頻度は製造時の管理レベルによる。

23.8 発酵乳

商業的用途の発酵乳は，加熱処理された全乳，脱脂乳または部分脱脂乳あるいは還元粉乳から製造される。製品には，風味付けあるいはプレーンがある。本項では，ヨーグルト，マイルドヨーグルト，ケフィア，アシドフィラスミルク，クーミス（kumys），及びストラジスト（stragisto：裏ごしヨーグルト），ラブネー（labneh），イーメル（ymer），イレッテ（ylette）のような伝統的な濃縮発酵乳を検討する。多くの伝統的な製品は，家庭で調製され，あるいは地方または地域で製造され流通している。すべての発酵乳製品は，乳中に存在するラクトースが pH の低下の原因になる細菌の産生する乳酸により変化する。テクスチャーまたは味のような典型的な官能特性の異なる製品は，特定の乳酸菌フローラまたはその混合物の特性である。詳細は ICMSF（2005）に示されている。

23.8.1 重要な微生物

23.8.1.1 ハザードと管理

生乳から製造された発酵乳には生乳由来の微生物を含み，それは発酵工程で生残できる。これには，*Brucella* spp.，*Mycobacterium bovis*，及び有機酸に耐性の高くなった病原大腸菌のような病原微生物を含む可能性がある。通常，そのような製品は自家製か，あるいは地方または地域的流通に限定される。そのような病原微生物全体の管理は，23.2 項で述べた厳しい要求事項を通じて強化される可能性があるが，その技術を使用した絶対的な管理は可能ではないと思われる。

ほとんどの発酵乳は，90℃までの温度で数分間加熱した乳を使用して製造される。セレウス菌やウエルシュ菌のような芽胞形成菌はこの加工で生残する可能性があるが，発芽及び発芽後発育は，これらの微生物の発育を可能にするレベル以下に急速にpHを低下させる発酵酸性化を通じて管理される。発酵及び結果としての酸産生は，すべての発酵乳の管理措置と考えられる。したがって，設定限度以下のpH低下を著しく遅らせる可能性のある抗生物質やファージのような抑制物質の存在に原因する発酵の抑制を避けることが不可欠である。迅速検査を使用する乳のスクリーニングは，生乳を加工する前に，抗生物質を含む生乳を検出して除去するために日常的に使用される。

殺菌済み果実濃縮物や果肉，加熱処理済みのペーストやシロップ，ナッツ，チョコレート，天然または人工フレーバーのような原材料の添加による発酵乳の病原微生物の再汚染は，これら原材料の性質及びそれらが既に酸性の状態で添加されるということから通常は大きな問題ではない。

23.8.1.2 腐敗・変敗と管理

発酵乳は低いpHのために，微生物学的腐敗・変敗は酸耐性微生物，主に酵母及びカビに限定される（Ledenbach & Marshall, 2009）。生乳で製造される製品は，腐敗微生物が使用された乳に存在する可能性があることから短い可食期間である。腐敗・変敗の問題を回避または最小限にするための管理措置は，製造ラインの衛生的設計，包装材の取り扱い時に適用する衛生措置，特に充填工程における暴露製品の適切な防御などに焦点を合わせたGHPの適用に基づいている。

冷蔵は保存期間を延長させられる可能性はあるが，低温耐性の酵母やカビを完全には抑制できない。特に加熱処理乳から作られ，高品質の原材料を使用する製品に環境からのこれら腐敗微生物の持ち込みを回避するために管理はGHP手順に焦点を合わせる。果肉や果実濃縮物のような原材料には酵母やカビが存在しやすく，これは納入業者の受け入れプログラム及び果実コンテナの取り扱い時のGHPの適用を通じて管理するのが最善である。果肉や果実濃縮物の更なる詳細は，第13章を参照のこと。

23.8.2 微生物データ

Table 23.6は，発酵乳について有用な検査を要約している。特定の推奨事項に関連する重要な詳細については本文を参照のこと。

23.8.2.1 極めて重要な原材料

生乳は，極めて重要な原材料と考えることができ，初期のミクロフローラは発酵乳の製造業者による生産から使用までの衛生措置に左右される。生乳の管理の詳細は，23.2項を参照のこと。

果実濃縮物や果肉は，適切に管理されないと，酵母やカビを持ち込む可能性がある。更なる情報については，第13章を参照のこと。

第23章　乳及び乳製品

Table 23.6　加熱処理乳から作られる発酵乳の微生物学的安全性及び品質についての検査

	相対的重要性	有用な検査
極めて重要な原材料	高	乳中の抑制物質の存在についての検査は重要であり，許容検査として適用することが望ましい。抑制物質は存在すべきでないか，妥当性確認された市販検査キットで検出限界以下である。
	高	スタータ菌はファージ汚染がないことを含めて，仕様に適応することが望ましい。
	高	果肉や果実濃縮物のような極めて重要な原材料についての良好な納入業者との関係は，酵母のような腐敗微生物の存在しないことを保証するために重要である。検査は納入業者の信頼度に応じて，許容のため，あるいはモニタリングとして実施する。コンテナヘッドスペース中の CO_2 レベルのような代替検査法は，酵母が懸念される時の選択肢であると思われる。
加工中	低	日常の微生物学的検査は推奨されない。腐敗・変敗問題についての調査のための検査は，根本的原因を決定し，改善措置を実施するために有用である。
	高	pH 低下のモニタリングは極めて重要であり，継続的または一定の間隔で行う。清浄化後の作業前目視検査は腐敗・変敗問題を最小にするために重要であり，ATP の決定のような迅速衛生検査により補完できる。
加工処理環境	低	日常の微生物学的検査は推奨されない。腐敗・変敗問題についての調査のための検査は，根本的原因を決定し，改善措置を実施するために有用である。
可食期間	中	製品に応じて，迅速保存検査（例：カビは25℃で5日間）または可食期間全体の日持ち検査はラインの衛生状態について有用な情報を提供すると思われる。この場合，採取したサンプル数は製造ラインを代表することが望ましく，結果は傾向分析を使用して評価するのが最善である。
最終製品	低	定期的な検査は推奨されない。

23.8.2.2　加工中

　発酵中の pH を連続的または定期的に日常検査をすることは，この管理措置のモニタリングにおいて重要な要素である。発酵乳を製造するために使用するラインは，定置洗浄（CIP），分解洗浄（COP）あるいはこれらの組み合わせにより湿式で清浄にする。作業前の目視検査は，清浄化の効果を検証するために有用である。この検査は，ATP の決定のような迅速衛生検査により補うことができる。

　病原微生物についての日常の微生物学的検査は推奨されない。しかし，検査はガス形成乳酸菌（例：*Leuconostoc* spp.），酵母やカビのような腐敗微生物の汚染の検出には極めて有用である。サンプルは，中間保存タンク，調整タンク，充填機などの装置の重要な部分から採取するのが最善である。

23.8.2.3　加工処理環境

　腸内細菌科菌群のような衛生指標微生物の定期的環境モニタリングは，頻繁に湿式で清浄化される加工処理環境の性質のために発酵乳については推奨されない。問題が発生した時に，腐敗微生物

についての調査的サンプリング及び検査は，根本的な原因を決定するための有用な情報を提供する。

23.8.2.4 可食期間

迅速可食期間検査（25℃で5日間）または日持ちサンプルは，全体的衛生レベル及び腐敗・変敗の発生を評価するためのモニタリング手段として特定の製品に使用することがある。これら製品の短い可食期間を考慮すると，結果は通常モニタリングとしてのみ使用し，傾向分析を使用して評価する。

23.8.2.5 最終製品

最終製品検査は，発酵加工中のモニタリングが最も実用的な情報を提供することから，日常的に実施しない。

23.9 チーズ

発酵乳と同様に，チーズは生乳または加熱処理乳を用いて製造できる。加熱処理は，サーミゼイションから殺菌までの範囲で程度が様々である。加熱処理は，抗細菌ステップとして，あるいは全工程で別な影響の可能性のある酵素活性の低下のみを目的としたステップとして適用されることがある。チーズが生乳か加工乳のいずれかで製造されていても，高品質のチーズを得るためには良質の乳を使用することが重要である。

世界中で製造される様々なチーズを考える際には，各種チーズの分類及び特性の詳細についてICMSF（2005）が参考になる。チーズ規格に関する各種規制アプローチは，地域によって様々である。

23.9.1 重要な微生物

23.9.1.1 ハザードと管理

生乳の初期の微生物汚染は23.2項で検討したが，低レベルの特定病原微生物の存在は排除できない。生乳チーズについて，特に重要な汚染を最小にするための管理措置は，23.2.1項に概説したプログラムを通じて達成できる。また，各種加熱処理の効果は前項でも検討している。

生乳チーズについて，初期熟成段階までの製造の初期の過程を通じての酸性化はチーズ製造においてカギになるステップであり，病原微生物の管理において重要な役割を果たす。いくつかの病原微生物は，これらのステップで死滅することが示されている。これは，低いpH，特定のチーズでの食塩の添加，熟成期間の長さ（水分活性に影響），ならびに熟成時の温度条件を組み合わせた効果によるものであり，いくつかの病原微生物について述べられている。

第 23 章　乳及び乳製品

しかし，ある種の生乳の職人によるチーズでは，腸管出血性大腸菌のような特定の病原微生物が生残し，あるいは増殖する可能性がある。それらに対する管理措置がチーズの性質上適用されないところでは，できる限り *Brucella* や *L. monocytogenes* のような病原微生物が存在しないことを保証するために，使用する乳の調達に特に注意を払わなければならない。その限度を達成するために特定のプログラムが必要であり，フランスのような伝統的な生乳チーズ生産を行う国々には実例が存在する。また，コーデックス委員会（2009）も，乳の一次生産についてのガイドライン及び生乳チーズとその他の製品に使用する乳の生産についての追加規定を提供している。

23.9.1.2　腐敗・変敗と管理

生乳または加熱処理乳から作られるチーズに関連する腐敗・変敗問題は極めて類似する。酵母やカビのような，もともといる熟成微生物による可能性がある。多くの場合，細菌汚染は環境，頻繁にはチーズが包装されるか別の取り扱い前の水から生じる。腐敗・変敗は，特にチーズがスライスあるいは分割されて，販売用に再包装された時に，製品の肉眼的または官能的変化における重大な変化により特徴付けられる。腐敗・変敗全般の管理は，チーズの取り扱い及び熟成時の衛生措置の厳格な遵守ならびに適切な状態の維持を通じて達成される。

初期及び後期の膨張（すなわち，過度のガス産生）は，ガス発生酵母あるいは *Bacillus subtilis* や *Clostridium tyrobutyricum* のような細菌及びその他の関連菌種の発育と結び付いた特別な状況である。このタイプの腐敗・変敗全般の管理は，搾乳時の厳格な衛生措置の適用，及び硬質チーズ用の乳生産におけるサイレージ飼料を避けることで達成される。ある国では，クロストリジウム属菌の日常検査が，これらタイプのチーズの製造用乳の受け入れに実施されている。

23.9.2　微生物データ

Table 23.7 は，チーズについて有用な検査を要約している。特定の推奨事項に関連する重要な詳細については本文を参照のこと。

23.9.2.1　極めて重要な原材料

乳は，病原微生物及びクロストリジウム属菌のような腐敗微生物の存在のために，いずれにしても極めて重要な原材料と考えられる。しかし，特定の微生物の日常的検査が適用されることは稀である。その他の発酵乳製品のように抑制物質の存在は避けることが望ましい。

特定のチーズの製造に使用されるスパイスやハーブのようなその他の原材料は極めて重要であると思われ，サルモネラ属菌あるいは *L. monocytogenes* のような病原微生物の源になることがある。このような原材料は，HACCP で実施されるハザード分析時に特定することが必要である。適切な納入業者の選定は好ましい選択肢であり，ロット許容のための検査は推奨されない。

23.9 チーズ

Table 23.7 チーズの微生物学的安全性及び品質についての検査

	相対的重要性	有用な検査
極めて重要な原材料	高	生乳チーズのみ：良好な納入業者との関係が重要であり，サルモネラ属菌，EHEC 及び *L. monocytogenes* あるいはチーズ製造において残存する可能性があるその他の病原微生物の存在しないことを目標とする。
加工中	高	緩慢な発酵を検出するために，カードの酸性化中の pH をモニタリング。黄色ブドウ球菌についての加工中検査は，酸性化が最終製品の項に記載の基準を用いて予測されるように進行しなければ適切と思われる（本文参照）。
	高～低	*L. monocytogenes* を発育させるチーズ及び生乳チーズについては，残留物及び製品接触面の検査が実施された防止措置の効果の検証のために重要と思われる。懸念される病原微生物はチーズのタイプにより様々である。通常のガイダンスレベル： ・*L. monocytogenes* 及びサルモネラ属菌 – 存在しない
加工処理環境	高～低	重要なハザード及び汚染経路はチーズのタイプにより様々であり，加工処理環境の検査が，実施された管理措置の効果の評価に有用と思われる。適切であれば，通常のガイダンスレベル： ・*L. monocytogenes* 及びサルモネラ属菌 – 存在しない
可食期間	低	検査はチーズの熟成及び保存中の病原微生物の挙動を決定するために行うことがある。しかし，日常の検査は推奨されない。
最終製品		大腸菌や黄色ブドウ球菌の検査は，特定のチーズのタイプについて工程管理及び衛生条件の検証に有用である。上限（M）は加熱処理の程度によって異なる可能性があるが，高いレベルでは EHEC またはブドウ球菌エンテロトキシンを含む病原微生物の調査的サンプリングが必要となることがある（本文参照）。

	製品	微生物	分析方法[a]	ケース	サンプリングプラン及び限度 /g[b]			
					n	c	m	M
高	フレッシュチーズ	黄色ブドウ球菌[c]	ISO 6888-1	8	5	1	10	10^2
高	生乳チーズ	黄色ブドウ球菌[c]	ISO 6888-1	7	5	2	10^3	10^4
低	軽度加熱乳または熟成によるチーズ	黄色ブドウ球菌[c]	ISO 6888-1	7	5	2	10^2	10^4
中	殺菌乳から作られたチーズ	大腸菌	ISO 16649-2	4	5	3	10	10^2
低	チーズ：発育しない	*L. monocytogenes*	ISO 11290-2	NA[d]	5	0	10^2	-

					サンプリングプラン及び限度 /25g[b]			
					n	c	m	M
高	チーズ：発育する	*L. monocytogenes*	ISO 11290-1	NA[d]	5[e]	0	0	-
中または低	生乳または軽度加熱乳からのチーズ	サルモネラ属菌	ISO 6785	10	5[e]	0	0	-

[a] 代替法は，ISO 法に対して妥当性確認された時に使用可能である。
[b] これらのサンプリングプランの担保水準については付属 A を参照。
[c] 黄色ブドウ球菌エンテロトキシン検査は，菌数の代わりに，あるいは基準を超えれば使用されることがある。
[d] NA = コーデックス（2007）基準を使用のため適用できない。
[e] それぞれ 25 g の分析単位（混合については 7.5.2 項を参照）。

第23章　乳及び乳製品

23.9.2.2　加工中

チーズのタイプ及びハザード分析で特定される重要なハザードに応じた製品接触面の製品残留物のサンプリングは，病原微生物を検出し適切な改善措置を実施するために有用な手段となる。例として，加工後の汚染に起因する集団発生の原因であったソフトチーズの *L. monocytogenes* 及びチェダーチーズのサルモネラ属菌がある。

逆に，特定のチーズの熟成工程は，時間の経過と共に病原微生物を不活化する可能性がある。これは，特に黄色ブドウ球菌について重要であり，発酵が緩慢であれば，この病原微生物は発育して毒素を産生し，その後熟成中に死滅するからである。適切な酸性化をモニタリングすることは，加工が適切に妥当性確認されれば病原微生物検査の代わりに管理下にあることを保証するための有用な手段である。また，大腸菌も特定のチーズの発酵中及び熟成工程で死滅する可能性がある。大腸菌が，特に生乳チーズの工程管理の指標微生物として使用されるならば，サンプリングと検査を実施するための発酵及び熟成工程における最適時期と条件を理解することが重要である。大腸菌の病原株は一般の大腸菌よりも酸耐性の傾向があり，指標微生物が死滅する時にも生残する可能性がある。

23.9.2.3　加工処理環境

ソフトチーズの加工処理環境中の *L. monocytogenes* の検査は，実施される衛生管理措置の効果を検証するために重要である。あらゆるサンプル中に病原微生物の存在しないことを目標にすべきである。リステリア属菌は病原微生物の存在について指標微生物として使用できる。通常，10～10^2 CFU/g の比較的高いレベルは加工施設内の場所に応じて許容できる。レベルは様々である可能性があり，限度はその地域における特定のチーズ及び要件に応じて別個に設定する必要がある。

23.9.2.4　可食期間

チーズの可食期間はタイプにより様々である。フレッシュチーズでは極めて限られた可食期間であるが，ハード熟成チーズは1年以上かけて熟成されることがある。製造業者は製造する製品の可食期間及び一般的微生物生態学を理解することが賢明である。場合によっては，病原微生物が23.9.2.2項で検討されたように，熟成工程中に死滅する可能性がある。日常の可食期間検査は推奨されないが，特定のチーズでは時間の経過にともなう微生物の変化を理解することが一般的な認識として有用である。

23.9.2.5　最終製品

多くの地域において極めて多様なチーズのタイプが生産されていること，ならびに生産，消費及び流通の規範があるということから，すべてのチーズのタイプについて，特定の普遍的に適用できる検査を推奨することは困難である。通常，規制は毒素形成の可能性があるという理由から，コアグラーゼ陽性ブドウ球菌または黄色ブドウ球菌に焦点を当てる。一般の大腸菌は，特定のチーズのタイプ（例：生乳または軽度に加熱された乳で製造されたもの）に管理措置の検証として時折使用

される。これら微生物レベルは，熟成工程中に低下することがあり，したがって政府により選択されるレベルは最悪のケースに焦点を当てる可能性がある。例えば，欧州規格（EC 2005）では，最高レベルが予測されるところでサンプルを採取することが望ましいことを示し，カナダ（HPFB 2008）やオーストラリア／ニュージーランド（FSANZ 2001a, 2001b）の規格ではサンプリング時期を特定していない。これは，異なるレベルがこれらの規格として使われる理由と思われる。

　Table 23.7 は，特定のチーズ製品について考慮される可能性がある検査のための ICMSF の推奨事項を提供している。特定の適用のための基準を設定する際に，地域的生産，用途及び消費パターンを考慮することが重要である。例えば，*L. monocytogenes* を発育させるチーズについては，最終製品検査がこの病原微生物の管理を示すための検証プログラムの一環として実施されることがある。製品の可食期間に応じて，分析結果に基づいて出荷されると思われる。むしろ短い可食期間のフレッシュチーズでは，これは適さないと思われ，すべてに実施する場合，検査はモニタリング及び傾向分析に限定される。

　加熱処理乳から作られるチーズ中の大腸菌，あるいは特定のチーズのタイプの黄色ブドウ球菌についての定量検査は工程管理及び衛生状態の検証に有用である（Table 23.7 参照）。しかし，これら微生物のレベルは，熟成工程中に低下する可能性があり，従って，加工中検査は製品の安全性を評価するために一層有用な情報を提供する。さらに，良く設定されたチーズの生産規範では，加工時の潜在的な病原微生物の確実な減少，ならびに毒素形成の抑制を示すために妥当性確認されると思われる。慎重なチーズ製造業者は，彼らのHACCPを考える際にこれらのパラメータを評価し，十分な検査で日常の微生物学的検査に代わる酸性化のような測定値の使用を正当化できる可能性がある。

　黄色ブドウ球菌の上限（M）は，加熱処理の程度によって異なる可能性があるが，高いレベル（例：$> 10^5/g$）ではブドウ球菌エンテロトキシンについての調査的サンプリングが必要となる可能性がある。同様に，高いレベルの大腸菌は，病原大腸菌が Table に記載のないその他の病原微生物の検査を必要とする可能性がある。これは，チーズのタイプ，製造条件，特定の病原微生物の挙動に左右され，加工中及び環境での結果が逸脱のないことを示す時の検証に限定されると思われる。

文献

Aly SS, Anderson RJ, Adaska JM et al (2010) Association between *Mycoboacterium avium* subspecies *paratuberculosis* infection and milk production in two California dairies. J Dairy Sci 93:1030-1040

Anonymous (2007) Bundesgesetzblatt Jahrgang 2007, Teil I Nr 39 ausgeben zu Bonn am 14. August 2007, pages 1861ff

CDC (US Centers for Disease Control and Prevention) (2008) Outbreak of *Listeria monocytogenes* infections associated with pasteurized milk from a local dairy-Massachusetts, 2007. Morbid Mortal Weekly Rep 57: 1097-1100

Codex Alimentarius (1971a) Codex standard for evaporated milks (Codex STAN 281-1971). Joint FAO/WHO Food

第23章　乳及び乳製品

Standards Program, FAO, Rome
Codex Alimentarius (1971b) Codex standard for sweetened condensed milks (Codex STAN 282-1971). Joint FAO/WHO Food Standards Program, FAO, Rome
Codex Alimentarius (1971c) Codex standard for whey cheeses (Codex STAN 284-1971). Joint FAO/WHO Food Standards Program, FAO, Rome
Codex Alimentarius (1976) Codex standard for cream and prepared creams (Codex STAN 288-1976). Joint FAO/WHO Food Standards Program, FAO, Rome
Codex Alimentarius (1978) Codex general standard for cheese (Codex STAN 283-1978). Joint FAO/WHO Food Standards Program, FAO, Rome
Codex Alimentarius (1999a) Codex standard for milk powders and cream powder (Codex STAN 207-1999). Joint FAO/WHO Food Standards Program, FAO, Rome
Codex Alimentarius (1999b) Codex general standard for the use of dairy terms (Codex STAN 206-1999). Joint FAO/WHO Food Standards Program, FAO, Rome
Codex Alimentarius (2001) Codex group standard for unripened cheese including fresh cheese (Codex STAN 221-2001). Joint FAO/WHO Food Standards Program, FAO, Rome
Codex Alimentarius (2009) Code of hygienic practice for milk and milk products (CAC/RCP 57-2004). Joint FAO/WHO Food Standards Program, FAO, Rome
Chambers JV (2005) The microbiology of raw milk. In Robinson RK (ed) Dairy microbiology handbook: the microbiology of milk and milk products, 3rd edn. John Wiley & Sons Inc, Hoboken. doi:10.1002/0471723959.ch2
Coffey R, Cummins E, Ward S (2009) Exposure assessment of mycotoxins in dairy milk. Food Control 20:239-249
Elgerbi AM, Aidoo KE, Candlish AA et al (2004) Occurrence of aflatoxin M1 in randomly selected North African milk and cheese samples. Food Addit Contam 21:592-597
EC (European Commission) (2005) Commission regulation (EC) no. 2073/2005 of 15 November 2005 on microbiological criteria for foodstuffs. Off J Eur Union L338:1-26
Eltholth MM, Marsh VR, Van Winden S et al (2009) Contamination of food products with *Mycobacterium avium paratuberculosis*: a systematic review. J Appl Microbiol 107:1061-1071
FAO/WHO (2004a) Risk assessment of *Listeria monocytogenes* in ready to eat foods: Interpretative summary. Microbiological Risk Assessment Series 4. FAO/WHO, Rome, Geneva
FAO/WHO (2004b) Risk assessment of *Listeria monocytogenes* in ready to eat foods: Technical report. Microbiological Risk Assessment Series 5. FAO/WHO, Rome, Geneva.
FSANZ (Food Standards Australia New Zealand) (2001a) Standard 1.6.1 microbiological limits for food. http://www.foodstandards.gov.au/_srcfiles/Standard_1_6_1_Micro_v113.pdf. Accessed 25 April 2010
FSANZ (2001b) User guide to Standard 1.6.1-microbiological limits for food with additional guideline criteria. http://www.foodstandards.gov.au/_srcfiles/Micro_limits_edit0702.pdf. Accessed 25 April 2010
Goff HD, Griffiths MW (2006) Major advances in fresh milk and milk products: fluid milk products and frozen desserts. J Dairy Sci 89:1163-1173
Hantsis-Zachorov E, Halpern M (2007) Culturable psychrotrophic bacterial communities in raw milk and their proteolytic and lipolytic traits. Appl Environ Microbiol 73:7162-7168
HPFB (Canadian Health Products and Food Branch) (2008) Standards and guidelines for microbiological safety of food-an interpretive summary. http://www.hc-sc.gc.ca/fn-an/alt_formats/hpfb-dgpsa/pdf/res-rech/intsum-somexpeng.pdf. Accessed 25 April 2010
ICMSF (International Commission on Microbiological Specifications for Food) (1986) Microorganisms in foods 2: sampling for microbiological analysis: principles and specific applicaitions, 2nd edn.University of Toronto Press, Toronto
ICMSF (2005) Microorganisms in foods 6: microbial ecology of food commodities, 2nd edn. Kluwer Academic/Plenum, New York
Jayarao BM, Donaldson SC, Straley BA et al (2006) A survey of foodborne pathogens in bulk tank milk and raw milk consumption among farm families in Pennsylvania. J Dairy Sci 89:451-458
Ledenbach LH, Marshall RT (2009) Microbiological spoilage of dairy products In: Sperber WH, Doyle MP (eds) Compendium of the microbiological spoilage of foods and beverages. Springer, New York
LeJeune JT, Rajala-Shultz PJ (2009) Unpasteurized milk: a continued public health threat. Clin Infect Dis 48:93-100
Oliver SP, Jayarao BM, Almeida RA (2005) Foodborne pathogen in milk and the dairy farm environment: food safety and public health implications. Foodborne Pathog Dis 2:115-129

文献

Oliver SP, Boor KJ, Murphy SC et al (2009) Food safety hazards associated with consumption of raw milk. Foodborne Pathog Dis 6:793-806

Prandini A, Tansini G, Sigolos S et al (2009) On the occurrence of aflatoxin M_1 in milk and dairy products. Food Chem Toxicol 47:984-991

Richter RL, Vedamuthu ER (2001) Milk and milk products. In: Downes FP, Ito K (eds) Compendium of methods for the microbiological examination of foods, 4th edn. American Public Health Association, Washington

Rysanek D, Zouharova M, Babak V (2009) Monitoring major mastitis pathogens at the population level based on examination of bulk tank milk samples. J Dairy Res 76:117-123

Sraïri MT, Benhouda H, Kuper M et al (2009) Effect of cattle management practices on raw milk quality on farms operating in a two-stage dairy chain. Trop Animal Health Prod 41:259-272

Verdier-Metz I, Michel V, Delbès C et al (2009) Do milking practices influence the bacterial diversity of raw milk? Food Microbiol 26:305-310

Wehr HM, Frank JH eds (2004) Standard methods for the examination of dairy products, 17th edn. American Public Health Association, Washington

第 24 章

長期保存可能な加熱処理食品

24.1 はじめに
24.2 重要な微生物
24.3 工程管理
24.4 微生物学的データ
文献

第 24 章　長期保存可能な加熱処理食品

24.1　はじめに

　長期保存可能な加熱処理食品は，野菜，果実，魚，食肉，乳及び乳製品，調理済みの料理，スープ及びソースのような広範囲の様々な製品を含む。長期保存可能な乳及び乳製品の特定の詳細については第 23 章を参照のこと。長期保存可能な製品は，常温で長期保存中の安定性を特徴とし，それらは安全に使用されてきた長い歴史がある。長期保存可能な食品の商業的無菌性は，流通及び保存における通常の常温条件下での食品中に発育可能な微生物が存在しないようにするために，加熱単独あるいは他の処理との組み合わせの適用により達成される状態を意味する。長期保存可能な加熱処理食品は，伝統的に次の 3 工程のいずれかで行われる。

・食品は，密封してシールされた容器に入れ，商業的無菌にするために熱処理を行った後，冷却する（例：レトルト缶詰）。
・食品は，商業的無菌にするための連続的熱処理ラインで処理し，冷却後，微生物の存在しない大気中で，滅菌された密閉容器に密封してシールされる滅菌容器に充填して無菌的に包装される（例：UHT 無菌加工処理）。
・食品は，商業的無菌にするための連続的熱処理ラインで処理し，熱いまま適切な容器に充填した後密封し（蒸気環境中で行うこともある），次いで多くの場合，一定時間逆さまにするか，あるいはヘッドスペースと容器を殺菌するために高温環境に置く（例：酸性ソースの加工）。

　オーム加熱，マイクロ波技術及びその他の技術的進歩に基づく特殊な商業的無菌加工が広く採用されるようになっている。
　微生物学的検査は，熱加工処理の管理に重要な役割を果たす。しかし，工程管理の大部分は，正しい熱加工の実施，急速冷却の達成，さらには包装容器の密封シールの保証を目的とした本来物理的なものである。本章では，これらの熱加工処理の重要な側面は取り上げない。このことについては，より信頼性の高い文書を直接参照されたい（NFPA 1995, Larousse & Brown 1997, Holdsworth 1997）。

24.2　重要な微生物

24.2.1　ハザードと管理

　長期保存可能な食品に適用される加熱加工は，すべての増殖形微生物を死滅させるために十分である。残っている細菌芽胞のボツリヌス菌及びセレウス菌は潜在的な食品安全ハザードである。また，同じ毒素遺伝子を含む可能性のある，ある種の同属の他の関連菌種も存在するが，これらは類

似の熱抵抗性を示す傾向があると思われる。

　ボツリヌス菌は，特定条件下の食品中で発育可能な芽胞形成細菌であり，強力な神経毒素を産生する。ボツリヌス菌は，無酸素状態で適切なpH，栄養素及び水分活性を持つ長期保存食品において主要なハザードである。低酸性長期保存食品は，それについて望ましい環境を提供している。製品はpH 4.6またはそれ以下に酸性になると，ボツリヌス菌芽胞の発芽の抑制が保証される。その結果として，pH 4.6は低酸性（pH＞4.6）及び酸性／酸性化（pH≦4.6）食品を定義付ける'境目'値と考えられる（Codex Alimentarius 1993）。しかし，加工業者は，加工済みの酸性／酸性化長期保存食品中のある種の桿菌及びカビの発育は，ボツリヌス菌が発育を開始して毒素を産生できる値に，pHを増加させる原因になる可能性があることに留意すべきである（Odlaug & Pflug 1979，Montville & Sapers 1981，Wade & Beuchat 2003，Evancho et al. 2009）。ボツリヌス菌の生理学的側面についての詳細が記述されており（ICMSF 1996），食品中における生態学的側面がレビューされている（ICMSF 2005）。

　セレウス菌及びある種のバチラス属菌は，嘔吐や下痢を引き起こす腸管毒素を産生する可能性がある。しかし，これらの微生物はボツリヌス菌よりも熱感受性があり，より耐熱性のある腐敗桿菌の除去に必要な加熱加工は，セレウス菌を除去するために通常は十分である。その結果として，この微生物が，長期保存可能な加熱処理食品において問題になることは稀であるが，加熱工程で残存する可能性がある既に形成された毒素の増加を避ける方法で感受性の高い原材料を管理するような注意を保証すべきである。

　直接的な微生物学的ハザードに加えて，ヒスタミンは，サバ科魚種を含む長期保存可能な食品の加熱加工処理時に不適切な温度で処理した魚の使用に結び付く特殊なハザードである（第10章を参照）。

24.2.2 腐敗・変敗と管理

　熱耐性芽胞形成微生物は，特定の状況下で商業的無菌食品の腐敗・変敗の原因になる可能性がある。これらの芽胞形成菌はボツリヌス菌よりも熱抵抗性である。好気性細菌（例：*Geobacillus stearothermophilus*）及び嫌気性細菌（例：*C. thermosaccharolyticum*）の高温性芽胞は，低酸性長期保存可能な食品の腐敗・変敗に関連している。また，*Desulfotomaculum nigrificans*も缶詰野菜の硫化物腐敗に関連している。しかし，これらの微生物は，高い常温で流通及び保存される長期保存可能な食品，あるいは加熱加工処理後に十分に迅速に冷却されない長期保存可能な食品においてのみ問題となる。

　耐熱性でもある特定の好酸性芽胞形成菌は，酸性及び酸性化された長期保存可能な食品の腐敗・変敗の原因となっている。*B. coagulans var thermoacidodurans*，*C. pasteurianum*及び*C. butyricum*は最も一般的な例である。これら微生物の芽胞は高温性微生物の芽胞よりも熱感受性があるが，酸性化食品や酸性食品は，通常，低酸性長期保存可能な食品よりも高温での加熱加工を受けることは少ない。また，これら微生物や乳酸菌による加工後の汚染も，酸性化食品に適用される

第24章　長期保存可能な加熱処理食品

高温充填して保存する工程の管理が不十分な際に問題となる可能性がある。

特定の長期保存可能な果実製品では，カビの子嚢胞子が加熱加工でも生残可能であり，腐敗・変敗を引き起こす。一般的に，密封された容器中の果実の低い酸素含有量は，子嚢胞子の発芽後発育を防止する。しかし，特定の *Byssochlamys* spp., *Talaromyces* spp. 及び *Eupenicillium* spp. は，それらが低い酸素濃度に耐性であることから，長期保存可能な果実及び果実ベースの製品の腐敗・変敗に結び付く。これらの腐敗微生物の生態学のより詳細なレビューが入手可能である（ICMSF 2005）。

24.3 工程管理

本項では，長期保存可能な食品製造における工程管理に適用する微生物学的検査のみを取り上げる。

24.3.1 包装の完全性

適切な加熱加工が適用された時にも，長期保存可能な食品に使用される密封容器の完全性は安全な加工処理に極めて重要であり，包装製造業者及び包装使用者による恒常的な監視を必要とする。包装材及び最終的な容器の管理は主に物理的であり，包装材及び包装形成時に行うシールの完全性を調べて，測定する日常の検査システムに焦点を当てることが望ましい（例：缶継ぎ目の破損検査，柔軟な容器密封処理パラメータのモニタリング）。

包装処理の完全性の微生物学的検査は，特定の状況においてのみ適切である。このタイプの検査はコストがかかり，特殊であり，日常的に考慮すべきでない。例えば，微生物学的菌接種試験は，新たな滅菌工程の試運転時，あるいは加工の失敗時の調査が必要な時に適切と思われる。菌接種試験（バイオ試験）中に，容器は適切な腐敗細菌の水性懸濁液に浸漬する。続いて容器を培養して接種微生物による腐敗・変敗の結果があれば，容器の完全性に問題がある可能性がある。

24.3.2 加熱及び冷却処理

商業的無菌化の目的は2つある。それは，公衆衛生上重要なあらゆる生きた微生物（芽胞を含む）の存在しない食品にすること，及び，より一般的には保存及び流通の通常の常温条件下での食品中で増殖可能な微生物を不活化することである。計画的な加熱工程の開発は，本章の範囲を超える特殊な事業である。しかし，加熱工程の日常の測定，管理及び文書化は，長期保存可能な食品の安全な生産を支えるためには不可欠である。

pH が 4.6 を超え，a_W が 0.85 より高い低酸性製品は，伝統的に"ボツリヌス菌のための加熱調理（botulinum cook）"として一般的に知られる最低の加熱加工に沿ったものであり，これは 121.1℃

(250 °F) で 2.5 分間に相当する完全な加熱加工で $F_0 = 2.5$ とも呼ばれる。計算に用いた参考値（芽胞の D 及び z 値）あるいは規制要件に応じて，通常 $F_0 = 3.0$ の値は低酸性長期保存可能な食品に関して公衆衛生保護に必要な最低の加工と考えられる。しかし，実際には，加熱加工は芽胞形成腐敗微生物を死滅させる条件よりも厳重なことが多い。

酸性食品及び酸性化食品（pH ≦ 4.6），低 a_W 食品（≦ 0.85），塩せき剤含有食品，あるいはボツリヌス菌の発育を防止する内的要素を組み合わせた食品に適用される加熱加工は，対象とされる特定の微生物学的ハザードに依存する。

長期保存可能な加熱処理食品は，加熱加工で生残すると思われる高温性芽胞の発芽及び発芽後発育を防止するために，できるだけ迅速に 45℃ 以下に冷却すべきである。冷却は，遊離残留塩素あるいは別の適切な殺菌剤含有の冷却した飲料水との間接的接触により行われることが多い。この水の微生物学的品質は，滅菌された食品の潜在的汚染源，例えば，温かい密封容器内への直接的侵入，あるいは連続加工ライン中の熱交換器の冷却部位の損傷の亀裂からの侵入があることから重要である。細菌芽胞は増殖形菌体よりも塩素に強く抵抗し，クロストリジウム属菌の芽胞はバチラス属菌の芽胞よりも塩素に感受性があることに注意すべきである。通常，2.5 mg/L の遊離残留塩素レベルは，細菌数及びそれらの芽胞数を減少させるために十分であるが，塩素処理の効果に影響を及ぼすような水の pH，温度及び有機物質のレベルを考慮することが望ましい（Moir et al. 2001）。

24.3.3 容器の衛生的取り扱い

加熱処理後の長期保存可能な加熱処理食品の容器の衛生的な取り扱いは重要である。加熱処理後の交差汚染は，容器内への漏出経路，水及び微生物の存在の組み合わせにより生じる可能性がある。すべてのこれらの要因は，長期保存可能な食品の衛生的取り扱い時に管理されなければならない。したがって，容器は加熱処理後にできるだけ早く乾燥すべきであり，取り扱いは最低限に止め，常温に達するまで衛生的な場所に保存すべきである。特に，缶は，缶の機械的密封（継ぎ目）が加熱処理後に弱く，冷却とともに缶の内部に真空が形成されることから，冷却処理中に微生物が侵入しやすい。したがって，濡れたままで衛生的に取り扱わなければ，微生物は継ぎ目から缶内に侵入する。さらに，長期保存可能な食品は，密封シールが破損し，食品が汚染される可能性がある容器及びコンテナの機械的損傷を避けるために，常に慎重に取り扱わなければならない。

24.4　微生物学的データ

商業的に無菌の食品を製造するために適用される計画的加熱工程は，適正衛生規範及び適正製造規範の条件下で製造される製品を代表する通常の微生物汚染に対処するように設計されている。したがって，過剰な芽胞汚染を避けることが重要であり，さもなければ，加熱処理の失敗は，その後に，最終製品における腐敗・変敗または食品安全の問題につながる可能性がある。しかし，一般的

第 24 章　長期保存可能な加熱処理食品

な長期保存可能な食品には，加熱処理後の製品の直接的微生物検査は無意味であるような低い菌数の微生物汚染である。長期保存可能な食品の一貫した安全な生産のカギは，HACCPの原則に基づき適切に設計された食品安全管理システムでの良好な工程管理である。Table 24.1 は，長期保存可能な商業的に無菌の製品について有用な検査を要約しているが，多くの重要な詳細は以下の検討に含まれる。

Table 24.1　長期保存可能な加熱処理食品の微生物学的安全性及び品質についての検査

	相対的重要性	有用な検査
極めて重要な原材料	中	澱粉，砂糖，穀類及びスパイス中の細菌芽胞（24.4.1項）について，納入業者の信頼度が低ければ検査。通常，原材料中の熱抵抗性高温性芽胞及び中温性芽胞の菌数は，加熱処理前の製品において，芽胞数をそれぞれ 10^2/g 及び 10^6/g を超えないことが望ましい（本文参照）。 サバ科魚類は，入手の前に腐敗・変敗を防止する方法で魚の保存が可能な場合にのみ，ヒスタミンについて検査。基準については第10章を参照。
加工中	低	冷却水について飲料水であることを検査。頻度は水源，用途及び殺菌剤の管理に左右される。
加工処理環境	低	定期的な検査は以下について推奨される。 ・熱抵抗性芽胞形成菌を増殖させる極めて重要な熱処理前生産ステップの衛生モニタリング ・新規または変更された工程ラインの微生物学的生態の理解
	中	容器乾燥前の加熱処理後工程ラインの衛生モニタリングに特に重点を置いた清浄化の妥当性確認及び検証。ATPのような迅速衛生モニタリング及びCIP水の検査と組み合わせ使用してもよい。
可食期間	低	最終製品には適用できないが，容器開封後の可食期間の妥当性確認には必要と思われる。
最終製品	-	最終製品の日常の直接的微生物学的検査は，従来の微生物学的検査法を用いては推奨されない。 有用なデータは，製品，包装及び製品の流通に極めて大きく依存する。可能な検査には次のいくつかを含むことがある。
	高	腐敗・変敗の発生の調査。調査プロトコールには，問題が不十分な加工処理，高温性腐敗・変敗，または冷却水あるいは容器破損による加工後汚染に関連するか否かを決定するための適切なステップを含むべきである。
	中	容器の加熱処理後の密封を含む特定の工程の検証は，最終製品容器部分の培養検査により達成可能である（本文参照）。通常の培養条件は以下の通り： ・中温性腐敗・変敗の検出は 30～37℃で10～14日間 ・高温性腐敗・変敗の検査は 50～55℃で5～7日間（高温で長期間暴露した製品） ・中温性腐敗・変敗は 25～30℃で10～14日間（酸性または酸性化製品）
	中	ある種の製品及び包装のタイプについては，培養した容器の10%を開封し，適切な化学的及び微生物的手段で腐敗・変敗を検査することがある（本文参照）。
	中	サバ科の魚種については，製品のGHP／HACCP状態が不明の時に，ヒスタミンの検査が適切と思われる（第10章参照）。

24.4.1 極めて重要な原材料

砂糖，デンプン，スパイス及び穀物のような極めて重要な原材料は，多くの中温性及び高温性細菌の芽胞に汚染されている。芽胞汚染が，加熱処理で除去できる濃度以下に維持されることを保証するためには，原材料ロットの許容について微生物学的基準を導入することが必要と思われる。また，野菜のようなその他の原材料は，一部の加工業者にとって重要だと考えられている。買い手と納入業者間の合意及び原材料の仕様は管理の重要な手段である。これらは，必要に応じて原材料の検査で補完されると思われる。また，仕様は製品の最終的な保存及び流通の温度により左右されることがあり，製品が高い常温で流通あるいは保存される時には，高温性芽胞形成菌についてより厳しくする必要がある。穀物及びそれらの派生物は，フラットサワー及びその他の高温性芽胞形成細菌を含む芽胞に汚染されている（Brown 2000）。ある種のスパイスは，潜在的に極めて熱抵抗性の芽胞を多く産生する耐熱性フラットサワー微生物，腐敗性嫌気性菌及び"硫化物臭産生菌（sulfide stinkers）"を含む細菌の汚染源である（Krishnaswamy et al. 1973, McKee 1995, Freire & Offord 2002, Hara-Kudo et al. 2006）。精製された砂糖の汚染微生物は，中温性または高温性の好気性または嫌気性のバチラス属菌あるいはクロストリジウム属菌から構成される（Hollaus 1977, de Lucca et al. 1992, Hollaus et al. 1997）。特定のシュガーシロップは，これら芽胞の潜在的発生源となる。

原材料の澱粉や砂糖の微生物基準は，温暖な地域における缶詰製品の腐敗・変敗の可能性を減少させるために良好に適用されている（NCA 1968, Smittle & Erickson 2001）。特定の加熱処理を含めたサンプルの調製は，検出された芽胞の数に大きな影響があり，したがって，これらの基準の適用においては，Smittle & Erickson（2001）及びその本文中の関連の方法を考慮することが重要である。基準は，ロット当たり5サンプルに基づいたNCA（1968）に適応させ，以下のように要約できる。

- 高温性好気性芽胞の合計—平均≦125 芽胞／10 g；Olson & Sorrells（2001）の方法を使用して＞150 芽胞／10 g のサンプルは無い
- フラットサワー芽胞—平均≦50 芽胞／10 g；Olson & Sorrells（2001）の方法を使用して＞75 芽胞／10 g のサンプルは無い
- 高温性嫌気性芽胞—5サンプル中≦3に存在，Ashton & Bernard（2001）の方法を使用して6チューブ中≧4に芽胞の含有サンプルは無い
- 硫化水素を産生の高温性嫌気性芽胞（"硫化物臭産生菌"）—5サンプル中≦2に存在，Donnelly & Hannah（2001）の方法を使用して＞5芽胞／10 g のサンプルは無い

穀物及びスパイス中の芽胞の標準仕様はない。仕様の設定に当たっては，最終製品中の原材料の量が考慮されるべきである。一般的に，スパイスは，高温性芽胞が10^2/g 及び中温性芽胞は10^6/g を超えて，加熱加工処理前の製品中の芽胞を増加させるレベルで汚染されるべきでない。また，こ

第24章　長期保存可能な加熱処理食品

れは穀類の一般的なガイドラインとしても使用できる。

特定の長期保存可能な果実製品またはジュースについては，*Byssochlamys* spp.のような熱抵抗性カビの子嚢胞子数を制限するために仕様の設定が必要なこともある。しかし，これは，子嚢胞子の過剰なレベルが腐敗・変敗につながると思われる軽度の加工についてのみ必要である。果実濃縮物中の*Alicyclobacillus* spp.の芽胞に関連する情報については，第20章を参照のこと。

24.4.2　加工中

的確な加熱処理，加熱処理後の再汚染防止及び適用可能な箇所での製品の調製は，長期保存可能な製品の微生物の安全性及び腐敗・変敗の管理の重要な要因である。長期保存可能な加熱処理食品の製造に使用する傷みやすい原材料は，初期の腐敗・変敗を防止するために加工処理前に慎重に取り扱わなければならない。保存及び取り扱い時間及び温度は管理されなければならない。また，加工業者は川上の生材料及び中間製品が，ラインの故障時に微生物の交差汚染あるいは発育を防止するために適切に取り扱われることを保証すべきである。

冷却水は，飲料水規格の遵守を検証するために適切な間隔で微生物学的に検査できるが，検査頻度は個々の製造環境に左右される。

24.4.3　加工処理環境

一般的に，加工処理装置の製品接触面は清浄であり，清浄化は妥当性確認及び検証されていることが望ましい。ATP測定のような迅速な衛生モニタリング方法は，目視検査またはその他の手段によりモニタリングされた清浄化を検証するために特定の状況において有用である。加熱工程ラインでは，清浄化は定置洗浄（CIP）サイクルのモニタリングにより検証でき，殺菌剤濃度，接触時間と温度が評価のための全般的な重要なパラメータである。

加熱処理前生産ラインの特定領域で，中温性あるいは高温性の芽胞形成細菌が定着しやすければ，特に注意が必要と思われる（例：野菜のブランチング）。これらの領域の条件は，特定の芽胞形成菌の選択及び蓄積を可能にし，その加工処理条件がそれらを許容可能レベルまで減少させるために十分な程度の食品汚染にすることができる。適切な手順を使用するこれらの領域の日常の微生物モニタリングは必要があると思われる。さらに，加熱処理後及び容器乾燥前の工程ラインの日常の微生物学的モニタリングは，容器が交差汚染されやすい極めて重要な領域として推奨される。

24.4.4　可食期間

可食期間の微生物学的設定は，長期保存可能な食品には適切でないが，消費者による食品の安全な使用可能な開封後の可食期間を特定することは必要と思われる。適切な可食期間は，微生物学的検査と利用可能な予測モデリングの組み合わせ使用で設定可能である（FSAI 2005）。

24.4 微生物学的データ

24.4.5 最終製品

　長期保存可能な製品に日常の直接微生物検査は推奨されない。商業的に滅菌された食品の安全性及び安定性を保証する第一の手段は，HACCPの原則に基づく食品安全管理システムの一環として行われる工程管理である。しかし，新たな製品あるいは新たな工程には，開発時の一定レベルの最終製品検査が有利と思われる（例：接種容器検査，培養検査）。また，最終製品検査は腐敗・変敗の問題を調べるのに有用なこともある。腐敗・変敗の原因を決定するための検査について更なる詳細な情報は，Rangaswami & Venkatesan（1959）及びDenny & Parkinson（2001）により提供されている。

　Deibel & Jantschke（2001）は，商業的無菌について検査法を検討した。加工処理後の最終製品の長期保存試験及び検査の価値に関して様々な選択肢がある。単一バッチの培養及び検査は，加工処理時の汚染または広範囲な加工後の汚染のような全体的な加工処理の問題を示すのみであると思われる。しかし，長期保存試験及び検査は傾向分析と組み合わせた時に，長期にわたる加工処理ラインの全体的達成における有益な情報を提供できる。このタイプの検査では，散発的に非無菌単位につながる根本的問題を検出する可能性がある。

　国によっては，製品の長期保存試験は法的要件である。この場合を除き，日常の保存検査は一般的に推奨されないが，工程管理の機能の定期的検証には有用と思われる。しかし，無菌加工，高温充填保持加工及び瓶のレトルト加工処理は，最終製品の保存試験が日常的に使用される特定の加工工程である。また，保存試験は，新たな加熱工程の試運転及び妥当性確認時，ならびに加熱工程で問題が疑われる時の調査時にも有用である。

　保存試験が行われれば，低酸性食品の製品バッチの代表サンプルは，中温性腐敗・変敗の検出のために30〜37℃で10〜14日間培養することが望ましい。低酸性製品が保存及び流通時に高い温度に暴露される可能性がある時は，高温性腐敗・変敗の検査のためにサンプルを50〜55℃で5〜7日間培養することも有用と思われる。高温性腐敗・変敗が疑われれば，検査は中温性芽胞形成菌の存在を除外して実施し，問題が加工処理と関連せず，また，検出された微生物は厳密な，むしろ通性高温菌ではないことを保証するために行うべきである。高酸性または酸性化食品については，25〜30℃で10〜14日間の培養が中温性腐敗・変敗について推奨される（Campden BRI, 2001, Deibel & Jantschke 2001）。

　培養量は，工程のタイプ，バッチサイズ及び製品特性に左右される可能性がある。無菌製品については，サンプルは，通常，無作為サンプル及び生産ラインの開始，包装材の変更あるいは加工処理事故による停止のような特定の場合の後のサンプルとの組み合わせとする。レトルト製品については，サンプル数は通常はるかに少なく，1レトルト当たり2〜3単位に限定される。理想的には，サンプルサイズは生じた腐敗・変敗レベルを検出可能とするために統計的に算出すべきである。しかし，汚染レベルが1％以下であれば，検査しなければならない容器数は極めて多くなることに留意すべきである。

第 24 章　長期保存可能な加熱処理食品

文献

Ashton D, Bernard DT (2001) Thermophilic anaerobic sporeformers. In: Downes FP, Ito K (eds) Compendium of methods for the microbiological examination of foods, 4th edn. American Public Health Association, Washington

Brown KL (2000) Control of bacterial spores. Brit Med Bull 56:158-171

Campden BRI (2001) Guidelines on the incubation testing of ambient shelf-stable heat preserved foods. Guideline G34 ISBN 0 905942 42 6

Codex Alimentarius (1993) Recommended international code of hygiene practice for low and acidified low acid canned foods (CAC/RCP 23-1979). Joint FAO/WHO Food Standards Program, FAO, Rome

Deibel KE, Jantschke M (2001) Canned foods-tests for commercial sterility. In: Downes FP, Ito K (eds) Compendium of methods for the microbiological examination of foods, 4th edn. American Public Health Association, Washington

Denny CB, Parkinson NG (2001) Canned foods-tests for cause of spoilage. In: Downes FP, Ito K (eds) Compendium of methods for the microbiological examination of foods, 4th edn. American Public Health Association, Washington

de Lucca AJ II, Kitchen RA, Clarke MA et al (1992) Mesophilic and thermophilic bacteria in a cane sugar refinery. Zuckerind, 117:237-240

Donnelly LS, Hannah T (2001) Sulfide spoilage sporeformers. In: Downes FP, Ito K (eds) Compendium of methods for the microbiological examination of foods, 4th edn. American Public Health Association, Washington

Evancho GM, Tortorelli S, Scott V (2009) Microbiological spoilage of canned foods. In: Sperber WH, Doyle MP (eds) Compendium of the microbiological spoilage of foods and beverages. Springer, New York

Freire FCO, Offord L (2002) Bacterial and yeast counts in Brazilian commodities and spices, Braz J Microbiol 33:145-148

FSAI (Food Safety Authority of Ireland) (2005) Guidance Note No. 18: Determination of product shelf life. http://www.fsai.ie/WorkArea/DownloadAsset.aspx?id=756. Accessed 8 November 2010

Hara-Kudo Y, Ohtsuka LK, Onoue Y et al (2006) Salmonella prevalence and total microbial and spore populations in spices imported to Japan. J Food Prot 69:2519-2523

Holdsworth SD, Simpson R (2007) Thermal processing of packaged foods, 2nd edn. Springer Science and Business Media, New York

Hollaus F (1977) Die Mikrobiologie bei der Rübenzuckergewinnung: Praxis der Betriebskontrolle und Massnahmen gegen Mikroorganismen. Zschrft Zuckerind. 27:722-726

Hollaus F, Hein W, Pollach G et al (1997) Nitritbildung im Dünnsaftbereich durch Thermus-Arten. Zuckerind.122:365-368

ICMSF (International Commission on Microbiological Specifications for Foods) (1996) Microorganisms in foods 5: characteristics of microbial pathogens. Aspen Publishers, Gaithersburg

ICMSF (2005) Microorganisms in foods 6: microbial ecology of food commodities, 2nd edn. Kluwer Academic/Plenum, New York

Krishnaswamy MA, Patel JD, Pathasarathy N et al (1973) Some of the types of coliforms, aerobic mesophilic spore formers, yeasts and moulds present in spices. J Plant Crops, 1, Supplement, 200-203

Larousse J, Brown BE (eds) (1997) Food canning technology. Wiley-VCH, New York

McKee LH (1995) Microbial contamination of spices and herbs: a review. LWT-Food Sci Technol. 28:1-11

Moir CJ, Murrell WG, Richardson KC et al (2001) Commercially sterile foods. In: Moir CJ (ed) Spoilage of processed foods: causes and diagnosis. Food Microbiology Group of the Australian Institute of Food Science and Technology (AIFST) Inc. (NSW Branch)

Montville TJ, Sapers G (1981) Thermal resistance of spores from pH, elevating strains of *Bacillus licheniformis*. J. Food Sci. 46:1710-1712

NCA (National Canners Association). (1968) Laboratory manual for food canners and processors. AVI Publishing, Westport

NFPA (National Food Processors Association) (1995) Canned foods: principles of thermal process control, acidification and container closure evaluation 6th edn Gavin A , Weddig L (eds) The Food Processors Institute, Washington

Odlaug TE, Pflug IJ (1979) *Clostridium botulinum* growth and toxin production in tomato juice containing *Aspergillus gracilis*. Appl Environ Microbiol. 37(3): 496-504

Olson KE, Sorrells KM (2001) Thermophilic flat sour sporeformers. In: Downes FP, Ito K (eds) Compendium of methods for the microbiological examination of foods, 4th edn. American Public Health Association, Washington

Rangaswami G, Venkatesan R (1959) Studies on the microbial spoilage of canned food. Isolation and identification of some spoilage bacteria. Proc Plant Sci 50:349-359

Smittle RB, Erickson JP (2001) Sweeteners and starches. In: Downes FP, Ito K (eds) Compendium of methods for the microbiological examination of foods, 4th edn. American Public Health Association, Washington

Wade WN and Beuchat LR (2003) Proteolytic activity of fungi isolated from decayed and damaged tomatoes and implications associated with changes in pH favorable for survival and growth of foodborne pathogens. J. Food Prot. 66:111-117

第 25 章
乳幼児用乾燥食品

25.1 はじめに
25.2 乳児用調製粉乳

25.3 乳児用穀類
文献

第 25 章　乳幼児用乾燥食品

25.1　はじめに

　乳児用調製乳の微生物学的安全性は，ICMSF（2005）が重要な日和見病原微生物として新興の *E. sakazakii* について発表以来大きく注目された。*E. sakazakii* の分離菌における多数の分類学的研究は，新たな属の *Cronobacter* への再分類につながり，いくつかの密接に関連する数菌種が含まれた（Iversen et al. 2008）。コーデックス委員会（2008）は，2008 年に採択された規則において *E. sakazakii* から *C. sakazakii*（*Cronobacter* 種）への変更に合意した。この変更は広く受け入れられたことから，本章では用語 *Cronobacter* spp. を使用する。

　3 回の FAO/WHO 合同専門家会議（2004, 2006, 2008）は，乳児用調製乳中における *Cronobacter* の適切な管理措置について推奨事項を作成した。これにより，乳幼児用調製粉乳のための衛生規範のコーデックス規則ならびに微生物基準は改正に至った（Codex Alimentarius 2008）。本章では，様々な製造及び微生物問題のある乳児用調製粉乳ならびに乳児用穀類についてのコーデックス委員会の推奨事項を取り上げる。

　フォローアップ調製粉乳は本章で詳細に検討されないが，乳児用調製乳に記載のものと同じ推奨事項が，6 か月以上の乳児に関連しない *Cronobacter* spp. を除き適用される（FAO/WHO 2008）。

25.2　乳児用調製粉乳

　乳児用調製乳の定義は各国間で様々である。EC 指令 91/321/EEC（EC 1991），指令 2006/141/EC（EC 2006a）に要約されたいくつかの修正条項及びコーデックス委員会（2008）は，乳児用調製乳を 6 か月齢に達するまでの乳児に使用される特定栄養補給を目的とした食品と定義している。これらの文書では，6 か月以上の乳児用製品は，フォローアップ（あるいはフォローオン）調製乳として分類される。一方，米国では 2 つの年齢グループを区別せず，製品は乳児用調製乳（0〜12 か月）として分類している。搾乳された母乳に添加される強化物質のような添加製品，及び低栄養と，それによる病状を伴う超低体重出生児の栄養要求を満たすために設計された特殊調製乳は，この製品グループに含まれる。

　乳児用調製粉乳の組成，品質及び表示要件は，国または国際的規制のいずれかによって定められている。例えば，乳児用調製乳に関するコーデックス委員会（2008）規格，米国の乳児用調製乳法（FDA 2004）及び欧州指令（EC 2006a）がある。その他に国内規制が存在し，それらは定義及び要件に違いがある。

　一般的に，本項で検討する製品は，同じ技術及び同じタイプの装置と加工処理ラインを用いて製造される。その他の，フォローアップ調製粉乳，12〜36 か月小児用製品あるいは成人用の粉乳ベースの製品は，同様のラインと装置で生産されるが，規制される微生物学的要求事項の点で異なる。しかし，そのような製品は乳児用調製乳と同じラインで製造されれば，加工処理ラインの適正

な機能及び設定された基準に対する乳児用調製乳の遵守を保証するために，最も厳格な要件を維持する必要がある。

また，乳児用調製乳は濃縮滅菌製品あるいはそのまま摂食可能な超高温加熱（UHT）製品としても製造される。これらは，以下の項では検討しないが，同様の乳製品に関する23.3項で概説された原則及びコメントが有効である。

25.2.1 重要な微生物

25.2.1.1 ハザードと管理

サルモネラ属菌は，歴史的にこのカテゴリーの製品における関連微生物と認められている。最近では，*Cronobacter* spp. が稀ではあるが重篤な疾病例と結びつき，いくつかの事例が汚染された乳児用調製粉乳の摂食に関連付けられた（FAO/WHO 2004, 2006, 2008）。

Citrobacter freundii あるいは *C. koseri* のようなその他の腸内細菌科菌群が，新生児において時折髄膜炎を引き起こすことが報告されている。これら微生物の汚染源として乳児用調製乳の役割が再検討され，因果関係が疑われることが認められたが，FAO/WHO（2004, 2006）により未だ証明されていない（すなわち，カテゴリーB）。黄色ブドウ球菌やセレウス菌は時折低レベルで存在することがあり，リスク評価あるいは査定が実施されている（FAO/WHO 2004 & 2006, Anonymous 2004a, EFSA 2005）。FAO/WHO合同専門家会議では，この2つをカテゴリーC，すなわち因果関係は疑われないか，あるいはまだ証明されていないと分類した。黄色ブドウ球菌及びセレウス菌は，乳児の健康に対して直接的な脅威を示さず，一般的に低レベルは許容可能であり，製品が推奨事項に従って調製され，取り扱われる限り，疾病には至らないことが受け入れられている。これらの評価に相当する限度（＜50または100 CFU/g）は，いくつかの規制に含まれている（例：EC 2007）。

特定の食用調製乳，母乳強化物質，乳児用調製乳ならびにフォローアップ調製乳は，3つの工程タイプのいずれか1つに従って製造される（FAO/WHO 2004, 2006, 2008参照）。

1. *湿式混合工程*で，すべての未加工原材料と別々に加工された原材料は液状中間製品として取り扱われ，この中間製品は加熱処理されて乾燥，その後，さらに充填段階まで取り扱われる。この工程では，それ以上の添加は加熱処理後に行われず，特に乾燥工程後の添加はない。
2. *乾式混合工程*で，すべての別々に加工された原材料は最終製品を得るために乾式混合され，最終製品は充填段階まで取り扱われる。工程は最終調理品を得るために様々な混合段階を含み，組み合わされることがある。
3. *組合せ工程*で，未加工原材料の部分と原材料の部分が原粉末を得るために湿式混合工程に従って加工される。この原粉末は中間製品として考えられ，さらに，別々に加工された原材料の添加により各種最終製品の製造に使用される。

第25章　乳幼児用乾燥食品

　(1)または(3)に分類されるすべての工程は，通常は加熱処理による殺菌ステップを含み，多くの場合 $8 \sim 10 \log_{10}$ 単位をはるかに超える増殖形微生物の著しい減少が可能である。したがって，最終製品中のサルモネラ属菌あるいは *Cronobacter* spp. の存在は加工後の汚染によるものである。これは，ラインが衛生的に設計されていなければ，乾燥前の湿式段階で発生するか，あるいは，最も頻繁に見られるように，輸送，中間保存及び乾式混合作業のような作業に含まれる乾燥工程後から充填までのステップで発生する可能性がある。これらステップ中の汚染は，汚染された乾式混合原材料の使用，汚染された食品接触面への暴露，あるいは加工処理環境自体からのいずれかによるものである。

　加工後の汚染の防止は，すべての乾式混合原材料が最終製品と同じ要件を満たすことを保証するために，納入業者を注意深く選定することにより達成できる。加工処理ライン及び環境からの汚染では，ゾーニング及び最小限の湿式清浄化のような適切に設定された衛生措置がサルモネラ属菌を十分に管理できることを示している。汚染された乳児用調製乳による最近の集団発生に関する症例研究では，防止措置の体系的な脆弱性よりも，むしろ適切に設定されたこれら措置からの逸脱に焦点が当てられている。

　Cronobacter spp. の管理による経験では，サルモネラ属菌と同程度まで管理することは不可能であることが示されている。すなわち，その存在を最小にすることのみ可能であり，結果として最終製品の汚染リスクは残る（FAO/WHO 2004, 2006, 2008）。その管理は，ゾーニングの概念を強化し，特に清浄化で水を可能な限り排除することによってのみ可能である。乳児用調製粉乳の製造に使用される各種管理措置の詳細は，Cordier（2007）により提供されている。

25.2.1.2　腐敗・変敗と管理

　乳児用調製乳には関連しない。

25.2.2　微生物データ

25.2.2.1　極めて重要な原材料

　粉乳，ホエイパウダー及びその他の乳派生物のような湿式混合原材料は，増殖形微生物を大幅に減少させる加熱処理を行う。それら原材料のサンプリングと検査は，それらが GHP に従って製造されていることを検証するためにのみ推奨される。

　ラクトース，ショ糖，油脂混合物，レシチン，マルトデキストリン，澱粉，ビタミン及び微量元素のような乾式混合原材料は，最終製品と同じ要求事項を満たすことが必要である。特に高いリスクの原材料（サルモネラ属菌及び *Cronobacter* spp. の両方）については，納入業者の慎重な選択，必要性とその理由の明確な意思の伝達とその理由，及びすべての必要な管理措置と検証が実施されていることを保証する監査が，これら原材料が設定された要求事項に従うことを保証する重要な要素である。サルモネラ属菌と *Cronobacter* spp. ならびに受け入れ時の衛生指標微生物としての腸内細菌科菌群について，その原材料のサンプリング及び検査は推奨されるが，それのみでは原材料の

25.2 乳児用調製粉乳

安全性を保証できない。したがって，サンプリングと検査の体制は，通常，リスクのレベル及び納入業者の信頼度に適応する（第6章を参照）。

25.2.2.2　加工中

加工中のサンプルは，管理措置の効果の検証及び再汚染の管理の証明においてカギとなる役割を果たす。効果的なサンプリングプランには，最終製品の乾燥段階から充填までの加工処理ラインに沿って採取した代表的サンプルを含めることが必要である。これには，開始時に製造された最初の粉末，最初の充填製品，ならびに残留物または塊の蓄積が発生する箇所の製品接触面からのサンプルを含む。そのサンプリング箇所の例は，シフターテーリング（sifter tailing：乾燥機の後／冷却機の後，充填機の上部）あるいは微生物汚染を検出可能なサイクロン中で回収される微粒子である。更なる詳細は，第3章に示されている。これらサンプルは，原則として最終製品と同じ微生物学的限度に従うことが望ましい。

25.2.2.3　加工処理環境

最終製品中のサルモネラ属菌，*Cronobacter* spp. あるいは腸内細菌科菌群の存在の主な原因は，加工処理環境からの再汚染である。したがって，環境サンプルのサンプリング及び検査は，管理措置の効果の検証においてカギとなる役割を果たす。検査は，サルモネラ属菌ならびにGHPの効果の指標微生物としての腸内細菌科菌群について行う。

腸内細菌科菌群は，指標微生物として二重の役割を果たすことに留意すべきである。サルモネラ属菌に関し，低レベルの腸内細菌科菌群は必ずしも病原微生物の存在しないことを保証するわけではなく，したがって，病原微生物を直接検査する必要がある。*Cronobacter* spp. の場合は，より密接な結び付きがあり，*Cronobacter* spp. についての直接の検査は，追加的管理情報を必ずしも提供するわけではない。分子タイピング（例：リボタイピング）と組み合わせた *Cronobacter* spp. についての調査的検査は，施設全体の微生物地図の作成には有用と思われる。

過去には，$10^2 \sim 10^3$ CFU/g の腸内細菌科菌群の環境レベルあるいは拭き取りサンプルでサルモネラ属菌による再汚染に関して，加工処理環境に存在しない限り，直接的な懸念はなかった。しかし，*Cronobacter* spp. の場合，経験では常に 10 CFU/g 以下のレベルになるような腸内細菌科菌群の極めて厳密な管理が再汚染を最小限にするために重要であることが示されている。このレベル以上の増加あるいは特に 10^2 CFU/g 以上では，最終製品の再汚染の増加割合がほとんどほぼ一定になり，結果として許容可能なレベルを超えて *Cronobacter* spp. の存在のリスクが付随して増加することになる。

25.2.2.4　可食期間

微生物学的可食期間の検査は，これらの製品には適切でない。

第25章　乳幼児用乾燥食品

25.2.2.5　最終製品

　以前に，ICMSF（1986）は，水際における乳児用調製乳の基準としてサルモネラ属菌には2階級プラン，大腸菌群と好気性中温菌数には3階級プランを提案した。黄色ブドウ球菌やセレウス菌のような他の病原微生物については特定の推奨事項は含まれていないが，10^2 CFU/gに達するレベルは，検査が行われれば許容可能であるとのコメントが付けられた。これらの推奨事項のほとんどは，コーデックス委員会（1991）を含む既存の規制要件に含まれている。

　しかしながら，加工中及び環境サンプルにおける統合サンプリングプランを適用している製造業者は，サルモネラ属菌についての最終製品検査を，通常，検証としてのみ実施している。加工中及び環境サンプルのいずれかの陽性結果は，最終製品中に存在するリスクの増加を示すため，サンプリング法の変更を考慮すべきである。すなわち，出荷目的のために60×25 gの分析単位の検査が，当該条件下では適切と思われる（Table 25.1参照）。

　乳児用調製乳のためのコーデックス委員会の衛生規則の改定時に，ICMSFはFAO/WHOリスク評価（FAO/WHO 2004, 2006）に基づいて，*Cronobacter* spp.には2階級プランを提案した。この2階級プランはコーデックス委員会（2008）に採用され，いくつかのその他国内規制に適用あるいは考慮されている。

　指標微生物については，大腸菌群から，より正確に定義される腸内細菌科菌群への変更が，2回の専門家会議の結果に基づき推奨されている（FAO/WHO 2004, 2006）。先の衛生規則の基準よりはるかに厳格な要求事項（すなわち，大腸菌群について$n = 5$, $c = 1$, m＜1 CFU/g, $M = 20$ CFU/g）は，*Cronobacter* spp.による汚染リスクの増加を反映しており，適切と考えられる。そのような厳格な基準（すなわち，腸内細菌科菌群について$n = 10$, $c = 0$または2, $m = 0/10$ gサンプル）は，EU（EC 2007）及びその他の国々で実施されている。

　専門家会議は，フォローアップ調製乳について*Cronobacter* spp.の関連性における既存の科学的，技術的情報を再検討し，根拠が不十分であることから，基準はサルモネラ属菌及び腸内細菌科菌群に限定し，*Cronobacter* spp.の限度は設定していない（FAO/WHO 2008）。

25.3　乳児用穀類

　乳幼児用穀類ベース食品は，多様な食事の一環として4～6か月齢から徐々に導入される離乳食である。通常，それらの食品は単独栄養源ではない。多くの伝統的な穀類ベース離乳食が世界中に存在し，いくつかの出版物がそれらの微生物学的な状態を取り上げている（例：Livingstone et al. 1992, Potgieter et al. 2005, Badau et al. 2006, Wagacha & Muthomi 2008）。本章では企業で製造される乾燥乳児用穀類を対象とする。

　乳幼児用穀類ベース製品の定義は，導入年齢を含めて各国で異なる（Cuthbertson 1999, Agostoni et al. 2008）。

　通常，乳児用穀類は，それ以上の加工処理前に穀類スープを加熱して製造する。穀類スープの主

25.3 乳児用穀類

Table 25.1 乳児用調製粉乳の微生物学的安全性及び品質についての検査

	相対的重要性	有用な検査
極めて重要な原材料	高	それらの安全性を保証するための極めて重要な乾式混合原材料について，納入業者との良好な関係を構築することが重要である。要求事項は最終製品と同等であることが望ましい（以下参照）。納入業者の信頼レベルに応じて，受入れあるいはモニタリングとしていずれかの検査。
加工中	高	日常の加工中の検査は，工程の必須なステップで推奨される。要求事項は以下を含める： ・サルモネラ属菌 – ≥ 25 g のあらゆるサンプルに存在せず。 ・*Cronobacter* spp. – ≥ 10 g のあらゆるサンプルに存在せず。 ・腸内細菌科菌群 – ≥ 10 g のあらゆるサンプルに存在せず。
加工処理環境	高	*Cronobacter* spp. は極めて低レベルで広範に発生することから，日常の検査は推奨されない。それは施設内の状況の汚染地図の作成あるいは調査用として考慮可能である。サルモネラ属菌及び腸内細菌科菌群の日常の検査は推奨される。 ・サルモネラ属菌 – 存在せず。 ・腸内細菌科菌群 – <10 CFU/g
可食期間	–	適用できない。
最終製品		進行中の工程管理及び傾向分析のために指標微生物を検査。

	製品	微生物	分析方法[a]	ケース	サンプリングプラン及び限度 /g[b]			
					n	c	m	M
高	乳児用調製乳	好気性集落数	ISO 4833	2	5	2	5×10^2	5×10^3

					サンプリングプラン及び限度 /10g[b]			
高		腸内細菌科菌群	ISO 21528-1	NA[c]	10[d]	2	0	–

加工中及び環境の結果がサルモネラ属菌について陰性の時，通常，検証のための限られた数のサンプルの検査で十分である。これらのデータが汚染の可能性を示す時，あるいは管理措置の効果が不良と思われる時（例：建築作業，湿式清浄化），以下の推奨事項に従って検査。

Cronobacter spp. が極めて広範囲であることを考慮し，たとえ環境中で極めて低いレベルに管理されていても，ロット許容のために以下のプランに従った検査が推奨される。

	製品	微生物	分析方法[a]	ケース	サンプリングプラン及び限度 /25g[b]			
					n	c	m	M
低～高	乳児用調製乳	サルモネラ属菌	ISO 6785	15	60[e]	0	0	–

					サンプリングプラン及び限度 /10g[b]			
高		*Cronobacter* spp.	ISO TS 22964	14	30[d]	0	0	–

[a] 代替法は，ISO 法に対して妥当性確認された時に使用可能である。
[b] これらのサンプリングプランの担保水準については付属 A を参照。
[c] NA = 適用できない。コーデックス委員会（2008）の基準が推奨される。
[d] それぞれ 10 g の分析単位（混合については 7.5.2 項を参照）。
[e] それぞれ 25 g の分析単位（混合については 7.5.2 項を参照）。

第 25 章　乳幼児用乾燥食品

な原材料は，小麦粉と単一穀類または混合物のいずれかと水である。マルトデキストリン，砂糖，乳固形分，澱粉，蜂蜜，果実あるいは野菜パルプ及びココアのようなその他の原材料が使用されることもある。

　製造業者及び要望される官能的品質によって様々な加熱処理後，スープをローラー乾燥機でさらに加工する。この加工処理段階で，スープは回転する加熱ドラムで薄膜状に均一に分散される。これにより水が迅速に蒸発し，乾燥した薄膜状の製品の生成物として，ドラムから削り取りコンベヤーに載せる。このステップで高温に達するが，殺菌率に影響する製品特性及び水分活性は急速に変化するので，乾燥は管理された殺菌ステップとは考えられない。また，これらの製品は押出成形でも製造できる。

　次に，穀類膜は粉末または規定の粒子サイズの小さなフレークとするために粉砕される。この原粉末は，ビタミン，微量元素，果実あるいは野菜の粉末，フレークや小片などの添加乾燥原材料とともに充填または混合のいずれかによってさらに加工処理されるまで保存可能となる。一般的に，添加される原材料の数量やタイプは，乳児から低年齢小児または幼児までの範囲の消費者の年齢に応じて変更される（例：粒子サイズ）。

25.3.1　重要な微生物

25.3.1.1　ハザードと管理

　第15章で述べた管理措置は，乳児の感受性が一般人よりも高いことからより厳密に適用して実施すべきであり，したがって，乳児用穀類の規制限度は成人用穀類ベース製品よりも厳密であると思われる（例：EC 2006b）。サルモネラ属菌は，この製品カテゴリーの唯一の関連病原細菌であり，2～3の集団発生が記録されている（Rushdy et al. 1998）。黄色ブドウ球菌，セレウス菌あるいは *Cronobacter* spp. のようなその他の微生物は，低レベルで時折存在することがある。これらの微生物に関連した集団発生は乳児用穀類に関して報告がなく，それらは乳児の健康に直接の脅威となっていない。したがって，一般的に低レベルであれば許容可能であり，製品が推奨事項に従って調製及び取り扱われる限り疾病にはつながらないと認識されている。

　サルモネラ属菌の管理は，穀類スープの適切な官能的品質を満たすように設計された加熱処理を通じて達成される。時間及び温度は増殖形病原微生物の著しい減少を生じ（通常は20 logを超える），ある種の芽胞形成菌さえも不活化される。芽胞形成菌については，適用条件によっては3～8 logの減少が達成可能である。

　マイコトキシンは，他の穀類ベース製品についてと同様，乳児用穀類において重要なハザードである可能性がある。汚染製品がカナダの調査では定期的に検出されたが（Lombaert et al. 2003），英国での類似の調査ではマイコトキシンの検出は稀であり，陽性サンプルは規制限度以下であった（Anonymous 2004b）。管理は，納入業者の慎重な選定を通じて達成される。受け入れ時での検査は納入業者の信頼性に左右される。

25.3.1.2 腐敗・変敗と管理

乾燥処理後では関係はなく，あらゆる加工処理ステップは乾燥しており，微生物による腐敗・変敗は発生しない。

25.3.2 微生物データ

微生物学的安全性及び品質についての乳児用穀粉に推奨される検査は Table 25.2 に要約され，また以下にも要約する。

25.3.2.1 極めて重要な原材料

上記に示したような湿式混合原材料には，増殖形微生物を大幅に減少させる加熱処理がある。それらの原材料のサンプリング及び検査は，それらが GHP に従って製造されることを検証するためにのみ推奨される。

乾式混合原材料は最終製品と同じ要件を満たさなければならない。納入業者の慎重な選定，特に高いリスクの原材料については，その必要性とそれらの理由の明確な情報交換，及び，あらゆる必要な管理措置と検証が実施されていることを保証するための監査が，納入業者選定プログラムの重要な要素である。サルモネラ属菌及び衛生指標微生物としての腸内細菌科菌群についてのこれらの原材料のサンプリングと検査は推奨されるが，それらの 1 項のみの測定では安全性を確保できない。サンプリング及び検査体制は，通常，リスクレベル及び納入業者の信頼性に対して採用される（第 6 章を参照）。

各種穀類の関連のマイコトキシン検査については，第 15 章を参照のこと。真菌の発育，昆虫の侵入及び湿った汚点の肉眼的検査は適切である。納入業者の信頼性が低ければ，適切なマイコトキシンについて穀粉あるいは粉砕前の穀粒を検査する。

25.3.2.2 加工中

加工中のサンプルは，管理措置の効果の検証及び再汚染の管理の証明に重要な役割を果たす。効果的なサンプリングプランには，ローラー乾燥ステップ，粉砕ステップ及び最終製品の充填包装を含む加工処理ラインからの代表的サンプルを含む。例として，開始時に製造された最初の粉末，最初の充填製品，及び残留物または塊の蓄積が発生する箇所の製品接触面からのサンプルを含む。サンプリング箇所の例は，シフターテーリング（粉砕箇所，充填機の上）あるいは微生物の汚染を検出可能なサイクロンに回収される微粒子である。更なる詳細は，第 3 章に示されている。これらのサンプルは，原則として，最終製品と同じ微生物限度を満たすことが望ましい。

25.3.2.3 加工処理環境

最終製品中のサルモネラ属菌あるいは腸内細菌科菌群の存在の主な原因は，加工処理環境からの再汚染である。したがって，環境サンプルのサンプリング及び検査は，管理措置の効果の検証に重

第25章　乳幼児用乾燥食品

要な役割を果たす。検査は，サルモネラ属菌ならびに GHP の効果の指標微生物としての腸内細菌科菌群について行う。

　$10 \sim 10^2$ CFU/g の腸内細菌科菌群の環境レベルあるいは拭き取りは達成可能と思われ，サルモネラ属菌はあらゆる採取サンプルにおいて存在すべきではない。

Table 25.2　乳児用穀粉の微生物学的安全性及び品質についての検査

	相対的重要性	有用な検査
極めて重要な原材料	高	乾式混合原材料のためのサルモネラ属菌の要求事項は，最終製品のものと同等であることが望ましい（以下参照）。許容のためか，またはモニタリングとしてのいずれかのために検査。 納入業者の信頼度が低ければ，適切なマイコトキシンについて，穀粉あるいは粉砕前の穀粒を検査。
加工中	高	日常の加工中の検査は，工程の必須なステップで推奨される。要求事項は，サルモネラ属菌が≧25 g の全サンプルに，腸内細菌科菌群は 1 g または 0.1 g に存在しないとすべきである（消費者の年齢により，6～12 か月齢には最も厳密に適用）。
加工処理環境	高	サルモネラ属菌（採取サンプル中に存在せず）及び腸内細菌科菌群（標的として 100 CFU/g のレベル）に関して環境サンプルの日常検査が推奨される。
可食期間	－	適用できない。
最終製品	高	進行中の工程管理及び傾向分析のために指標微生物を検査。年齢範囲及び製品の組成に応じて，腸内細菌科菌群及び好気性集落数レベルを選択（本文参照）。

				サンプリングプラン及び限度 /g[b]			
製品	微生物	分析方法[a]	ケース	n	c	m	M
乳児用穀類	好気性集落数	ISO 4833	2	5	2	1×10^3 $\sim 5 \times 10^3$	1×10^4 $\sim 5 \times 10^4$
	腸内細菌科菌群	ISO 21528-1 または ISO 21528-2	5	5	2	$0 \sim 10$	$10 \sim 10^2$

低～高　加工中及び環境の結果がサルモネラ属菌陰性を示す状況では，検証のための少数のサンプル数の検査で通常は十分である。環境あるいは加工中のデータが汚染の可能性を示すか，あるいは管理措置の効果が疑わしいと思われる時（例：建築作業，湿式清浄化），60×25 g まであるいは出荷時と同等の検査が勧められる。

				サンプリングプラン及び限度 /25g[b]			
製品	微生物	分析方法[a]	ケース	n	c	m	M
乳児用穀類	サルモネラ属菌	ISO 6579	15	60[c]	0	0	－

[a] 代替法は，ISO 法に対して妥当性確認された時に使用可能である。
[b] これらのサンプリングプランの担保水準については付属 A を参照。
[c] それぞれ 25 g の分析単位（混合については 7.5.2 項を参照）。

25.3.2.4 可食期間

微生物学的可食期間検査は，これらの製品には適切でない。

25.3.2.5 最終製品

以前に，ICMSF（1986）は乳児用調製乳と同じカテゴリーで取り扱われる乳児用穀類の基準として，サルモネラ属菌には2階級プラン，大腸菌群と好気性集落数には3階級プランを提案した。黄色ブドウ球菌やセレウス菌のような他の病原微生物については特定の推奨事項は含まれなかったが，コメントでは 10^2 CFU/g までのレベルは許容できるとした。ほとんどの推奨事項は，その当時，コーデックス委員会などの既存の規制要件が含まれていた。

乳児用穀類は，2008年の乳児用調製乳のためのコーデックス衛生規則の範囲から除外された。以前の規則（Codex 2006）にも含まれ，またICMSFにより提案されたようなサルモネラ属菌の基準は未だ適切であるが，現在の知識に基づき，乳児用調製乳のものと異なる衛生指標微生物に関する基準の適用が正当化されている。また，年齢群にも考慮すべきであり，製品は多様な食事の一環として3歳まで（3歳以上の場合もある）摂食される。好気性集落数や腸内細菌科菌群のような衛生指標微生物について，使用原材料数が増加し，製品が年齢の高い小児に食されることを意図する時に，乳児用調製乳よりも厳格でない限度になることには確かに妥当である。

製造業者について，加工中及び環境サンプルによる統合サンプリングプランを適用することは日常的なことであるが，サルモネラ属菌に関する最終製品検査は，通常，検証としてのみ実施される。加工中あるいは環境サンプルのいずれかの陽性結果は，最終製品中に増加したリスクの存在を示し，サンプリング体制の変更を考えるきっかけとすべきであり，すなわち出荷目的のためには25 g の分析単位で60検体までの検査が，そのような状況下では適切と思われる。

文献

Agostoni C, Decsi T, Fewtrell M et al (2008) Complementary feeding: a commentary by the ESPGHAN Committee on Nutrition. J Ped Gastroent Nutr 46:99-110

Anonymous (2004a) *Bacillus cereus* limits in infant formula. Final assessment report. Application A 454. Food Standards Australia New Zealand

Anonymous (2004b) Survey of baby foods for mycotoxins. FSIS 68/04 The Food Standards Agency Library

Badau MH, Jedeani LA, Nkama I (2006) Production, acceptability and microbiological evaluation of weaning food formulations. J Trop Ped 52:166-172

Codex Alimentarius (1991) Guidelines on formulated supplementary foods for older infants and young children (CAC/GL 08-1991). Joint FAO/WHO Food Standards Program, FAO, Rome

Codex Alimentarius (2006) Codex standard for processed cereal-based foods for infants and young children. (STAN 074-1981, Rev. 1-2006) Joint FAO/WHO Food Standards Program, FAO, Rome

Codex Alimentarius (2008) Code of hygienic practice for powdered formulae for infants and young children (CAC/RCP 66-2008). Joint FAO/WHO Food Standards Program, FAO, Rome

Cordier JL (2007) Production of powdered infant formulae and microbiological control measures. In: Farber JM, Forsythe SJ (eds) *Enterobacter sakazakii*. ASM Press, Washington DC

第25章　乳幼児用乾燥食品

Cuthbertson WFJ (1999) Evolution of infant nutrition Brit J Nutr 81:359-371

EC (European Commission) (1991) Commission Directive 91/321/EEC of 14 May 1991 on infant formulae and follow-on formulae. Off J Eur Union L175:35-49

EC (2006a) Commission directive 2006/141/EC on infant formulae and follow-on formulae and amending directive 1999/21/EC. Off J Eur Union L401:1-31

EC (2006b) Commission regulation (EC) no 1881/2006 of 19 December 2006 setting maximum levels for certain contaminants in foodstuffs. Off J Eur Union L364:5-24

EC (2007) Regulation 1441/2007 of 5 December 2007 amending regulation (EC) no 2073/2005 on microbiological criteria for foodstuffs. Off J Eur Union L322:12-29

EFSA (European Food Safety Authority) (2005) Opinion of the scientific panel on biological hazards on *Bacillus cereus* and other *Bacillus* spp. in foodstuffs. EFSA J 175:1-48

FAO/WHO (2004) *Enterobacter sakazakii* and other microorganisms in powdered infant formula. Meeting report. Microbiological Risk Assessment Series 6. http://www.who.int/foodsafety/publications/micro/mra6/en/. Accessed 9 November 2010

FAO/WHO (2006) *Enterobacter sakazakii* and *Salmonella* in powdered infant formula: Meeting report. Microbiological Risk Assessment Series 10. FAO/WHO. http://www.who.int/foodsafety/publications/micro/mra10/en/ Accessed 9 November 2010

FAO/WHO (2008) *Enterobacter sakazakii* (*Cronobacter* spp.) in follow-up formula: Meeting report. Microbiological Risk Assessment Series 15. http://apps.who.int/bookorders/WHP/detart1.jsp?sesslan=1&codlan=1&codcol=15&codcch=753. Accessed 9 November 2010

FDA (US Food and Drug Administration) (2004) Infant formula quality control 21 Code of Federal Regulations Part 106 and Infant formula 21 Code of Federal Regulations Part 107. http://ecfr.gpoaccess.gov/cgi/t/text/text-idx?c=ecfr&sid=a54d7aa620d229a8b296cb8a6ae9084f&tpl=/ecfrbrowse/Title21/21cfr106_main_02.tpl. Accessed 9 November 2010

ICMSF (International Commission on Microbiological Specifications for Foods) (1986) Microorganisms in foods 2: sampling for microbiological analysis: principles and specific applications, 2nd edn. University of Toronto Press, Toronto

ICMSF (2005) Milk and milk products. In: Microorganisms in foods 6: microbial ecology of food commodities, 2nd edn. Kluwer Academic/Plenum, New York

Iversen C, Mullane N, McCardell B et al (2008) *Cronobacter* gen nov, a new genus to accommodate the biogroups of *Enterobacter sakazakii*, and proposal of *Cronobacter sakazakii* gen nov, comb nov, *Cronobacter malonaticus* sp nov, *Cronobacter turicensis* sp nov, *Cronobacter muytjensii* sp nov, *Cronobacter dublinensis* sp nov, *Cronobacter* genomospecies 1, and of three subspecies, *Cronobacter dublinensis* subsp *dublinensis* subsp nov, *Cronobacter dublinensis* subsp *lausannensis* subsp nov and *Cronobacter dublinensis* subsp *lactaridi* subsp. nov Int J Syst Evol Microbiol 58:1442-1447

Livingstone AS, Sandhu JS, Malleshi NG (1992) Microbiological evaluation of malted wheat, chickpea, and weaning food based on them. J Trop Pediatr 38:74-77

Lombaert GA, Pellaers P, Roscoe V et al (2003) Mycotoxins in infant cereal foods from the Canadian retail market. Food Addit Cont, 20:494-504

Potgieter N, Obi CL, Bessong PO et al (2005) Bacterial contamination of Vhuswa-a local weaning food and stored drinking water in impoverished households in the Venda region of South Africa. J Health Pop Nutr 23:150-155

Rushdy AA, Stuart JM, Wood LR et al (1998) National outbreak of *Salmonella senftenberg* associated with infant food. Epidem Inf 120:125-128

Wagacha JM, Muthomi JW (2008) Mycotoxin problem in Africa: current status, implications to food safety and health and possible management strategies. Int J Food Microbiol 124:1-12

第26章
複合食品

26.1 はじめに
26.2 一般的考察
26.3 微生物データ
26.4 具材をトッピングした，または詰め物をしたパン生地製品
文献

第 26 章　複合食品

26.1　はじめに

商業的に調製されたそのまま加熱調理可能な，あるいはそのまま摂食可能な（RTE）食品は広く世界中で入手できる。複合食品は1つ以上の食品群からの主な原材料を含み，原材料の相互作用は，各原材料の固有の特性から，異なる微生物の発育条件を生じる可能性がある。これは，安全性及び安定性において考慮されなければならない。複合食品の例には，食肉と野菜のポットパイ，海産食品と食肉のサラダ，乾燥スープ，デザートパイ，フレーバーアイスクリーム，春巻（egg rolls），点心（dim sum），エンチラーダ（enchiladas），ラビオリ（filled pasta），サンドウィッチ，ピザ及びその他多くの料理がある。すべての複合食品の完全なリストを提供することは不可能である。したがって，一般的考察ではこの広範なカテゴリーについて要約し，より特定の例として詰め物あるいはトッピングしたパン生地製品に関して提示する。

26.2　一般的考察

広範囲の加工がこれらの食品の製造に使用されており，傷みやすく，半保存で，冷蔵，冷凍あるいは長期保存可能な製品として販売用に提供される可能性がある。調製で比較的小さな変更，特に粉チーズ，ゴマ種子，粉末スパイスあるいはチョコレートフロスティングのような薬味の加工処理後の添加では，異なる微生物学的基準が外見上類似した製品に適用する程度に，これら製品の汚染微生物を変化させる可能性がある。また，2つの製品グループ間の境界が，従来の保存の効果に影響する可能性もある。例えば，低水分の中性のケーキ製品に使用される高水分の酸性の充填物は，製品境界面で特定の微生物の発育が容易になるように，酸が十分に中和され，適切な水分となる。これは極めて製品特異的であり，製品設計時に考慮しなければならない。

本書のいくつかの製品章では，乳製品の章のアイスクリーム，穀類製品の章のパスタなどのように，伝統的に特定の食品群と関連付けられる複合食品の例を含んでいる。その他は，1つの食品群のグループにまとめられない。複合食品に使用される食品群の関連微生物に関する章を参照のこと。

26.3　微生物データ

複合食品について最も重要な微生物学的データのいくつかは，その意図する流通，保存及び調製条件における製品にとって重要な微生物を特定するために，製品開発の過程で収集すべきである。以前に検討したように，異なる食品の組合わせは，製品に予想される微生物の生態を変化させる可能性がある。食品成分を組合わせる時に，食品が別々に取り扱われる時に通常生じるものと比較し

て，製品の微生物学的プロファイルについて何か特有のものがあるか否かを決定するための研究を行うべきである。調製法（レシピ），加工，可食期間及び最終用途の妥当性確認は複合食品では重要である。

26.3.1 極めて重要な原材料

ほとんどの複合食品では，生材料の品質は最終製品の品質及び安全性にとって最優先の重要事項である。最終製品の微生物学的基準の設定は，消費者に対する潜在的ハザードを減少させる目的で生原材料あるいはライン中のサンプルを検査するよりも有効でない可能性がある。例えば，総集落数は，発酵製品の原材料を含めば，複合食品について GHP に対する遵守の指標微生物ではない可能性がある。同様に，大腸菌群や腸内細菌科菌群の菌数は，生野菜を含む製品には有用な指標微生物ではない可能性がある。

原材料間の結び付きは，原材料中で別々に管理下にある病原微生物あるいは腐敗微生物の発育を助長する可能性がある。例えば，乾燥果実中の酵母はヨーグルトの腐敗・変敗の原因となる可能性があり，原材料仕様を通じて管理されなければならない。このような影響は，最終製品が可食期間の期待値を満たすことを保証するように製品設計時に評価することが望ましい（26.3.4.項を参照）。

26.3.2 加工中

いくつかの商業的に加工された複合食品は，食品由来疾病の集団発生の原因になっている。ほとんどの集団発生は，加工処理後の不適切な時間と温度，不適切な保存あるいは提供前の調理者による誤った取り扱いから発生している。商業的食品製造に持ち込まれる可能性のあるハザードは家庭に存在するものと同じであるが，リスクの規模は極めて多くの人々が市販製品に暴露されることから商業的環境の方がはるかに大きい。さらに，製品を組合わせて一緒にする取り扱いが増えることは，製品の汚染の機会を提供する。これは，個々の組成が加熱調理後に組合わせられる製品にとって特に重要である。

26.3.3 加工処理環境

加工後の汚染は，複合食品でも発生する。第4章で述べた環境の検証及び管理についての一般的考察は複合食品に適用される。例えば，冷蔵製品を製造する場合，特に意図される流通，保存及び使用に当たって微生物の発育が容認される場合，施設はリステリア属菌について環境モニタリングを考慮すべきである。そのまま加熱調理可能であるが，消費者により軽度な加熱処理のみ受ける可能性のある製品については，サルモネラ属菌の環境モニタリングが適切と思われる（例：電子レンジ食品，ポットパイなど）。これは，消費者に対する最悪のリスクを減少させる可能性がある。

第 26 章　複合食品

26.3.4　可食期間

　複合食品の可食期間は，原材料，保存条件，水分活性，pH，加工処理，包装などを含む多くの要因に左右される。原材料間の結び付きは，原材料ごとに管理下にある病原微生物あるいは腐敗微生物の発育を促進する可能性がある。例えば，低い pH，高い a_w の充填物及び低い a_w のケーキとの境界面では，個々の原材料で発育できなくても，黄色ブドウ球菌の発育及び毒素産生を容認する可能性がある。同様に，水性原材料中の保存料は高脂肪原材料と混合する時に脂肪相まで移動する可能性があり，実質的に腐敗微生物または病原微生物の発育を容認する可能性がある。微生物学的腐敗・変敗または安全性問題の可能性が存在する時に，製造業者は発生するこれらの問題の可能性を理解した上で可食期間を設定することが望ましい。

　ある種の製品については，品質特性あるいは腐敗・変敗が潜在的安全性の問題よりかなり前に生じると思われ，他の病原微生物については使用前の発育が懸念されることがある。菌接種試験は，特に長期の可食期間の複合食品に適切であると思われる。そのような試験を行うための推奨事項が公表されている（NACMCF 2009）。

26.3.5　最終製品

　このカテゴリーに存在する製品は広範囲で様々であることから，標準的基準は推奨できない。しかし，GHP 及び HACCP は，存在するハザードの管理のための通常の措置である。しばしば，これらプログラムの効果の検証は，加工中及び環境検査を通じて評価するのが最善である。特定の製品カテゴリーについては，歴史的に微生物学的問題があり，また検査がこの問題の防止に有用と思われる時，基準は入手可能なデータに基づき定義可能である。

　より特定なカテゴリーの複合食品に関する考察例は，詰め物及びトッピングを載せたパン生地製品について以下の項で取り上げる。

26.4　具材をトッピングした，または詰め物をしたパン生地製品

　広範囲の様々なトッピングを載せた，または詰め物をした焼成あるいは加熱調理された穀物製品は，以前の出版物（ICMSF 2005）で取り上げられ，それにはケーキ，パイ，タルト，ドーナツ，菓子パン，ピザ，ラザニア，ラビオリや餃子，春巻，包子，エンパナーダ，エンチラーダ及びその他を含んでいる。この参考文書では，これらの製品の微生物生態学及び適切な管理のより詳細な検討について述べている。詰め物及びトッピングには，食肉，魚，チーズ，クリーム，ナッツ，野菜，果実，及びそれらのペーストとジャムのような広範囲の様々な原材料を含む。それらは調理済みのこともあるが，ある種の詰め物やトッピングは調理せずにパン生地に添加され，生地とともに加熱調理される。

26.4 具材をトッピングした，または詰め物をしたパン生地製品

26.4.1 重要な微生物

26.4.1.1 ハザードと管理
　潜在的に懸念されるのは，特に不適切に加熱調理された場合の，動物由来の製品（例：食肉，魚，乳，卵）のような感受性の高い原材料による詰め物あるいはトッピングである。詰め物及びトッピング中の病原微生物の存在及び発育の可能性は，組成，加熱調理の程度及びそれらが使用される前の取り扱い結果に依存する。加熱調理済み詰め物及びトッピングの完全な加熱調理処理及び衛生的な取り扱いは重要である。殺菌卵の使用は，特に最終製品の加熱調理がハザードを除去するのに十分でないと思われる時に，サルモネラ汚染の可能性を減少させるのに有効である。
　加工処理時のGHPは，環境及び装置からの汚染，他の生原材料からの交差汚染及び加熱調理済み食品中の微生物のその後の発育を減少させるために不可欠である。衛生上の清浄化手順，温度管理，適用可能な加熱調理と冷却の記録，及び作業者の作業規範は日常的に検査して再検討すべきである。穀類の外側に添加された未加熱調理原材料及び最終製品を作るための加熱調理済み原材料については，温度管理が不可欠である。日本における *S. Enteritidis* の集団発生では，96名の生徒が学校給食で出された加熱調理不十分の菓子パンを摂食して発病した。オーブンの端部の破損が，汚染卵を含む菓子パンの加熱調理不十分の原因になったことが強く疑われた（Matsui et al. 2004）。その他の詳細な推奨される規範は，以前の出版物に述べられている（ICMSF 2005）。
　それらの原材料に基づく各種詰め物に関連するハザードを理解するには，適切な製品カテゴリーの章を参照のこと。

26.4.1.2 腐敗・変敗と管理
　一般的に，詰め物あるいはトッピングを載せたパン生地製品は，a_WやpHの増加の可能性ならびに詰め物あるいはトッピングを載せる加工をした結果として栄養分が変化する可能性があるために，詰め物をしない製品よりも微生物が発育しやすいと思われる。加熱処理でも生残する芽胞形成菌は，調製や温度管理が行われなければ，ある種の最終製品中で発育する可能性がある。真菌及び腐敗細菌は，装置を通じて，あるいは環境から詰め物あるいはトッピングを載せる加工時に製品を汚染する可能性がある。微生物の発育を容認する詰め物，トッピング及び最終製品の温度管理は，安全性及び腐敗・変敗管理のいずれにおいても不可欠である。加工処理区域及び詰め物装置の基本的な衛生管理は極めて重要である。

26.4.2 微生物データ

26.4.2.1 極めて重要な原材料
　各種詰め物に関連するハザード及び適切な検査を理解するために，適切な製品カテゴリーの章を参照のこと。

第 26 章　複合食品

26.4.2.2　加工中

工程管理については，焼成された外側に，後で添加される RTE の詰め物及びトッピングが，特に微生物を発育させるならば，日常のモニタリングは適切であると思われる。加熱調理済み材料については，好気性集落数及び腸内細菌科菌群が適切な指標微生物であると思われる。また，好気性集落数は，特に温度管理が行われないため製造時に詰め物中で発育の可能性があれば，特定の未加熱調理の詰め物にも適切と思われる。

26.4.2.3　加工処理環境

サルモネラ属菌の潜在的汚染箇所を特定するための環境のモニタリングは，施設の衛生状態を検証して，環境から中間製品あるいは最終製品への時々の汚染を防止するために推奨される。*Listeria monocytogenes* を発育させる RTE 製品については，環境サンプリングが推奨される。

26.4.2.4　可食期間

製品の可食期間は，詰め物やトッピングの組成及び意図する流通や保存条件に左右される。適切な冷蔵，冷凍，混合ガス包装及び保存料の使用は，個々の製品の可食期間に影響する。加熱調理後に詰め物をした製品については，詰め物とパン生地との境界面での管理レベルを評価することが重要である。ある種の製品では，発育がそれぞれの組成（例：詰め物及び加熱調理済みパン生地）中で抑制される可能性のあることが証明されているが，発育は境界面で発生すると思われる。加熱調理と混合ガス包装の組合わせでは，a_W 及び pH により病原性芽胞形成菌の発育を容認する条件が生じる可能性がある。製品の意図する可食期間の妥当性確認は，意図する用途及び流通条件下の安全性を保証するために重要である。

26.4.2.5　最終製品

微生物学的検査はある種のトッピングや詰め物のパン生地製品に有用と思われるが，その他には有用ではない。以前，ICMSF では，黄色ブドウ球菌及びサルモネラ属菌について，$a_W \geq 0.85$，pH ≥ 4.6，あるいは病原微生物を発育させる詰め物及びトッピングを含むパン生地製品の基準を提案した（ICMSF 1986）。この提案以降，いくつかの製造工程の自動化により，作業者による広範な取り扱いがなければ（例：手によるパスタの成形の代わりに機械により成形されたパスタ），黄色ブドウ球菌により存在する潜在的リスクを減少させる可能性がある。さらに，冷蔵された RTE 製品の *Listeria monocytogenes* により存在する潜在的リスクは，特に微生物を発育させる製品では考慮されなければならない。Table 26.1 は，トッピングや詰め物のパン生地製品の検査の関連する重要性を要約している。特定の微生物ならびに製品の特質（pH，a_W，保存料など）及び工程管理（例：時間及び温度）は，それぞれの製品によって異なる。したがって，Table 26.1 の推奨事項は，一般的なものであり，ハザード分析の結果に基づいて修正する必要がある。

26.4 具材をトッピングした，または詰め物をしたパン生地製品

Table 26.1 トッピングや詰め物のパン生地製品の微生物学的安全性及び品質についての検査

	相対的 重要性	有用な検査
極めて重要な原材料	低～高	原材料の小麦粉の信頼性が低ければ，マイコトキシンについて検査。納入業者の信頼性が低ければ，サルモネラ属菌について，後に殺菌ステップのない感受性のある原材料を検査。
加工中	高	加熱調理済み詰め物やトッピングについては，加工処理の妥当性及び再汚染のないことを検証するために，適切な製品残留物及びライン中のサンプルを検査。適切な検査は，製品のタイプ及び含まれる加工に左右される。本文を参照のこと。
加工処理環境	高	必要に応じて，加工処理施設環境中のサルモネラ属菌について検査（本文参照）。認められる通常のレベル： ・サルモネラ属菌 – 存在しない
可食期間	高	長期可食期間の製品について，安定性に依存するパラメータの a_W, pH 及び大気条件を検査。
最終製品	低	病原微生物検査は，GHP 及び HACCP が上記の関連検査で確認されたように効果的である時，通常の作業中は推奨されない。上記の検査または加工の逸脱が安全性問題の可能性を示す時，これらのサンプリングプランは，リストされた病原微生物がハザード分析により特定の製品について潜在的ハザードとして確認されれば，考慮されることもある。

製品	微生物	分析方法[a]	ケース	サンプリングプラン及び限度 /g[b]			
				n	c	m	M
低酸性または高 a_W の詰め物やトッピングのある冷凍RTEパン生地製品	黄色ブドウ球菌	ISO 6888-1	9	10	1	10^2	10^4
	L. monocytogenes[c]	ISO 11290-2	NA[d]	5	0	10^2	-

				サンプリングプラン及び限度 /25g[b]			
	サルモネラ属菌	ISO 6579	12	20[e]	0	0	-
	L. monocytogenes[f]	ISO 11290-1	NA	5[e]	0	0	-

製品	微生物	分析方法	ケース	サンプリングプラン及び限度 /g[b]			
低酸性または高 a_W の詰め物やトッピングのある冷凍または冷蔵のそのまま加熱調理可能なパン生地製品	黄色ブドウ球菌	ISO 6888-1	8	5	1	10^2	10^4

				サンプリングプラン及び限度 /25g[b]			
	サルモネラ属菌	ISO 6579	10	5[e]	0	0	-

[a] 代替法は，ISO 法に対して妥当性確認された時に使用可能である。
[b] これらのサンプリングプランの担保水準については付属 A を参照。
[c] 製品は意図する用途では L monocytogenes を発育させない（例：冷凍状態で消費，あるいは解凍して菌数増加前に摂食）。
[d] NA はコーデックス基準の使用のため適用できない。
[e] それぞれ 25 g の分析単位（混合については 7.5.2 項を参照）。
[f] 製品は意図する用途で L monocytogenes を発育させる（例：解凍して長時間冷蔵）。

第 26 章　複合食品

文献

ICMSF (International Commission on Microbiological Specifications for Foods) (1986) Microorganisms in foods 2: sampling for microbiological analysis: principles and specific applications, 2nd edn. University of Toronto Press, Toronto
ICMSF (2005) Microorganisms in foods 6: microbial ecology of food commodities, 2nd edn. Kluwer Academic/Plenum, New York
Matsui T, Suzuki S, Takahashi H et al (2004) *Salmonella enteritidis* outbreak associated with a school-lunch dessert: cross-contamination and a long incubation period, Japan, 2001. Epidemiol Infect 132:873–879
NACMCF (National Advisory Committee on Microbiological Criteria for Foods) (2009) Parameters for determining inoculated pack/challenge study protocols. J Food Prot 73(1):140–202

付属A　サンプリングの考慮事項及び
　　　　　サンプリングプランの統計学的側面

サンプリングプランのタイプ

　ICMSF（1974）は，当初，国際貿易における食品についてサンプリングプラン及び微生物学的基準の使用に関するガイダンスを設定した。本書及び以前の更新書籍（ICMSF 1986）では，この枠組みの使用を継続しており，コーデックス委員会及びその他の機関によっても採用されている。そのプランは，サンプルに適用される検査結果が，サンプルのある特定条件または区分に従って，2階級プランにおいては*許容可能*（*acceptable*）または*不良*（*defective*）として，また，3階級プランにおいては*許容可能，条件付き許容可能*（*marginally acceptable*）または*不良*として，個々の検査サンプルを分類するためにのみ使用するサンプリングプランである（Fig. A.1）。製品を受け入れるか，または排除するかの決定は，各クラスの検査サンプルの結果の数に基づく。微生物学的基準は，製品の全体の大きさ，重量，範囲またはロットの単位当たりの微生物の非存在または存在または数，あるいは毒素／代謝産物の量に基づいた製品または食品ロットの許容可能性を意味する（Codex Alimentarius 1997）。これらプランの統計学的根拠及び作業の十分な詳細は既に記述されており（ICMSF 2002），以下に要約を示す。

サンプリングの基礎統計学

　サンプリングでは，製品のロットまたはバッチの全体的品質は，特定の区分を持つか，あるいは特定条件を満たすロット単位の比率において評価する。食品微生物学では，望ましい区分は，しばしば製品の一定量中に病原微生物が存在しないことである。許容可能な製品は病原微生物が存在しないことの基準を満たすが（すなわち，"陰性"結果），不良製品は微生物の汚染が認められるものである（存在／非存在検査で通常"陽性"と言う）。多くの微生物がサンプリングされた食品中に存在すれば，ほとんどの検査で陽性結果が予測される。しかし，少数の微生物の存在であれば，陽性結果を生じることが予測される検査は比較的少なくなる。

　ある食品の1ロットから10サンプル単位が，特定の微生物の存在について，適切な試験室内の手順を用いて検査されるということを考えてみる。微生物は分析した単位のいずれにも検出されなければ，食品の全ロットは，この微生物に関して許容可能であると考えられる。しかし，微生物が1つまたはそれ以上のサンプルに検出されれば，全ロットは不合格となる。このプランは $n = 10$（採取サンプル単位数）及び $c = 0$（陽性結果の最大許容可能数）と記述される。

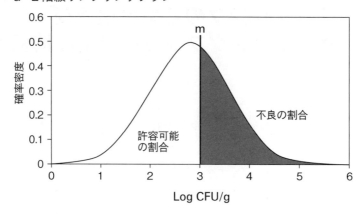

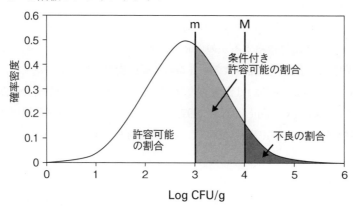

Fig. A.1 （a）と（b）の関係：
(a) 2階級サンプリングプランでの許容可能及び不良のlog濃度（$m = 3 \log \text{CFU/g}$）
(b) 3階級サンプリングプランでの許容可能，条件付き許容可能及び不良の濃度（$m = 3 \log \text{CFU/g}$, $M = 4 \log \text{CFU/g}$ 及び微生物の分布が幾何平均= 2.8 及び標準偏差 0.8 の時）

　プランは，時折不良ロットを合格とする可能性がある（すなわち，消費者のリスク）。ロット全体を検査しない限り，合否判定においてある程度のエラーを避ける方法はなく，その場合には食べられる食品は残らない。誤った判定のリスクは，より多くのサンプル単位，すなわちnをより大きな値にして検査することにより減少できる。理論上，サンプリングに基づく誤った判定の可能性は，nを十分に大きくすることで任意の望ましいレベルまで減少できるが，実際には，大きなn（多数のサンプル単位）とロット状態の誤った評価の可能性の減少，及び小さなn（少数のサンプル単位）と誤った判定の高い確率との間で妥協する。

　動作特性関数はサンプリングプランの担保水準を記述する。関数は許容の確率P_aと関係し，その確率は，結果が不良について検査されるロットからの一定数のサンプルについて，また，ロット全体における不良単位の真の比率あるいは割合に対して，ロットが許容可能であることを示す回数の予測される割合である。

付属A　サンプリングの考慮事項及びサンプリングプランの統計学的側面

　1サンプルのみ（$n = 1$）を採取するサンプリングプランでは，あらゆる不良率にわたり，不良単位のサンプリングの確率は，真の不良率（P_a）と単純に同じであり，そのサンプルに基づくバッチを合格とする確率は（$1 - P_a$）として得られる。例えば，不良率が50％であれば，不良単位を選択する可能性は2つの内の1つであり，したがって，そのサンプルに基づいてバッチを許容する可能性は2つの内の1つである。しかし，単位の10％が不良であれば，これらの不良単位のうち1つをサンプルとして無作為に選択してバッチを不合格とする可能性は10％（10分の1）であるが，不良単位をサンプリングしない可能性は90％であり，したがって単一サンプルに基づきバッチを許容する可能性は90％となる。2つのサンプル（すなわち$n = 2$）を採取すれば，両サンプルで陽性を検出しない可能性は，第1サンプルで陽性を検出しない確率及び第2サンプルで陽性を検出しない確率の積である。$c = 0$のサンプリングプランでは，任意の数のサンプルについての許容の確率は，最初のサンプルで陽性を検出しない確率，第2のサンプルで陽性を検出しない確率，及び第3のサンプルで陽性を検出しない確率，…の積により得られ，上記と同様である。真の不良率と検出の確率（及び，結果としてバッチの合格）とのこの関係は，数学的に記述可能な2項分布に要約される。実際，超幾何学的分布では，食品微生物学における製品の許容について行われるサンプリングのタイプのより正確な記述を提供するが，2つの分布は，検査された総量が評価されるロットの全サイズに対してごく少数の割合である時には極めて類似し，結果として2項分布は，最も現実的なサンプリングスキームとして極めて良好な近似値を提供する。しかし，病原微生物検査では，特にそのまま摂食可能な食品で，cは頻繁に0に設定される。$c = 0$の場合，2項式により計算される許容の確率は，有限母集団について超幾何学的に算出されたものとよく近似する。Table A.1は不良サンプルを検出せず，したがってバッチが許容可能であると決定する確率に対する，サンプル数及び真の不良率の効果を示す。

　上記の許容の確率は，真の不良率，サンプル数（n）及びcのあらゆる組み合わせについて計算できる。この関係は，*動作特性*（OC）曲線としてプロットできる（Fig. A.2）。これは，サンプリングプランの結果の信頼性の確信を素早く算出するため，あるいは，品質が不良単位の割合と区分それ自体により定義される場合に，許容できない品質のロットの検出において規定した信頼性を達成するため，いくつのサンプルを検査する必要があるかを算出するために行われることが多い。

　ロットの合否判定は，ロットから採取されたサンプルをもとに行われることから，サンプルの結果がロットの真の状態を反映しない場合がある。小さなサンプルサイズのサンプリングプランは，許容可能ロットと許容できないロットを正確に区別できないことに留意する。

Table A.1 $c = 0$ のサンプリングプランについて，ロット許容の確率に対する不良単位の真の割合及びサンプル数の影響

% 不良	0	5	10	20	30	50
P_a (1サンプル)	1.00	0.95	0.90	0.80	0.70	0.50
P_a (5サンプル)	1.00	0.77	0.59	0.33	0.17	0.03

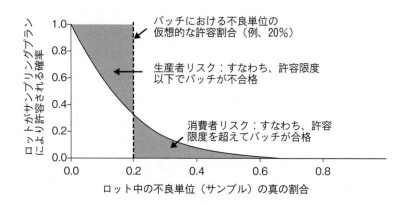

Fig. A.2 消費者リスク及び生産者リスクを示す $n = 5$ 及び $c = 0$ のサンプルプランの動作特性曲線

　*生産者リスク*は，許容可能な品質のロットを誤って不合格にする確率であり，不良サンプルの許容可能な割合は小さいが存在すると推測される。逆に，*消費者リスク*は，不良ロットが誤って合格になる確率で表される。消費者リスクは，本書の目的では，検査されたサンプルが許容可能な品質を示すとしても，実際の微生物量がサンプリングプランが特定する標準以下の時にロットを合格とする確率と考えられる。消費者リスクは，*許容できない*ロットの合格の確率（P_a）と同等である。生産者リスクは，*許容可能な*ロットの不合格の確率（$1 - P_a$）である。Fig. A.2 は，生産者リスク及び消費者リスクを，$n = 5$，$c = 0$ のサンプリングプランについて，製品のバッチ中の真の不良率の関数として表している。生産者リスクは，不良単位の真の割合が減少するに伴って減少し，生産者にとって許容可能な不良レベルより十分に低いレベルを目指すための動機となる。サンプリングプランに由来する消費者リスクは，不良バッチが不合格となる可能性が高いことから，不良単位の真の割合が増加するに伴って減少する。

代表的なサンプリング

　サンプリングプランを設計する際に，できるだけロットの集団を代表するサンプルであるように心がけ，偏見を避けることが重要である。無作為サンプリングはこれを達成する1つの方法である。1ロットはサンプル単位と呼ばれる10 g のブロックで構成されていると想定し，この単位の10サンプルで判断することとする。これらの単位は，ロット内のどのサンプル単位も，選択されたサンプル単位の中に同じ確率で入り得るように選択すべきである。実際には，そのような無作為サンプルを保証することは困難なことが多く，このことは不完全に混合された母集団あ

付属A　サンプリングの考慮事項及びサンプリングプランの統計学的側面

るいは由来不明の母集団において特に重要である。最低でも，ロットのあらゆる部分から検査材料を採取するように試みるべきである。

微生物学的方法の性能

　本書におけるサンプリングプランの担保水準の評価では，食品中の微生物の存在あるいは菌濃度を決定するために使用される微生物学的方法から生じるあらゆる誤差を考慮しない。集落計数技術のような定量的微生物学的方法に関連する誤差は，存在／非存在検査のような定性的方法のものとは異なる。分析試験室で得られたデータの質に影響する誤差は，Corry et al.（2007）及び Jarvis（2008）によりレビューされている。結果の良否は，方法の精度，すなわち，真の値と同等あるいは近似の結果を提供する能力により特徴付けられる。方法の反復可能性（r）は，同じサンプルが同一の分析条件下で，同じ分析官により分析された時に得られた，2つの結果の違いを反映する。一方，再現可能性（R）は2つの試験室間で得られた違いを表す。試験室認証手順，国内及び国際的な定義及び検査方法の標準化は，一連の検査に起因する不確実性のレベルを定義付けようとしている（Corry et al. 2007）。国際標準化機構（ISO），コーデックス委員会及び AOAC インターナショナルのような機関は，病原性及びその他の微生物に関する食品検査方法に使用される方法と結びつく不確実性の測定を提供しようと試みている。

　また，国家機関，専門機関あるいは企業の機関により提供される技能検査への試験室の参加は，分析能力及び試験室の手順を向上させる機会を示してもいる。使用培地の品質管理，培養器や水槽の温度管理，及び人の技能向上とトレーニング，試験室業務の標準化が重要である（Black & Craven 1990, Peterz 1992, Berg et al. 1994）。技能検査は，試験室の水準達成能力を促進し，改善が必要な弱点の特定を容易にする。技能検査に提供されるサンプルには，サンプルに添加される微生物の調製及び生存能力に由来する限界がある。したがって，技能検査用のチェックサンプルは全ての食品に利用できるとは限らない。病原微生物の菌濃度は比較的高いことが多く，競合フローラがチェックサンプル中に常に含まれているとは限らない。したがって，そのようなサンプルでは，実際の食品サンプルで生じる可能性のある極めて少数の損傷菌を検出するための試験室の能力を正確に評価しないことがある。極めて低レベルの損傷菌を含む標準試料の使用は，試験室の能力及び方法の信頼性の評価においてより有用と思われる。標準試料が各種微生物について開発されている（Peterz & Steneryd 1993, In't Veld et al. 1995）。

　簡易化あるいは代替法が，多数の検体を処理して，より迅速に結果を得るために使用されることが多い。これは合理的であり，サンプルの突然の搬入，例えば汚染源を検出するための環境サンプルにも適応できる。より多くのサンプルを試験室で分析できるようにする代替法は，分析可能なサンプル数に制限のある扱いにくい標準的方法を適用するよりも，潜在的な汚染源の特定にはより効果的であると思われる。しかし，代替法を使用する場合は，その方法の妥当性確認を行うことが極めて重要である。これは，より多くの結果をより迅速に得られるようにするだけでなく，結果の信頼性も保証する。多くの妥当性確認の手順が，専門家パネルによる単純な検討から，広範な比較研究及び共同研究に基づく完全な手順に至る範囲で示されている（Andrews

1996, Lombard et al. 1996, Rentenaar 1996, Scotter & Wood 1996)。

サンプリングプランの定量的担保水準

　食品微生物におけるサンプリングプランで評価される区分は，規定量のサンプルあるいは製品の一連のサンプル中において懸念される微生物の存在または非存在に基づくことが多い（例：各25 gの5サンプル中に検出されない，または"陰性"）。しかし，区分はサンプル中の微生物菌量が限度以上か，または以下かに基づくこともある（例：$< 10^2$ CFU/g）。

　任意のサンプリングプランが，製品中の特定レベルを検出し，結果として不適合なバッチを不合格とすることがどの程度確実であるかを理解することは有用である。これは，サンプリングプランの担保水準として知られている。汚染は，ロット内で均一に分布していないことが多いことが示されている。言葉を替えると，母集団は単独の分布で特徴付けられず，むしろ複数の分布の混在である。ロットの規模あるいはロット間で，平均菌濃度は通常一定ではなく，対数正規分布に従い変動する。しかし，サンプルの局所的スケール内では，平均菌濃度は一定と考えることができ，その場合，サンプル中の集落形成単位（CFU）の数はポアソン分布に従いランダムに変動する。

　しばしば，汚染されたロットのサンプルのうち，検査で陽性を示すのはごく少数のみで，ほとんどが検査で陰性である。しかし，これらの少数は疾病を引き起こす可能性があると思われる。したがって，サンプリングプランを選択し，あるいは設計する際には，バッチ中の平均菌濃度が十分に低いことを保証し，その結果，ばらつきも考慮した特定の信頼性のレベル内で，バッチからのサンプルに許容できないレベルが含まれないことを目指す。

　サンプリングプランが一定量の食品中の微生物の検出に基づく時，陽性結果がまったく無いということはロット全体に汚染がまったく存在しないことを示していると誤解されることが多い。増菌法に基づく存在／非存在検査は，サンプルの単一希釈の複数検体を検査する"最確数"法と同じ概念を含んでいる，と解釈するのがより適切である。したがって，陽性結果が無いということは，汚染レベルがサンプリングプランで確実に検出できるレベル以下であるにすぎないことを示す。微生物を検出するためのサンプリングプランの担保水準または確率は計算できる（Legan et al. 2000, van Schothorst et al. 2009）。van Schothorst et al. (2009) により記述された方法は，増菌を含むサンプリングプランについてより適切であり，以下に要約する。

　サンプルの陰性結果が，単純な確率に基づき菌濃度を算出するために使用できると推定したい。すなわち，25 g中に存在しないということは菌濃度が<1個/25 gまたは<0.04個/gであることを示唆し，25 gの5サンプル中に存在しないということは菌濃度が<0.008個/gであるという意味である。この単純化されたアプローチでは，菌はロット中に均一に分布していると仮定され，この菌濃度であってもサンプル中の陽性を検出する確率は100%ではなく，63%のみである。ロット中の菌濃度のばらつき及び大きなサンプルにおける小粒子（菌）のサンプリングの無作為な側面を考慮しなければならない。より無作為なサンプリングでは，結果がロット全体を代表するという確信がより大きくなるが，それでも検出は保証できない。

付属 A サンプリングの考慮事項及びサンプリングプランの統計学的側面

通常，存在／非存在検査で考慮されるような極めて低い病原微生物の菌数レベルでは，対数正規分布のような連続型分布を想定することは，菌が分散していることから不適切である。ポアソン分布のような分散型分布は，サンプルに菌が存在しないか，あるいは測定可能な菌濃度であることから，比較的適している。菌がロット全体に均一に分布しているとしても，結果は材料がサンプリングされる箇所と菌の位置に関係する偶然性に影響される。したがって，サンプル中の真の菌濃度が許容可能限度以下である時にも，サンプル単位は菌を含む可能性があり，$c = 0$ サンプリングプランではバッチは不合格である。同様に，もし単純な確率から現在の菌濃度で分析された総サンプル量中の検出が予想されても，一連のサンプルに菌が含まれない可能性がある。この影響は，より高い菌濃度で許容可能な時，例えば，サンプル中に存在しないことと異なり，区分が < 100 個/g に設定される時に，明白ではなくなる。これは，サンプリング誤差は，少数の事象がサンプルに観察される時ほど大きくなるからである。ポアソン過程では，標準偏差はサンプル当たりの対象菌の平均菌数の平方根に等しい。存在／非存在法は，1つまたは多くても2～3の菌の観察に基づく。したがって，100個レベルの標準偏差は測定される菌数の約10%であるが，単一菌の観察を含む検査では，標準偏差は100%に近づく。

微生物の菌濃度は，食品中で対数正規分布に従う頻度が高いことが示されている（Jarvis 2008）。したがって，全体の幾何平均（用語 "平均" は，本付属文書の以下全体を通じて幾何平均を意味する）及び標準偏差が既知かあるいは推定できれば，菌数の対数の正規分布を，ロット中の不良サンプルの割合を算定するために使用できる。実際には，標準偏差は正確に把握できない。それは仮定するしかない。しかし，この仮定の値は，与えられたサンプリングプランに基づき食品の不良ロットを合格にする相対的確率を算出するために使用できる。

サンプリングプランは，完全で正確にロット全体の平均菌濃度を評価することはできない。選択された信頼性のレベルで菌濃度を推定できるにすぎない。サンプリングプランの担保水準を評価するために，検査されるサンプルの数及びサイズを把握し，ロット内の菌濃度のばらつきを推定することが必要である。また，サンプリングにおけるポアソン効果は，特定されたサンプリングプランの検出閾値の解釈にも影響する。これらの計算を可能にし，ポアソン効果の考慮事項を含むエクセルシートツールは www.icmsf.org から入手できる。

そのツールは，一定の範囲の標準偏差を使用し，本書で推奨する各種サンプリングプランによりロット合格が5%の確率となる菌濃度の幾何平均を特定するために使用できる。ロット中の汚染菌濃度の分布の正確な標準偏差は不明であることから，表には演習を目的として様々な菌濃度の分布が含まれる。例えば，乳のようなよく混合される製品中の菌濃度分布の標準偏差は，原材料の品質または加工衛生が生産工程全体で異なる可能性がある製品のものよりも低い可能性がある。使用された標準偏差は菌濃度分布によるものであり，分析法に由来する変動を含まない。

Table A.2 は生菌数を用いるサンプリングプランの担保水準を示し，95%信頼度で不合格となる幾何平均濃度 CFU/g が提示される。Table A.3 はサンプルの増菌に基づくプランについて 95%信頼度での幾何平均を示す。これらは，平均で1個のみを含むグラムまたは mL 数として報告されている。

Table A.2 生菌数データにより評価された区分について，本書におけるサンプリングプランの担保水準

ICMSF ケース	n	c	m	M	サンプルサイズ	不合格の95%確率での幾何平均菌数（CFU/g）[a]			
						s.d.[b] = 0.25	s.d. = 0.50	s.d. = 0.8	s.d. = 1.2
2, 5, 7	5	2	<1	5	NA[c]	1.6	2.2	2.5	2.7
2, 5, 7	5	2	<3	9.8	NA	4.8	5.8	6.2	6.1
2, 5, 7	5	2	<10	–	NA	17	28	51	110
2, 5, 7	5	2	10	10^2	NA	17	25	33	39
2, 5, 7	5	2	10^2	10^3	NA	170	250	330	390
2, 5, 7	5	2	10^2	10^4	NA	170	280	480	790
2, 5, 7	5	2	5×10^2	5×10^3	NA	830	1,300	1,600	1,900
2, 5, 7	5	2	10^3	10^4	NA	1,700	2,500	3,300	3,900
2, 5, 7	5	2	10^3	5×10^4	NA	1,700	2,700	4,500	6,800
2, 5, 7	5	2	10^3	10^5	NA	1,700	2,800	4,800	7,900
2, 5, 7	5	2	10^4	10^5	NA	17,000	25,000	33,000	39,000
2, 5, 7	5	2	2×10^4	5×10^4	NA	30,000	34,000	35,000	33,000
4	5	3	10	10^2	NA	23	39	51	57
3, 6, 8	5	1	2.3	7	NA	2.9	3.2	3.3	3.3
3, 6, 8	5	1	10	10^2	NA	13	16	18	20
3, 6, 8	5	1	10^2	2×10^2	NA	120	130	120	120
3, 6, 8	5	1	10^2	10^3	NA	130	160	180	200
3, 6, 8	5	1	10^3	10^4	NA	1,300	1,600	1,800	2,000
3, 6, 8	5	1	10^4	10^5	NA	13,000	16,000	18,000	20,000
9	10	1	10^2	5×10^2	NA	86	72	54	35
9	10	1	10^2	10^4	NA	86	73	61	46
9	10	1	10^3	10^4	NA	860	730	580	390
10[d]	5	0	10^2	–	NA	93	87	80	71
11	10	0	10^2	–	NA	69	47	30	17
NA	3	1	10/100 mL	100/100 mL	100 mL	19/100 mL	33/100 mL	54/100 mL	91/100 mL
NA	3	1	100/100 mL	10^3/100 mL	100 mL	190/100 mL	330/100 mL	540/100 mL	910/100 mL

担保水準は，サンプリングプランが95%信頼度でロットを不合格にする幾何平均菌濃度（CFU/g）である。
[a] 数字表記法は明確にするために使用するが，2桁の有効桁数のみを示す。
[b] s.d. = log菌数の標準偏差
[c] NA = 製品の代表サンプルと仮定して適用できない。
[d] 発育しない製品のために L. monocytogenes についてコーデックス基準も適用可能。

Table中のいくつかのケースでは（例：ケース2, 5, 8, 場合によっては6），標準偏差（s.d.）の増加に伴い，95%信頼度で検出される幾何平均も増加する。対照的に，別のケース（例：ケース9～15）では，s.d.の増加に伴い，同レベルの信頼度で検出される幾何平均は減少する。また，Table A.3では，$n = 1$サンプリングプランの場合，s.d.が高くなるほどより高い幾何平均でないと95%信頼度で検出されないが，採取サンプルが増加すると（ケース10～15），高いs.d.の場合，検出される幾何平均が低くなる。これは矛盾のように見えるが，説明可能である。

2階級サンプリングプラン（$m = M = 2$ log CFU/g = 100 CFU/g）により評価された2 log CFU/mLの許容可能限度のサンプリングプランを考える。Fig. A.3aは，s.d. = 0.25の確率分布を示し，サンプルの5%が$m = 2$以下及び95%についてはそれ以上である。この基準を満たす対数正規分布の平均は2.41である（幾何平均260）。したがって，幾何平均≥ 260 CFU/mLのいずれのバッチも，95%信頼度で不合格である。s.d.が1.2に増加し（Fig. A.3b），分布の5%がまだ$m = 2$以下であれば，分布は拡大し，これにより対数平均（3.97，幾何平均9300）は右へ移動する。

付属 A　サンプリングの考慮事項及びサンプリングプランの統計学的側面

$n = 10$ 及び s.d. $= 0.25$ (Fig. A.4a) の分布では，データの 74% が $m = 2$ 以下である（0.74^{10} = 0.05 であることから，10 サンプルのうち 1 つも m 以上を検出しない確率は 5% である）。s.d. が 1.2 に増加すれば (Fig. A.4b)，分布は拡大するが，ここでも分布の 74% は $m = 2$ 以下であることが望ましい。この場合，幾何平均は左に移動し，95% 信頼度で検出される幾何平均は小さくなる。

Table A.3 存在／非存在（すなわち増菌）法により評価された区分について，本書におけるサンプリングプランの担保水準

ICMSF ケース	n	c	m	M	サンプルサイズ	不合格の 95% 確率での幾何平均濃度（g または mL 当たり）[a]			
						s.d.[b] = 0.25	s.d. = 0.50	s.d. = 0.8	s.d. = 1.2
10[c]	5	0	0	–	10 g	18 g に 1 個	20 g に 1 個	22 g に 1 個	25 g に 1 個
10[c]	5	0	0	–	25 g	44 g に 1 個	49 g に 1 個	55 g に 1 個	62 g に 1 個
11	10	0	0	–	25 g	93 g に 1 個	120 g に 1 個	180 g に 1 個	310 g に 1 個
12	20	0	0	–	25 g	190 g に 1 個	270 g に 1 個	490 g に 1 個	1,200 g に 1 個
14	30	0	0	–	10 g	120 g に 1 個	170 g に 1 個	340 g に 1 個	980 g に 1 個
14	30	0	0	–	25 g	290 g に 1 個	430 g に 1 個	850 g に 1 個	2,400 g に 1 個
15	60	0	0	–	25 g	590 g に 1 個	910 g に 1 個	2,000 g に 1 個	7,400 g に 1 個
NA[d]	1	0	0	–	100 mL	27 mL に 1 個	13 mL に 1 個	5.0 mL に 1 個	1.3 mL に 1 個
NA	1	0	0	–	250 mL	69 mL に 1 個	33 mL に 1 個	13 mL に 1 個	3.2 mL に 1 個
NA	5	0	0	–	100 mL	177 mL に 1 個	196 mL に 1 個	219 mL に 1 個	249 mL に 1 個
NA	5	0	0	–	250 mL	440 mL に 1 個	490 mL に 1 個	550 mL に 1 個	630 mL に 1 個
NA	5	0	0	–	50 mL	88 mL に 1 個	98 mL に 1 個	110 mL に 1 個	120 mL に 1 個

担保水準は，サンプリングプランが 95% 信頼度でロットを不合格にする幾何平均菌濃度（1 個含有のグラム）である。
[a] 数字表記法は明確にするために使用するが，2 桁の有効桁数のみを示す。
[b] s.d. = log 菌数の標準偏差
[c] 発育する製品のために *L. monocytogenes* についてコーデックス基準も適用可能。
[d] NA = ICMSF ケースが存在しないことから適用できない。

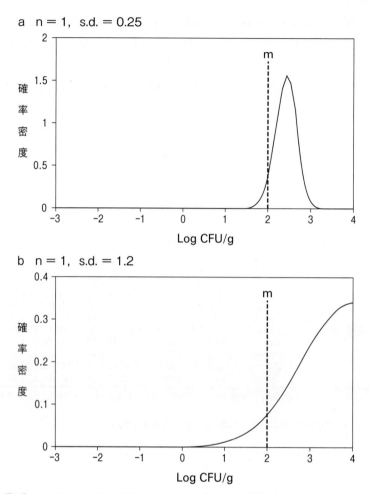

Fig.A.3 $n = 1$ 及び $m = 2 \log$ のサンプリングプランにより 95% 信頼度で不合格となる場合の分布
(**a**) s.d. = 0.25 (log 平均 = 2.41 → 幾何平均 = 260) 及び(**b**) s.d. = 1.2 (log 平均 = 3.97 → 幾何平均 = 9300)

付属 A　サンプリングの考慮事項及びサンプリングプランの統計学的側面

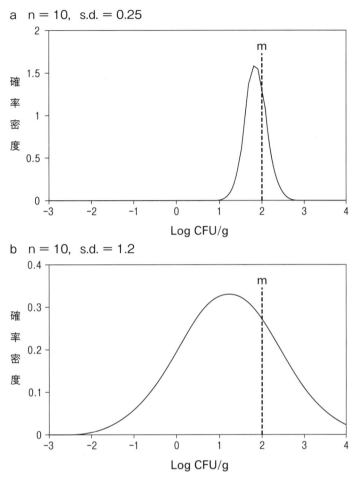

Fig. A.4　$n = 10$，$m = 2 \log$ のサンプリングプランにより 95% 信頼度で不合格となる場合の分布
(**a**) s.d. = 0.25（log 平均 = 1.84 → 幾何平均 = 1.84）及び(**b**) s.d. = 1.2（log 平均 = 1.22 → 幾何平均 = 17）。m（---），確率分布（―）。

文献

Andrews WH (1996) AOAC International's three validation programs for methods used in the microbiological analysis of foods. Trends Food Sci Technol 7:147-151

Berg C, Dahms S, Hildebrandt G et al (1994) Microbiological collaborative studies for quality control in food laboratories: reference material and evaluation of analyst's errors. Int J Food Microbiol 24:41-52

Black RG, Craven HM (1990) Program for evaluation of dairy laboratories testing proficiency. Aust J Dairy Technol 86-92

Codex Alimentarius (1997) Principles for the establishment and application of microbiological criteria for foods (CAC/GL-21). Joint FAO/WHO Food Standards Program, FAO, Rome

Corry JEL, Jarvis B, Passmore S et al (2007) A critical review of measurement uncertainty in the enumeration of food microorganisms. Food Microbiol 24:230-253

ICMSF (International Commission for Microbiological Specifications for Foods) (1974) Microorganisms in foods 2: sampling for microbiological analysis; principles and specific applications. University of Toronto Press, Toronto

ICMSF (1986) Microorganisms in foods 2: sampling for microbiological analysis; principles and specific applications, 2nd edn. University of Toronto Press, Toronto

ICMSF (2002) Sampling Plans. In: ICMSF. Microorganisms in foods 7: microbiological testing in food safety management. Kluwer Academic/Plenum, New York

In't Veld PH, Notermans SHW, Van den Berg M (1995) Potential use of microbiological reference material for the evaluation of detection methods for *Listeria monocytogenes* and the effect of competitors: a collaborative study. Food Microbiol 12:125-134

Jarvis B (2008) Statistical aspects of the microbiological analysis of foods. 2nd edn. Academic Press, London

Legan DJ, Vandeven MH, Dahms S et al (2000) Determining the concentration of microorganisms controlled by attributes sampling plans. Food Control 12:137-147

Lombard B, Gomy C, Catteau M (1996) Microbiological analysis of foods in France: standardized methods and validated methods. Food Control 7:5-11

Peterz M (1992) Laboratory performance in a food microbiology proficiency testing scheme. J Appl Microbiol 73:210-216

Peterz M, Steneryd AC (1993) Freeze-dried mixed cultures as reference samples in quantitative and qualitative microbiological examinations of food. J Appl Microbiol 74:143-148

Rentenaar IMF (1996) Microval, a challenging Eureka project. Food Control 7:31-36

Scotter S, Wood R (1996) Validation and acceptance of modern methods for the microbiological analysis of foods in the UK. Food Control 7:47-51

van Schothorst M, Zwietering MH, Ross T et al (2009) Relating microbiological criteria to food safety objectives and performance objectives. Food Control 20:967-979

付属 B 第 2 章の計算

微生物レベルと変動の等価効果

Fig. 2.4（第 2 章参照）の値は，z 値を用いて算出することができる。FSO = 2 についての計算は，平均値 x，標準偏差 s 及び確率レベルにより決定された z 値から，$x + z \cdot s = 2$ となる。z 値は，Table B.1 に示す。

Fig. 2.4 の確率線は，等式 $s = (2 - x)/z$ を用いて算出できる。例えば，Fig. 2.4 中の確率 0.05 の線は以下により表現できる。

$$s = (2 - x)/z = (2 - x)/1.645$$

Table 2.1 では，平均値 1.03，0.63，0.18 及び標準偏差 0.59 は，それぞれ確率レベル 0.05，0.01，0.001 に対応する：

$$(2 - 1.03)/1.645 = 0.59 \text{（確率レベル 0.05 の } z \text{ 値を使用）}$$
$$(2 - 0.63)/2.326 = 0.59 \text{（確率レベル 0.01 の } z \text{ 値を使用）}$$
$$(2 - 0.18)/3.09 = 0.59 \text{（確率レベル 0.001 の } z \text{ 値を使用）}$$

標準偏差を減少させる効果は，このアプローチにより，対数増加に変換できる。標準偏差の減少に伴うレベルの等価変化は，等式 $\Delta x = z \Delta s$ で決定できる。

Table 2.2 では，標準偏差 1.11 と平均値 -1.2 は，以下の結果となる。

$$z = (2 - x)/s = (2 + 1.2)/1.11 = 2.88$$

H_0 における s が 0.8 から 0.4 に減少することにより，全体のレベルの標準偏差は 1.11[1] から 0.87[2] に減少する。これから，0.69[3] log の対数平均の "増加" が生じる。従って，不良率を変えずに平均濃度を動かすことのできる範囲は，全体の標準偏差における変化及び適合レベルの設定の両方によって決まる（Table B.1）。

Table B.1 異なる確率水準での z 値（片側検定）

確率レベル	z 値
0.05	1.645
0.01	2.326
0.005	2.576
0.002	2.878
0.001	3.090

---

[1] $1.11 = \text{sqrt}(0.8^2 + 0.5^2 + 0.59^2)$（Table 2.2 より）

[2] $0.87 = \text{sqrt}(0.4^2 + 0.5^2 + 0.59^2)$（Table 2.5 より）

[3] $0.69 = 2.88 \times (1.11 - 0.87)$

付属C　Table で参照した ISO 法

ISO 法を選択する理論的根拠

　微生物学的基準を正確に明確化する要求事項の1つは，結果を得るために使用される微生物試験法の特定である。国際食品微生物規格委員会では多くの標準的参考文献が存在することを認めており，コーデックス委員会に合致させるために ISO 法の使用を選択する。その他の方法は，これらの方法の妥当性確認に使用することも可能である。

Table C.1 ISO methods referenced in tables in this book

Method number	Title
ISO 4833:2003	Microbiology of food and animal feeding stuffs – Horizontal method for the enumeration of microorganisms – Colony count technique at 30℃
ISO 6222:1999	Water quality – Enumeration of culturable micro-organisms – Colony count by inoculation in a nutrient agar culture medium
ISO 6461-2:1986	Water quality – Detection and enumeration of the spores of sulfite-reducing anaerobes (clostridia) – Part 2: Method by membrane filtration
ISO 6579:2002	Microbiology of food and animal feeding stuffs – Horizontal method for the detection of *Salmonella* spp
ISO 6785:2001	Milk and milk products – Detection of *Salmonella* spp
ISO 6888-1:1999	Microbiology of food and animal feeding stuffs – Horizontal method for the enumeration of coagulase-positive staphylococci (*Staphylococcus aureus* and other species) – Part 1: Technique using Baird-Parker agar medium
ISO 7899-2:2000	Water quality – Detection and enumeration of intestinal enterococci – Part 2: Membrane filtration method
ISO 7932:2004	Microbiology of food and animal feeding stuffs – Horizontal method for the enumeration presumptive *Bacillus cereus* – Colony count technique at 30℃
ISO 7937:2004	Microbiology of food and animal feeding stuffs – Horizontal method for the enumeration of *Clostridium perfringens* – Colony count technique
ISO 9308-1:2000	Water quality – Detection and enumeration of *Escherichia coli* and coliform bacteria – Part 1: Membrane filtration method
ISO 11290-1:1996	Microbiology of food and animal feeding stuffs – Horizontal method for the detection and enumeration of *Listeria monocytogenes* – Part 1: Detection method
ISO 11290-2:1998	Microbiology of food and animal feeding stuffs – Horizontal method for the detection and enumeration of *Listeria monocytogenes* – Part 2: Enumeration method
ISO 16266:2006	Water quality – Detection and enumeration of *Pseudomonas aeruginosa* – Method by membrane filtration
ISO 16649-2:2001	Microbiology of food and animal feeding stuffs – Horizontal method for the enumeration of beta-glucuronidase-positive *Escherichia coli* – Part 1: Colony-count technique at 44℃ using 5-bromo-4-chloro-3-indolyl beta-D-glucuronide
ISO 16654:2001	Microbiology of food and animal feeding stuffs – Horizontal method for the detection of *Escherichia coli* O157
ISO 21527-2:2008	Microbiology of food and animal feeding stuffs – Horizontal method for the enumeration of yeasts and moulds – Part 2: Colony count technique in products with water activity less than or equal to 0.95

付属C　Table で参照した ISO 法

Method number	Title
ISO 21528-1:2004	Microbiology of food and animal feeding stuffs – Horizontal methods for the detection and enumeration of Enterobacteriaceae – Part 1: Detection and enumeration by MPN technique with pre-enrichment
ISO/TS 21872-1:2007	Microbiology of food and animal feeding stuffs – Horizontal method for the detection of potentially enteropathogenic *Vibrio* spp. – Part 1: Detection of *Vibrio parahaemolyticus* and *Vibrio cholera*
ISO/TS 22964:2006	Milk and milk products – Detection of *Enterobacter sakazakii*

付属D　ICMSFの目的及び成果

歴史及び目的

　国際食品微生物規格委員会（ICMSF，委員会）は，国際微生物学連合（IUMS）の委員会である国際食品微生物学・衛生委員会の活動を通じて1962年に創設された。IUMSを通じて，ICMSFは国際生物科学連合（IUBS）及び国際連合の世界保健機関（WHO）と結び付いている。

　1960年代には，食品由来による疾病の認識が高まり，その結果，食品の微生物学的検査が大いに増加した。このことが食品の国際貿易に予期しない問題を生み出した。さまざまな分析方法及び疑わしい統計的妥当性のサンプリングプランが使用されていた。さらに，分析結果はさまざまな概念の生物学的意義及び許容基準を用いて解釈され，食品産業及び規制当局の双方に混乱及び欲求不満をもたらした。このような環境において，ICMSFは次の目的で設立された：1）食品の微生物学的安全性及び品質についての証拠を収集し，関連付け，評価する；2）微生物学的基準が改善されたかどうかを検討し，特定の食品の微生物学的安全性を保証する；3）必要に応じてそのような基準を提案する；4）サンプリング及び試験の方法を推奨する。

　ほぼ50年後，委員会の主な役割は，政府機関及び企業により採用された時に，微生物学的な食品由来疾病及び食品の腐敗・変敗の発生の世界的な広がりを減少させて，世界貿易を促進させるという独立かつ公平な科学的概念について先導的なよりどころになることである。

機能及びメンバー

　ICMSFは広範な研究を通じて基本的な科学情報を提供し，情報に基づき偏見なしに推奨事項を作成する。研究結果は書籍，討議文書あるいは参照論文として発表される。委員会の主な出版物は付属Fに一覧にされている。ICMSFの推奨事項は正式なものではなく，そのような推奨事項の正式な発布は，国家的には政府の管轄であり，国際的には国連及びWHO及びFAOのような国連機関の管轄である。

　ICMSFは作業部会として機能しており，論文を読むためのフォーラムとして機能しているわけではない。会議は主に分科委員会内の議論，合意に達するための討論会，草案の編集，計画立案から構成されている。ほとんどの作業は編集委員会及びメンバーによる会議の中で行われるが，時にはメンバー以外のコンサルタントの助けを求めることもある。

　1962年以降，43回の会議が24か国（オーストラリア，ブラジル，カナダ，チリ，中国，デンマーク，ドミニカ共和国，エジプト，英国，フランス，ドイツ，インド，イタリア，メキシコ，シンガポール，南アフリカ，スペイン，スイス，オランダ，ウルグアイ，米国，旧ソ連邦，ベネズエラ，旧ユーゴスラビア）で開催されている。この会議の間に，委員会メンバーは微生物学者あるいは開催国の公衆衛生当局者により編成されたシンポジウムに頻繁に参加する。

　本書の出版時点のメンバーは，12か国の17名の食品微生物学者から構成されており，研究，公衆衛生，食品規制，教育，製品及び工程の開発，及び品質管理に対する専門的な関心により結

付属D　ICMSFの目的及び成果

集した者であり，公衆衛生，農業，食品工学の政府系研究所，大学，食品産業から集合している（付属E参照）。また，ICMSFは，委員会の成功には不可欠な特定分野の微生物学の専門家であるコンサルタントによる支援を受けている（本書の前付けの貢献者及びレビューを参照）。新しいメンバー及びコンサルタントは，その専門性に対して選ばれる者であり，国の代表として選ばれるわけではない。すべての作業はボランティアであり，手数料や謝礼金はない。

最近では，3つの分科委員会（ラテンアメリカ，東南アジア，北東アジア及び中国）が，それらの地域の食品微生物学者間のICMSFの活動を推進し，世界規模での情報伝達を促している（付属E参照）。

ICMSFは，会議を支援するために独自の基金を立ち上げた。支援は政府機関，WHO，IUMS，IUBS及び20か国の100社を超える食品企業や機関を含む食品産業から得られている。特定のプロジェクト，セミナー及びカンファレンスの助成金は，さまざまなところから提供されている。ある資金は書籍の売り上げからも得られる。

過去及び現在の作業

その設立以来，ICMSFでは微生物の検査法，サンプリングプラン，微生物学的基準，HACCP，リスク評価及びリスク管理のような問題に対応することで，食品微生物の分野に深く，しかも世界的規模の影響を持っている。その活動及び推奨事項は，書籍，科学論文や一般論文，意見文書，会報及びプレゼンテーションとして発表されている。

ほぼ25年間にわたり，主なICMSFの取り組みは方法論に向けられてきた。この結果，微生物学的方法の比較は改善され，これまで以上に標準化された（17件の査読された公表文書）。多くの重要な知見の中で，サルモネラ属菌の分析の際に，分析サンプルが感受性を失わずに単一の検査に統合可能であることが確立された。これにより，いくつかのサンプリングプランで推奨される多数のサンプルの収集及び分析が実用的になった。代替法及び迅速検査キットの急速な開発及び食品由来疾病に関与する生物因子リストの拡大に伴い，委員会は比較プログラム及び方法の評価を中断して，方法論の問題は他の組織により効果的に対処されていることを認識している。

国際通商における食品の微生物学的安全性を強化するという委員会の長期的目的は，当初，統一された分析法（ICMSF 1978）及び妥当なサンプリングプランと基準（ICMSF 1974，1978，第2版1986）を推奨した2冊の書籍を通じ対処された。その後，委員会は食品産業で使用される工程及び試験所に持ち込まれる食品の微生物学的側面を分析者達に習熟させることを目的として，食品の微生物生態についての書籍（ICMSF 1980a, b）を作成した。主な食品群の微生物学及びこれらの食品の微生物含有量に影響する要因についての知識は，分析者が分析結果を解釈する上で助けとなる。

初期の段階で，委員会は，食品中に病原微生物がいないことを保証するサンプリングプランがないことを認識した。輸入港あるいはフードチェーンのいずれかの場所で食品を検査することは食品の安全性を保証できない。このことから，委員会は食品の安全性を高めるためにHACCPの潜在的価値を探求するに至った。1980年のWHOとの会合では，特に発展途上国の食品中の

微生物学的ハザードを制御するために HACCP の使用に関する報告が行われた（ICMSF 1982）。その後，委員会は HACCP の原則及び HACCP プランの作成のための手順についての一冊の書籍を出版し（ICMSF 1988），その内容は食品の生産，収穫，調理，取扱い条件の管理の重要性を対象とした。生産及び収穫から消費までの HACCP の適用について推奨事項が示され，食品システムにおける各段階でどのように HACCP を適用できるかについて例示している。

次に，委員会は HACCP プランの作成における主な弱点はハザード分析の過程であることを認識した。食品由来疾病の原因として認識された多くの生物学的因子について精通することは困難である。ICMSF（1996）は，食品由来疾病に一般的に含まれる生物学的因子の特性に関する重要な情報をまとめ，病原微生物の発育，生残または死滅について判断する際の簡易な参照文献として提供する。

その後，委員会は食品群の微生物生態についての書籍を更新した（ICMSF 1998）。

食品の微生物 7：食品安全性管理における微生物学的検査（ICMSF 2002）は，摂食時食品安全目標値の概念及び HACCP プランや微生物学的基準の設定におけるそれらの使用を紹介した。この書籍では，サンプリングの統計学的側面及びサンプリングプランの厳密性を決定する"ケース"の選択の更新を提供している。*食品の微生物 7 は食品の微生物 2：微生物学的分析のためのサンプリング：原則及び特定の適用*（1986）の最初の部分を置き換えている。それは，HACCP や GHP のようなシステムが微生物学的検査よりも安全性の大きな保証をどのようにして提供するかを示しているが，微生物学的検査が依然として有用な役割を果たしている状況も明らかにしている。2002 年に*食品の微生物 7* の出版以来，これらの重要な概念の多くはコーデックス委員会に採用されており，それらの手順マニュアルに含められている。さらに，新たなリスク管理の枠組みが，多くの緊急な食品の安全性に関する国際的公衆衛生問題についてのリスク管理の選択肢を開発してコミュニケーションを容易にさせて促進させるために使用されている。1つの良い例として，*Cronobacter* spp.（*E. sakazakii*）の管理に関するコーデックス規格があり，本菌は乳児用調製粉乳の摂取による乳児の疾病及び死亡を引き起こすと特定された。この例では，科学者集団が介護者及びその他の関係者に対して，防止措置の実施に良い影響を与えるための極めて迅速に助言を提供するために，リスク管理の枠組みを使用することができた。

*食品の微生物シリーズ*の英語版に加えて，ほとんどの書籍がラテンアメリカにおいてスペイン語版としても入手できる。また，*食品の微生物 7* は間もなく中国語でも入手できるようになり，*食品の微生物 6* の更新された版が間もなく日本語で入手できるようになる（訳注：食品微生物 6 及び 7 は中央法規出版から出版されている）。

より最近では，委員会は*食品の微生物 6：食品群の微生物生態*の更新された第 2 版（2005）を出版した。その出版物では，初期の微生物汚染と病原微生物の分布，加工処理の微生物学的影響，通常の腐敗・変敗パターン，食品群と食品由来疾病に関連するエピソード，及び 17 の主な食品群についての病原微生物を管理して腐敗・変敗を制限するための措置を述べている。各食品群の微生物生態における知識の更新に加えて，管理措置がリスク管理における国際的進展に沿って標準化されたフォーマットで提示され，包括的な索引も追加された。

付属D　ICMSFの目的及び成果

　ICMSFは，科学者集団及び関心のある一般の人々の両方に向けて，多くのその他有用な出版物を作成してきた。リスク評価における科学的基盤の必要性に対応して，ICMSFの作業グループでは"食品及び食品製品における国際貿易に関連する微生物学的問題に対するリスク評価技術の適用の可能性"を出版した（ICMSF 1998）。各国政府は，リスク管理の選択肢の成功及び達成を評価するために，疫学からの知見を使用することに注目することから，委員会では科学論文，"食品の安全性管理プログラムの影響を測定するための疫学的データの使用"（ICMSF 2006）の中でリスク管理における疫学の役割を明瞭にすることに努めた。より最近では，委員会は微生物学的仕様の確立及びフードチェーンにおける管理措置の妥当性確認の両方に対する新たなリスク管理の枠組みの連携を調査することを目的とした更なる2つの概念文書を発表した。

　成功した一般の印刷物には，ICMSFの一般の人々向けのガイド，"摂食時食品安全目標値及び達成目標値の理解と使用のための簡易ガイド"（ICMSF 2005）がある。最初に英語版が発行され，このガイドはフランス語，ポルトガル語，スペイン語及びインドネシア語に翻訳された。それは，読者に新たなコーデックス・リスク管理メトリクスについて技術用語を使わずに伝えることを目的とした。また，そのガイドは，現在，教育資料に適した図解された版としてICMSFのウェブサイトでも入手できる。

　多くのメンバーは，専門家会議，コンサルテーション及びコーデックス作業部会会議に参加し，また活動を強化することのための専門的トレーナーとして関わることにより，FAO及びWHOと積極的に協力している。本書の制作中に，ICMSFはコーデックス食品衛生部会（CCFH）及びコーデックス一般原則部会（CCGP）に代表として参加し，また数名のメンバーはコーデックス電子作業部会及び地域の委員会にICMSFの代表として出席した。いくつかのICMSFの概念及び原則は，例えばCCFHにより作成された衛生規範のいくつかの新たなガイドライン及び規則，あるいは，乳製品や食肉製品のような食品別の特定規則の中で，コーデックス委員会により採用されている。本書が印刷されることで，委員会は，ナチュラルミネラルウォーターの採集，加工処理及び販売についての衛生規範の推奨国際規則の改定案，食品中のウイルス管理のための食品衛生の一般原則の適用に関するガイドライン案，ならびに食品の微生物学的基準の設定及び適用のためのガイドライン案についてCCFH内で専門的助言を提供している。

　設立からほぼ50年たった今日でも，委員会の当初の目的は，一定の食品の安全性傾向及び2050年までに食品の需要及び国際貿易は2倍になるとの予測から，一層関連性が強くなっている。食品由来病原微生物により生じる疾病は世界的な公衆衛生問題となっており，食品の輸出入は多くの国々の景気回復及び食品防御の両方において極めて重要な要因である。したがって，効果的な地球規模の食品安全管理システム及び規格は，各国政府が貿易を推進する一方，消費者を保護することに努めるための公衆衛生及び経済的観点から重要である。食品防御において世界間で依存し合う環境では，各国は単に自国の食品安全管理システムに頼ることはできず，したがって，食品安全規格はしっかりとした科学的原則に基づき，各国の同等性を示すことができることが不可欠である。この背景の中で，コーデックス委員会，各国政府及び産業のような国際規格設定機関に対して独立かつ公平な科学的助言のための先導的な源としてICMSFの継続的役割は，

世界的疾病の負担の減少及び食品の国際貿易の推進を目的とした同等性のある食品規格の開発のために極めて重要であるということである。ICMSF の将来的な成功は，そのパートナーと効果的に作業を行う ICMSF の能力，ならびにおしみなく時間を無償で提供する ICMSF メンバーとコンサルタントの尽力，及び委員会活動に極めて不可欠な経済的支援を提供する人々に引き続き依存している。

　本項で引用した書籍及び出版物についての全引用については，付属 F「ICMSF 出版物」を参照のこと。

ICMSF　General Conference Sites and Major Sponsors

No.	Year	Location	Sponsors
1	1962	Montreal, Quebec, Canada	Members' agencies
2	1965	Cambridge, UK	Members' agencies; Low Temperature Research Station, Cambridge, UK; Pillsbury Co.
3	1966	Moscow, USSR	Members' agencies
4	1967	London, UK	Members' agencies; Unilever Research
5	1969	Dubrovnik, Yugoslavia	Members' agencies; Union of Medical Societies of Yugoslavia; US Department of Health, Education and Welfare, Public Health Service, Centers for Disease Control
6	1970	Mexico City, Mexico	Members' agencies; ICMSF sustaining fund
7	1971	Opatija, Yugoslavia	Members' agencies; Union of Medical Societies of Yugoslavia; US Department of Health, Education and Welfare, Public Health Service; Centers for Disease Control
8	1972	Langford, England	Members' agencies; Meat Research Institute; Agriculture Research Council, UK; ICMSF sustaining fund
9	1973	Ottawa, Ontario, Canada	Members' agencies; Health and Welfare Canada, Health Protection Branch; ICMSF sustaining fund
10	1974	Caracas, Venezuela	Members' agencies; Latin American Congress for Microbiology, International Union of Biological Societies; ICMSF sustaining fund
11	1976	Alexandria, Egypt	Members' agencies; Ministry of Health, Arab Republic of Egypt; US Department of Health and Human Services, Centers for Disease Control; ICMSF sustaining fund
12	1977	Cairo, Egypt	Members' agencies; Ministry of Health, Arab Republic of Egypt; US Department of Health and Human Services, Centers for Disease Control; ICMSF sustaining fund
13	1978	Cairo, Egypt	Members' agencies; Ministry of Health, Arab Republic of Egypt; US Department of Health and Human Services, Centers for Disease Control; ICMSF sustaining fund
14	1980	Stresa,Italy	Members' agencies; Comitato Organizzatore "Total Quality Control Congress"; Regione Piemonte; Regione Lombardia; Provincia di Novara; Banca Popolare di Novara; Fondazione Alivar; Italy Centro Studi Hospes;Terme di Crodo, S.P.A.; ICMSF sustaining fund
15	1981	Chexbres, Switzerland	Members' agencies; Nestlé Products Technical Assistance Co.; ICMSF sustaining fund

付属 D　ICMSF の目的及び成果

No.	Year	Location	Sponsors
16	1982	Anaheim, California, USA	Members' agencies; Silliker Laboratories; ICMSF sustaining fund
17	1983	Sharnbrook, Bedford, UK	Members' agencies; Unilever Research, Colworth Laboratories; ICMSF sustaining fund
18	1984	Berlin, Federal Republic of Germany	Members' agencies; Federal Ministry of Youth, Family Affairs and Welfare; German Research Foundation; Senate of Berlin; Unilever Germany; ICMSF sustaining fund
19	1985	La Jolla, California, USA	Members' agencies; Beatrice Foods; Silliker Laboratories; ICMSF sustaining fund XX 1986 Roskilde, Denmark Danish Meat Products Laboratory; ICMSF sustaining fund
20	1986	Roskilde, Denmark	Danish Meat Products Laboratory; ICMSF sustaining fund
21	1987	Toronto, Ontario, Canada	Members' agencies; Medical research Council Canada; Canada Packers Inc.; ICMSF sustaining fund
22	1988	Dubrovnik, Yugoslavia	Members' agencies; Nestlé Products Technical Assistance Co.; ICMSF sustaining fund
23	1989	Milan, Italy	Members' agencies; Comune di Milano, Camera di Commercio Industria, Artigianato, Agricoltura di Milano; Centrale del Latte di Milano; Egidio Galbani Spa di Milano; Istituto Scotti Bassani di Milano; Nuovo-Criai di Caserta; Ciba-Geigy di Milano; Alfa Laval di Monza; ICMSF sustaining fund
24	1990	Playa Dorada, Dominican Republic	Members' agencies; Pan American Health Organization / World Health Organization; Instituto Dominicano de Technología Industrial (INDOTEC); Central Bank of the Dominican Republic; Asociacion de Propietarios de Hoteles y Condominios de Playa Dorada; Secretaría de Estado de Turismo (SECTUR); Nestlé (Dominican Republic); ICMSF sustaining fund
25	1991	Sydney, NSW, Australia	Members' agencies; Australian Institute of Food Science and Technology; ICMSF sustaining fund
26	1992	Taverny, France	Members' agencies; Nestlé France; ICMSF sustaining fund
27	1993	Papendal, The Netherlands	Members' agencies; The Netherlands EFFI; Netherlands Society for Microbiology; Netherlands Society for Nutrition and Food Technology; ICMSF sustaining fund
28	1994	León, Spain	Members' agencies; Ministerio de Salud y Consumo; ICMSF sustaining fund
29	1996	Pretoria, South Africa	Members' agencies; ABSA Bank, AECI Aroma & Fine Chemicals; Department of Health; Department of Microbiology-WITS; Gold Star Yeasts; Hartlief Continental Meats; Inspection and Quality Services; Kanhym Fresh Meat; KWV; Labotec, Lever Industrial, S.A.; Society for Microbiology, Sea Harvest Corp.; Separations Scientific, SGS Qualitest; Sun International; 3M South Africa; Toyota S.A. Marketing; Traditional Beer Investments, Black Like Me Products; Boehringer Mannheim; Bull Brand Foods; C.A. Milsch; Dragoco S.A.; Enzymes S.A., Firmenich; First National Bank; Foodtek-CSIR; Foundation for Research Development; Meat Industry Centre (ANPI-ARC); Merck; Nestlé; Nutritional Foods, Quest Intern.; Royal Beech-Nut; Von Holy Consulting, Willards Foods; Woolworths; Xera Tech-The Document Company; Xerox Office Supplies; ICMSF sustaining fund

No.	Year	Location	Sponsors
30	1997	Annecy, France	Members' agencies; Fondation Marcel Mérieux; ICMSF sustaining fund
31	1998	Guaruja, Brazil	Members' agencies; COMBHAL 98; ICMSF sustaining fund
32	1999	Melbourne, Australia	Members' agencies; Public Health and Development Division of the Victorian Department of Human Services; ICMSF sustaining fund
33	2000	Berlin, Germany	Members' agencies; Bundes Institut für gesundheitlichen Verbraucherschutz und Veterinärmedizin; Bund für Lebensmittelrecht und Lebensmittelkunde e.V.; Milchindustrie-Verband e.V.; Kraft Foods, R&D Inc.; ICMSF sustaining fund
34	2001	Annecy, France	Members' agencies; Fondation Marcel Mérieux; ICMSF sustaining fund
35	2002	Pucon, Chile	Members' agencies; VII Congreso Latinamericano de Microbiologia e Higiene de Alimentos, Nov. 2002, Chile; ICMSF sustaining fund
36	2003	Lugano, Switzerland	Members' agencies; Schweizerische Gesellschaft für Lebensmittel Hygiene; ICMSF sustaining fund
37	2004	Hangzhou, Shanghai, Beijing, China	Members' agencies; Silliker Group, Corp; bioMerieux China Ltd.; 3M China Ltd; Unilever; DuPong QUALICON; Beijing Sanyuan Foods Co, Ltd.; Zhejiang Provincial Center for Disease Control and Prevention; Zhejiang Gongshang University, College of Food Science, Biotechnology and Environmental Engineering; Shanghai Jiaotong University, Department of Food Science and Technology; ICMSF sustaining fund
38	2005	Wintergreen, USA	Members' agencies; 3M Microbiology; American Society for Microbiology; Ecolab Inc.; Food Products Association; General Mills; Kraft Foods; Masterfoods USA; Cattlemen's Beef Board and the National Cattlemen's Beef Association; Nestlé USA Inc.; Silliker Inc.; Standard Meat Company; US Environmental Protection Agency/Office of Water; US Department of Agriculture/Cooperative State Research; Education and Extension Service; US Department of Agriculture / Food Safety and Inspection Service; US Food and Drug Administration/Center for Food Safety and Applied Nutrition; Risk Assessment Consortium; International Life Sciences Institute; International Association for Food Protection; Institute of Food Technologists; ICMSF sustaining fund
39	2006	Cape Town, Pretoria, South Africa	Members' agencies; Consumer Goods Council of South Africa (CGCSA); South African Association for Food Science &Technology (SAAFoST); 3M; Unilever SA; ICMSF sustaining fund
40	2007	Singapore	Members' agencies; ILSI Southeast Asia Region; Agri-Food & Veterinary Authority of Singapore; ICMSF sustaining fund

付属D　ICMSFの目的及び成果

No.	Year	Location	Sponsors
41	2008	New Delhi, India	Members' agencies; ILSI India; Ministry of Food Processing Industries, GOI; Agricultural and Processed Food Products Export Development Authority (APEDA); India Council of Agricultural Research (ICAR); India Council of Medical Research (ICMR); National Horticulture Mission (NHM), Ministry of Agriculture; ICMSF sustaining fund
42	2009	Punta del Este, Uruguay	Members' agencies; Latin American Sub-Commission of ICMSF; Uruguayan Society of Food Science and Technology; ICMSF sustaining fund
43	2010	Annecy, France	Members' agencies; Fondation Marcel Mérieux; ICMSF sustaining fund

訳注）本付属の内容は，2011年現在のものである。

付属 E ICMSF Participants

ICMSF Members at the Publication of this Book
Chair
  Dr. Martin Cole, Chief, CSIRO Division of Food and Nutritional Sciences, PO Box 52, North Ryde, NSW 1670, Riverside Corporate Park, 11, Julius Avenue, North Ryde, NSW 2113, Australia

Secretary
  Dr. Fumiko Kasuga, Section Chief, Division of Biomedical Food Research, National Institute of Health Sciences, 1-18-1 Kamiyoga, Setagaya-ku, Tokyo 158-8501, Japan

Treasurer
  Dr. Jeffrey M. Farber, Director, Bureau of Microbial Hazards, Food Directorate, Health Canada, Banting Research Centre, Postal Locator 2203G3, Tunney's Pasture, Ottawa, Ontario K1A OL2, Canada

Members
  Dr. Wayne Anderson, Director Food Science and Standards, Food Safety Authority of Ireland, Abbey Court, Lower Abbey Street, Dublin 1, Ireland
  Dr. Lucia Anelich, Director Anelich Consulting, 281 William Drive, Brooklyn 0181, Pretoria, South Africa
  Dr. Robert L. Buchanan, Director and Professor, Center for Food Safety and Security Systems, University of Maryland, O119 Symons Hall, College Park, MD 20742, USA
  Dr. Jean-Louis Cordier, Food Safety Manager, Nestlé Nutrition, Operations/Quality & Safety, Avenue Reller 22, Rel 1301-10, CH-1800 Vevey, Switzerland
  Dr. Ratih Dewanti-Hariyadi, Assistant Professor, Department of Food, Science and Technology, Bogor Agricultural University, Gedung Fateta Kampus IPB Darmaga, Jalan Raya Darmaga, PO Box 220, Bogor 16680, Indonesia
  Dr. Russel S. Flowers, Chairman of the Board and Chief Scientific Officer, Silliker Group Corp., 900 Maple Road, Homewood, Illinois 80430, USA
  Prof. Bernadette D. G. M. Franco, Full Professor, Food Science and Nutrition Department, Faculdade de Ciencias Farmaceuticas, Universidade de São Paulo, Av. Prof. Lineu Prestes 580, 05508-900-São Paulo-SP, Brazil
  Prof. Leon G.M. Gorris (*Secretary 2007-2010*), GCEA Regional Regulatory Affairs Director Foods, Unilever R&D Shanghai, 4th Floor, 66 Lin Xin Road, Linkong Economic Development Zone, Chang Ning District, Shanghai 200335, China
  Dr. Anna M. Lammerding, Chief, Microbial Food Safety Risk Assessment, Food Safety Risk Assessment Unit, Laboratory for Foodborne Zoonoses, Public Health Agency of Canada, 160 Research Lane, Unit 206, Guelph, Ontario N1G 5B2, Canada
  Dr. Xiumei Liu, Chief Scientist for Food Safety, China CDC, National Institute of Nutrition and Food Safety, China CDC, Ministry of Health, 7 Panjiayuan Nan Li, Beijing 100021, P.R. China
  Dr. Tom Ross, Associate Professor in Food Microbiology, School of Agricultural Science, University of Tasmania, Private Bag 54, Hobart Tasmania 7001, Australia
  Dr. Katherine M.J. Swanson, Vice President Food Safety, Ecolab, 655 Lone Oak Drive, Eagan, MN 55120, USA
  Dr. Marta Taniwaki, Scientific Researcher, Instituto de Tecnologia de Alimentos-ITAL, Av Brasil, 2880, Cep 13070-178, Campinas-SP, Brazil
  Prof. Marcel Zwietering, Professor in Food Microbiology, Laboratory of Food Microbiology, Agrotechnology and Food Sciences Group, Wageningen University, P.O. Box 8129, 6700 EV Wageningen, The Netherlands

付属 E ICMSF Participants

Past Members of the ICMSF

Dr. A. C. Baird-Parker	UK	1974-1999	
Dr. M. T. Bartram	USA	1967-1968	
Dr. H. E. Bauman	USA	1964-1977	
Dr. F. Bryan	USA	1974-1996	Secretary 1981-1991
Dr. L. Buchbinder*	USA	1962-1965	
Prof. F. F. Busta	USA	1985-2000	Treasurer 1998-2000
Dr. R. Buttiaux	France	1962-1967	
Dr. J. H. B. Christian	Australia	1971-1991	Chair 1980-1991
Dr. D. S. Clark	Canada	1963-1985	Secretary-Treasurer 1963-1981
Dr. C. Cominazzini	Italy	1962-1983	
Dr. S. Dahms	Germany	1998-2007	
Dr. C. E. Dolman*	Canada	1962-1973	
Dr. M. P. Doyle	USA	1989-1999	
Dr. R. P Elliott*	USA	1962-1977	
Dr. O. Emberger	Czechoslovakia	1971-1986	
Dr. M. Eyles	Australia	1996-1999	
Dr. J. Farkas	Hungary	1991-1998	
Mrs. M Galton*	USA	1962-1968	
Dr. E. J. Gangarosa	USA	1969-1970	
Prof L.Gram	Denmark	1998-2009	Secretary 2003-2006
Dr. F. Grau	Australia	1985-1999	
Dr. J. M. Goepfert	Canada	1985-1989	Treasurer 1987-1989
Dr. H. E. Goresline*	USA/Austria	1962-1970	
Dr. B C. Hobbs*	UK	1962-1996	
Dr. A. Hurst	UK/Canada	1963-1969	
Dr. H. Iida	Japan	1966-1977	
Dr. M. Ingram*	UK	1962-1974	Ex-officio member 1962-1968
Dr. J.L. Jouve	France	1993-2004	
Dr. M. Kalember-Radosavljevic	Yugoslavia	1983-1992	
Dr. K. Lewis*	USA	1962-1982	
Dr. J. Liston	USA	1978-1991	
Dr. H. Lundbeck*	Sweden	1962-1983	Chair 1973-1980
Dr. S. Mendoza	Venezuela	1992-1998	
Mrs. Z. Merican	Malaysia	1992-2004	
Dr. G. Mocquot	France	1964-1980	
Dr. G. K. Morris	USA	1971-1974	
Dr. D. A. A. Mossel*	The Netherlands	1962-1975	
Dr. N. P. Nefedjeva	USSR	1964-1979	
Dr. C. F. Niven, Jr.	USA	1974-1981	
Dr. P. M. Nottingham	New Zealand	1974-1986	
Dr. J. C. Olson, Jr.	USA	1968-1982	
Dr. J. Pitt	Australia	1990-2002	
Dr. H. Pivnick	Canada	1974-1983	
Dr. M. Potter	USA	2003-2009	
Dr. F. Quevedo	Peru	1965-1998	
Dr. T. A. Roberts	UK	1978-2000	Chair 1991-2000
Dr. A. N. Sharpe	Canada	1985-1998	Treasurer 1989-1998
Dr. J. Silliker	USA	1974-1987	Treasurer 1981-1987
Mr. B. Simonsen	Denmark	1963-1987	
Dr. H. J. Sinell	Germany	1971-1992	
Dr. G. G. Slocum*	USA	1962-1968	
Dr. P. Teufel	Germany	1982-2007	
Dr. F. S. Thatcher*	Canada	1962-1973	Chair 1962-1973

Dr. R. B. Tompkin	USA	1982-2002	
Dr. M. van Schothorst	Switzerland	1973-2003	Secretary 1991-2003

*Founding member

Latin American Sub-Commission

President
    Dr. Maria Alina Ratto, Microbiol S.A., Joaquim Capelo 222, Lima 18, Peru

Secretary and Treasurer
    Lic. Ricardo A. Sobol, Food Control S.A., Santiago del Estero 1154, 1075 Buenos Aires, Argentina

Liaison ICMSF
    Dr. Bernadette D.G.M. Franco, Universidade de São Paulo, Avenida Professor Lineu Prestes 580, 05508-900, São Paulo, Brazil

Members
    Dr. Janeth Luna Cortes, Universidad de Bogota Jorge Tadeo Lozano, Carrera 4 No 22-61 Of 436, Bogota, DC, Colombia
    Dr. Dora Martha Gonzalez Falcon, Ministerio de Ganaderia, Agricultura y Pesca, Constituyente 1476 Oficiana 206, Montevideo, Uruguay
    Dr. Pilar Hernandez S., Universidad Central de Venezuela, Apartado 60830, Chacao 1060, Caracus, Venezuela

Former Members of Latin American Sub-Commission
    Dr. Fernando Quevedo, Peru
    Dr. Eliana Marambio, Chile
    Dr. Nenufar Sosa Caruso, Uruguay
    Dr. Silvia Mendoza, Chile
    Dr. Sebastião Timo Iaria, Brazil
    Dra. Ethel G.V. Amato de Lagarde, Argentina
    Dr. Rafael Camperchiol, Paraguay
    Dr. Cesar Davila Saa, Ecuador
    Dr. Mauro Faber de Freitas Leitao, Brazil
    Dra. Josefina Gomez-Ruiz, Venezuela (former Chair)
    Dra. Yolanda Ortega de Gutierrez, Mexico
    Dr. Hernan Puerta Cardona, Colombia
    Dra. Elvira Regus de Pons, Dominican Republic

South-East Asian Sub-Commission

Chair
    Prof. Son Radu, Department of Food Science, University Putra Malaysia, Malaysia

Secretary, Liaison ICMSF
    Dr. Ratih Dewanti-Hariyadi, Department of Food Science and Technology, Bogor Agricultural University, Indonesia

Treasurer
    Chris Trevena, Unilever, Australia

Members
    Dr. MAT Siringan, University Researcher IV, Department Natural Sciences Research, Institute UP-NSRI, Diliman, Quezon City, Philippines
    Dr. Matthew Lau, Nanyang Polytechnic, School of Chemical & Life Sciences, Singapore
    Dr. Soo Chuah, Program Manager, Food Safety & Microbiology, Kraft Asia Pacific, Australia
    Dr. Suchart Chaven, PepsiCo, USA
    Saint Yi Htet, Plant Hygienist, Wyeth Nutritionals, Singapore
    Dr. Pisan Pongsapitch, National Bureau of Agricultural Commodity and Food Standards,

付属E ICMSF Participants

　　　　　　　　Ministry of Public Health, Thailand

Former Members of the South-East Asian Sub-Commission
　　　　　　　　Ms. Zahara Merican (former Chair), Malaysia
　　　　　　　　Ms. Quee Lan Yeoh, Malaysia
　　　　　　　　Dr. Lay Koon Pho, Singapore
　　　　　　　　Dr. Reynaldo C. Mabesa, Philippines
　　　　　　　　Dr. Kim Loon Lor, Singapore
　　　　　　　　Ms. Chakamas Wongkhalaung, Thailand
　　　　　　　　Dr. Srikandi Fardiaz, Indonesia
　　　　　　　　Ms. Quee Lan Yeoh, Malaysia

China/North-East Asian Sub-Commission
Chair, Liaison ICMSF
　　　　　　　　Dr. Xiumei Liu, China CDC, Ministry of Health, China, 7 Panjiayuan Nanli, Chaoyang District, Beijing, 100021, China

Members
　　　　　　　　Dr. Fumiko, Kasuga, Section Chief, Division of Biomedical Food Research, National Institute of Health Sciences, 1-18-1 Kamiyoga, Setagaya-ku, Tokyo 158−8501, Japan
　　　　　　　　Prof. Leon G.M. Gorris, GCEA Regional Regulatory Affairs Director Foods, Unilever R&D Shanghai, 4th Floor, 66 Lin Xin Road, Linkong Economic Development Zone, Chang Ning District, Shanghai 200335, China
　　　　　　　　Dr. Xingan Lu, Senior Engineer, Head of the Biological Laboratory, Liaoning Entry-exit Inspection & Quarantine Bureau, 2 Changjiang Road, Dalian, Liaoning, 116001, China
　　　　　　　　Dr. Beizhong Han, Deputy Dean, College of Food Science and Nutritional Engineering, China Agricultural University, Beijing 100083, China
　　　　　　　　Lijun Chen, Beijing Sanyuan Food, Beijing, China
　　　　　　　　Min Cao, Director, Great China Quality and Regulatory Operation, General Mills, China, 8/F UD floor, 355 Hongqiao Road, Shanghai, 200030, China
　　　　　　　　Subiao Lu, 3M China, Building 17, 300 Tianlin Road, Shanghai 200233, China
　　　　　　　　Dr. Xiaoyuan Wang, State Key Laboratory of Food Science and Technology, Jiangnan University, 1800 Lihu Avenue, Wuxi 214122, China

Former Members of the China/North-East Asian Sub-Commission
　　　　　　　　Ms. Suyun Chen, China
　　　　　　　　Prof. Naihu Ju, China
　　　　　　　　Prof. Xueyun Luo, China
　　　　　　　　Dr. Shuo Wang, China

訳注）関係者及び著者，その所属部署については，2011年現在のものである。

付属 F　ICMSF Publications

Books

Food and Agriculture Organization and International Atomic Energy Agency/ICMSF (1970) Microbiological specifications and testing methods for irradiated foods. Technical Report Series No. 104, Vienna: Atomic Energy Commission

ICMSF, Elliott RP (ed) (1978) Microorganisms in foods 1: their significance and methods of enumeration, 2nd edn, University of Toronto Press, Toronto (ISBN 0-8020-2293-6, reprinted 1982, 1988 with revisions)

ICMSF, Silliker JH, Elliott RP (eds) (1980a) Microbial ecology of foods: volume 1 factors affecting life and death of microorganisms, Academic Press, New York (IBSN 0-12-363501-2)

ICMSF, Silliker JH, Elliott RP (eds) (1980b) Microbial ecology of foods: volume 2 food commodities, Academic Press, New York (IBSN 0-12-363502-0)

ICMSF, Roberts TA (ed) (1986) Microorganisms in foods 2: sampling for microbiological analysis: principles and specific applications, 2nd edn, University of Toronto Press, Toronto (ISBN 0-8020-5693-8). (first edition: 1974; revised with corrections, 1978)

ICMSF, Silliker JH (ed) (1988) Microorganisms in foods 4: application of the hazard analysis critical control point (HACCP) system to ensure microbiological safety and quality, Blackwell Scientific Publications, Oxford (ISBN 0-632-02181-0). (Also published in paperback under the title HACCP in Microbiological Safety and Quality 1988, ISBN 0 632 02181 0.)

ICMSF, Roberts TA (ed) (1996) Microorganisms in foods 5: characteristics of microbial pathogens, Blackie Academic and Professional, London (ISBN 0 412 47350 X)[4]

ICMSF, Tompkin RB (ed) (2002) Microorganisms in foods 7: microbial testing in food safety management, Kluwer Academic/Plenum Publishers, New York (ISBN 0 306 47262 7)

ICMSF, Roberts TA, Pitt JI (eds) (2005) Microorganisms in foods 6: microbial ecology of food commodities, 2nd edn (1st edn published 1998, Roberts TA (ed)). Kluwer Academic/Plenum Publishers, New York

WHO Publications

ICMSF (Authors: Silliker, J.H., Baird-Parker, A.C., Bryan, F.L., Olson, J.C., Jr., Simonsen, B. and van Schothorst, M.)/WHO. (1982) Report of the WHO/ICMSF meeting on Hazard Analysis: Critical Control Point System in Food Hygiene, WHO/VPH/82.37, World Health Organization, Geneva (also available in French).

ICMSF (Authors: Simonsen, B., Bryan, F.L., Christian, J.H.B., Roberts, T.A., Silliker, J.H. and Tompkin, R.B.). (1986) Prevention and control of foodborne salmonellosis through application of the hazard analysis critical control point system. Report, International Commission on Microbiological Specifications for Foods (ICMSF), WHO/CDS/VPH/86.65, World Health Organization, Geneva.

Christian, J.H.B. (1983) *Microbiological Criteria for Foods* (Summary of recommendations of FAO/WHO expert consultations and working groups 1975-1981), WHO/VPH/83.54, World Health Organization, Geneva

Other ICMSF Technical Papers

Thatcher FS (1963) The microbiology of specific frozen foods in relation to public health: report of an international committee. J Appl Bacteriol 26: 266-285

Simonsen B, Bryan FL, Christian JHB, Roberts TA, Tompkin RB, Silliker JH (1987) Report

---

[4] Available from Kluwer Academic

付属F　ICMSF Publications

from the international commission on microbiological specifications for foods (ICMSF). Prevention and control of foodborne salmonellosis through application of hazard analysis critical control point (HACCP). Int J Food Microbiol 4: 227–247

ICMSF (International Commission on Microbiological Specifications for Foods) (1994) Choice of sampling plan and criteria for *Listeria monocytogenes*. Int J Food Microbiol 22: 89–96

ICMSF (1997) Establishment of microbiological safety criteria for foods in international trade. World Health Stat Q 50:119–123

ICMSF (1998) Potential application of risk assessment techniques to microbiological issues related to international trade in food and food products. J Food Protect 61(8):1075–1086

ICMSF, M van Schothorst, Secretary (1998) Principles for the establishment of microbiological food safety objectives and related control measures. Food Control 9(6): 379–384

ICMSF (2005) A simplified guide to understanding and using food safety objectives and performance objectives. http://www.icmsf.iit.edu/pdf/Simplified%20FSO9nov05.pdf. Accessed 16 November 2010

ICMSF (2006) Use of epidemiologic data to measure the impact of food safety control programs. Food Control 17:825–837

Van Schothorst M, Zwietering MH, Ross T, Buchanan RL, Cole MB, ICMSF (2009) Relating microbiological criteria to food safety objectives and performance objectives. Food Control 20:967–979

Zwietering MH, Stewart CM, Whiting RC, ICMSF (2010) Validation of control measures in a food chain using the FSO concept. Food Control 21:1716–1722

Translations

Thatcher FS, Clark DS (1973) Microorganisms in foods 1: their significance and methods of enumeration [in Spanish: Garcia B. (translator)], Editorial Acribia, Zaragoza, Spain

ICMSF (1981) Microorganismos de los alimentos 2: métodos de muestreo para análisis microbialógicos: principios y aplicaciones especificas, Ordonez Pereda JA and Diaz Hernandez MA (translators), Editorial Acribia , Zaragoza, Spain

ICMSF (1983) Ecología microbiana de los alimentos 1: factores que afectan a la supervivencia de los microorganismos en los alimentos, Burgos Gonzalez J et al (translators), Editorial Acribia, Zaragoza, Spain

ICMSF (1984) Ecología microbiana de los alimentos 2: productos alimenticios, Sanz Perez B. et al (translators), Editorial Acribia, Zaragoza, Spain

ICMSF (1988) El sistema de análisis de riesgos y puntos críticos. Su aplicación a las industrias de alimentos, Malmenda PD and Garcia BM (translators), Editorial Acribia, Zaragoza, Spain

ICMSF (1996) Microorganismos de los alimentos: caraterísticas de los patógenos microbianos. Manuel Ramis Vergés (translator), Editorial Acribia, SA, Zaragoza, Spain

ICMSF (1998) Microorganismos de los alimentos: ecología microbiana de los productos alimentarios. Bernabé Sanz Pérez, José Fernandez Salguero, Manuel Ramis Vergés, Francisco León Crespo, Juan Antonio Ordoñez Pereda (translators), Editorial Acribia, SA, Zaragoza, Spain

About the ICMSF

Bartram MT (1967) International microbiological standards for foods. J Milk Food Technol 30:349–351

Saa CC (1968) The Latin American subcommittee on microbiological standards and specifications for foods. Rev Facultad Quím Farm 7:8

Cominazzini C (1969) The international committee on microbiological specifications for foods and its contribution to the maintenance of food hygiene (in Italian). Croniche Chimico 25:16

Saa CC (1969) El comité internacional de especificaciones microbiológicas de los alimentos de la IAMS. Rev Facultad Quím Farm 8:6

Mendoza S, Quevedo F (1971) Comisión internacional de especificaciones microbiológicas de los alimentos. *Bol Inst Bacteriol Chile* 13:45

Thatcher FS (1971) The international committee on microbiological specifications for foods. Its purposes and accomplishments. J Assoc Off Anal Chem 54:814-836

Clark DS (1977) The international commission on microbiological specifications for foods. Food Technol 32:51-54, 67

Clark DS (1982) International perspectives for microbiological sampling and testing of foods. *J Food Protect* 45:667-671

Anonymous (1984) International commission on microbiological specifications for foods. Food Lab Newslett, 1(1):23-25 (Box 622, S-751 26 Uppsala, Sweden)

Quevedo F (1985) Normalización de alimentos y salud para América Latina y el Caribe. 3. Importancia de los criterios microbiológicos. Boletín de la Oficina Sanitaria Panamericana 99:632-640

Bryan FL, Tompkin BT (1991) The international commission o.n microbiological specifications for foods (ICMSF). Dairy Food Environ Sanit 11:66-68

Anonymous (1996) The international commission on microbiological specifications for foods (ICMSF): update. Food Control 7:99-101

付属 G　Sponsors of ICMSF Activities

2005-2010

The following organizations sponsored ICMSF activities during the preparation of this book. ICMSF values this support and sincerely thanks these sponsors. It should be recognized that sponsorship does not imply endorsement of the specific findings presented in this book or at other venues.

3M, USA
3M China Limited, China
Agri-Food & Veterinary Authority of Singapore
Agricultural and Processed Food Products Export Development Authority, India
American Society for Microbiology, USA
Beijing Sanyuan Foods Co, Ltd., China
BioMerieux China Ltd., China
Campbell Soup Company, USA
Canadian Meat Council, Canada
Cargill Inc., USA
Cattlemen's Beef Board and the National Cattlemen's Beef Association, USA
China North-East Asian Sub-Commission of ICMSF, China
Chinese Institute of Food Science and Technology, China
Consumer Goods Council of South Africa, South Africa
Covance Laboratories Inc., USA
DuPont China Holding Co., Ltd, China
DuPont Qualicon, USA
DSM Food Specialties, the Netherlands
Ecolab Inc., USA
Fisheries Council of Canada, Canada
Fondation Marcel Mérieux, France
Food Products Association (now Grocery Manufacturers Association), USA
Food Safety Authority of Ireland
Friesland Campina Laboratory & Quality Services, the Netherlands
Fuji Oil Company, Ltd., Japan
General Mills Inc., USA
Grand River Foods Ltd., Canada
H.J. Heinz Company Ltd., UK
ICMSF Sustaining Fund
India Council of Agricultural Research, India
India Council of Medical Research, India
Institute of Food Technologists, USA
International Association for Food Protection, USA
International Life Sciences Institute, India
International Life Sciences Institute, Southeast Asia Region
International Life Sciences Institute, USA
Cindy Jiang, personal donation, USA
Kao Corporation, Japan
Kellogg Company, USA
Kewpie Corporation, Japan
Kraft Foods, Inc., USA

The Kroger Company, USA
Latin American Sub-Commission of ICMSF
Maple Leaf Foods, Canada
Masterfoods USA
McDonald's Corporation, USA
Meat and Livestock Australia
Meiji Dairies Corporation, Japan
Ministry of Food Processing Industries, GOI, India
National Horticulture Mission, Ministry of Agriculture, India
National Institute of Nutrition and Food Safety, China CDC, MOH, China
National Research Foundation, South Africa
Nestlé Inc., Switzerland
Nisshin Seifun Group Inc., Japan
NSF International, USA
Risk Assessment Consortium
SFDK Laboratório de Análise de Produtos Ltda, Brazil
Shanghai Jiaotong University, Department of Food Science and Technology, China
Silliker Group Corporation, USA
South African Association for Food Science & Technology, South Africa
Standard Meat Company, USA
Unilever Plc., UK
Unilever SA
Universidade de São Paulo, Brazil
Uruguayan Society of Food Science and Technology, Uruguay
US Department of Agriculture, Cooperative State Research; Education and Extension Service, USA
US Department of Agriculture, Food Safety and Inspection Service, USA
US Environmental Protection Agency, Office of Water, USA
US Food and Drug Administration, Center for Food Safety and Applied Nutrition, USA
Wal-Mart Stores Inc., USA
Zhejiang Gongshang University, College of Food Science, Biotechnology and Environmental Engineering, China

監訳者一覧

●監訳者
春日文子　　　国立医薬品食品衛生研究所安全情報部長
小久保彌太郎　公益社団法人日本食品衛生協会学術顧問

食品微生物の検査データと活用法
―― 工程管理と製品評価のために

2015年2月15日 発行

編────ICMSF（国際食品微生物規格委員会）

監訳───春日文子・小久保彌太郎

発行者───荘村明彦

発行所───中央法規出版株式会社

〒110-0016　東京都台東区台東 3-29-1 中央法規ビル
営　　業　TEL 03-3834-5817　FAX 03-3837-8037
書店窓口　TEL 03-3834-5815　FAX 03-3837-8035
編　　集　TEL 03-3834-5812　FAX 03-3837-8032
http://www.chuohoki.co.jp/

印刷・製本─株式会社ヤザワ

装幀────ケイ・アイ・エス

定価はカバーに表示してあります。

ISBN978-4-8058-5092-3

落丁本・乱丁本はお取替えいたします。
本書のコピー、スキャン、デジタル化等の無断複製は、著作権法上での例外を除き禁じられています。また、本書を代行業者等の第三者に依頼してコピー、スキャン、デジタル化することは、たとえ個人や家庭内での利用であっても著作権法違反です。